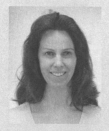

Claudia Koch-Remmele

geb. am 26.11.1966 in Heilbronn

- 1986 – 1988 Ausbildung zur Physiotherapeutin in Hessisch Lichtenau
- 1989 – 1993 Klinische Tätigkeit in den Bereichen Orthopädie und Neurologie in verschiedenen Rehabilitationszentren
- 1990 Ausbildung zur Brügger-Therapeutin am Dr. Brügger Institut in Zürich
- 1990/1995 Nachdiplomschulung im Forschungs- und Schulungszentrum des Dr. Brügger-Institutes in Zürich
- 1990 – 1996 Ausbildung zur Brügger-Instruktorin am Dr. Brügger-Institut in Zürich
- 1994 Ausbildung zur Bobath-Therapeutin (I.B.I.T.A.H.) in Zwesten
- Seit 1994 selbständige Tätigkeit in orthopädisch-neurologisch orientierter Praxis
- 1998 – 2001 Mitglied des Leitungsteams des Dr. Brügger-Institutes in Zürich
- 1999 Ausbildung zur PNF-Therapeutin am Kaiser Foundation Rehabilitations Center in Vallejo, Californien
- 1999 Ausbildung zur Manual-Therapeutin nach dem Kaltenborn-Evjenth Konzept in Mainz
- Seit 2001 Gündungsmitglied, Geschäftsführerin und fachliche Leiterin in der Berliner FortbildungsGemeinschaft (BFG) für Brügger-Therapie – Züricher Konzept

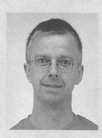

Roland Kreutzer

geb. am 27.12.1966 in Gummersbach

- 1989 – 1991 Ausbildung zum Physiotherapeuten in Homburg/ Saar
- Seit 1992 Klinische Tätigkeiten im Bereich Orthopädie, Chirurgie und Kinderorthopädie an der Universitätsklinik Marburg
- 1993 Ausbildung zum Brügger-Therapeuten am Dr. Brügger-Institut Zürich
- 1994 Nachdiplomschulung im Forschungs- und Schulungszentrum des Dr. Brügger-Institutes Zürich
- 1994 – 2000 Ausbildung zum Brügger-Instruktor am Dr. Brügger-Institut Zürich
- 1996 Ausbildung zum Manual-Therapeuten nach dem Kaltenborn-Evjenth Konzept in Mainz
- Seit 2001 Gründungsmitglied und Geschäftsführer der Berliner FortbildungsGemeinschaft (BFG) für Brügger-Therapie – Züricher Konzept
- Seit 2003 Mitarbeit an DFG-Studien zum chronischen Rückenschmerz bei älteren Patienten an der Universitätsklinik Marburg
- Seit 2005 Ausbildung zum Vojta-Therapeuten an der DRK Kinderklinik in Siegen/München

Physiotherapie Basics

Herausgegeben von

Bernard C. Kolster, Frans van den Berg und Udo Wolf

Claudia Koch-Remmele

Roland Kreutzer

Funktionskrankheiten des Bewegungssystems nach Brügger

Diagnostik

Therapie

Eigentherapie

Mit 413 Abbildungen und 39 Tabellen

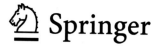

Springer

Claudia Koch-Remmele
Kurhausstraße 1
34131 Kassel
remmele@brueggertherapie.com

Roland Kreutzer
Unter den Eichen 37
35041 Marburg
info@brueggertherapie.com

ISBN-10   3-540-22664-8 Springer Medizin Verlag Heidelberg
ISBN-13   978-3-540-22664-2 Springer Medizin Verlag Heidelberg

Bibliografische Information der Deutschen Nationalbibliothek
Die Deutsche Bibliothek verzeichnet diese Publikation in der Deutschen Nationalbibliografie;
detaillierte bibliografische Daten sind im Internet über http://dnb.d-nb.de abrufbar.

Springer Medizin Verlag.

springer.de
© Springer Medizin Verlag Heidelberg 2007

Gesamtherstellung: KVM Dr. Kolster Produktions- und Verlags-GmbH, Marburg
Projektleitung: Sabine Poppe, Marburg
Planung: Marga Botsch, Heidelberg
Projektmanagement: Claudia Bauer, Heidelberg
Fotos: Martin Kreutter, Marburg
Grafiken und Zeichnungen: Dr. Günter Körtner, Marburg; Julian Müller, Marburg
Satz und Layout: Katja Kubisch, Marburg
Umschlaggestaltung: deblik Berlin
SPIN 10979242
Gedruckt auf säurefreiem Papier   22/2122/cb – 5 4 3 2 1 0

Häufig Gebrauchtes baut sich auf,
was nicht gebraucht wird, verkümmert.

*Alois Brügger   * 14. Februar 1920 † 28. Oktober 2001*

Unseren Eltern, Lilly und Harald

Reihenvorwort

Die Reihe „Physiotherapie Basics" richtet sich in erster Linie an Physiotherapieschüler, aber auch an Physiotherapeuten in der Praxis. Die Inhalte sind praxisorientiert aufgearbeitet. Alle Elemente der Untersuchung (z. B. Anamnese, Inspektion, Tastbefund und Funktionsuntersuchung) werden ausführlich beschrieben und erleichtern so eine optimale Befundung und Behandlung. Neben den manuellen Tests werden auch Messinstrumente und Skalen vorgestellt. Anleitungen für die Dokumentation und Interpretation der Befunde erleichtern dem Anwender den Einstieg in die Behandlung. Diese wird nach Behandlungszielen gegliedert dargestellt. Dazu bedienen wir uns des bewährten Bildatlas-Konzeptes: Die Praxis wird vorrangig über Bildsequenzen mit erklärenden Texten vermittelt.

Über das didaktische Prinzip klassischer Schulbücher hinausgehend, ist es ein Anliegen der Herausgeber, die physiotherapeutischen Verfahren zusammenhängend und anwendungsbezogen darzustellen. So soll bei der Entscheidung für eine der vielen Techniken unseres Faches eine wirkungsvolle Entscheidungshilfe für Alltagssituationen in der therapeutischen Praxis gegeben werden. Fundierte Kenntnisse über die zugrunde liegenden Wirkungsmechanismen sollen den Dialog mit dem verordnenden Arzt bereichern und zu einer Optimierung der Indikationsstellung beitragen. Sie werden in ausführlichen Theorie-Kapiteln verständlich dargelegt.

Dem Leser soll durch „Lernziele" am Beginn und „Zusammenfassungen" am Ende eines Kapitels eine Fokussierung auf die Essentials erleichtert werden. Wichtige Informationen werden durch optische Kästen als „Memo" und Warnungen unter „Vorsicht" hervorgehoben. Ferner kann das Erlernte durch die unter „Überprüfen Sie Ihr Wissen" formulierten Fragen im Hinblick auf eine optimale Prüfungsvorbereitung rekapituliert werden.

Auch der erfahrene Praktiker kann auf unsere „Basics" zurückgreifen, wenn er sein Wissen auffrischen und aktualisieren möchte. Zudem bietet die Reihe das nötige Know-how, um sich die praxisrelevanten Grundlagen für verschiedene Spezialgebiete aneignen zu können. Dies gilt auch für Studenten der Bachelor-Studiengänge für Physiotherapeuten.

Um die Buchreihe optimal auf die Bedürfnisse von Schülern und Studierenden ausrichten zu können, wurde ein Schülerbeirat in die Planung eingebunden. An dieser Stelle möchten wir Martin Müller, Alice Kranenburg (Rudolf-Klapp-Schule, Marburg), Silvia Weber, Martin Dresler, Eva Maria Plack (IFBE, Marburg) sowie Antonia Stieger für ihre konstruktive Mitarbeit danken.

Udo Wolf
Frans van den Berg
Bernard C. Kolster

Vorwort

Als wir vor ca. 18 Jahren unseren Brügger-Kurs und die Nachdiplomschulung in der Schweiz absolvierten, beeindruckten uns vor allem Dr. Brüggers Behandlungen am Patienten und deren Ergebnisse: Zu sehen, dass durch Behandlung von muskulären Störungen z. B. an den Fingern oder am Daumen, Schmerzen an der LWS gelindert werden können, verblüffte uns, da zum damaligen Zeitpunkt vorwiegend schmerzortnah therapiert wurde.

Alois Brügger erkannte in den 50er Jahren, dass jegliche Störungen, die Strukturen des Körpers betreffen, reflektorische Schutzmechanismen auslösen, die zu Veränderungen der Haltungs- und Bewegungsprogramme führen. Diese unbewusst stattfindenden, reflektorisch veränderten Bewegungsabläufe dienen dazu, die jeweils gefährdeten oder gestörten Strukturen des Körpers zu schützen oder zu schonen. Sie begrenzen sich i. d. R. nicht nur auf den Störungsort, sondern können durch die Koppelung von Bewegungen und durch Muskelschlingen das gesamte Bewegungssystem mit einbeziehen. Ist eine Gefährdung oder eine Störung der Strukturen so stark, dass die vom ZNS organisierten, unbewussten Schutzmechanismen nicht ausreichend sind, wird der Mensch bewusst am Schonprogramm beteiligt, indem bestimmte Haltungen und/oder Bewegungen schmerzhaft werden. Diese schmerzhaft veränderten Haltungs- und Bewegungsprogramme (Funktionskrankheiten) treten dabei häufig nicht am Störungsort, sondern am Ort des wirksamsten Schutzes auf.

Als logische Konsequenz ergibt sich daraus die Notwendigkeit einer globalen Diagnostik und Therapie für jegliche Art von Patienten mit Schmerzen am Bewegungssystem, die sich v. a. bei Problempatienten (chronischen Schmerzpatienten oder „therapieresistenten" Patienten) erfolgreich bewährt.

Durch diese faszinierenden Erkenntnisse neugierig geworden, absolvierten wir am Forschungs- und Schulungszentrum des Dr. Brügger-Instituts in Zürich die Ausbildung zum Brügger-Instruktor. Im Lauf unserer langjährigen Tätigkeit wurde das Therapie-Konzept in Zusammenarbeit mit Dr. Brügger und dem Züricher Instruktorenteam ständig überarbeitet und verfeinert. So entstand ein praxisorientiertes diagnostisches und therapeutisches Konzept, welches in Kursen für Physiotherapeuten und Ärzte vermittelt wird.

Die 2001 aus dem Züricher Instruktorenteam hervorgegangene Berliner FortbildungsGemeinschaft (BFG) führt die aktuellen Brügger-Therapie Kurse nach dem Züricher Konzept durch.

Unser Anliegen ist es, mit diesem Buch einerseits die theoretischen Grundlagen des Brügger-Konzepts, die diagnostische und therapeutische Vorgehensweise und die Durchführung und Wirkungsweisen der Brügger-Techniken kompakt und verständlich zu beschreiben, um so ein einführendes Lehrbuch für Physiotherapeuten und Ärzte anzubieten. Andererseits soll es durch den übersichtlich gestalteten Praxisteil als Nachschlagewerk für die am Patienten arbeitenden Therapeuten dienen. Eine Auswahl an klinischen Erscheinungsbildern zeigt die Vielfältigkeit und Komplexität der möglichen Störfaktoren und ihrer Behandlung.

Dieses Buch lebt v. a. von den Erfahrungen, die wir mit dem Brügger-Konzept im Rahmen der praktischen Tätigkeit an Patienten in unterschiedlichen Einsatzbereichen sowie durch unsere Lehrtätigkeit gewonnen haben.

Unsere Hoffnung ist es, mit dem vorliegenden Werk Physiotherapeuten eine handfeste Grundlage zu geben, auf deren Basis eine effektive Diagnostik und Therapie am Patienten stattfinden kann. Im Weiteren ist es uns wichtig, viele in der Brügger-Therapie falsch verstandene Aussagen richtigzustellen.
Da auch das Brügger-Konzept auf „empirischen und klinischen Erfahrungen" basiert, wird es zukünftig unsere Aufgabe sein, diese Thesen wissenschaftlich zu untermauern.

Danksagung

Unser hochachtungsvollster und herzlichster Dank gilt zunächst Dr. med. Alois Brügger für seine vielfältigen grundlegenden Erkenntnisse, ohne die dieses Buch nie hätte entstehen können. Wir sind dankbar, dass wir ihn viele Jahre in seiner Tätigkeit als Arzt, Wissenschaftler, Lehrer, Autor, aber auch als liebenswerten, humorvollen Menschen im Forschungs- und Schulungszentrum des Dr. Brügger-Instituts in Zürich erleben, begleiten und von ihm lernen durften.
Ebenso danken wir Carmen Manuela Rock und Sybille Petak-Krueger, die mit der Fort- und Weiterentwicklung vieler Brügger-Techniken im Dr. Brügger-Institut wesentlich zur praktischen Umsetzbarkeit des Konzepts beigetragen haben.
Das vorliegende Buch hätte ohne die engagierte Mitarbeit vieler weiterer Personen nicht entstehen können. Wir möchten allen herzlich danken, die einen Beitrag dazu geleistet haben. Namentlich erwähnt seien:
Udo Wolf für die wertvollen Hilfen und Anregungen bei der Konzeption dieses Buches, Sabine Poppe, die uns als engagierte Projektleiterin und im Lektorat jederzeit in allen Belangen hervorragend unterstützte und uns bei der Verwirklichung des Buches eine unschätzbare Hilfe war.
Weiterhin bedanken wir uns bei unserer Kollegin der Berliner FortbildungsGemeinschaft Anke Meissner, bei Marlis Schubarth, Dietmar Aschenbach und der Physiotherapieschülerin Dorothe Beyer, die mit ihren Manuskriptkorrekturen wertvolle Hinweise und hilfreiche Tipps und Anregungen gegeben haben. Unserem „Fotomodell" Mirjam Groll danken wir für die hervorragende Zusammenarbeit und die perfekte Umsetzung der Bewegungsaufträge, dem Fotografen Martin Kreutter für die Erstellung der ausgezeichneten Fotos, Dr. Günter Körtner für die Erstellung der Grafiken, Katja Kubisch für den Schriftsatz und nicht zuletzt Dr. med. Bernard C. Kolster für die freundliche Druckkostenübernahme 40 überzähliger Seiten.
Vor allem möchten wir uns aber herzlichst bei unseren Familien und bei unseren Freunden bedanken. Sie haben uns nicht nur während des Schreibens, sondern auch in den vielen Jahren des Lernens und Lehrens sowie dem damit verbundenen Zeitaufwand und der häufigen Abwesenheit durch ihr Verständnis, ihre Geduld und ihren Zuspruch unterstützt.

Kassel/Marburg, im November 2006

Claudia Koch-Remmele
Roland Kreutzer

Hinweis: In diesem Buch wurde lediglich aus Gründen der besseren Lesbarkeit durchweg die männliche Ansprache (der Therapeut, der Patient) verwendet. Daraus ergibt sich, dass selbstverständlich ebenso alle Leserinnen angesprochen werden sollen.

Inhalt

Abkürzungen

<	weniger als, kleiner als
>	mehr als, größer als
A. Aa	Arteria, Arteriae
ABD	Abduktoren, Abduktion
ACG	Akromioklavikulargelenk
ADD	Adduktoren, Adduktion
ADL	Activities of daily living, Aktivitäten des täglichen Lebens
AEK	agistisch exzentrische Kontraktionsmaßnahme(n)
AH	aufrechte Haltung
AMS	arthromuskuläres System
ARO	Außenrotation
AROT	Außenrotatoren
ASTE	Ausgangsstellung
ATMR	arthrotendomyotische Reaktion
AWM	Ausweichmechanismen
BA	Beckenaufrichtung
bds.	beidseits
BGÜ	Brügger-Grundübungen
BH	Belastungshaltung
BK	Beckenkippung
BKA	bewegungskompensatorischer Abschnitt
BL	Bauchlage
BMV	Bauchmuskelverband
BWS	Brustwirbelsäule
D 1, D 2	Durchführung 1, 2 etc.
DEPR	Depressoren, Depression
DIP	distales Interphalangealgelenk
DMS	diagonale Muskelschlinge
Dorsal-EXT	Dorsalextensoren, Dorsalextension
DZ	Drehzentrum
ELEV	Elevatoren, Elevation
ESTE	Endstellung
EXT	Extensoren, Extension
FK	Funktionskrankheiten
FLEX	Flexoren, Flexion
FÜ	Funktionsüberwiegen
FS	funktionelle Schüttelung
FT	Funktionstest
G	Griff
HK	Haltungskorrektur
HOCHROT	Hochrotatoren, Hochrotation
HR	heiße Rolle
HWS	Halswirbelsäule
INKL	Inklinatoren, Inklination
IRO	Innenrotation
IROT	Innenrotatoren
ISG	Iliosakralgelenk
LATFLEX	Lateralflexion
li	links
LWS	Lendenwirbelsäule
M., Mm.	Musculus, Musculi
MTP	Metatarsophalangealgelenk
N., Nn.	Nervus, Nervi
NSB	nozizeptiver somatomotorischer Blockierungseffekt
o. B.	ohne Befund
OE	obere Extremität
OGE	Obolenskaja-Goljanitzki-Effekt (muskuläre Überlastungsödeme)
OPP	Muskeln, welche die Opposition ausführen, Opposition
OSG	oberes Sprunggelenk
P	Patient
Palmar-FLEX	Palmar-Flexoren, Palmar-Flexion
PB	Primärbewegung
PHS	Periarthritis humeroscapularis
PIP	proximales Interphalangealgelenk
Plantar-FLEX	Plantarflexoren, Plantarflexion
Proc., Procc.	Processus, Processus
PRON	Pronatoren, Pronation
PROTR	Protraktoren, Protraktion
R., Rr.	Ramus, Rami
re	rechts
RL	Rückenlage
ROT	Rotatoren, Rotation
SCG	Sternoklavikulargelenk
SF	Störfaktoren
SIAS	Spina iliaca anterior superior
SL	Seitenlage
SLR	Straight leg raising
SSBH	sternosymphysale Belastungshaltung
SUP	Supinatoren, Supination

T	Therapeut	V., Vv.	Vena, Venae
TB	Theraband	W	Wickelung
TH ↑	Thoraxhebung	Wdh.	Wiederholungen
TH ↓	Thoraxsenkung	WS	Wirbelsäule
UE	untere Extremität	Z. n.	Zustand nach
ULTT	Upper limb neural tension test	ZNS	Zentralnervensystem
USG	Unteres Sprunggelenk		

Legende

$\times$ Fixation

⟶ Zug- bzw. Schubrichtung des Therapeuten

⟶ Bewegungsrichtung des Patienten

Grundlagen der Funktionskrankheiten

1

1.1   Geschichte der Funktions-
krankheiten

Die Geschichte der Funktionskrankheiten des Bewegungssystems wird geprägt durch das Lebens-, Forschungs- und Schaffenswerk des schweizer Neurologen und Psychiaters Dr. med. Alois Brügger (◘ Abb. 1.1).

Geboren am 14.02.1920 in Chur in der Schweiz studierte er Medizin in Freiburg und Zürich und schloss sein Studium 1948 mit dem Staatsexamen ab. Bis zu seinem 40. Lebensjahr war er intensiv klinisch und forschend auf den Gebieten der Psychiatrie, Neurologie, Pathoneuroanatomie, Neurochirurgie und Rheumatologie (in der Schweiz, New York und England) tätig.

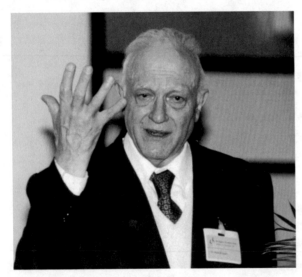

Abb. 1.1. Dr. med Alois Brügger im Jahr 1995

Auf der Basis eines breit gefächerten interdisziplinären Fachwissens gründete er 1960 in Zürich eine Praxis für Neurologie und Psychiatrie sowie ein Institut zur interdisziplinären Erforschung der Kybernetik des menschlichen Körpers.

1982 eröffnete Brügger in Zürich ein Forschungs- und Schulungszentrum für Ärzte und Physiotherapeuten. Somit schuf er die institutionelle Plattform für die Erforschung und Entwicklung der Diagnostik, Therapie und Lehre der Funktionskrankheiten des Bewegungssystems. Dem gleichen Zweck diente der mit E. Just 1985 gegründete „Internationale Arbeitskreis zur Erforschung der Funktionskrankheiten am Bewegungssystem" (IAFK) und die Herausgabe der Zeitschrift „Funktionskrankheiten des Bewegungssystems" (Gustav Fischer Verlag).

Unbefriedigende Ergebnisse in der Diagnostik und Therapie der konservativen Orthopädie und Rheumatologie hatten Brügger in den 50er Jahren veranlasst, nach weiteren Ursachen schmerzhafter Behinderungen und Beschwerden des Bewegungssystems zu forschen.

Er erkannte, dass viele Krankheitsbilder des Bewegungssystems nicht primär auf strukturelle, degenerative, oder entzündliche Veränderungen zurückzuführen sind, sondern oftmals funktionell begründet sind. Die dadurch ausgelösten Funktionsstörungen im Bereich des arthromuskulären Systems und der Infrastruktur, welche mit Schmerzen einhergehen können, stellen häufig Schutzmechanismen dar, die vom Zentralnervensystem (ZNS) organisiert werden. Diese reflektorisch bedingten Veränderungen und Schmerzhaftigkeiten bezeichnete Brügger als **„Funktionskrankheiten des Bewegungssystems"**. Die reflektorisch ausgelösten Funktionsstörungen können jedoch über einen längeren Zeitraum strukturelle Veränderungen nach sich ziehen, da durch die Fehlbeanspruchung/Fehlbelastung der Strukturen pathophysiologische Bildungsreize einwirken.

Zu seinen Erkenntnissen kam Brügger durch verschiedene klinische Beobachtungen. So berichtet er von einer Patientin mit einem Bandscheibenvorfall, bei der eine erfolgreiche operative Freilegung der komprimierten Nervenwurzel von S1 durchgeführt wurde. Postoperativ verschwanden die neurologischen Symptome, die ausstrahlenden Schmerzen blieben allerdings. Diese und ähnliche postoperative Ergebnisse führten zu der Erkenntnis, dass es offenbar systematisch ausgebreitete Muskelschmerzen oder radikulär anmutende, ausstrahlende Schmerzen gibt, die nichts oder nichts mehr mit einer radikulären Symptomatologie zu tun haben.

Zur Abgrenzung der radikulären Syndrome führte Brügger **1956/1962** den Begriff **„pseudoradikuläre Syndrome"** ein, ein Begriff, der sich in der heutigen Medizin als Allgemeingut etabliert hat.

Brügger beobachtete anhand vieler Untersuchungen, dass es Muskelschmerzen gibt, die nur während der Ausführung bestimmter Bewegungen oder in bestimmten Körperhaltungen auftreten. Diese an eine Funktion gebundene Schmerzhaftigkeit bestimmter Muskelfunktionsgruppen bezeichnete er als **„reflektorische Tendomyose"** (1958), um sie von anderen Muskelschmerzen wie z. B. der „Myositis" oder der „Myalgie" abzugrenzen.

Im Verlauf weiterer Forschungen erkannte er, dass Tendomyosen nicht zwangsläufig mit Schmerzen verbunden sein müssen und keine zufällige Ausbreitung haben, sondern vom ZNS zum Schutz vor drohender oder fortschreitender Schädigung des Organismus systematisch ausgelöst werden.

Solche pathophysiologischen Schutzmechanismen, die gewährleisten, dass der Mensch trotz vorhandener Störfaktoren handlungsfähig bleibt, wurden von Brügger **1962** als **„nozizeptiver somatomotorischer Blockierungseffekt (NSB)"** bezeichnet. Als supraspinal arbeitendes System organisiert der NSB jene beschriebenen reflektorischen Zustandsveränderungen der Muskulatur (Tendomyosen). Der NSB löst veränderte, teilweise schmerzhafte, Haltungs- und Bewegungsprogramme bis hin zu reflektorisch bedingter Kraftlosigkeit aus (Blockierungseffekt). Dabei treten diese schmerzhaften Bewegungen und/oder Haltungen häufig nicht im Bereich der Störungsursache, sondern entfernt am Ort des wirksamsten Schutzes auf.

Mitte der 60er Jahre beschäftigte sich Brügger intensiv mit der Frage, wie die **Haltung des Menschen** aus funktioneller Sicht aufgebaut ist, um eine optimale Belastung der Strukturen zu gewährleisten. In diesem Zusammenhang erkannte er, dass es eine Wechselbeziehung zwischen Rumpf und Extremitäten gibt. Die Tatsache der Verkopplung und gegenseitigen Beeinflussung von Rumpf und Extremitäten erfuhr ihre bildliche Darstellung durch das **Zahnradmodell** (❑ Abb. 2.3, S. 34).

1977 erschien sein erstes Hauptwerk: **„Erkrankungen des Bewegungsapparates und seines Nervensystems".** Dieses 1200 Seiten umfassende, interdisziplinäre Monumentalwerk, welches auf dem Fundament der klassischen Neurologie basiert, integriert neben einem immensen Grundlagenwissen die reichhaltigen Ergebnisse seiner Forschungsarbeiten und klinischen Erfahrungen am Patienten in ungewöhnlich faszinierender Art.

Im Jahr 2000 veröffentlichte er 80-jährig sein zweites Hauptwerk. Das **„Lehrbuch der funktionellen Störungen des Bewegungssystems"** stellt eine Vertiefung und Aktualisierung seines ersten Hauptwerks dar.

Alois Brügger verstarb am 28.10.2001 im Alter von 81 Jahren in Zürich. Er hinterlässt ein umfangreiches, wissenschaftliches Werk und Behandlungskonzept, welches für die Medizin eine fundamentale Erweiterung der Diagnostik und Therapie bei Schmerzhaftigkeiten des Bewegungssystem darstellt.

1.2   Neurophysiologie

LERNZIELE

Kenntnisse über
- die Organisation der Bewegungsplanung und die Durchführung willkürlicher, zielgerichteter Bewegungen
- das sensomotorische System
- angeborene und erlernte Bewegungsprogramme
- höhere Motorik: Ziel- und Stützmotorik
- Spinalmotorik: monosynaptische und polysynaptische Reflexe, spinale Lokomotionszentren
- sensorische Systeme und Bewegungskontrolle
- die Koppelung des sensomotorischen Systems mit dem visceromotorischen System, der Infrastruktur

Den Funktionskrankheiten des Bewegungssystems liegen neurophysiologische Geschehen zugrunde. Sie sind das Ergebnis zentralnervös organisierter Anpassungen der **Sensomotorik** und der **Visceromotorik** (Infrastruktur) an Störfaktoren. Die Anpassungen treten als Krankheitsbilder mit schmerzhaften Bewegungsbehinderungen auf.

Um zu verstehen, wie sich Haltung und Bewegung unter Einfluss von Störfaktoren verändern und schmerzhaft werden können, sind Kenntnisse über die Organisation von Haltung und Bewegung unter neurophysiologischen Bedingungen notwendig. In diesem Buch beschränkt sich die Betrachtung der äußerst komplexen Steuerungsmechanismen des Zentralnervensystems auf die für das Verständnis der Funktionskrankheiten des Bewegungssystems notwendigen Grundlagen.

Sämtliche Aktivitäten des lokomotorischen Systems unterstehen den umfangreichen Steuerungsmechanismen des peripheren und zentralen Nervensystems. Das Nervensystem ist ein Kommunikations- und Verarbeitungssystem, das die biologischen Grundfunktionen des menschlichen Individuums steuert, organisiert, kontrolliert und korrigiert (Brügger 2000).

Neben der Herstellung des allgemeinen Aktivitätszustands und der Organisation von neurophysiologischen Funktionen wie Emotionen, Motivation, Lernen und Gedächtnisbildung, ist die nervale Organisation und Kontrolle von Haltung und Bewegung die wichtigste Aufgabe des ZNS.

1.2.1 Organisation der Bewegungsplanung und des Bewegungsablaufs willkürlicher, zielgerichteter Bewegungen

Für die Durchführung willkürlicher, zielgerichteter Bewegungen sind komplexe Verarbeitungsschritte auf allen Ebenen des ZNS notwendig. Sie laufen teilweise seriell (hintereinander), teilweise parallel (nebeneinander) ab. Voraussetzung für eine motorische Handlung ist die Motivation und die Idee zur Handlung. **Subkortikale und kortikale Motivationsareale** analysieren die Bedürfnisse des Organismus und rufen einen entsprechenden Handlungsantrieb hervor (◘ Abb. 1.2).

Die Motivation wird zur Befriedigung homöostatischer und nicht homöostatischer Triebe ausgelöst. Homöostatische Triebe dienen der Befriedigung von Durst, Hunger und der Thermoregulation. Sie werden durch Abweichungen lebenswichtiger Werte vom Sollwert ausgelöst und aktivieren verschiedene Kerne im Hypothalamus. Nicht homöostatische Triebe unterliegen dem freien Willen, zu ihnen gehören z. B. der Erkundungstrieb oder Handlungen, die dem Lustgewinn dienen (z. B. das Verlangen nach Chips, obwohl man nach einer üppigen Mahlzeit satt ist). Hierfür sind vor allem die Strukturen des limbischen Kortex verantwortlich (Weiß 2000).

PRAXISTIPP

Ist das Ziel der Therapie, dem Patienten eine aufrechte Haltung zu vermitteln, ist es wichtig, das limbische System zu aktivieren, d. h. den Patienten zur aufrechten Haltung zu motivieren.

Ist die aktuelle Motivation mit einem resultierenden Handlungsantrieb verbunden, so erfolgt dessen Umsetzung in einen **Handlungsplan**, einer Strategie mit entsprechendem **Bewegungsentwurf** (◘ Abb. 1.2 u. ◘ Abb. 1.3). Dazu ist eine Analyse der aktuellen Situation und das Wissen um die möglichen motorischen Fähigkeiten des Organismus nötig (Beispiel: Ein Wasserglas steht auf dem Tisch. Um das Wasserglas zu greifen, sind Gehbewegungen zum Tisch und Greifaktivitäten der Hand zum Wasserglas nötig).

Diese Prozesse werden über Strukturen des **Assoziationskortex** gesteuert. Der präfrontale Assoziationskortex plant die zukünftige Handlung und wägt deren Folgen ab. Zur Auswahl der geeigneten motorischen Antwort muss er aus einer Vielzahl von Möglichkeiten wählen und interne sowie externe sensorische Informationen der Wahrnehmung und Sprache integrieren. Diese Informationen werden im parietalen, temporalen und okzipitalen Assoziationskortex verarbeitet.

Durch die Verbindung zum limbischen Assoziationskortex können Emotionen die Bewegungsplanung beeinflussen (Kandel et al 1995). Hat die Analyse ergeben, dass der Handlungsplan mit dem entsprechenden Bewegungsentwurf ausgeführt werden kann, so erfolgt die **motorische Programmierung** auf der supraspinalen Ebene (◘ Abb. 1.2 u. ◘ Abb. 1.3, S. 6). In einem Wechselspiel zwischen verschiedenen motorischen Zentren (Basalganglien, Kleinhirn, Thalamus, prämotorischem und motorischem Kortex) erfolgt die Programmierung der motorischen Handlungsabläufe. Dabei kann auf gespeicherte, angeborene oder erlernte Bewegungsprogramme zurückgegriffen werden (◘ vgl. motorische Zentren, S. 6). Die Programmierung beinhaltet die Ausarbeitung der zeitlich-räumlich nervösen Impulsmuster, d. h. die Festlegung der zeitlichen Abfolge und die Intensität aktivierter Muskelgruppen. Im Weiteren wird die zeitliche Koordination von Teilbewegungen und Bewegungssequenzen bestimmt.

Elektroenzephalographische Untersuchungen haben gezeigt, dass 800 ms vor Bewegungsbeginn ein langsam ansteigendes, oberflächennegatives Hirnpotenzial über der gesamten Konvexität des Schädels abgeleitet werden kann. Dieses so genannte **„Bereitschaftspotenzial"** ist das neuronale Ergebnis des Bewegungsentwurfs und der -programmierung (Käser 1991 a, Schmidt u. Thews 1985). Diese neuronalen Prozesse der Bewegungsplanung und -programmierung lassen noch keine nach außen sichtbare Bewegung erkennen.

Nach Erstellen des Bewegungsprogramms wird die geplante Bewegung durch das motorische System realisiert. Die Ausführung der Bewegung (◘ Abb. 1.2) erfolgt durch Aktivierung des primär motorischen Kortex (Gyrus praecentralis, Brodmann-Areal 4). Elektrische Reizungen des Gyrus praecentralis lösen Kontraktionen in Muskeln oder Bewegungen in Gelenken, jedoch keine zielgerichtete Bewegungen aus. Der primär motorische Kortex ist somit nicht für den Bewegungsentwurf angeborener oder erlernter zielmotorische Bewegungen zuständig. Er ist die letzte supraspinale Station für die Umsetzung kortikal induzierter Bewegungsentwürfe in Bewegungsprogramme.

Des Weiteren wird im motorischen Kortex das **Zielprogramm** gestartet (Brügger 2000). Die Ausführung der motorischen Handlung wird initiiert. Der motorische Kor-

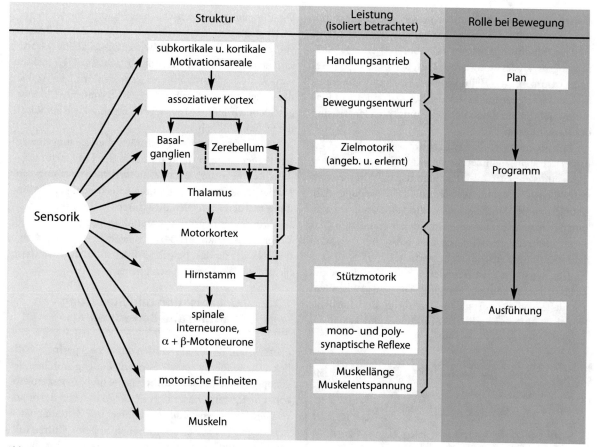

Abb. 1.2. Von der Motivation bis zur Bewegung (modifiziert nach Birbaumer und Schmidt 1996)

tex ist das Hauptausgangstor zur Peripherie, die „Exekutivstation" des Gehirns. Vom primären und sekundären motorischen Kortex ziehen deszendierende Bahnen, wie der Tractus corticospinalis lateralis und der Tractus corticospinalis ventralis, nach peripher. Sie durchlaufen den Hirnstamm, bilden die Pyramide (Pyramidenbahn), kreuzen dort mehrheitlich auf die andere Seite und erreichen monosynaptisch oder über Interneurone die Alpha-Motoneurone des motorischen Vorderhorns (◘ Abb. 1.2).

Kollaterale des Tractus corticospinalis ziehen zu anderen für die Motorik wichtigen Strukturen wie Kleinhirn, Basalganglien und Thalamus nach zentral zurück (◘ Abb. 1.2). Weitere Bahnen entspringen dem motorischen Kortex und erreichen die Alpha- und Gamma-Motoneurone des Rückenmarks über den Umweg des Hirnstamms (◘ Abb. 1.2). Diese Bahnen, welche unter starkem Einfluss des Kleinhirns und der Vestibulariskerne stehen, werden anatomisch der Pyramidenbahn als extrapyramidale Bahnen gegenübergestellt. Ihre Aufgabe besteht in der Erhal-

tung des Gleichgewichts und der Einleitung der halte- und stützmotorischen Aktivitäten des Rumpfes und der Extremitäten. Eine abgestimmte zielgerichtete Bewegung wird so erst möglich (◘ höhere Motorik, S. 8 ff.). Die extrapyramidalen Bahnen aktivieren die Gamma-Motoneurone und regulieren über die Muskelspindel den Muskeltonus.

Auf Rückenmarksebene können spinale Reflexe, Automatismen und elementare Bewegungsprogramme integriert werden (◘ Abb. 1.3, S. 6; ◘ Spinalmotorik, S. 9 ff.). Erst zum Schluss werden die reagierenden Muskeln bestimmt und je nach Bedürfnis die entsprechenden Motoneuronenpools aktiviert (Käser 1991 a; ◘ Abb. 1.2). Während der gesamten Ausführung wird die Bewegung anhand der erwarteten Resultate über Rückkopplungsmechanismen (Feed back-Mechanismen) kontrolliert und korrigiert (◘ sensorische Systeme und deren Perzeption, S. 10 ff. sowie ◘ Abb. 1.3, S. 6). Die kortikal induzierte, kortiko-subkortikal organisierte und auf allen Ebenen des ZNS ausgeführte, zielgerichtete Bewegung wird auf der peripheren Ebene durch das neuromuskuläre System (Bewegungssystem) realisiert.

Das **Bewegungssystem** (■ Abb. 1.3) ist das Ausführungsorgan des motorischen Outputs. Es führt als „Arbeitsinstrument" die Haltungs- und Bewegungsprogramme aus. Dabei beschränkt sich das Bewusstsein des Individuums auf die Induktion der Bewegung, die Generierung des Handlungsantriebs.

Möchte man ein Glas Wasser greifen, welches auf einem Tisch steht, so findet die Organisation der Bewegung (Bewegungsentwurf und Programmierung) unbewusst statt. Ebenso erfolgt die Ausführung der Bewegung (d. h. Aktivierung der Muskelgruppen, die nötig sind, um z. B. zum Tisch zu gehen und das Greifen der Hand zum Glas durchzuführen) unwillkürlich und selbständig. Es wird dem Individuum vielfach nicht bewusst.

Das Bewusstsein ist reserviert für die Verfolgung des Ziels der durchgeführten Bewegung. Die dem „Willen" zugrundeliegenden neuronalen Strukturen sind kortikale Hirnabschnitte wie limbische Strukturen und Felder des Assoziationskortex (Käser 1991 a).

Die Einteilung der menschlichen Motorik in vier hierarchisch gegliederte Stufen (■ Abb. 1.3) wurde von Brügger vor allem aus didaktischen Zwecken geschaffen. Die Hierarchie der menschlichen Motorik geht auf J. H. Jackson zurück. Sie ergibt sich aus dem kaskadenförmigen Aufbau der verschiedenen Abschnitte des ZNS vom entwicklungsgeschichtlich ältesten Teil, dem Rückenmark, bis zur jüngsten Struktur, der Hirnrinde.

Durch den Überbau mit zusätzlichen leistungsfähigeren Steuersystemen fand im Laufe der Entwicklungsgeschichte eine fortschreitende, motorische Anpassung statt. Da die subkortikalen Strukturen jedoch in enger Verbindung mit den kortikalen Strukturen der Hirnrinde arbeiten, wurde der Begriff **„supraspinale Ebene"** entwickelt. Unter der **„kortikalen Ebene"** versteht Brügger den Anteil des ZNS, der für das „bewusste" Erleben verantwortlich ist. Sie ist Teil der supraspinalen Ebene.

1.2.2 Organisation und Steuerung von Haltung und Bewegung

Haltung und Bewegung werden durch zwei partnerschaftlich arbeitende Systeme gesteuert, die eng miteinander gekoppelt sind: das **sensomotorische** und das **viszeromotorische System** (Käser 1991 a). Die Aktivitäten des motorischen Verhaltens sind untrennbar mit den adäquaten Leistungen des viszeromotorischen Systems (Infrastruktur) verknüpft. Sie arbeiten als Funktionseinheit zur Lösung von komplexen Aufgaben miteinander.

Sensomotorisches System
Das sensomotorische System betreut das Individuum in seinen intellektuellen, emotionalen und motorischen Leistungen. Da zur Ausführung und Kontrolle von Haltung und Bewegung ein ständiger Zustrom von afferenten Informationen der peripheren Rezeptoren nötig ist, wird der Begriff der Motorik korrekterweise durch den Begriff der Sensomotorik ersetzt. Für eine willkürliche Bewegung sind sowohl motorische Zentren, als auch sensorische Systeme nötig, die eng zusammenarbeiten.

Motorische Zentren des ZNS
Die motorischen Zentren, welche für die nervöse Organisation und Kontrolle von Haltung und Bewegung zuständig sind, erstrecken sich von der Hirnrinde zum Rückenmark. **Haltung und Bewegung werden durch Programme (Bewegungsmuster) gesteuert.** Angeborene, ererbte Programme werden durch zahlreiche erlernte Programme ergänzt.

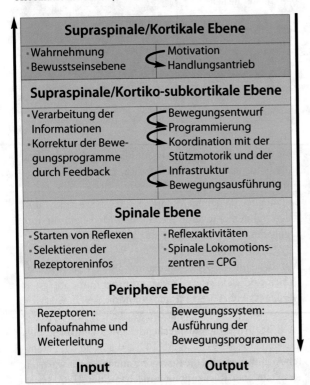

Abb. 1.3. Die Hierarchie der menschlichen Motorik (modifiziert nach Brügger 2000)

- Beispiele für **angeborene, vererbte Programme** sind Schlucken, Atmen, Schreien, Saugen und die Greiffunktion der Finger und Zehen. Das Gehen ist ebenfalls als Rahmenprogramm angelegt und genetisch verankert. Durch die Koppelung von Hüft-Flexion mit der Knie-Flexion bei Strampelbewegungen des Neugeborenen ist die Voraussetzung für die Spielbeinphase gewährleistet. Die Koppelung der Hüft-Extension mit der Knie-Extension stellt die Basis für die Standbeinphase dar.

- Unter **erlernten Programmen** werden alle motorischen Fertigkeiten verstanden, die ein Individuum im Laufe seines Lebens erwirbt, wie z. B. zielgerichtetes Gehen, Schreiben, sportliche und berufliche Fertigkeiten, Autofahren etc. Der Lernprozess beginnt mit einer langsamen, willkürlich gesteuerten und zweckmäßig orientierten Bewegungsfolge. Die Bewegungen werden anfänglich bewusst durchgeführt und korrigiert. Das Individuum führt die Bewegungsfolge konzentriert aus. Durch die ständige Wiederholung der bewusst erlebten Bewegungsfolge wird diese im Gedächtnis als neu erlerntes Bewegungsprogramm gespeichert und kann als solches abgerufen werden. Diese erlernten Programme laufen nach einiger Übung größtenteils automatisch ab. So denkt der Tennisspieler nicht mehr über das „Wie" des Aufschlags nach, er führt ihn automatisch aus.

Angeborene und erlernte Bewegungsprogramme sind mit Symbolen auf der Bildschirmfläche eines Computers vergleichbar, welche mit dem Cursor angeklickt werden können. Das Anklicken des Symbols, das Auslösen der Bewegung (z. B. der Aufschlag beim Tennis), erfolgt willkürlich. Danach öffnet sich der Inhalt des Symbols, die Ausführung der Bewegung (das Aufschlagen selber) erfolgt unbewusst.

Das ZNS arbeitet programmorganisiert. Soll eine kleine Unterschrift unter einen Brief oder eine große an einer Tafel gesetzt werden, so wird das Programm „Unterschrift setzen" aktiviert. Für eine kleine Unterschrift auf einem Papier werden andere Muskelgruppen angesteuert als für eine Unterschrift von mehreren Zentimetern bis Metern an der Tafel. Der Schriftzug, d. h. das Programm, ist identisch, die benutzten Muskelgruppen ändern sich.

Haltungs- und Bewegungsprogramme schließen eine isolierte Aktivität eines einzelnen Muskels aus. Beispielsweise wird zur Durchführung der Schulter-Abduktion nicht nur der M. deltoideus isoliert angesteuert, und die Beugung des Knies kann nicht allein durch den M. biceps femoris erfolgen. Versuche, welche die kortikale Reizung

des primär motorischen Feldes (Areal 4) beinhalteten, lösten schon bei niedrigster Schwellenintensität Zuckungen von kleinen Muskelgruppen aus (Woolsey et al. 1950).

 MEMO

Das Gehirn kennt keine Muskeln, es kennt nur Bewegungen (Brügger 2000).

Untersuchungen von Basmajan haben gezeigt, dass es möglich ist, unter starker Konzentration und systematischem Training bewusst einzelne motorische Einheiten anzusteuern (Brügger 2000). Daraus resultiert jedoch nur eine Anspannung des entsprechend angesteuerten Muskels und keine Bewegung. Sobald eine Bewegung stattfindet, werden alle Muskeln aktiviert, die in der jeweiligen Ausgangsstellung die Bewegung ausführen. Ebenso werden alle Muskeln, die zur Stabilisation der zielgerichteten Bewegung benötigt werden, aktiviert. Der Mensch bewegt sich somit immer in globalen Bewegungsmustern und nicht durch Einzelmuskeln.

 PRAXISTIPP

Ein isoliertes Training eines Muskels ist für das Gehirn nicht möglich, es werden bei allen aktiven Bewegungen immer globale Haltungs- und Bewegungsprogramme trainiert.

Haltungs- und Bewegungsprogramme werden im Alltag an unser Verhalten und an das Umfeld adaptiert (Gentile 1987). So ändert sich beispielsweise der Gang entsprechend des Umfelds. Geht man neben einem kleinen Kind, wird man automatisch langsamer. Will man im Vergleich dazu mit einem Fahrradfahrer Schritt halten, läuft man automatisch schneller. Ein effektives **Training** von globalen Haltungs- und Bewegungsprogrammen ist somit nur sinnvoll, wenn es **ziel- und kontextspezifisch** gestaltet wird, d. h. wenn es den Bedürfnissen des Individuums im Alltag angepasst wird.

Die motorischen Zentren werden unterschieden in diejenigen, welche die höhere Motorik durchführen und solche, die Spinalmotorik organisieren.

PRAXISTIPP

Wird mit einem Patienten im Rahmen des ADL z. B. das Bücken in aufrechter Haltung geübt, ist es sinnvoll, dies zu einem Gegenstand aus dem Alltag zu tun. So kann das Bewegungsprogramm „Bücken" bei einer Mutter zu ihrem kleinen Kind mit einer kleineren Unterstützungsfläche einhergehen und dynamischer sein (mit Schrittbewegungen nach vorne, zur Seite und nach hinten). Das Bücken eines Patienten, der schwere Lasten heben muss, verlangt hingegen eine vergrößerte Unterstützungsfläche. Außerdem wird durch kontextspezifisches Bücken das limbische System aktiviert und die Übertragung der therapeutischen Situation in den Alltag erleichtert.

Höhere Motorik

Die höhere Motorik beinhaltet die **Ziel-** und die **Stützmotorik**. Zur Zielmotorik zählen alle motorischen Funktionen, die sich als nach außen gerichtete Bewegungen äußern. Zielgerichtete Bewegungen sind nur durch die Beteiligung aller motorischen Zentren auf allen Ebenen durchführbar (▶ Kap. 1.2.1, S. 4 ff.). Entsprechende Motivationen und Handlungsantriebe werden in Bewegungsentwürfe umgewandelt und in die jeweiligen Programme umgesetzt. Diese Bewegungsprogramme werden zur Bewegungsausführung vom motorischen Kortex an das Rückenmark und von dort zur Skelettmuskulatur weitergeleitet.

Die Zielmotorik ist immer von koordinierten Aktionen und Reaktionen der Stützmotorik begleitet. Dies geschieht sowohl bei der Vorbereitung der Bewegung als auch zur Korrektur der Haltung während und nach der Bewegung. Realisiert wird sie durch das **posturale System** (postural = die aufrechte Haltung betreffend; Véle 2000). Dabei gibt es keine strukturell festgelegte Posturalmuskulatur. Die Muskulatur, die in der jeweiligen Ausgangsstellung die Haltung stabilisiert, bildet die jeweilige posturale Muskulatur. Im Stand wird das posturale System durch andere Muskeln gebildet als in gebückter Haltung.

Aufgabe des posturalen Systems (Stützmotorik) ist die Sicherungskontrolle der zielgerichteten Bewegungen. Ebenso muss es während dynamischer Bewegungen die Haltung an die Bewegung anpassen. Bei willkürlichen Bewegungen werden gleichzeitig Muskelgruppen an den anderen Extremitäten und am Rumpf innerviert, um bei veränderten statischen Bedingungen das Gleichgewicht und

die Körperhaltung zu gewährleisten. So pendeln z. B. die Arme beim Gehen, um den Rumpf zu stabilisieren. Wird nach einem Gegenstand gegriffen, so werden gleichzeitig die Rückenmuskeln verstärkt aktiviert. Dadurch wird über eine entsprechende Zuggurtung dem langen Lastarm entgegengewirkt. Diese begleitenden Muskelaktionen, die oft nur in einer vermehrten Spannung oder Entspannung von Muskelgruppen bestehen, werden weder willkürlich induziert noch bewusst empfunden. Sie gleichen einer Art „Servomechanismus", der selbständig und ohne bewusst zu werden, alle willkürlichen Bewegungen unterstützt.

Ohne posturales System ist eine koordinierte, zielgerichtete Bewegung nicht durchführbar. Eine weitere Aufgabe des posturalen Systems ist die Einnahme und Sicherung der Haltung und Stellung des Körpers gegen die Schwerkraft im Raum. Dazu bedient sich der Körper der Halte- und Stellreflexe, welche sich ab dem 2. Lebenshalbjahr entwickeln. Diese werden mit zunehmender Ausreifung der Großhirnrinde und der Pyramidenbahn in willkürliche Bewegungen eingebaut. Haltereflexe sind z. B. der tonische Hals- und Labyrinthreflex. Sie stellen elementare Haltungsprogramme dar, die den Körper in die Lage versetzen, sich gegen die Schwerkraft in der Senkrechten zu halten.

Stellreflexe bewirken zusammen mit Haltereflexen die Aufrechterhaltung oder Wiederherstellung einer normalen Kopf- und Körperhaltung. Sie dienen der Erhaltung des Gleichgewichts (Schmidt 1987). Ausgelöst werden diese Reflexe durch Erregungszuleitung vom Kleinhirn, aus den Labyrinthen (Labyrinth-Stellreflex), von der Körperoberflächen- und Tiefensensibilität (Körper-Stellreflexe), von den Halsmuskeln (Halsmuskel-Stellreflexe) und den Augenmuskeln (optische Stellreflexe). Die Informationen aus der Peripherie bewirken somit die unbewusste Einnahme einer undifferenzierten Grundstellung, einer „nichtorientierten Bereitschaftsstellung" des Körpers.

Diese **Stand by-Position** dient als Ausgangsposition für alle möglichen Bewegungen. Schon die bloße Vorstellung, eine zielgerichtete Bewegung durchführen zu wollen, verändert die Stand by-Position in eine Haltung, die in die Richtung der kommenden zielgerichteten Bewegung orientiert ist (Véle 1997, 2001). Diese zielorientierte oder ausgerichtete Haltung wird als **Attitude** oder „orientierte Bereitschaftsstellung" bezeichnet. Sie dient dem Zweck, die kommende Bewegung vorzubereiten und zu antizipieren. Die Stützmotorik steht unter der Kontrolle des extrapyramidalen Systems und wird im Wesentlichen durch Strukturen des Hirnstamms gesteuert.

Mehrere Untersuchungen führten zu dem Ergebnis, dass ein ziel- und kontextspezifisches Training nur in der spezifischen Ausgangstellung eine effektive Verbesserung der Leistung erbringt. So zeigte z. B. eine Studie von Sale und MacDougall (1981 a, b), dass ein Ellenbogen-Krafttraining in stehender Position zu einem nachweisbaren Kraftzuwachs in dieser Position führte. Hingegen konnte in anderen Positionen (Sitz oder Rückenlage), in denen nicht trainiert wurde, kein identischer Kraftzuwachs nachgewiesen werden.

Somit kann angenommen werden, dass ein Training der Bauch- und Rückenmuskeln in Rücken- und Bauchlage mit dem damit verbundenen Kraftzuwachs nicht direkt auf eine verbesserte Einnahme der aufrechten Haltung im Sitz und Stand übertragbar ist. Das posturale System zur Sicherung der Haltung in der Vertikalen wird beim Üben in Rückenlagen nicht trainiert. Im Sitz und besonders im Stand sowie in der Fortbewegung wird aufgrund der kleineren Unterstützungsfläche und der sich stärker auswirkenden Schwerkrafteinflüsse ein viel höheres Maß an Stell- und Haltereflexen gefordert.

PRAXISTIPP

Um einen optimalen Trainingserfolg zu gewährleisten, sollte – sofern die klinischen Voraussetzungen des Patienten es zulassen – in alltagsorientierten Ausgangsstellungen im Sitz, Stand oder Gang trainiert werden.

Spinalmotorik

Im Rückenmark bilden die **Alpha-Motoneurone des Vorderhorns** die gemeinsame motorische Endstrecke des sensomotorischen Systems. Sie erhalten ihre Informationen entweder direkt (bahnend) oder indirekt über ein hemmendes Interneuron von Afferenzen der Muskelspindel, der Hautrezeptoren und der Nozizeptoren, im Weiteren von benachbarten Motoneuronen, aus intersegmentalen Verschaltungen und aus supraspinalen Gebieten. **Gamma-Motoneurone** stehen unter supraspinalen Einflüssen, wodurch feinmotorische Bewegungen realisierbar sind.

Es entsteht ein interneuronales Netzwerk, welches die Basis für einfache Haltungs- und Bewegungsprogramme darstellt. Lokale spinale Schaltkreise sind z. B. der **monosynaptische Eigenreflex** und die **polysynaptischen Fremdreflexe**. Spinale Reflexe stehen unter hemmenden bzw. bahnenden Einflüssen spinaler oder höherer Zentren, so dass es zu einer Modifikation und Anpassung des Reflexes an die Erfordernisse des Organismus kommt. Der ein-

zige bekannte monosynaptische Eigenreflex ist der **monosynaptische Dehnungsreflex**, welcher klinisch im Rahmen der Muskeleigenreflexe getestet wird. Er dient zur Aufrechterhaltung der Muskellänge und ist durch Divergenz in höhere Hirnzentren für die Aufrechterhaltung des Muskeltonus der Stützmotorik von großer Bedeutung. Da sich der Rezeptor (die Muskelspindel) und der Effektor (die extrafusalen Muskelfasern) in einem Muskel befinden, und der spinale Schaltkreis über nur eine Synapse verschaltet ist, wird er als monosynaptischer Eigenreflex bezeichnet.

Polysynaptische Fremdreflexe haben eine bedeutende Funktion bei der Fortbewegung (Lokomotionsreflexe), bei der Nahrungsaufnahme (Schluck- und Saug-Reflex) und bei der Absicherung des Individuums gegen schädigende Einflüsse (Husten-, Nies-, Würge-, Korneal- und Flucht-Reflex). Da auslösendes Organ und Erfolgsorgan räumlich getrennt und mindestens zwei Synapsen involviert sind, wird er als polysynaptischer Fremdreflex bezeichnet.

Neben den motorischen polysynaptischen Reflexen sind jedoch zahlreiche vegetative polysynaptische Reflexe vorhanden. Das einfachste Beispiel eines lokomotorischen Fremdreflexes ist die **reziproke antagonistische Hemmung** oder „disynaptische Vorwärtshemmung".

Dehnungsrezeptoren der Muskelspindel aktivieren über Ia-Fasern die homonymen Motoneurone des gleichen Muskels (monosynaptischer Eigenreflex) und seiner Synergisten. Gleichzeitig werden über ein inhibitorisches Interneuron die Motoneurone der antagonistischen Muskeln gehemmt. Die Hemmung antagonistischer Motoneurone, bei gleichzeitiger Aktivierung der Motoneurone der Agisten/Agonisten, geschieht bei allen Willkürbewegungen (Sherrington-Gesetz).

Höhere motorische Zentren sind in der Lage, die Aktivität von Muskeln, die am selben Gelenk als Gegenspieler tätig sind, mit Hilfe eines Befehls an ein inhibitorisches Ia-Interneuron zu koordinieren. Die Entspannung des antagonistischen Muskels steigert die Geschwindigkeit und Effizienz der Bewegung, da die Agisten/Agonisten nicht gegen die Kontraktion ihrer Gegenspieler arbeiten müssen. Das Prinzip der reziproken antagonistischen Hemmung (■ Abb. 1.4, S. 10) wird **therapeutisch** u. a. bei den **agistisch exzentrischen Kontraktionsmaßnahmen** und bei den **Theraband-Übungen** ausgenutzt (▸ Kap. 4.4.2, S. 90 ff.).

Die spinalen Reflexe stellen einen Vorrat elementarer Haltungs- und Bewegungsabläufe dar, die an die Bewegungsintention angepasst werden. Der Organismus kann sich ihrer nach Bedarf bedienen, ohne dass sich die höheren

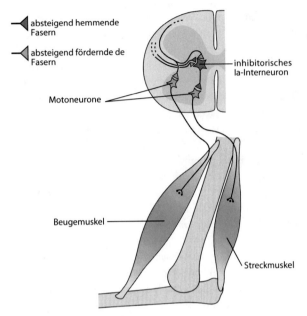

absteigend hemmende Fasern

absteigend fördernde de Fasern

inhibitorisches Ia-Interneuron

Motoneurone

Beugemuskel

Streckmuskel

Abb. 1.4. Reziproke antagonistische Hemmung (modifiziert nach Kandel 1995)

Abschnitte des ZNS um die Ausführung der Bewegungen bemühen müssen.

Tierexperimentelle Versuche mit jungen Katzen, deren Rückenmark durchtrennt oder mit Curare behandelt wurde, zeigten, dass durch den Kontakt der Extremitäten auf einem rollenden Laufband Schreitbewegungen ausgelöst werden konnten, die den Laufbewegungen eines gesunden Tieres ähneln. Die Schreitgeschwindigkeit konnte zusätzlich der Laufbandgeschwindigkeit angepasst werden. Allerdings konnten sie das Gleichgewicht nur mit externer Hilfe mittels eines Bauchgurts halten (Grillner 1975, Grillner u. Wallen 1985, Kandel et al. 1995, Schmidt u. Thews 1985).

Diese Experimente zeigen, dass durch die Verknüpfung der propriospinalen Neurone des Rückenmarks untereinander auf einen entsprechenden Anstoß komplexe motorische Bewegungen ausgeführt werden können, die dann völlig automatisch ablaufen. Das führte zur Annahme, dass es auf spinaler Ebene für jede Extremität definierte, neuronale Wege gibt, die eine Lokomotion erzeugen können. Diese neuronalen Systeme wurden von Grillner und Wallen als **spinale Lokomotionszentren** oder **Central Pattern Generators (CPG)** bezeichnet.

Die Koordination der spinalen Lokomotionszentren untereinander erfolgt über propriospinale Systeme und segmental kreuzende Bahnen. Die Aktivitäten der CPG werden von Afferenzen aus der Körperperipherie moduliert. Absteigende Bahnen suraspinaler Systeme aktivieren, kontrollieren und adaptieren, die von den CPG ausgelöste Lokomotion, an die induzierte Bewegung (Kandel et al. 1995).

Diese Beobachtungen unterstreichen, dass schon auf der Ebene des Rückenmarks neben spinalen Reflexen ein Vorrat an angeborenen, elementaren Bewegungsprogrammen vorhanden ist. Sie laufen auf einen entsprechenden Anstoß hin völlig selbständig ab. Inwieweit diese automatischen CPG-Mechanismen allerdings beim Menschen im Rahmen der normalen Motorik ablaufen, ist noch nicht geklärt (Käser 1991 a). Es konnte durch Versuche an Patienten mit komplettem und inkomplettem Querschnitt mehrfach gezeigt werden, dass der Mensch spinale Lokomotionszentren besitzt (Harkema 2001).

Untersuchungen an Neugeborenen zeigen rhythmische Schreitbewegungen, wenn sie auf ein Laufband gestellt werden (Kandel et al. 1995). Der Schreitreflex des Säuglings wird somit als Ausdruck der durch Hautreize ausgelösten, aktivierten Lokomotionszentren angesehen. Diese einfachsten Schrittbewegungen können jedoch nicht für das zielgerichtete Gehen eingesetzt werden, da sich das höher organisierte posturale System, die Stützmotorik, erst später entwickelt. Der Greifreflex des Neugeborenen könnte ebenfalls einen Ausdruck dieser Strukturen darstellen. Nach der Geburt bilden sich diese Reflexe durch die Entwicklung der höher gelegenen, supraspinalen Zentren wieder zurück. Die spinalen Lokomotionszentren können dann keine eigenständige Aktivität mehr entwickeln, da sie einer ausgeprägten supraspinalen Kontrolle unterliegen.

MEMO

Einfache Haltungs- und Bewegungsprogramme auf spinaler Ebene werden durch supraspinale Hirnregionen in dem Maße beeinflusst und in die auszuführende Bewegung integriert, dass zeitlich und räumlich orientierte, zielgerichtete (task related) Bewegungen entstehen (Käser 1991 a).

Sensorische Systeme und deren Perzeption

Die motorische Aktion ist sehr eng mit der sensorischen Information verbunden. Für die funktionsgerechte Ausführung von Haltung und Bewegungsprogrammen erhalten alle an der Bewegung beteiligten Strukturen Informationen aus der Peripherie (periphere Ebene). Um Bewegungen zu kontrollieren und zu korrigieren, werden Rezeptoren aktiviert. Für die Bewegungskontrolle wichtige Rezeptoren sind die Propriozeptoren und die Exterorezeptoren.

Propriozeptoren vermitteln Informationen bezüglich der Stellung des Körpers im Raum und über die Position der Extremitäten relativ zum Rumpf. Sie werden der Gruppe der Mechanorezeptoren zugeordnet, da sie auf Deformierung des Rezeptors selber, des angrenzenden Gewebes oder benachbarter Zellen reagieren. Dazu gehören:

- Muskelspindeln, sie messen die Muskellänge und deren Veränderung;
- Golgi-Sehnenorgane im Muskel-Sehnen-Übergangsbereich, sie werden bei Spannungsänderung der Sehne aktiviert;
- Ruffini-Körper und Vater-Paccini-Körper in den Gelenken; Ruffini-Körper melden Kapselspannung und -raffung und geben somit Information über die Gelenkstellung, Vater-Paccini-Körper melden Druck und Vibrationsreize und registrieren Gelenkbewegungen;
- Rezeptoren in den Bändern; Schultz et al. haben 1984 Golgi-ähnliche Rezeptoren in den Kreuzbändern nachgewiesen, damit wurde die rein mechanische Funktion der Bänder durch eine primär sensorische Funktion ersetzt;
- Rezeptoren des Vestibularapparates im Labyrinth des Innenohrs, sie nehmen Veränderungen der Kopfstellungen und Beschleunigungen des Kopfes in allen Richtungen wahr.

Exterorezeptoren nehmen die Informationen aus der Umgebung auf. Für die Motorik wichtige Exterorezeptoren sind die Sinnesorgane

- Auge und
- Ohr.

Damit die Bewegungsinduktion und die Bewegungsausführung übereinstimmen, werden Informationen der Rezeptoren auf die spinale Ebene weitergeleitet. Schon dort werden über neuronale Reflexe, ohne Beteiligung höherer motorischer Zentren, Korrekturen eingeleitet (Muskelspindel-Reflex oder Sehnen-Spindelreflex, ◨ Abb. 1.3, S. 6).

Auf spinaler Ebene werden die sensorischen Informationen, entsprechend ihrer Qualitäten, selektiert und über die unterschiedlichen Bahnen nach zentral weitergeleitet (◨ Abb. 1.3, S. 6). Schon bei der Programmierung einer Bewegung wird gleichzeitig eine Erwartung über das sensorische und motorische Resultat der Bewegung (Efferenzkopie) im Kleinhirn abgelegt. Das Kleinhirn vergleicht, ähnlich einem Rechenzentrum, während der laufenden Bewegung das bisherige Handlungsergebnis, den Istwert, mit dem zu erwartenden Resultat, dem Sollwert.

Unstimmigkeiten und Fehler bei der Ausführung von Bewegungen führen zu Korrekturen der zielgerichteten Bewegung. Die Korrektur der Haltungs- und Bewegungsprogramme erfolgt somit über Rückkopplung (Feed back-Mechanismen, ◨ Abb. 1.3, S. 6). Damit steigert das Kleinhirn die Bewegungsgenauigkeit. Bei Ausfall des Kleinhirns kommt es zu Verzögerungen in der Korrektur und damit zu ataktischen Bewegungen.

Die sensorischen Informationen aus der Peripherie können nach Bedarf über den Thalamus auf die kortikale Ebene zum primär somatosensorischen Kortex (Gyrus postcentralis BA 1, 2 ,3a und b) und seine Assoziationsfelder weitergeleitet werden. Auf der so genannten Bewusstseinsebene erfolgt die Wahrnehmung und Perzeption der sensorischen Informationen und deren Interpretation (◨ Abb. 1.3, S. 6).

Ziel der kortikal wahrgenommenen, sensorischen Informationen ist die bewusste Modifikation und Korrektur der Bewegung durch das Individuum. Die meisten erlernten Bewegungsabläufe werden nicht mehr bewusst wahrgenommen, es sei denn:

- der Mensch bekommt den Auftrag, sich auf die auszuführende Bewegung zu konzentrieren;
- es werden neue Bewegungen erlernt oder vorhandene Bewegungsprogramme umorganisiert, d. h. umprogrammiert;
- es verändern bzw. erschweren sich die externen Bedingungen während einer ablaufenden Bewegung (Wenn z. B. ein Inline-Skater, der normalerweise auf einer glatten Asphaltstraße fährt, ein Stück Kopfsteinpflaster überbrücken will. Er muss sich nun auf die Bewegung konzentrieren, um gegebenenfalls bewusst Korrekturen der Bewegung einleiten zu können.);
- es liegt eine Störung der Rezeptoren vor.

Fällt eines der Kontrollsysteme aus, wenn beispielsweise die Meldefunktion der Bänder und der Kapsel des Sprunggelenks nach mehreren Distorsionstraumen herabgesetzt ist, so kann dies durch die noch funktionierenden Systeme kompensiert werden. Erschweren sich zusätzlich die externen Bedingungen, z. B. beim Gehen über einen holprigen Feldweg, so wird das Individuum vorsichtiger, langsamer und breitspuriger gehen.

Die „bewusst" vorgenommenen Korrekturen werden von Brügger als Sorgfaltsprogramme bezeichnet. Es wird während des Gehens eine Unsicherheit empfunden. Der Ausfall von zwei oder mehr Systemen kann in der Regel nicht mehr kompensiert werden. Wenn dieser Patient bei beginnender Dämmerung (Herabsetzung der optischen

Kontrolle) einen unebenen Weg gehen soll, so kann sich seine Unsicherheit bis hin zur Angst steigern. Er wird einen anderen Weg wählen, die Taschenlampe oder evtl. einen Stock nehmen, um somit den propriozeptiven Input zu steigern und sicherer zu gehen.

Das viszeromotorische System (Infrastruktur)

Da der gesamte Organismus als Einheit zur Lösung von Aufgaben arbeiten muss, besteht eine enge Interaktion des sensomotorischen mit dem viszeromotorischen System. Letzteres wird durch das vegetative Nervensystem gesteuert und von Brügger als **Infrastruktur** bezeichnet. Aufgabe des vegetativen Nervensystems ist die Konstanterhaltung des inneren Milieus (Homöostase), welches an die wechselnden Umweltbedingungen und die sich ständig ändernden Bedürfnisse des Organismus angepasst werden muss. Die Infrastruktur umfasst sämtliche logistischen Leistungen des Organismus. Dazu gehört die Regulation

— des Respirationssystems, welches den Sauerstoff aufnimmt und ins Blut befördert;
— des Herz-Kreislaufsystems, das den Transport des Sauerstoffs und der Energieträger zum Erfolgsorgan durchführt;
— der Rückflusssysteme, wie z. B. vaskuläres System und Lymphgefäßsystem, welches die muskulären Abbauprodukte als lymphatische Eiweißlast abtransportiert;
— des Stoffwechsels, welcher die Nahrung verdaut, Energieträger speichert und bei Bedarf in Form von freier Energie zur Verfügung stellt;
— des Elektrolyt- und Wasserhaushalts;
— des Hormonhaushalts;
— der Thermoregulation.

Diese Tätigkeiten werden nur in geringem Umfang bewusst wahrgenommen. So wird z. B. ein Mangel an Nahrungs- und Wasseraufnahme als Durst bzw. Hunger und steigendes Volumen der Harnblase als Harndrang wahrgenommen. Bei obstruktiven Störungen der Atemwege kommt es zum Gefühl der Atemnot. Die Steuerung der Infrastruktur unterliegt nicht der willkürlichen Kontrolle und wird in verschiedenen neuronalen Zentren überwacht. Sie sind eng miteinander verzahnt und funktionell, aber nicht morphologisch, voneinander zu unterscheiden. Sie befinden sich sowohl im Rückenmark, als auch im Hirnstamm.

Bei der Steuerung der Infrastruktur spielt, neben der Formatio reticularis, insbesondere der Hypothalamus eine zentrale Rolle. Er integriert spinale Reflexe und vegetative

Regulationen, die vom Hirnstamm ausgehen und steuert so als übergeordnete Struktur das vegetative System. Über seine Verbindung zur Hypophyse beeinflusst er zusätzlich das endokrin-vaskuläre System und über den Thalamus das somatische System. Bei zielgerichteten Bewegungen muss die Infrastruktur an das Zielprogramm angepasst werden. Es kommt zur Synchronisation der sensomotorischen mit der viszeromotorischen Leistung. Um z. B. die Voraussetzung einer muskulären Arbeit zu gewährleisten, erhöht sich innerhalb weniger Sekunden die Atemfrequenz. Das Herzzeitvolumen steigt auf das maximal Vierfache an, so dass die Durchblutung der Skelettmuskulatur bis auf das 20-fache der Ruhedurchblutung gesteigert werden kann (Schmidt 1987).

ZUSAMMENFASSUNG

- Voraussetzung für die Durchführung der bewussten Zielmotorik ist die Motivation und Idee zur Handlung.
- Subkortikale und kortikale Motivationsareale analysieren die Bedürfnisse des Organismus und entwickeln einen entsprechenden Handlungsantrieb. Dieser wird vom Assoziationskortex in Bewegungsentwürfe umgewandelt und in einem Wechselspiel von supraspinalen Zentren in Bewegungsprogramme umgesetzt. Diese Bewegungsprogramme werden zur Bewegungsausführung vom motorischen Kortex über absteigende Bahnen an das Rückenmark weitergeleitet.
- Auf spinaler Ebene werden einfache motorischen Haltungs- und Bewegungsabläufe in die höhere Motorik integriert, so dass zeitlich und räumlich zielgerichtete Bewegungen (task related- Bewegungen) entstehen.
- Die Ausführung der Bewegungsprogramme erfolgt über das Bewegungssystem.
- Die Zielmotorik ist immer von koordinierten Aktionen und Reaktionen der Stützmotorik begleitet, sowohl bei der Vorbereitung der Bewegung, als auch zur Korrektur der Haltung während und nach der Bewegung. Sie wird durch das posturale System realisiert. Gleichzeitig muss das viszeromotorische System, die Infrastruktur, an das Zielprogramm angepasst werden.

ZUSAMMENFASSUNG (Fortsetzung)

- Während der gesamten Ausführung wird die Bewegung durch periphere Rezeptoren registriert. Anhand der erwarteten Resultate, welche im Kleinhirn als Efferenzkopie niedergelegt sind, werden sie über Rückkopplungsmechanismen (Feed back-Mechanismen) kontrolliert und korrigiert.
- Ist eine bewusste Einflussnahme des Individuums bei der Korrektur der Haltungs- und Bewegungsprogramme erforderlich, so werden die sensorischen Informationen auf die Bewusstseinsebene, die kortikale Ebene, weitergeleitet.

ÜBERPRÜFEN SIE IHR WISSEN

- Wie findet die Organisation der Bewegungsplanung und -durchführung willkürlicher, zielgerichteter Bewegungen statt?
- Was sind angeborene und erlernte Bewegungsprogramme?
- Welche Rolle spielt die Stützmotorik bei zielgerichteten Bewegungen, wer organisiert sie und durch welches System wird sie durchgeführt?
- Was ist unter einer „Stand by-Position", was unter der „Attitude" zu verstehen?
- Welche elementaren Haltungs- und Bewegungsabläufe sind auf der spinalen Ebene vorhanden und wie können sie bei zielgerichteten Bewegungen genutzt werden?
- Welche Systeme sind zur Kontrolle zielgerichteter Bewegung nötig, wie erfolgt die Kontrolle?
- Was wird unter dem Begriff der Infrastruktur verstanden, wer steuert sie und welche Rolle spielt sie bei der Zielmotorik?

1.3   Pathophysiolgie

LERNZIELE

Kenntnisse über
- Störfaktoren, deren Registrierung durch die Nozizeptoren, ihre Weiterleitung und Verarbeitung auf spinaler und supraspinaler Ebene
- Auslösung und Wirkungsweise des nozizeptiven somatomotorischen Blockierungseffekts (NSB)
- die zum Schutz von Störfaktoren ausgelöste arthrotendomyotische Reaktion (ATMR) und infrastrukturelle Situation
- Tendomyosen sowie ihre Eigenschaften, Funktion, Folgen, Dynamik
- den Schmerz als Ausdruck kortikal wahrgenommener Nozizeptorenaktivität
- bewusst ausgelöste Sorgfaltsprogramme zum Schutz von Störfaktoren
- transitorische und persistierende Störfaktoren, insbesondere Kontrakturen und muskuläre Überlastungsödeme (OGE) und die durch sie reflektorisch ausgelösten transitorischen und persistierenden arthrotendomyotischen und infrastrukturellen Reaktionen
- multifokale Störfaktoren und deren Staffelung durch den NSB

Unter dem Einfluss von Störfaktoren werden zentralnervös Schutzmechanismen ausgelöst. Es kommt zur Modifikation der physiologischen Haltungs- und Bewegungsprogramme bis hin zur Blockierung von Bewegungen. Ziel dieser veränderten Haltungs- und Bewegungsprogramme ist es, Schaden im Körper abzuwenden oder den im Körper bereits vorhandenen Schaden zu begrenzen, eine Verstärkung zu vermeiden und, sofern möglich, eine Heilung zu erleichtern.

Diese supraspinal unbewusst organisierten Schutzmechanismen wurden von Brügger 1962 als **nozizeptiver somatomotorischer Blockierungseffekt (NSB)** bezeichnet. Die ausgelösten Schonprogramme können mit reflektorisch bedingten Schmerzen im Bereich der Muskeln, Sehnen und Gelenke verbunden sein. Häufig treten die Schmerzen nicht im Bereich der Störungsursache, sondern am Ort des wirksamsten Schutzes auf (Abb. 1.5, S. 14).

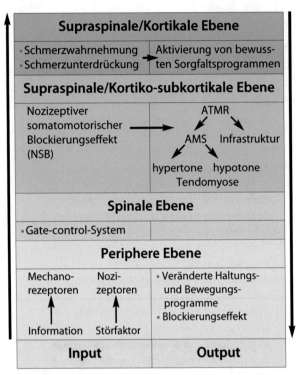

Abb. 1.5. Pathophysiologie der Bewegung (modifiziert nach Brügger 2000)

1.3.1 Periphere Ebene

Auf der peripheren Ebene werden Störfaktoren durch Nozizeptoren registriert.

Störfaktoren

Unter Störfaktoren (Krankheitsursachen) werden Reize verstanden, welche das Gewebe aktuell oder potenziell schädigen können. Die noxischen Reize können thermischer Art (z. B. Hitze), chemisch metabolischer Art (z. B. Gifte), entzündlicher oder mechanischer Art sein. Mechanische Störfaktoren sind z. B. muskuläre Kontrakturen, Frakturen, Luxationen, Gelenkblockaden, degenerative Veränderungen etc.

Brügger zufolge stellen aber auch übermäßig gesteigerte Beanspruchungen der geweblichen Strukturen wie Biegespannungen, hohe Druck-, Zug-, Torsions- oder Scherkräfte, welche auf das Bewegungssystem einwirken, mechanische Störfaktoren dar (Brügger 2000). Diese Störfaktoren, welche aus dem Inneren des Menschen oder aus der äußeren Umgebung einwirken, werden durch Rezeptoren, die **Nozizeptoren**, registriert (◻ Abb. 1.5).

Nozizeptoren und Mechanorezeptoren

Bei Nozizeptoren und Mechanorezeptoren handelt es sich um Rezeptoren, die durch verschiedene Reize aktiviert werden. Nozizeptoren sind Primäraferenzen mit freien Nervenendigungen, die im Gegensatz zu vielen Mechanorezeptoren nicht umkapselt sind. Sie sind in fast allen Geweben des menschlichen Organismus vorhanden, mit Ausnahme des ZNS und des Gelenkknorpels (Heppelmann et al. 1987, Borenstein 2004, Salo 1999, Zoppi et al. 1999). Die Dichte der Nozizeptoren ist allerdings unterschiedlich. Reich versorgt ist die Haut, innere Organe sind weniger sensibel innerviert. Bei Leber und Niere sind sogar nur die umgebenden Kapseln mit Nozizeptoren versorgt (Weiß u. Schaible 2003).

Nozizeptoren haben festgelegte rezeptive Areale, über die sie erregt werden können. Es handelt sich um hochschwellige Rezeptoren, die erst dann depolarisiert werden, wenn die einwirkenden Reize (mechanische, thermische oder chemische) so stark sind, dass sie schädigend oder potenziell schädigend sind. Aufgabe der Nozizeptoren ist es, diese Reize zu registrieren und in körperverständliche Signale, elektrische Nervenimpulse umzuwandeln (Transduktion). Im Gegensatz dazu ist die Reizschwelle der Mechanorezeptoren niedriger. Sie werden, genau wie die Nozizeptoren, durch thermische, chemische und vor allem durch mechanische Reize (Bewegung, Muskelspannung) aktiviert.

MEMO

- Nozizeptoren sind Stör- und Schadensmelder (nocere lat. = schaden) und keine Schmerzmelder. Die Interpretation der drohenden oder bestehenden Schädigung des Organismus in Form von Schmerz erfolgt erst auf der kortikalen Ebene.
- Die Registrierung der Störung in der Peripherie durch Nozizeptoren und deren nervöse Weiterleitung zum ZNS bis hin zur zentralnervösen Bearbeitung der Information auf der spinalen und supraspinalen Ebene ohne bewusste Wahrnehmung wird als Nozizeption bezeichnet.

Während Mechanorezeptoren schnellleitende, dick myelinisierte Axone (A-Beta-Fasern) besitzen, werden die Aktionspotenziale der Nozizeptoren über langsam leitende Axone nach zentral weitergeleitet. Es werden zwei Arten von Fasern unterschieden:

— A-Delta-Fasern (leicht myelinisiert, 1–7 nm dick, hohe Leitungsgeschwindigkeit von 2,5–30 m/sec; Käser 1991 b, Weiß u. Schaible 2003),

— C-Fasern (nicht myelinisiert, 0,5 –1 nm dick, niedrige Leitungsgeschwindigkeit von 0,5–2,5 m/sec; Käser 1991 b, Weiß u. Schaible 2003).

Die Summe der zeitlichen und örtlichen Nozizeptorenaktivität (nozizeptiver Input) wird auf die spinale Ebene weitergeleitet.

1.3.2 Spinale Ebene

Im Rückenmark enden die Nozizeptoren in den verschiedenen Laminae der grauen Substanz im Hinterhorn (Schichteneinteilung nach Rexed), v. a. in der Lamina I, II und V (Craig et al. 1994, Craig 2000, Käser 1991 b, Siddall u. Cousins 1998, Weiß u. Schaible 2003). Sie enden nicht an nur einer Synapse, sondern bilden durch Verzweigungen (Divergenz) ein sehr ausgeprägtes Neuronennetz zu den Rückenmarksneuronen anderer Laminae. Viele der nozizeptiven Rückenmarksneurone (Second-order-Neurone oder Transmitterzellen) bekommen den nozizeptiven Input nicht ausschließlich von oberflächlichen oder tiefen Geweben, sondern durch die Konvergenz von Nozizeptoren von allen Geweben aus unterschiedlichen Körperbereichen.

Die synaptisch erregten Second-order-Zellen oder Transmitterzellen sind entweder Neurone, die in motorische oder vegetative Reflexbögen eingebunden sind, Interneurone mit kurzer Projektion, oder aufsteigende Strangneurone, welche die unterschiedlichen aszendierenden Bahnen bilden.

Im Hinterhorn befindet sich ein hochkomplexes neuronales System, welches die nozizeptiven Signale bearbeitet. Es hat die Möglichkeit der zeitlichen und örtlichen Summation, der Fazilitation oder der Abschwächung bzw. Blockierung dieser nozizeptiven Signale. Melzack und Wall haben diese Mechanismen in den 60er Jahren in der Gatecontrol-Theorie (Melzack u. Wall 1962, 1965) beschrieben (◘ Abb. 1.6).

Vereinfachend kann man vom Vorhandensein eines **nozizeptiven Hemmkomplexes** (Brügger 1994, 2000), einer Ansammlung von hemmenden Interneuronen im Hinterhorn des Rückenmarks, sprechen. Mechanorezeptive Signale haben einen fördernden, nozizeptive Signale einen deaktivierenden Einfluss auf diesen Hemmkomplex. Auf spinaler Ebene werden afferente Signale der Mechano- und Nozizeptoren gegeneinander abgewogen. Beim Überwiegen mechanorezeptiver Signale bleibt der Hemmkom-

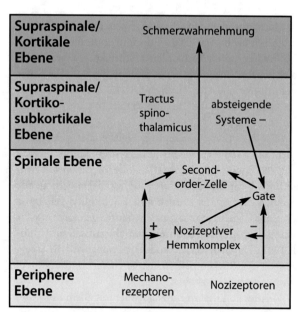

Abb. 1.6. Schematische Darstellung der Gate-control-Theorie (modifiziert nach Melzack und Wall, 1965)

plex aktiviert. Die Weiterleitung der vorhandenen nozizeptiven Signale nach zentral wird gedämpft oder komplett unterdrückt. Dieser Vorgang wird auch als **präsynaptische Hemmung** bezeichnet.

Überwiegen nozizeptive Signale, wird der Hemmkomplex deaktiviert, das Gate wird geöffnet, und es kommt zur Weiterleitung der nozizeptiven Signale auf die supraspinale Ebene. Die Schließung des Gates durch Erhöhung der mechanorezeptiven Impulse wird im Alltag vielfach unbewusst angewendet: Stößt man sich mit dem Ellenbogen an einem Türrahmen, so wird zur Schmerzreduktion der Ellenbogen kräftig gerieben, wodurch die Aktivität der Mechanorezeptoren erhöht wird. Die Wirkungsweise vieler schmerzlindernder therapeutischer Maßnahmen, wie z. B. der transkutanen elektrischen Nervenstimulation (TENS; Thym Dürr et al. 2005), Bandagen, Epikondylitis-Spangen, Tapes aber auch Massagen sowie passive/aktive Bewegungen beruhen z. T. auf Erhöhung der Mechanorezeptorenaktivität (Leonard 1998, Wall u. Jones 1991, Zusman et al. 1989).

Selbst unter neurophysiologischen Bedingungen ist immer ein gewisses Maß an nozizeptivem Input vorhanden. Diese Nozizeptorenaktivität wird u. a. durch Reibung und Druck der Haut ausgelöst. Nozizeption wird selbst durch das Vorhandensein geringer Biegespannungen durch das Einwirken der Schwerkraft auf unseren Körper hervorgerufen. Der dadurch ausgelöste nozizeptive Input ist jedoch so gering und die durch physiologische Bewegung aktivierte Mechanorezeptorenaktiviät so hoch, dass das Gate geschlossen bleibt. Das ZNS wird somit vor unbedeutenden Einflüssen gering vorhandener Störfaktoren geschützt. Haltung und Bewegung laufen physiologisch ab. Das Gatecontrol-System ist demnach eine Barriere (Filter/Verrechnungsstelle) gegen die Überflutung mit nozizeptiven Signalen (Brügger 2000).

Die Hemmung nozizeptiver Signale lässt sich jedoch nicht nur auf die spinale Ebene begrenzen. Schon Melzack hat 1991 darauf hingewiesen, dass eine Inhibition von Hinterhorn-Neuronen auch durch supraspinal entspringende Bahnen existiert. Es wurden in der Substantia gelatinosa (Lamina I) mehrere axoaxonale Synapsen gefunden, die für eine präsynaptische Hemmung charakteristisch sind (Kahle 1991). Durch deszendierende Hemmung wird die Erregbarkeit der Rückenmarkszellen verringert und die Erregungsschwelle angehoben.

In diesem Zusammenhang spielen vor allem Kerne des Hirnstamms wie z. B. des periaquäduktalen Graus im Mittelhirn eine zentrale Rolle, welches unter Einfluss vieler Hirnbereiche steht. Das periaquäduktale Grau sendet Fasern zum Nucleus raphe magnus, welche über den Neurotransmitter Serotonin auf spinaler Ebene die nozizeptiven Rückenmarksneurone (Second-order-Neurone) hemmt (Fields u. Heinricher 1985, Käser 1991 b u. 1997, Weiß u. Schaible 2003). Eine der weiteren, die spinalen Rückenmarksneurone hemmenden, Bahnen startet vom Locus coeruleus des Rautenhirns. Ihre Hemmung ist noradrenerg (Weiß u. Schaible 2003).

Über die Weiterleitung des nozizeptiven Inputs entscheidet letztlich die Höhe der zeitlichen und örtlichen Summation nozizeptiver Signale, die durch Aktivität der Mechanorezeptoren und durch supraspinal deszendierende, inhibitorisch wirkende Bahnen gehemmt werden. Der Durchlass nozizeptiver Signale wird solange gebremst, bis das motorische System seine Aufgabe ohne Gefährdung seiner Strukturen ausführen kann. Ist ihre Summation jedoch so hoch, dass das Gate geöffnet wird, so kommt es zur Weiterleitung auf die supraspinale Ebene.

1.3.3 Supraspinale Ebene (kortiko-subkortikale Ebene)

Die Weiterleitung der Nozizeptorenaktivität erfolgt im Wesentlichen über den Tractus spinothalamicus und den Tractus spinoreticularis, welche kontralateral im Vorderseitenstrang zum Thalamus und zur Formatio reticularis des Hirnstamms aufsteigen. Weitere aszendierende Bahnen sind:

— die spinomesenzephalen Bahnen,
— die spinohypothalamische Bahn
— und die trigeminothalamische Bahn (Weiterleitung der nozizeptiven Impulse von Kopf und Gesicht).

Auf der supraspinalen Ebene kommt es nun zu zentralnervös gesteuerten efferenten Schutzreaktionen, welche alle Systeme des Organismus betreffen können. Diese Schutzreaktionen dienen laut Brügger dazu, Nozizeption zu senken, um eine Fehl- und Überbelastung zu vermeiden oder bereits vorhandene Störungen zu schützen, deren Verschlimmerung zu vermeiden und eine optimale Heilung zu ermöglichen. Damit wird gewährleistet, dass der Organismus trotz drohender oder bereits bestehender Schädigung leistungs- und handlungsfähig bleibt.

Die supraspinal organisierten pathophysiologischen Schutzmechanismen wurden von Brügger als nozizeptiver somatomotorischer Blockierungseffekt (Brügger 1962), kurz NSB bezeichnet. Brügger zufolge gehört dieser Überlastungsschutz zu den wichtigsten funktionserhaltenden Einrichtungen des Organismus.

MEMO

Der NSB ist ein, durch Nozizeptorenaktivität ausgelöster, pathophysiologischer Schutzreflex/Schutzmechanismus des Körpers. Er dient zur Abwendung von drohenden Schädigungen durch eine Fehl- und Überbelastung, im Weiteren zum Schutz von bereits vorhandenen Schädigungen bzw. der Vermeidung ihrer Verstärkung.

Der NSB organisiert Veränderungen der Haltungs- und Bewegungsprogramme bis hin zu Blockierungen von Bewegungen (Blockierungseffekt).

Veränderung der Haltungs- und Bewegungsprogramme

Ein Stein im Schuh, der bei Belastung durch Stehen und Gehen eine Verletzung der Haut bewirken würde, kann eine so hohe Nozizeptorenaktivität auslösen, dass die Person beim Stehen das Bein entlastet und das Gangbild unbewusst verändert. Der NSB löst eine Schonhaltung und Schonbewegung aus. Ziel dieser veränderten pathophysiologischen Haltungs- und Bewegungsprogramme ist es, die Nozizeptorenaktivität zu senken, um somit den Körper vor Schaden, in diesem Fall vor der Verletzung der Haut, zu bewahren.

Ein Patient mit einer akuten Entzündung der Bursa subacromialis zeigt eine Schonhaltung, indem er den Arm am Körper hält, um Zug oder Druck auf die entzündete Bursa zu vermeiden. Hebt der Patient den Arm, so wird er zur Vermeidung der Schulter-Flexion/-Abduktion und -Außenrotation und der damit verbundenen Kompression der Bursa subacromialis eine Ausweichbewegung (z. B. eine vermehrte Rumpf-Lateralflexion mit Skapula-Elevation und -Abduktion) zeigen. So soll ein bereits bestehender Schaden, die Bursitis, geschützt, eine Chronifizierung vermieden und ein Abklingen der Entzündung ermöglicht werden.

MEMO

Beim Vorhandensein von Störfaktoren verlassen die Haltungs- und Bewegungsprogramme ihre neurophysiologische Bewegungsebene. Sie weichen auf eine nozizeptiv akzeptierte pathophysiologische Bewegungsebene aus (Brügger 1993).

Haltungs- und Bewegungsprogramme werden an die jeweiligen Störmeldungen angepasst. Dabei werden alle Bewegungsabschnitte des Körpers in das Schonmuster involviert, welche durch Koppelung der Bewegungen nach dem Globalitätsprinzip zusammenarbeiten.

Die Ausweichbewegung des Patienten mit einer Bursitis an der Schulter wird nicht nur auf eine veränderte Bewegung der Schulter begrenzt bleiben. Vielmehr bezieht sie den Schultergürtel, Rumpf und die untere Extremität durch Verlagerung des Körpergewichts mit ein. Dabei arbeitet der Körper nach dem Prinzip „Sicherheit vor Ökonomie". Die reflektorisch veränderten Bewegungsabläufe sind in Bezug auf den Störfaktor physiologisch. Sie dienen zur Abwendung eines potenziellen oder zur Begrenzung des bereits vorhandenen Schadens. Sie sind allerdings unökonomisch in Bezug auf die Neurophysiologie und führen auf Dauer zu strukturellen Veränderungen, da die einzelnen Bestandteile des Bewegungssystems überbeansprucht werden.

So kann bei einem Patienten mit einer Bursitis durch die ständige Fehlbelastung der Wirbelsäule (Lateralflexion beim Heben des Arms) ein erhöhter Verschleiß der Bandscheibe oder der ligamentären Strukturen auftreten. Diese supraspinal veränderten Haltungs- und Bewegungsprogramme werden dem Individuum zunächst nicht bewusst, sie werden unwillkürlich ausgelöst. Häufig empfinden sich Patienten trotz enormer Schonhaltungen am Rumpf als

PRAXISTIPP

Zeigt der Patient im Befund eine Schonhaltung, die nicht oder nur unter Schmerzen korrigiert werden kann, so stellt die Schonhaltung einen unbewussten, zentralnervös organisierten Schutz des Körpers dar. Störfaktoren, die diese Schonhaltung verursachen, sollten analysiert und vorrangig behandelt werden.

„gerade" oder nehmen eine zu frühe Mitführung des Schultergürtels bei der Hebung des Arms nicht wahr.

Blockierung von Bewegungen (Blockierungseffekt)

Wird durch die Einnahme von bestimmten Körperhaltungen oder bei der Durchführung von bestimmten Bewegungen die Nozizeptorenaktivität sehr stark erhöht, so kann der NSB eine Blockierung von Bewegungen auslösen (Blockierungseffekt), um Gewebestrukturen zu schützen. Dem Körper wird in unterschiedlichem „Ausmaß" die Kraft genommen, der Muskeltonus wird in den Muskelgruppen und -verbänden, welche die nicht gewünschte Haltung und Bewegung ausführen, mehr oder weniger stark gesenkt. Sie werden hypoton geschaltet. Bei einem Stein im Schuh wird reflektorisch eine Schwäche des Beins organisiert, so dass der Fuß nicht mehr so stark belastet wird. Ein Patient mit einer Bursitis der Schulter berichtet in der Anamnese über eine Kraftlosigkeit bei der Armhebung, oder dass er den Arm nicht lange in gehobener Stellung halten kann. Diese zentralnervös bedingte Blockierung von Bewegungsabschnitten und Bewegungskomponenten entspricht einer Art Functio laesa (lat. = gestörte Funktion; Galen 129–201 n. Chr.).

Viele bekannte Phänomene aus dem klinischen Alltag haben ihre Ursache in der zentalnervös ausgelösten, reflektorisch bedingten Kraftlosigkeit: Patienten mit einer Epikondylitis machen häufig die Erfahrung, dass selbst leichte Gegenstände (wie z. B. eine Kaffeetasse) plötzlich auf den Boden fallen, da die auszuführende Tätigkeit eine massive Erhöhung der Nozizeptorenaktivität bewirkt. Diese wiederum veranlasst den NSB, die benötigten Muskeln hypoton tendomyotisch zu schalten, so dass ein Festhalten der Tasse nicht mehr möglich ist.

Die Veränderung der zentralnervös organisierten Haltungs- und Bewegungsprogramme bis hin zum Blockierungseffekt erfolgt durch die **arthrotendomyotische Reaktion im sensomotorischen System** (◘ Abb. 1.5, S. 14).

Da das arthromuskuläre System eng mit der Infrastruktur des viszeromotorischen Systems gekoppelt ist, kommt es zeitgleich zu einer infrastrukturellen Reaktion.

Die arthrotendomyotische Reaktion (ATMR) des sensomotorischen Systems

Brügger versteht unter der arthrotendomyotischen Reaktion die efferente Reaktion des arthromuskulären Systems (sensomotorisches System). Sie dient der Vermeidung potenzieller Schädigung oder zum Schutz bereits vorhandener Störfaktoren. In diese Reaktion können Strukturen der
- Gelenke = **A**rthro,
- Sehnen = **T**endo,
- Muskeln = **M**yotisch

involviert sein. Bei einem stark erhöhten nozizeptiven Input kann es zu reflektorischen Schmerzhaftigkeiten der betroffenen Gelenke, Sehnen und Muskeln kommen. Ebenso kann es über die reflektorisch veränderten Muskeln zu Schmerzhaftigkeiten im Bereich der Haut in Form einer Hyperpathie kommen. Im muskulären Bereich wird die arthrotendomyotische Reaktion in Form von hypertonen und hypotonen Tendomyosen realisiert (◘ Abb. 1.5, S. 14).

Tendomyosen (Brügger 1958)

Unter Tendomyosen werden zentralgesteuerte, reflektorische Zustandsveränderungen der Muskulatur verstanden. Tendomyosen müssen nicht zwangsläufig schmerzhaft sein, können sich aber bei einem entsprechend erhöhten nozizeptiven Input in Schmerzen äußern. In diesem Fall wird von **reflektorischen Aktionsschmerzen** gesprochen.

Schmerzen, die sich sowohl in Muskeln als auch Sehnen zeigen (daher der Begriff der Tendomyose), können bei bestimmten Bewegungen oder in bestimmten Körperhaltungen auftreten. Schon in den 50er Jahren hat Brügger die efferente, reflektorische funktionsgebundene Zustandsveränderung der Muskulatur als Tendomyose bezeichnet und mittels faradischer Ströme nachgewiesen (Brügger 1970). Generell werden zwei Arten von Tendomyosen unterschieden (◘ Tab. 1.1):
- Muskeln, deren Aktivierung die ausgelöste Nozizeptorenaktivität senken, werden **hyperton tendomyotisch** geschaltet. Sie realisieren ihren Schutz durch Tonuserhöhung.
- Muskeln, deren Aktivierung die Nozizeptorenaktivität erhöhen würde, werden **hypoton tendomyotisch** geschaltet. Sie realisieren ihren Schutz durch Tonussenkung. Ihre Aktivierung wird reflektorisch gehemmt.

Bei einer Bursitis subacromialis des Schultergelenks kommt es beim Heben des Arms zu einer erhöhten Nozizeptorenaktivität, die durch die Kompression der Bursa ausgelöst wird. Die Schulter-Extensoren, -Adduktoren, und -Innenrotatoren werden hyperton tendomyotisch und entsprechend die Schulter-Flexoren, -Abduktoren, -Außenrotatoren hypoton tendomyotisch geschaltet, um die Nozizeptorenaktivität zu senken.

In der Regel bleiben die Schutzreaktionen für einen Störfaktor nicht nur lokal begrenzt, sondern beziehen (aufgrund der gekoppelten Bewegungen) entfernte Körperabschnitte in die Schutzreaktionen mit ein. So werden im Beispiel der Bursitis subacromialis rechts alle Muskeln, die das Bewegungsprogramm der Armelevation unterstützen, hypoton tendomyotisch geschaltet (dorsale Schultergürtelmuskulatur, Rumpf-EXT, Rumpf-LATFLEX links). Alle Muskeln, die die Armelevation durch Tonuserhöhung bremsen, werden hyperton geschaltet (Rumpf-FLEX, Rumpf-LATFLEX rechts). Somit können die sichtbaren Ausweichbewegungen nicht nur am Störungsort, sondern auch entfernt beobachtet werden.

Hyperton tendomyotisch geschaltete Muskeln können nicht oder kaum gedehnt werden, hypoton tendomyotisch geschaltete Muskeln nicht effektiv gekräftigt werden, da der Tonus zum Schutz der Störfaktoren reflektorisch verändert ist.

PRAXISTIPP

- Lässt sich ein Muskel in der Therapie nicht kräftigen, sollte an die Möglichkeit einer reflektorischen Abschwächung im Sinne einer hypotonen Tendomyose gedacht werden.
- Lässt sich ein Muskel in der Therapie nicht dehnen, so könnte er zum Schutz eines anderen Störfaktors hyperton tendomyotisch geschaltet sein.

Hypoton tendomyotisch geschaltete Muskeln neigen zur Atrophie, wobei eine **reflektorische Atrophie** schneller entsteht als eine Inaktivitätsatrophie. Die auffallend schnelle Abnahme der Muskelmasse lässt sich häufig im Bereich der kniestreckenden Muskulatur (M. quadriceps), z. B. nach einer Verletzung im Bereich des Kniegelenks (Meniskusoperation, Kreuzbandriss etc.), beobachten. Die Knie-Extensoren werden zum Schutz der operierten Strukturen hypoton tendomyotisch geschaltet.

◨ **Tab. 1.1.** Eigenschaften der Tendomyosen (modifiziert nach Brügger 1980)	
Hypertone Tendomyosen	Hypotone Tendomyosen
• realisieren den Schutz durch Tonuserhöhung • können schmerzhaft werden bei Tonussenkung oder bei exzentrischer Kontraktion • subjektives Gefühl der schmerzhaft muskulären Steifigkeit, Verspannungsgefühl • Infrastruktur ist zentralnervös erhöht	• realisieren den Schutz durch Tonussenkung • können schmerzhaft werden bei Tonuserhöhung, bei konzentrischer und exzentrischer Kontraktion • subjektives Gefühl der schmerzhaft muskulären Müdigkeit, Schwächegefühl • Infrastruktur ist zentralnervös verringert

Tendomyosen bleiben nur so lange bestehen, wie sie zur Aufrechterhaltung eines Schutzes benötigt werden. Ist der drohende oder bestehende Schaden beseitigt (z. B. die Entzündung der Bursa abgeklungen, oder die operierten Strukturen im Kniegelenk verheilt und wieder belastbar), so ist die Tendomyose bei den entsprechenden Haltungen und Bewegungen nicht mehr nachweisbar. Die Muskulatur kann dann, wenn nötig, gekräftigt bzw. gedehnt werden. Folgerichtig werden nicht die Tendomyosen behandelt, sondern die Ursachen des nozizeptiven Inputs.

Bestehen Tendomyosen jedoch über einen langen Zeitraum, so entwickeln sich aus den tendomyotisch geschalteten Muskeln, aufgrund gleichzeitig einhergehender Veränderung der infrastrukturellen Leistung, mit der Zeit reaktive Störfaktoren, die dann selbst behandelt werden müssen (◨ reaktive Störfaktoren, S. 27).

Reflektorische Reizzustände der Gelenke

Im Rahmen der arthrotendomyotischen Reaktion zeigen klinische Beobachtungen, dass auch Rezeptoren der Gelenke reflektorisch in einen Zustand erhöhter Empfindlichkeit versetzt werden können, ohne, dass das Gelenk oder die Gelenkkapsel einen eigenständigen Störfaktor darstellt. So werden selbst physiologische Zug- und Druckeinwirkungen auf das Gelenk sowie auch die Palpation der Gelenkkapsel als schmerzhaft empfunden. Reflektorische Schmerzhaftigkeiten im Bereich der Gelenke bilden sich durch Behandlung der ursächlichen Störfaktoren zurück.

Neben der Reaktion im arthromuskulären System kommt es parallel zu einer Reaktion im Bereich der Infrastruktur.

Die infrastrukturelle Reaktion des viszeromotorischen Systems

Unter dem Einfluss von Störfaktoren wird auf supraspinaler Ebene über den Thalamus und Hypothalamus das viszeromotorische (vegetative) Nervensystem mit in das Schutzgeschehen involviert. Es wird eine infrastrukturelle Reaktion auslöst. Ein stark erhöhter nozizeptiver Input geht häufig mit einer Aktivierung des sympathischen Ner-

vensystems einher. Es kann zu einer Erhöhung der Herzfrequenz, des Blutdrucks, zu einer lokalen Gefäßerweiterung, Schwitzen und zu einer Steigerung der Atmung kommen (Käser 1991 b, Weiß u. Schaible 2003).

Es werden aber auch entgegengesetzte Reaktionen wie z. B. Blutdruckabfall und Übelkeit beobachtet. Im Zusammenhang mit der arthrotendomyotischen Reaktion finden sich oft trophische Veränderungen und reflektorische Ödeme. Die trophischen Veränderungen treten bevorzugt im Bereich der Füße und Hände auf. Es zeigen sich blasse bis zyanotisch gefärbte Hautpartien, die Patienten klagen über ein partielles bis globales Kältegefühl in den betroffenen Extremitäten. Reflektorische Ödeme werden im Bereich der in die arthrotendomyotische Reaktion involvierten Gebiete beobachtet. Es kann zu einer perivasalen Ödembildung kommen, die durch eine reflektorische Vasodilatation mit Erhöhung der Permeabilität ausgelöst wurde.

Davon zu differenzieren sind Ödeme, die im Bereich der tendomyotisch geschalteten Muskulatur entstehen, wenn diese über einen längeren Zeitraum besteht. Im Bereich der hyperton tendomyotisch geschalteten Muskulatur wird die Infrastruktur zentralnervös reflektorisch erhöht, während sie im Bereich der hypoton tendomyotisch geschalteten Muskulatur gesenkt wird. Diese sekundär entstandenen Ödeme stellen reaktive Störfaktoren dar und müssen im Gegensatz zu den reflektorischen Ödemen, abhängig von ihrem Stellenwert, im NSB-Geschehen ebenfalls therapiert werden (◨ OGE, S. 24).

Erhöht sich nun die im Körper vorhandene Nozizeptorenaktivität, so dass die auf supraspinaler Ebene (durch den NSB) organisierten unbewussten Schutzprogramme nicht mehr ausreichen, so kommt es zur Weiterleitung der nozizeptiven Signale zur Bewusstseinsmatrix auf der kortikalen Ebene (◨ Abb. 1.5, S. 14).

1.3.4 Supraspinale Ebene (kortikale Ebene)

Die Nozizeptorenaktivität wird vom Thalamus u. a. zum primär somatosensorischen Kortex (Gyrus postcentralis des vorderen Parietallappens) weitergeleitet. Dort wird die

Nozizeptorenaktivität in Form von Schmerz wahrgenommen (◘ Abb. 1.5, S. 14). Die Rezeption der nozizeptiven Signale geht in eine Perzeption der bewussten Wahrnehmung über. Im somatosensorischen Kortex I erfolgt die **sensorisch diskriminatorische Verarbeitung** der nozizeptiven Signale. Dadurch ist das Individuum in der Lage, Ort, Art, Intensität und Dauer des Schmerzes wahrzunehmen und zu beschreiben.

Schmerz hat jedoch auch eine **affektive oder emotionale Komponente**. Schmerzwahrnehmung ist immer mit Unlustgefühlen oder Angst verbunden, wodurch das Wohlbefinden mehr oder weniger stark beeinträchtigt wird. In der Literatur angegebene kortikale Strukturen der affektiven Verarbeitung nozizeptiver Information sind der sekundär somatosensorische Kortex SII, der Inselkortex und der posterior parietale Kortex.

Die **kognitiv-evaluative Komponente** des Schmerzes führt eine Gesamtbewertung des Schmerzes durch, vergleicht ihn mit früheren Erfahrungen und stuft den Schmerz als kaum merklich, harmlos, heftig, unerträglich oder bedrohlich ein. Für die kognitive Verarbeitung spielt der präfontale Kortex eine wesentliche Rolle. (Weiß u. Schaible 2003).

> **MEMO**
>
> Erst durch die kortikale Verarbeitung der Nozizeption erfolgt die Interpretation der Stör- bzw. Schadensmeldung in Form von Schmerz.

Jede Haltungsänderung oder Bewegung, die von der Schonhaltung oder Schonbewegung abweicht, erhöht die Nozizeptorenaktivität und kann schmerzhaft werden. Dabei wird der Schmerz oft nicht im Bereich der Störungsursache, sondern am Ort des wirksamsten Schutzes (im Bereich der hyper- und hypoton tendomyotisch geschalteten Muskeln) wahrgenommen.

Im Rahmen der arthrotendomyotischen Reaktion kann ein hyperton tendomyotisch geschalteter Muskel schmerzhaft werden, wenn er entgegen des Schutzbedürfnisses eine Tonussenkung erfährt. Die Schmerzhaftigkeit kann bei der exzentrischen Kontraktion (Entfernen von Ursprung und Ansatz) sowohl bei aktiven als auch passiven Bewegungen ausgelöst werden. Die Patienten empfinden subjektiv eine schmerzhaft muskuläre Steifigkeit oder Verspannung im Bereich der hyperton tendomyotisch geschalteten Muskulatur.

Im Gegensatz dazu kann ein hypoton tendomyotisch geschalteter Muskel einen Schmerz erfahren, wenn er gegen das Schutzbedürfnis angesteuert wird, d. h. wenn zur Durchführung einer zielgerichteten Haltung oder Bewegung eine Tonuserhöhung dieser Muskulatur verlangt wird. Dies ist häufig bei konzentrischer Kontraktion (Annäherung von Ursprung und Ansatz) der Fall, aber auch bei exzentrischer Kontraktion, sofern der Muskeltonus gleichzeitig erhöht wird. Der Patient gibt subjektiv eine schmerzhaft muskuläre Müdigkeit oder ein Schwächegefühl an.

Reflektorische Aktionsschmerzen bei konzentrischer oder exzentrischer Kontraktion sind bereits Ausdruck von kortikal gesteuerten Schutzreaktionen des Organismus. Der Patient mit einer Bursitis subacromialis könnte einen Schmerz beim Heben und/oder Senken des Arms (bei der konzentrischen/exzentrischen Kontraktion der hypoton tendomyotisch geschalteten Schulter-FLEX, -ABD, und -ARO) empfinden. Klinisch zeigen sich reflektorische Aktionsschmerzen öfter im Bereich der hypoton tendomyotisch geschalteten Muskulatur, da diese zur Ausführung der Haltung und Bewegung angesteuert wird.

Besteht eine hohe Intensität von Nozizeption im Körper, so erreichen die nozizeptiven Signale schon bei der „Einnahme" einer bestimmten Haltung die kortikale Ebene. Bei geringerer Intensität von Nozizeption erreichen sie erst bei den Bewegungen, welche den Körper potenziell schädigen, die kortikale Ebene. Ziel des Schmerzes ist es, das Individuum bewusst an der Vermeidung von Schaden oder an der Schonung des Störfaktors zu beteiligen. Es kommt zur Auslösung von so genannten **Sorgfaltsprogrammen**. Diese veranlassen den Menschen bewusst, seine induzierte Haltung oder Bewegung so zu verändern (bzw. sie zu unterlassen), dass dem Körper kein weiterer Schaden zugefügt wird. Ein Patient mit einer Bursitis subacromialis vermeidet die Bewegungen des Arms nach oben. Neben dem Schmerz kann eine erhöhte Nozizeptorenaktivität weitere Erlebnisformen wie Angst, Unsicherheit und Unvermögen hervorrufen. Auch sie lösen Sorgfaltsprogramme wie Vorsicht, vermehrte Augenkontrolle und Verlangsamung, Vermeiden von Bewegungen und bewusstes Einnehmen von Schonhaltungen aus.

MEMO

Schmerz ist:
- ein unangenehmes Sinnes- und Gefühlserlebnis, das mit aktueller oder potenzieller Gewebsschädigung verknüpft ist (Definition der International Association for the Studies of Pain, IASP; Weiß u. Schaible 2003).
- ein Summationsphänomen zeitlicher und örtlicher Nozizeption,
- ein Schutz auf höchster kortikaler Ebene,
- die aktive Aufforderung an das Individuum, bewusst an der Schonung des Störfaktors teilzunehmen (Brügger 1996), was zur Auslösung von Sorgfaltsprogrammen führt.
- Schmerzort und Schmerzursache stimmen häufig nicht überein.

PRAXISTIPP

Ist ein Patient durch therapeutische Maßnahmen schmerzfrei geworden, bedeutet das nicht, dass keine Störfaktoren mehr vorhanden sind und das Gate auf spinaler Ebene geschlossen wurde. Es kann sein, dass die Nozizeptorenaktivität nur so weit gesenkt ist, dass die Störfaktoren keinen Schutz mehr auf kortikaler Ebene benötigen. Das Schmerzempfinden ist eine kortikale Wahrnehmung und setzt eine bestimmte Höhe der Nozizeption voraus. Auch im schmerzfreien Zustand zeigen sich die vorhandenen Störfaktoren im Befund. Haltungs- und Bewegungsprogramme sind nach wie vor verändert, da sie subkortikal zum Schutz des nozizeptiven Inputs organisiert werden.

1.3.5 Sensomotorische und viszeromotorische Reaktion auf unterschiedliche Störfaktoren

Schutzreaktionen des Körpers (senso- und viszeromotorisch) können „flüchtig/vorübergehend", d. h. transitorisch oder bleibend, manifest oder „fest verankert", d. h. persistierend sein. Dabei richtet sich die Art der jeweiligen Reaktion (nozizeptiver Output) nach der Art des Störfaktors (nozizeptiver Input). Brügger unterteilt in **transitorische und persistierende Störfaktoren**.

Transitorische Störfaktoren

Transitorische Störfaktoren sind vorübergehende, flüchtige, leicht zu beseitigende Störfaktoren. Sie drängen den Menschen in die Belastungshaltung, welche auf Dauer eingenommen, eine Fehl- und Überbelastung des Bewegungssystems darstellt. Transitorische Störfaktoren, die den Körper in die Belastungshaltung (BH) drängen, sind:
- Kleidung (z. B. zu enge Jeans, Schuhe, zu enger Rock),
- Möbel (z. B. ungünstige Sitzmöbel wie zu niedrige Stühle, negativ geneigte Sitzflächen, Sitzmulden, weiche Sofas, zu niedrige Tische etc.),
- thermische Störfaktoren (z. B. Kälte, Wind, Gebläse oder geöffnete Fensterscheiben im Auto, Klimaanlage im Büro),
- ungünstige, blendende Lichtquellen (z. B. Halogenleuchten, Neonröhren, ungünstiges Positionieren des Bildschirms vor dem Fenster),
- Lärm,
- Müdigkeit,
- soziales Umfeld (z. B. Mobbing am Arbeitsplatz, Gruppenverhalten von Jugendlichen etc.),
- vorübergehende psychische Belastungen (z. B. Unzufriedenheit mit der beruflichen/privaten Situation, Angst vor einer neuen Aufgabe, Traurigkeit).

In der Belastungshaltung werden viele Strukturen des Bewegungssystems unphysiologisch belastet und lösen eine Erhöhung der Nozizeptorenaktivität aus. Die Wirbelsäule wird nicht axial, sondern auf Biegung beansprucht. In der krummen Haltung kommt es sowohl in der Wirbelsäule als auch in den Rippen und im Sternum zu **Biegespannungen**. Die ausgelösten Biegespannungen werden nozizeptiv registriert, da sich auf Dauer durch die Fehl- und Überbelastung ein verstärkter Verschleiß und somit strukturelle Veränderungen entwickeln können.

In der krummen Körperhaltung wird durch die verstärkt einwirkenden **Kompressions- und Scherkräfte der Sternoklavikular- und Sternokostalgelenke** Nozizeption ausgelöst. Über einen längeren Zeitraum kann dies zu Gelenkergüssen führen. Ebenso werden **Scherkräfte im ISG**, bedingt durch das Zusammentreffen der ventralen Drehmomente der Wirbelsäule mit dem dorsalen Drehmoment des Beckens, nozizeptiv erfasst.

Durch die Annäherung von Sternum und Symphyse kommt es in der Belastungshaltung zu einer **Verkleinerung der Brust- und Bauchhöhle**. Dadurch kann die Funktion der Brust- und Bauchorgane beeinträchtigt werden. Die nicht komprimierbaren inneren Organe werden nach kranial, kaudal und ventral verschoben. Das Zwerchfell kann sich in der BH nicht optimal senken, die Vitalkapazität der Lunge wird verringert und die Sauerstoffaufnahme des Körpers reduziert. In einer anhaltend starken Kyphoskoliose kann die deutlich herabgesetzte Vitalkapazität zu einer Reduktion der Leistungsfähigkeit führen.

Sensomotorische und viszeromotorische Reaktion auf transitorische Störfaktoren

Die permanente Einnahme der Belastungshaltung ist pathogen (krankmachend) und kann auf Dauer zu pathologischen Veränderungen führen. Daher kommt es, bedingt durch die Fehl- und Überlastung der Strukturen, zur Erhöhung der Nozizeptorenaktivität, welche bei entprechender zeitlicher und örtlicher Summation zur Auslösung einer transitorischen arthrotendomyotischen und infrastrukturellen Reaktion führt.

Ziel dieser Schutzreaktion ist es, die unökonomische Situation des Körpers durch eine sensomotorische Reaktion des arthromuskulären Systems zu beenden. Dabei werden alle Muskeln, die in Richtung aufrechte Körperhaltung arbeiten, hyperton tendomyotisch und alle Muskeln, die in die Belastungshaltung ziehen, hypoton tendomyotisch geschaltet.

Langes Sitzen in krummer Körperhaltung (z. B. auf einem weichen Sofa) führt zu Biegespannungen der Wirbelsäule, Kompression und Scherbelastung der Gelenke und zur Einengung der großen Körperhöhle. Eine transitorische arthrotendomyotische Reaktion wird ausgelöst. Die Beckenkipper, Rumpf-Extensoren und -Inklinatoren der oberen Kopfgelenke werden hyperton tendomyotisch geschaltet, die Becken-Extensoren, Rumpf-Flexoren und Reklinatoren der oberen Kopfgelenke werden hypoton tendomyotisch geschaltet. Der Patient könnte einen Schmerz in den hyperton tendomyotisch geschalteten Rumpf-Extensoren empfinden.

Werden die transitorischen Störfaktoren behoben, d. h. steht der Patient vom Sofa auf oder streckt sich, so verschwinden die Beschwerden, da sich die Nozizeptorenaktivität durch verminderte Biegespannungen, Scherkräfte und Scherbelastung der Sternoklavikular- und Sternokostalgelenke auf ein physiologisches Maß reduzieren. Die Einnahme der aufrechten Haltung wird als angenehm empfunden. Patienten mit ausschließlich transitorischen Störfaktoren und den dadurch ausgelösten reflektorischen Beschwerden, sind in der heutigen Praxis selten zu finden. Bleibt der Patient jedoch trotz entsprechender Schutzreaktionen des sensomotorischen Systems bewusst weiter in der Belastungshaltung sitzen, so entwickeln sich auf Dauer persistierende Störfaktoren.

Persistierende Störfaktoren

Persistierende Störfaktoren sind bleibende, manifeste Störfaktoren. Sie können vom Patienten nicht unmittelbar entfernt werden. Je nach Art des persistierenden Störfaktors sind sie durch therapeutische Interventionen jedoch gut beeinflussbar bis komplett zu beseitigen.

Die zunehmende Industrialisierung und die damit verbundene Bewegungsarmut sowie Monotonie der Haltungs- und Bewegungsprogramme in Beruf, Sport und Alltag ohne entsprechenden Ausgleich in der Freizeit, führen nach Brügger zu erheblichen Störungen im Muskel-Sehnen-Bereich. Daraus resultieren häufig persistierende Störfaktoren wie funktionelle Kontrakturen und muskuläre Überlastungsödeme (OGE).

Kontrakturen

Brügger definiert Kontrakturen als einen Verlust an aktiver exzentrischer und konzentrischer Kontraktionsfähigkeit (Brügger 2000). Die optimale aktive Verlängerung ist eingeschränkt. Ebenso ist die Kraftentwicklung und somit die Schnellkraft des kontrakten Muskels bzw. der Muskelfunktionsgruppe verringert. Denn nur ein Muskel, der maximal exzentrisch arbeitet, kann auch optimal konzentrisch arbeiten. Unter pathomorphologischen Gesichtspunkten wird die **funktionelle** von der **strukturellen Kontraktur** abgegrenzt.

Funktionelle Kontraktur

Unter einer funktionellen Kontraktur wird eine steuerungsbedingte Muskelkontraktur ohne morphologische Veränderungen verstanden (Rock u. Petak-Krueger 1998). Eine der wichtigsten Ursachen für eine funktionelle Kontraktur ist das **Funktionsüberwiegen**.

Ein Funktionsüberwiegen entsteht aufgrund einseitiger Ansteuerung und funktioneller Beanspruchung der gleichen Funktion durch Bewegung und Haltung. Werden im Beruf, Sport, Freizeit etc. wiederkehrend die gleichen Funktionen angesteuert, so überwiegt das entsprechende Bewegungsprogramm. Gibt ein Patient an, dass er am Computer arbeitet, Fahrrad mit einem geraden Lenker fährt und in der Freizeit Klavier spielt, so wird das Programm der Unterarm-Pronatoren im Gegensatz zum Programm der -Supinatoren verstärkt angesteuert. Es entsteht ein so genanntes **Prioritätsprogramm**, ein Funktionsüberwiegen der Pronatoren, welches ohne entsprechenden Ausgleich zur funktionellen Kontraktur führt.

Diese funktionelle Kontraktur beinhaltet eine verminderte exzentrische Kontraktionsfähigkeit (reduzierte Verlängerungsfähigkeit). Damit einher geht der Verlust der optimalen und kraftvollen konzentrischen Kontraktion (reduzierte Verkürzungsfähigkeit). Zum anderen weist die Funktionsgruppe der Gegenfunktion eine reflektorisch bedingte, verminderte Kontraktionsfähigkeit (Reduktion der Muskelkraft) auf. Die Supinatoren werden zum Schutz der kontrakten Pronatoren hypoton tendomyotisch geschaltet. Beim Versuch, die Supination durchzuführen, ist diese im Bewegungsausmaß eingeschränkt, zur Ausführung muss willentlich mehr Kraft aufgebracht werden.

Passiv oder mit viel Motivation kann über das Bewegungsende einer funktionellen Muskelkontraktur hinausgegangen werden. Da dies aber dem Schutzbedürfnis des Körpers widerspricht, wird die Nozizeption erhöht. Der Körper signalisiert dies durch Ausweichbewegungen (z. B. einer Schulter-ADD und -ARO).

Reicht der subkortikal organisierte Schutz nicht aus, so kann es durch Weiterleitung der erhöhten Nozizeptorenaktivität auf die kortikale Ebene zu einem Kontraktionsschmerz im Bereich der hypoton tendomyotisch geschalteten Supinatoren kommen.

Strukturelle Kontraktur

Unter einer strukturellen Kontraktur wird eine Muskelkontraktur mit morphologischen Veränderungen verstanden. Durch Mangel an konzentrischen und vor allem exzentrischen Kontraktionsimpulsen kommt es zu einem Abbau der Grundsubstanz (Proteoglykane und Glykosaminoglykane) und der vorhandenen kollagenen Fasern in den bindegewebigen Hüllen des Muskels. Bezüglich des Aufbaus eines Muskels mit seinen aktiven und passiven Strukturen sei an dieser Stelle auf weiterführende Literatur (z. B. Kolster 2006, Lindel 2006, Silbernagel u. Despopoulus 1986) verwiesen.

Die in reduziertem Ausmaß vorhandenen kollagenen Fasern im Endo-, Peri- und Epimysium nähern sich durch die Abnahme der Grundsubstanz an und bilden pathologische Crosslinks (meist Wasserstoffbrücken). Das Abflachen der in Wellenform gehaltenen kollagenen Fasern, welches bei der exzentrischen Kontraktion gefordert ist, wird durch pathologische Crosslinks verhindert. Somit bremst die mangelnde Entfaltungsmöglichkeit des kollagenen Netzwerks die exzentrische Kontraktionsfähigkeit des Muskels (van den Berg 1999).

Ebenso zeigen Versuche bei angenäherten, ruhiggestellten Muskeln, dass es bereits nach fünf Tagen zu einer

Abnahme der in Serie geschalteten Sarkomere um 40 % kommt (van Wingerden 1998).

Eine weitere von Brügger erstellte Hypothese bzgl. der Entstehung einer strukturellen Kontraktur ist die **Fibroblastenproliferation** in den aktiven Elementen des Muskels. Sie wird durch die Einlagerung von muskulären Überlastungsödemen ausgelöst (□ OGE, S. 24). Der Muskel ist aufgrund einer strukturellen Kontraktur nicht in der Lage, sich optimal exzentrisch zu kontrahieren.

MEMO

Zur Kontraktur neigen besonders stark:
- einseitig funktionell beanspruchte Muskeln,
- angenäherte Muskeln und
- hyperton tendomyotisch geschaltete Muskeln.

Die klinische Erfahrung zeigt, dass es sich bei kontrakten Muskeln meistens um funktionelle Kontrakturen handelt, da durch kurzzeitig einwirkende therapeutische Interventionen oft erstaunliche Vergrößerungen der Bewegungsausmaße zu erreichen sind. Ist der Muskel strukturell verändert, bedarf es einer intensiveren Behandlung über einen längeren Zeitraum, um einen sichtbaren Erfolg zu erzielen.

Therapeutische Relevanz

Besteht eine funktionelle oder strukturelle Kontraktur des Muskels, so wird sowohl bei aktiver als auch passiver Verlängerung ein erhöhter nozizeptiver Input ausgelöst. Muskeln, die durch ihre Ansteuerung und damit bedingte Tonuserhöhung eine Verlängerung der kontrakten Muskulatur bewirken würden, werden hypoton tendomyotisch und Muskeln, die durch ihre Tonuserhöhung eine Annäherung der kontrakten Muskeln hervorrufen, werden hyperton tendomyotisch geschaltet.

Ein Patient kann durch ständiges Sitzen in krummer Körperhaltung eine funktionelle oder strukturelle Kontraktur der Rumpf-Flexoren entwickeln. Die Reklinatoren der oberen Kopfgelenke und die Becken-Extensoren werden hyperton tendomyotisch geschaltet, da sie weiterlaufend das Bewegungsprogramm der Rumpf-Flexion unterstützen. Die Rumpf-Extensoren, Beckenkipper und Inklinatoren der oberen Kopfgelenke werden hypoton tendomyotisch geschaltet. Streckt sich der Patient, so widerspricht er dem subkortikal organisierten Schutz und könnte im Rücken einen Schmerz bei konzentrischer Kontraktion der

1

hypoton tendomyotisch geschalteten Rumpf-Extensoren verspüren.

Ist eine Muskelfunktionsgruppe kontrakt, so bremsen die kurzen, eingelenkigen Muskeln schneller die Haltungs- und Bewegungsprogramme als die längeren, zweigelenkigen Muskeln.

 PRAXISTIPP

Bei passiven therapeutischen Maßnahmen, z. B. einer heißen Rolle, werden zur Diagnostik zunächst die kleinen eingelenkigen Muskeln behandelt, da diese das Bewegungsprogramm in die entgegengesetzte Richtung am schnellsten bremsen. Ist der anschließende Funktionstest positiv, müssen jedoch auch die langen zweigelenkigen Muskeln bearbeitet werden.

Muskuläre Überlastungsödeme (OGE)

Das Phänomen der muskulären Überlastungsödeme wurde erstmals 1927 von Obolenskaja u. Goljanitzki beschrieben. Sie berichteten über pathologisch anatomische Veränderungen des interstitiellen Muskelgewebes, der Sehnen, Sehnenscheiden und Gelenke infolge mechanischer Überbeanspruchung. Diese traten vermehrt durch monotone Muskelarbeit, ausgelöst durch gleichförmige Bewegungen, über einen längeren Zeitraum auf.

Ausgehend vom klinischen Bild der serösen Sehnenscheidenentzündung nach monotoner manueller Arbeit wurde eine Reihe von Untersuchungen durchgeführt, um Veränderungen im Muskel- und Sehnengewebe und in den Gelenken festzustellen. Pfoten von Kaninchen wurden mit Hilfe eines Apparates 300-mal in der Minute gestreckt und gebeugt. Nach vier Stunden zeigten sich im mikroskopischen Bereich Schwellungen der Sehnenfaserbündel und der Sehnenfibrillen.

Im Weiteren zeigten sich ödematöse Veränderungen der Sehnenscheidenwand und deren bindegewebiger Umgebung, eine akute Schwellung der Synovialmembran und Aufquellungen im Bereich der Sehnenscheidenzotten. In der Muskulatur traten Ödeme in den Septen, im Interstitium und im Bereich der Fibrillen auf (Obolenskaja u. Goljanitzki 1927).

Beim OGE (**O**bolenskaja-**G**oljanitzki-**E**ffekt) handelt es sich um ein mechanisches Überlastungsödem in der Muskulatur, welches auf den erhöhten Anfall von Zerfallsprodukten zurückzuführen ist. Muskuläre Überlastungsödeme beinhalten Eiweißbestandteile, die durch den Zerfall der Sarkomere entstehen. Der Aktin-Myosin-Komplex des Sarkomers zerfällt nach einer gewissen Anzahl von Kontraktionen und wird unter der Einwirkung physiologischer Bildungsreize durch neue, funktionstüchtige Sarkomere ersetzt. Die abgebauten Eiweißbestandteile werden im Interstitium als Teil der lymphatischen Eiweißlast durch das Lymphgefäßsystem abtransportiert (Földi u. Kubik 2002).

Kommt es jedoch durch monotone Muskelaktivität z. B. der Finger-Flexoren beim Handwerken, Stricken etc. zu einem erhöhten Anfall von muskulären Zerfallsprodukten, die von dem langsam arbeitenden Lymphgefäßsystem nicht mehr ausreichend abtransportiert werden können, so entsteht eine Art „Rückstau" der Eiweißbestandteile. Da Eiweiße im interstitiellen Gewebe Wasser binden, sind OGE in Form von lokalen Ödemen im Muskel, jedoch vor allem aufgrund der oberflächlichen Lage, im Muskel-Sehnen-Übergang und Sehnen-Knochen-Übergang zu palpieren und zu sehen. Muskuläre Überlastungsödeme entstehen bei:

a. monotoner Muskelaktivität über einen längeren Zeitraum sowohl in der Belastungshaltung als auch in der aufrechten Haltung;
b. kurzfristiger maximaler Beanspruchung (erweiterte Definition von Brügger).

Letzteres kann in Muskeln auftreten, die infolge einer ungewohnten Belastung kurzzeitig maximal beansprucht werden, wie z. B. die Schulter-Extensoren, -Adduktoren, -Innenrotatoren, wenn einmal im Jahr Holz gehackt wird.

Ebenso kann ein Muskel eine kurzzeitige maximale Beanspruchung erfahren, wenn er zur Vermeidung einer Verletzung maximal schnell und stark aktiviert wird. So kontrahieren die Pronatoren des Fußes maximal, wenn ein vollständiges Umknicken verhindert werden soll.

Im Weiteren entstehen OGE in hyperton und hypoton tendomyotisch geschalteten Muskeln, wenn diese Tendomyosen zum Schutz von Störfaktoren über einen längeren Zeitraum bestehen. Bei hyperton tendomyotisch geschalteten Muskeln kommt es durch die verstärkte Aktivität und Ansteuerung zu einem erhöhten Anfall an muskulären Zerfallsprodukten. Die Infrastruktur, so auch die Aktivität des Lymphgefäßsystems, ist zentralnervös erhöht (erhöhte Frequenz der Lymphangionpulsation). Jedoch werden die initialen Lymphgefäße im Perimysium (sie umgeben geflechtartig die Muskelfaserbündel) und Epimysium (sie umgeben den Muskel) durch die Tonuserhöhung komprimiert. Somit kommt es durch das Missverhältnis zwischen erhöht anfallenden Zerfallsprodukten und lokal reduziertem Abtransport zur Einlagerung von muskulären Überlastungsödemen.

Zusätzlich kommt es in einem hyperton tendomyotisch geschalteten Muskel durch die Kompression der Blutgefäße zu einer relativen Hypoxie (van den Berg 1999). Dieser Sauerstoffmangel führt zu einer Permeabilitätszunahme des Kapillar- und Venolen-Endothels, wodurch sowohl vermehrt Wasser als auch Proteine in das interstitielle Gewebe übertreten.

Ist die Muskulatur über einen längeren Zeitraum hypoton tendomyotisch geschalt, wird ebenfalls die Einlagerung von OGE beobachtet. Der Tonus eines hypoton tendomyotisch geschalteten Muskels ist zwar zentralnervös gesenkt, allerdings fallen im Rahmen der zielgerichteten Motorik und der damit verbundenen Ansteuerung dieser Muskeln Zerfallsprodukte an. Die Infrastruktur ist jedoch zentralnervös und auch lokal gesenkt (verringerter Abtransport), so dass es im hypoton tendomyotisch geschalteten Muskel zur Ausbildung von muskulären Überlastungsödemen kommen kann.

Die entstandenen funktionellen eiweißreichen Ödeme verursachen einen chemischen Bildungsreiz, Fibroblasten wandern ein (Brügger 1989). Diese lösen eine Bindegewebsproliferation aus. Die eiweißhaltige Substanz wird durch Bildung von kollagenen Fasern über einen längeren Zeitraum in minderwertiges Bindegewebe umgebaut (Földi u. Kubik 2002, Käser 1991 b). Es entstehen **strukturelle Kontrakturen (Myogelosen)**, die häufig z. B. im Bereich der Mm. rhomboidei, des M. trapezius und des M. erector spinae palpiert werden können.

Ist ein muskuläres Überlastungsödem in einem Muskel vorhanden, so wird die Nozizeptorenaktivität sowohl bei der konzentrischen also auch bei der exzentrischen Kontraktion des Muskels erhöht. Der NSB wird im arthromuskulären System eine Mittelstellung des Muskels anstreben, in der das muskuläre Überlastungsödem (Raumforderung) weder durch konzentrische noch exzentrische Kontraktion komprimiert wird.

Entwickelt der Körper aufgrund vieler Bück- und Hebeaktivitäten (z. B. im Rahmen eines Umzugs) ein OGE im Bereich der Rumpf-Flexoren, so kann es zu einem Aktionsschmerz der hypoton tendomyotisch geschalteten Rumpf-Extensoren kommen, wenn der Betroffene sich strecken möchte. Die beim Strecken geforderte exzentrische Kontraktion der Rumpf-Flexoren komprimiert das OGE und erhöht die Aktivität der Nozizeptoren. Des Weiteren wird der nozizeptive Input erhöht, wenn der Patient den Oberkörper aus der Rückenlage hebt und aufstehen will. Das OGE wird jetzt durch die Kontraktion der Rumpf-Flexoren komprimiert. Die Rumpf-Extensoren werden nun hyperton tendomyotisch geschaltet und können während des Hochkommens aus der Rückenlage einen Schmerz bei ihrer exzentrischer Kontraktion im Rücken auslösen.

Dieses Beispiel zeigt einerseits, dass der Schmerzort nicht immer mit der Störungsursache identisch ist. Ein Patient nimmt oft schmerzhaft veränderte Haltungs- und Bewegungsprogramme, nicht aber den Ort der Störung war. Zum anderen zeigt dieses Beispiel, dass, abhängig von der jeweiligen Bewegung, tendomyotisch geschaltete Muskeln ihre Tendomyose sofort wechseln können, um einen adäquaten Schutz des gleichen Störfaktors aufrechtzuerhalten. In diesem Zusammenhang wird von der Dynamik der Tendomyosen gesprochen (□ S. 27)

Narben

Sowohl frische als auch alte Narben können massive persistierende Störfaktoren darstellen. Wird eine Narbe (z. B. nach einer Unterleibsoperation) zu früh auf Dehnung belastet, so werden die Bauchmuskeln zu ihrem Schutz hyperton tendomyotisch und die Rumpf-Extensoren hypoton tendomyotisch geschaltet, um den Wundheilungsprozess nicht zu gefährden.

Ist eine Narbe aufgrund mangelnder physiologischer Belastungsreize (v. a. durch Immobilisation während der Proliferationsphase) schlecht organisiert, ungenügend elastisch und verschieblich oder mit tiefer gelegenen Gewebsstrukturen verhaftet, so kann selbst nach abgeschlossener Wundheilung die exzentrische Kontraktion eines Muskels stark eingeschränkt sein.

Erkrankungen innerer Organe

Liegt eine akute oder chronische Entzündung eines inneren Organs (z. B. eine Cholezystitis) vor, so werden die Bauchmuskeln zum Schutz hyperton tendomyotisch geschaltet. Über der Gallenblase selber ist die Muskulatur jedoch hypoton tendomyotisch geschaltet. Die Gallenblase kann palpiert werden, was unter physiologischen Bedingungen nicht möglich wäre. Durch diese „Defense musculaire" (muskuläre Verteidigung) wird ein bestmöglicher Heilungsprozess gewährleistet.

Störungen im Bereich der Gelenke, Bänder, Sehnen

— Nach längerer Gipsruhigstellung des Ellenbogengelenks in einer leichten Flexions-Stellung kann es beispielsweise zur Verkürzung der ventralen Kapselanteile gekommen sein. Die Ellenbogen-Flexoren werden zum Schutz hyperton und die Ellenbogen-Extensoren hypoton tendomyotisch geschaltet und

- könnten einen Kontraktionsschmerz bei ihrer Aktivierung zeigen.
- Degenerative Veränderungen im Kniegelenk können bei entsprechender Stärke des nozizeptiven Inputs Veränderungen im Haltungs- und Bewegungsprogramm des Gangbildes auslösen. Patienten berichten in der Anamnese von häufigem „Wegknicken"des Knies, einer Giving-away-Symptomatik. Der NSB löst diese Notbremse aus, wenn die Nozizeptorenaktivität bei der Belastung des arthrotisch veränderten Kniegelenks so groß ist, dass sie weitere starke Schädigungen der degenerierten Strukturen hervorrufen würde.

Traumen, Frakturen, Luxationen, Rupturen, Folgen von Operationen

- Posttraumatische Ödeme und Ergüsse können sowohl in Muskeln als auch Gelenkkapseln (z. B. beim Distorsionstrauma) entstehen. In der Gelenkkapsel kommt es durch Mikrotraumen der bindegewebigen Strukturen zu einem intraartikulären Erguss, welcher mit Einblutungen in die Gelenkkapsel verbunden sein kann. Der NSB löst eine Schonhaltung aus, welche das Gelenk in eine Stellung mit dem minimal möglichen Druck bringt. Jede Bewegung, welche eine verstärkte Kompression des Ergusses auslöst, wird schmerzhaft.
- Posttraumatische Ödeme können in der Muskulatur entstehen, wenn diese kurzzeitig, schnell und maximal auf Exzentrik oder Konzentrik beansprucht wird. Es kommt zu einer Zerrung bis zur Zerreißung der Z-Streifen. Diese so entstandenen Zerreißprodukte und Trümmersubstanzen lösen eine Entzündung mit anschließender Wundheilung aus. Auch hier strebt der NSB eine Mittelstellung des geschädigten Muskels an.
- Eine Luxation des Radiusköpfchens mit Reizung des Lig. anulare kann eine sofortige schlaffe (Pseudo-) Lähmung des ganzen Arms hervorrufen (Chaissaignac-Syndrom, besonders bei Säuglingen und Kindern). Nach erfolgter Reposition verschwindet die Lähmung vollständig.
- Eine Teilruptur des vorderen Kreuzbandes erfordert eine hypotone Tendomyose des M. quadriceps, wenn dieser in der offenen Kette kontrahieren soll. Die dadurch ausgelöste vordere Schublade stresst das geschädigte vordere Kreuzband und könnte dessen komplette Ruptur verursachen. Innerhalb weniger Tage kommt es zu einer reflektorischen Atrophie des M. quadriceps, welche teilweise mit einer erstaunlichen Reduktion der Muskelmasse einhergeht.

Bandscheibenvorfälle

„Schmerzskoliosen" bei Bandscheibenvorfällen mit Irritationen der Nervenwurzel sind schon lange bekannt. Sie sind ein Ausdruck der subkortikal veränderten Haltungsprogramme, wodurch eine Senkung der Nozizeptorenaktivität durch Entlastung der komprimierten Nervenwurzel im Foramen intervertebrale erreicht wird.

Fibroblastenwucherung im Bereich neuraler Strukturen und Sehnen

- Auch im Bereich der neuralen Strukturen kann es zur Ödembildung im Endoneurium, Perineurium und im Epineuralraum des Nervs kommen. Ursachen können Kompressionen oder raumfordernde Prozesse sein. Diese Ödeme lösen eine fibrinogene Proliferation aus, wodurch die Nervengleit- und -leitfähigkeit gestört ist. Bewegungen, die eine erhöhte Gleitfähigkeit des Nervs verlangen, werden reflektorisch gebremst.
- Im Sehnengewebe lösen die durch monotone Aktivität ausgelösten Ödeme (OGE) einen chemischen Bildungsreiz aus. Es kommt zur Einwanderung von Fibroblasten, welche sich im schlecht durchbluteten Gewebe mit vorwiegend anaerobem Stoffwechsel zu Chondroblasten umwandeln (Brügger 1989). Diese synthetisieren Ersatzfasern, welche eine geringere Reißfestigkeit aufweisen. Die Sehne erfährt eine qualitative Veränderung. So ist es z. B. vorstellbar, dass ein Läufer aufgrund der monotonen Aktivität der Plantarflexoren Ödeme in die Achillessehne einlagert. Auf Dauer werden qualitativ minderwertige Fasern in die Sehne eingebaut, so dass es unter einer Maximalbelastung zur Achillessehnenruptur kommen kann.

Weitere persistierende Störfaktoren

Psychische Syndrome oder Erkrankungen (Depression etc.) stellen weitere persistierende Störfaktoren dar.

Sensomotorische und viszeromotorische Reaktion auf persistierende Störfaktoren

Persistierende Störfaktoren lösen bei entsprechendem nozizeptiven Input eine persistierende arthrotendomyotische und infrastrukturelle Reaktion aus. Ziel ist es, über den NSB und die dadurch ausgelöste hyperton und hypoton tendomyotisch geschaltete Muskulatur die vorhandenen Störfaktoren zu schützen. Die Nozizeptorenaktivität wird somit herabgesetzt, um eine weitere Schädigung zu vermeiden und, wenn möglich, eine Heilung zu erzielen.

Im Gegensatz zur transitorischen arthrotendomyotischen Reaktion ist hier die Schutzfunktion wichtiger als das Erreichen der ökonomisch aufrechten Haltung. Die zum Schutz der Störfaktoren ausgelösten Tendomyosen sind dynamisch. Sie können im Verlauf einer Haltungsänderung oder während einer Bewegung wechseln, da sie stets von der augenblicklichen Intensität der Nozizeptorenaktivität abhängig sind. Diese **Dynamik der Tendomyosen** wird notwendig, wenn:

a. ein zum Schutz tendomyotisch veränderter Muskel einen Funktionswechsel macht. Sind die Becken-Extensoren eines Patienten kontrakt, so werden die Hüft-Flexoren/Becken-Flexoren hypoton tendomyotisch geschaltet. Die Hüft-Adduktoren sind im Sitz Hüft-Extensoren und richten mit vertauschtem Punctum fixum das Becken auf. Sie unterstützen das Bewegungsprogramm der Becken-Extensoren und werden dementsprechend hyperton tendomyotisch geschaltet. Kippt der Patient das Becken, könnte er einen Kontraktionsschmerz der hypoton tendomyotisch geschalteten Becken-Kipper (Hüft-Flexoren) in der Leiste verspüren. Steht der Patient auf, so wechseln die meisten Hüft-Adduktoren ihre Funktion und werden zu Hüft-Flexoren. Sie müssen nun, um den Schutz der kontrakten Becken-Extensoren aufrechtzuhalten, hypoton tendomyotisch geschaltet werden. Der Patient könnte bei der Aktivierung der Hüft-Flexoren (Treppe steigen) einen Schmerz in der medialen Leiste, ausstrahlend über den medialen Oberschenkel, bis zum Knie verspüren.

b. wenn ein Muskel zum Schutz von mehreren Störfaktoren eingesetzt wird. Der vorrangige Schutz ist abhängig von bestimmten Bewegungen und Haltungen und kann sich entsprechend ändern. Hat ein Patient mit kontrakten Becken-Extensoren zusätzlich noch kontrakte Rumpf-Flexoren, so werden die Rumpf-Extensoren beim Strecken und Heben des Arms hypoton tendomyotisch geschaltet, um die Kontraktur der Rumpf-Flexoren zu schützen. Der Patient könnte einen Schmerz bei der Kontraktion der hypoton tendomyotisch geschalteten Rumpf-Extensoren verspüren. Bückt sich der Patient nun, um einen Gegenstand vom Boden aufzuheben, so besteht die Gefahr, dass an den kontrakten Becken-Extensoren gezogen und die Nozizeption erhöht

wird. Die Rumpf-Extensoren werden nun hyperton tendomyotisch geschaltet und der Patient könnte infolge dessen weiterhin einen Schmerz im Rücken verspüren, diesmal als Ausdruck der hyperton tendomyotisch geschalteten Rumpf-Extensoren.

Da Tendomyosen so lange bestehen bleiben, wie der ursächliche Störfaktor besteht, können sich aus ursprünglich zum Schutz hyperton und hypoton tendomyotisch geschalteten Muskeln oder Muskelgruppen neue persistierende Störfaktoren entwickeln. Diese so entstandenen Störfaktoren werden **reaktive Störfaktoren** genannt.

So können sich aus hyperton tendomyotisch geschalteten Muskeln funktionelle Kontrakturen, aus hypoton tendomyotisch geschalteten Muskeln reflektorische Atrophien entwickeln. Im Weiteren kann es sowohl in den hyperton, als auch in den hypoton tendomyotisch geschalteten Muskelgruppen zu Einlagerungen von muskulären Überlastungsödemen (OGE) kommen. Diese können wiederum über einen längeren Zeitraum zu strukturellen Kontrakturen führen.

Multifokale Störfaktoren und Staffelung der Störfaktoren

In der Regel ist nicht nur ein Störfaktor für die klinischen Erscheinungsbilder des Patienten verantwortlich. Durch die Koppelung von Bewegungen entstehen während monoton statischer oder monoton dynamischer Haltungs- und Bewegungsprogramme mehrere Störfaktoren gleichzeitig. So kann ein Patient durch längeres Sitzen in krummer Körperhaltung gleichzeitig eine Kontraktur der Rumpf-Flexoren, der Reklinatoren der oberen Kopfgelenke und der Becken-Extensoren in unterschiedlich starkem Ausmaß entwickeln.

Ebenso können aus ursprünglich zum Schutz hyperton und hypoton tendomyotisch geschalteten Muskeln reaktive Störfaktoren entstehen. So können die zum Schutz der kontrakten Rumpf-Flexoren und Reklinatoren der oberen Kopfgelenke hyperton tendomyotisch geschalteten Schulter-Protraktoren auf Dauer funktionell kontrakt werden.

Im Weiteren liegen in der Regel sowohl persistierende als auch transitorische Störfaktoren vor. Werden die transitorischen Störfaktoren wie Kleidung, Schuhe, Möbel und die Arbeitsplatzsituation in der Therapie nicht ausreichend berücksichtigt, bleibt der Patient in seiner Gewohnheitshaltung und es kommt erneut zur Ausbildung von persistierenden Störfaktoren.

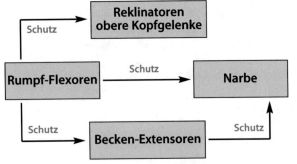

Abb. 1.7. Beispiel einer Staffelung der Störfaktoren

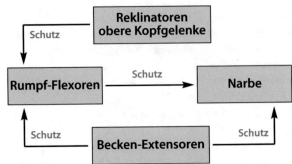

Abb. 1.8. Veränderung der Staffelung der Störfaktoren

Sind mehrere Störfaktoren vorhanden, hat der NSB die Aufgabe, die Störimpulse auszuwerten und zu entscheiden, welcher Störfaktor vorrangig geschützt wird. Es kann u. U. eine komplexe Verschaltung der Störfaktoren untereinander bestehen. Ihre Staffelung bezieht sich nicht auf die zeitliche Reihenfolge der Entstehung, sondern vielmehr auf ihre aktuelle Bedeutung für das klinische Erscheinungsbild. Diese Staffelung der Störfaktoren (Rangordnung) bestimmt maßgeblich die Reihenfolge ihrer Behandlung. Die Analyse der **Staffelung der Störfaktoren** sollte durch den Befund evaluiert werden.

Beispiel: Eine Patientin klagt über Rückenschmerzen, v. a. wenn sie sich streckt. Im Befund stellt sich heraus, dass die Rumpf-Flexoren, Reklinatoren der oberen Kopfgelenke und Becken-Extensoren durch längeres Sitzen in Belastungshaltung kontrakt geworden sind. Da die Reklinatoren und Becken-Extensoren sehr stark kontrakt sind, werden sie durch die Rumpf-Flexoren geschützt, welche zusätzlich zu ihrer Kontraktur hyperton tendomyotisch geschaltet werden.

Vor einem Jahr hatte die Patientin eine Unterleibsoperation. Die entstandene Narbe ist sehr schlecht verschieblich und unelastisch. Sie stellt einen starken Störfaktor dar, bremst noch extrem das Bewegungsprogramm der aufrechten Haltung und verlangt einen adäquaten Schutz. Die Becken-Extensoren und Rumpf-Flexoren werden zum Schutz der Narbe zusätzlich durch den NSB hyperton tendomyotisch geschaltet (◘ Abb. 1.7).

Die Therapie kann nun mit der Behandlung der kontrakten Reklinatoren oder der Narbe beginnen. Erst wenn durch die Behandlung der Narbe und der damit verbundenen gesenkten Nozizeptorenaktivität der Schutz der Becken-Extensoren nicht mehr nötig ist, können diese durch therapeutische Maßnahmen gelöst werden. Erst zum Schluss dürfen die kontrakten Rumpf-Flexoren therapiert

werden, da sie bis dahin eine Schutzfunktion auszuführen hatten (◘ Abb. 1.7).

Alle therapeutischen Schritte müssen durch Funktionstests evaluiert werden, um somit die Effizienz der therapeutischen Maßnahmen zu überprüfen. Wird mit einer Behandlung der kontrakten Rumpf-Flexoren begonnen, so war der Therapeut zwar am richtigen Ort, jedoch zum falschen Zeitpunkt. Der Schutz für die anderen Störfaktoren wurde aufgehoben, das durch die Behandlung erreichte vergrößerte Bewegungsausmaß erhöht die Nozizeption der anderen Störfaktoren. In der Funktionsanalyse wird dies daran erkannt, dass der anschließende Funktionstest negativ ist und der Patient nach der Maßnahme evtl. mit vermehrten Schmerzen reagiert.

Diese Staffelung der Störfaktoren kann sich jedoch auch ändern. Wenn diese Patientin nun im Garten viel in gebückter Haltung arbeiten und viel heben muss, können sich zusätzlich muskuläre Überlastungsödeme in die Rumpf-Flexoren einlagern. Diese OGE der Rumpf-Flexoren verlangen nun einen stärkeren Schutz, die Staffelung hat sich verändert. Der NSB schaltet die Reklinatoren der oberen Kopfgelenke und die Becken-Extensoren zum Schutz der OGE zusätzlich hyperton tendomyotisch (◘ Abb. 1.8).

PRAXISTIPP

Die mögliche Veränderung der Staffelung von Störfaktoren, welche häufig auch mit einer Veränderung der Beschwerdesymptomatik einhergeht, verdeutlicht die Notwendigkeit eines Funktionsbefundes mit der Erstellung einer aktuellen Arbeitshypothese vor jeder Behandlungseinheit.

Weiterhin steht die Behandlung der Narbe im Vordergrund. Danach müssen jedoch die muskulären Überlastungsödeme der Rumpf-Flexoren therapiert werden. Erst anschließend dürfen die Kontraktur der Reklinatoren der oberen Kopfgelenke und die kontrakten Becken-Extensoren behandelt werden (◨ Abb. 1.8).

Ziel der Therapie

Ziel der Therapie ist es, die Störungsursachen (Krankheitsursachen), d. h. den nozizeptiven Input zu beseitigen. Die Tendomyosen stellen einen Schutz dar und werden nicht behandelt, obwohl sie für die Symptome bzw. das Krankheitsbild verantwortlich sind. Daher findet die Behandlung der Funktionskrankheiten oft nicht am Schmerzort statt.

Das Gate soll auf der spinalen Ebene durch eine Senkung des nozizeptiven Inputs geschlossen werden. Eine Aktivierung der Mechanorezeptoren ohne gleichzeitige Senkung der Aktivität der Nozizeptoren durch entsprechende therapeutische Maßnahmen ist fragwürdig, da kein ausreichender Schutz der Störfaktoren erfolgt. Es kann zu weiteren Schädigungen der Strukturen kommen.

Durch Behandlung der Störfaktoren werden pathophysiologische Haltungs- und Bewegungsprogramme reaktiv in neurophysiologische umgewandelt. Werden allerdings die zum Schutz von Störfaktoren ausgelösten Schonprogramme im Alltag über einen längeren Zeitraum immer wieder angesteuert, so gewinnen die pathophysiologischen Haltungs- und Bewegungsprogramme auf Dauer die Priorität über die alten, neurophysiologischen Programme der Haltung und Bewegung.

In diesem Fall lösen sich die sichtbaren Prioritätsgramme bei der Aufhebung der Störfaktoren nicht reaktiv auf. Sie müssen dann durch bewusste Korrektur der Haltungs- und Bewegungsprogramme in die Neurophysiologie überführt oder „umprogrammiert" werden.

Wird die Armhebung bei einer chronisch entzündeten Bursa subacromialis über einen längeren Zeitraum immer mit einer Elevation des Schultergürtels durchgeführt, so muss nach Abklingen der chronischen Entzündung bewusst an der Korrektur der noch immer veränderten Armhebung gearbeitet werden, um die Bewegung umzuprogrammieren.

ZUSAMMENFASSUNG

- Störfaktoren mechanischer, thermischer, chemischer und entzündlicher Art werden durch die Nozizeptoren registriert. A-Delta-Fasern und C-Fasern leiten die Nozizeptorenaktivität auf die spinale Ebene weiter.
- Überwiegt auf spinaler Ebene die Aktivität der Nozizeptoren über die der Mechanorezeptoren, so wird der Hemmkomplex deaktiviert, das Gate geöffnet und die Nozizeptorenaktivität auf die supraspinale Ebene weitergeleitet. Der nozizeptive somatomotorische Blockierungseffekt (NSB) wird ausgelöst.
- Dieser organisiert die arthrotendomyotische Reaktion. Über hyper- und hypoton tendomyotisch geschaltete Muskeln kommt es zur Modifikation der Haltungs- und Bewegungsprogramme bis hin zur Blockierung von Bewegungsabläufen. Parallel erfolgt im viszeromotorischen System die infrastrukturelle Reaktion. Diese pathophysiologische Reflexgeschehen dienen der Vermeidung potenzieller Schädigung oder dem Schutz bereits vorhandener Störfaktoren.
- Steigt der nozizeptive Input weiter, so dass die unbewusste Modulation der Haltungs- und Bewegungsprogramme nicht ausreicht, so kommt es zur Weiterleitung der Nozizeptorenaktivität zur kortikalen Ebene. Dort wird die Nozizeptorenaktivtät in Form von Schmerzen wahrgenommen. Dabei wird der Schmerz oft nicht im Bereich der Störungsursache, sondern am Ort des wirksamsten Schutzes in den hyper- und hypoton tendomyotisch geschalteten Muskeln registriert. Ziel des Schmerzes ist es, das Individuum aktiv an der Schonung des Störherdes zu beteiligen. Dies geschieht über bewusst induzierte Sorgfaltsprogramme.
- Brügger teilt die Störfaktoren in transitorische und persistierende Störfaktoren ein.
- Transitorische Störfaktoren sind leicht zu beseitigende Störfaktoren wie z. B. Kleidung, Schuhe, Möbel, welche den Körper in die Belastungshaltung drängen und dort über einwirkende Biegespannungen, Fehlbelastungen und Scherkräfte der Gelenke und Einengung der Körperhöhlen die Nozizeptorenaktivität erhöhen.
- Ziel der ausgelösten transitorischen arthrotendomyotischen und infrastrukturellen Reaktion ist es,

ZUSAMMENFASSUNG (Fortsetzung)

die ökonomische aufrechte Haltung zu fördern, um somit die Nozizeptorenaktivität auf ein physiologisches Maß zu verringern. Hierzu werden alle Muskeln, die in die aufrechte Haltung arbeiten, hyperton und alle, die in die Belastungshaltung arbeiten, hypoton tendomyotisch geschaltet.

- Persistierende Störfaktoren sind manifeste Störfaktoren die, je nach Art, durch therapeutische Maßnahmen gut bis komplett zu beseitigen sind.
- Aufgrund der zunehmenden Bewegungsarmut im Alltag und der Monotonie der Haltungs- und Bewegungsprogramme ohne entsprechenden Ausgleich, finden sich häufig muskuläre Störfaktoren wie Kontrakturen und muskuläre Überlastungsödeme (OGE). Sie sind hauptverantwortlich für die Auslösung vieler klinischer Erscheinungsbilder.
- Funktionelle Kontrakturen, welche im klinischen Alltag zahlenmäßig stärker vertreten sind, werden von den strukturellen Kontrakturen abgegrenzt. Eine der häufigsten Ursachen einer funktionellen Kontraktur ist das Funktionsüberwiegen.
- Bei den muskulären Überlastungsödemen handelt es sich um einen erhöhten Anfall von muskulären Zerfallsprodukten im Interstitium der Muskulatur. Diese entstehen aufgrund monotoner Muskelarbeit über einen längeren Zeitraum oder durch kurzfristige, maximale Beanspruchung.
- Diese und weitere persistierende Störfaktoren lösen bei entsprechend hoher Nozizeptorenaktivität eine persistierende arthrotendomyotische und infrastrukturelle Reaktion aus. Ziel der ausgelösten persistierenden arthrotendomyotischen und infrastrukturellen Reaktion ist es, die vorhandenen Störfaktoren zu schützen und die Nozizeptorenaktivität zu senken, um eine weitere Schädigung zu vermeiden bzw. gegebenenfalls eine Heilung zu ermöglichen.
- Aus ursprünglich zum Schutz von Störfaktoren hyper- und hypoton tendomyotisch geschalteten Muskeln entwickeln sich auf Dauer reaktive Störfaktoren. Daher liegen in der Regel mehrere, sowohl transitorische als auch persistierende Störfaktoren vor. Diese Störfaktoren können sich bei Bedarf auch gegenseitig schützen (Staffelung der Störfaktoren).

ÜBERPRÜFEN SIE IHR WISSEN

- Was sind Störfaktoren und durch wen werden sie registriert?
- Erklären Sie die Wirkungsweise des Gate control-Systems.
- Erklären Sie den NSB und die dadurch ausgelöste arthrotendomyotische und infrastrukturelle Reaktion anhand eines Beispiels.
- Definieren Sie den Begriff der Tendomyosen: Welche Arten gibt es, welche Bedeutung haben sie in Bezug auf die Störungsursache, wie ist das subjektive Empfinden des Patienten wenn hyper- und hypotone Tendomyosen bewusst wahrgenommen werden?
- Kann ein hyperton tendomyotisch geschalteter Muskel gedehnt und ein hypoton tendomyotisch geschalteter Muskel gekräftigt werden?
- Können Tendomyosen wechseln und warum?
- Was kann sich aus einem hyper- oder einem hypoton tendomyotisch geschalteten Muskel auf Dauer entwickeln?
- Erklären Sie transitorische und persistierende Störfaktoren. Was bewirken sie und was sind die Ziele der jeweiligen Reaktionen?
- Zu welchen Störfaktoren gehören Kontrakturen, welche Arten gibt es, welche Muskeln neigen besonders schnell zur Kontraktur?
- Erklären Sie muskuläre Überlastungsödeme (OGE). Wodurch entstehen sie und welche Folgen haben sie?
- Erklären sie die Staffelung der Störfaktoren und welche Bedeutung sie für Diagnostik und Therapie der Funktionskrankheiten hat.

Das Bewegungsmuster der aufrechten Körperhaltung

2.1   Konstruktion der aufrechten Körperhaltung (AH)

LERNZIELE

Kenntnisse über
- Wirbelsäulenschwingungen mit harmonischer thorakolumbaler Lordose und zervikothorakaler Streckung
- Bewegungskomponenten der aufrechten Körperhaltung und der Belastungshaltung
- das Zahnradmodell mit Primärbewegungen, weiterlaufenden, auslaufenden und rücklaufenden Bewegungsimpulsen

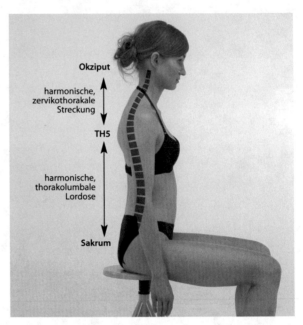

Abb. 2.1. Wirbelsäulenschwingungen nach Brügger (modifiziert nach Brügger 1980)

Die Basis für eine optimale, physiologische und ökonomische Belastung der Strukturen des Bewegungssystems bildet die dynamische aufrechte Körperhaltung (AH). Abweichungen in verschiedene Bewegungsprogramme der Belastungshaltung (BH), welche von Brügger aufgrund der Annäherung von Sternum und Symphyse als sternosymphysale Belastungshaltung (SSBH) bezeichnet werden, führen zu einer Fehlbeanspruchung der Strukturen.

2.1.1   Wirbelsäulenschwingungen nach Brügger

Im Gegensatz zur klassischen anatomischen Einteilung der Wirbelsäule (HWS-Lordose, BWS-Kyphose, LWS-Lordose) teilt Brügger die Wirbelsäule in zwei funktionell lordotische Abschnitte ein, die sich in Höhe von T5 treffen:
- die **thorakolumbale Lordose**, die sich vom Sakrum bis zu T5 erstreckt sowie
- die **zervikothorakale Streckung**, die von T5 bis zum Okziput verläuft (◘ Abb. 2.1).

Durch das Zusammentreffen der beiden funktionellen Abschnitte in Höhe von T5 resultiert eine, aus biomechanischen Gründen abgeflachte, Kyphose im Bereich der BWS.

Die thorakolumbale Lordose
Die Idealvorstellung ist eine vom Sakrum bis T5 hochgezogene, harmonische thorakolumbale Lordose. Sie ist gleichmäßig, ausgewogen und ohne kompensatorische Bewegungsabschnitte. Die Primärbewegungen (PB) Beckenkippung und Thoraxhebung leiten die thorakolumbale Lordose ein. Sie ist flacher und langgezogener als die klas-

sische LWS-Lordose. Da das Ausmaß an Streckfähigkeit gleichmäßig auf einen längeren Abschnitt verteilt wird, schließt die thorakolumbale Lordose funktionell eine **Hyperlordose der LWS** (Hohlkreuz) aus. Bei der häufig diagnostizierten Hyperlordose der LWS handelt es sich meistens um **bewegungskompensatorische Abschnitte (BKA)** mit einer Hyperextension in wenigen Segmenten, da darüber und darunter liegende Segmente zu wenig extendieren können.

Bewegungskompensatorische Abschnitte befinden sich oft im thorakolumbalen Übergangsbereich. Die Rückenstrecker sind über den hyperextendierten Segmenten und den benachbarten steilgestellten oder sogar flektierten Segmenten stark aktiviert. Dadurch entsteht optisch eine verstärkte „Wirbelsäulenrinne". Es wird der Eindruck einer Hyperlordose mit Hyperextension der (gesamten) LWS erweckt.

PRAXISTIPP

Wird die Wirbelsäulenschwingung palpiert, so zeigt sich, dass die sichtbare Wirbelsäulenschwingung oft nicht mit der palpierten Wirbelsäulenschwingung übereinstimmt.

MEMO

Die aufrechte Körperhaltung mit harmonischer thorakolumbaler Lordose schließt funktionell eine Hyperlordose der LWS aus.

Die zervikothorakale Streckung

Die zervikothorakale Streckung ist eine harmonische, hochgezogene Lordose von T5 bis zum Okziput. Durch die zervikothorakale Streckung kommt es zu einer Verminderung der Kyphose im oberen BWS-Bereich und zu einer Verminderung der Lordose im HWS-Bereich. Sie ist flacher und langgezogener als die klassische HWS-Lordose. Die Primärbewegungen Inklination und Thoraxhebung leiten die zervikothorakale Streckung ein.

2.1.2 Bewegungskomponenten (Funktionen) der AH und der BH im Sitz

Das Bewegungsprogramm der aufrechten Körperhaltung und der Belastungshaltung setzt sich aus mehreren Bewegungskomponenten zusammen (◻ Abb. 2.2a, b).

Nach Brügger steht jedes Gelenk in Wechselbeziehung zu anderen Gelenken. Da jede Bewegung in einem Gelenk eine Bewegung im Nachbargelenk auslöst, arbeiten die Bewegungskomponenten (Funktionen) nach dem Globalitätsprinzip zusammen. Um die gesetzmäßige Beziehung der einzelnen Bewegungskomponenten zu veranschaulichen, dient das von Brügger gewählte Zahnradmodell.

2.1.3 Das Zahnradmodell

Das Zahnradmodell (Brügger 1980; ◻ Abb. 2.3a, b, S. 34) ist eine vereinfachte Schlüsseldarstellung zur Veranschaulichung der neurophysiologisch gekoppelten Primärbewegungen in der aufrechten Körperhaltung und in der Belastungshaltung. Im Weiteren zeigt es die gekoppelten Bewegungen und die gegenseitige Beeinflussung von Rumpf und Extremitäten.

PRAXISTIPP

Das Zahnradmodell dient als Modell für Patienten und Therapeuten zum Verständnis der Koppelung der Primärbewegung sowie deren Auswirkungen auf die Extremitäten und von den Extremitäten.

Das Zahnradmodell erhebt allerdings keinen Anspruch auf eine korrekte biomechanische Darstellung des Bewegungs-

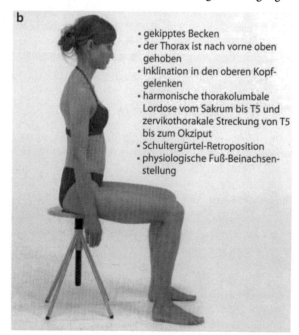

a
- aufgerichtetes Becken
- gesenkter Thorax
- Reklination der oberen Kopfgelenke
- großbogige Kyphose der LWS, BWS und unteren HWS
- kompensatorische Lordose der mittleren und oberen HWS oder Ventraltranslation des Kopfes
- Schultergürtel-Protraktion
- unphysiogoische Fuß-Beinachsenstellung

b
- gekipptes Becken
- der Thorax ist nach vorne oben gehoben
- Inklination in den oberen Kopfgelenken
- harmonische thorakolumbale Lordose vom Sakrum bis T5 und zervikothorakale Streckung von T5 bis zum Okziput
- Schultergürtel-Retroposition
- physiologische Fuß-Beinachsenstellung

Abb. 2.2 a, b. Bewegungskomponenten der Belastungshaltung (a) und der aufrechten Körperhaltung (b; modifiziert nach Berliner FortbildungsGemeinschaft für Brügger-Therapie 2002)

Nach kranial ergeben sich die auslaufenden Bewegungsimpulse auf den Schultergürtel und die Arme. Der Schultergürtel gleitet in die physiologische Stellung der Retroposition, die Schulterblätter in die Depression und Adduktion, die Arme bewegen sich in die Schulter-Außenrotation und -Extension etc. (vgl. ► Kap. 2.4.1, S. 46).

— Die Primärbewegung der Inklination leitet nach kaudal die zervikothorakale Streckung ein.

Auslaufende Bewegungsimpulse können **fördernd** oder **bremsend** sein. Die Thoraxhebung ermöglicht z. B. eine optimale Schultergürtel-Retroposition. Eine mangelnde Thoraxhebung behindert die endgradige Flexion oder Abduktion im Schultergelenk.

Um Funktionsstörungen im Bereich der Extremitäten, beispielsweise eine eingeschränkte Schulter-Flexion (z. B. bei der Diagnose PHS) zu therapieren, darf die Diagnostik nicht allein auf die Schulter oder die obere Extremität beschränkt bleiben. Es sollte ebenso der Rumpf untersucht werden. Liegt die Ursache für eine eingeschränkte Beweglichkeit, neben den Störungen in der Schulter, auch an der mangelnden Thoraxhebung, so werden die hierfür verantwortlichen Störfaktoren mit therapiert.

Umgekehrt wirken von den Extremitäten rücklaufende Bewegungsimpulse auf die Primärbewegungen ein. Diese **rücklaufenden Bewegungsimpulse** können **fördernd** oder **bremsend** sein. So kann die Schulter-Außenrotation die Thoraxhebung erleichtern, während die Schulter-Innenrotation die Thoraxhebung bremst.

PRAXISTIPP

Funktionsstörungen im Bereich der Wirbelsäule, welche mit Schmerzen und eingeschränkter Beweglichkeit (z. B. in die Extension) einhergehen, können ihre Ursache am Rumpf haben (kontrakte Rumpf-Flexoren, hypomobile Bewegungsabschnitte, blockierte Gelenke etc). Ebenso können die Ursachen (Störfaktoren) im Bereich der Extremitäten liegen (z. B. kontrakte Schulter-Innenrotatoren). Diese wirken sich über „rücklaufende bremsende Bewegungsimpulse" hemmend auf die Primärbewegung der Thoraxhebung aus. Ist die Thoraxhebung beeinträchtigt, so werden die weiterlaufenden Bewegungen der Primärbewegungen Beckenkippung und Inklination ebenfalls gebremst.

MEMO

Primärbewegungen, auslaufende und rücklaufende Bewegungen stehen in einer gesetzmäßigen Abhängigkeit zueinander. Die Tatsache der Kopplung und gegenseitigen Beeinflussung von Rumpf und Extremitäten stellt somit die Basis für die Diagnostik und Therapie der Funktionskrankheiten dar. Nur unter Berücksichtigung dieser Tatsache ist es möglich, alle Störfaktoren zu diagnostizieren und zu therapieren.

ZUSAMMENFASSUNG

- Die Basis für eine optimale, physiologische und ökonomische Belastung der Strukturen des Bewegungssystems bildet die dynamische aufrechte Körperhaltung (AH).
- Sie beinhaltet eine harmonische thorakolumbale Lordose und zervikothorakale Streckung. Diese schließt funktionell eine Hyperlordose der LWS aus.
- Das Zahnradmodell dient als vereinfachte Darstellung zur Veranschaulichung der neurophysiologisch gekoppelten Bewegungsprogramme des Rumpfes und der Extremitäten in der aufrechten Körperhaltung und der Belastungshaltung.
- Jedes der drei Zahnräder repräsentiert eine Primärbewegung. Die Primärbewegungen Beckenkippung, Thoraxhebung und Inklination leiten einerseits weiterlaufende Bewegungen in der Wirbelsäule, andererseits auslaufende Bewegungen in den Extremitäten ein.
- Auslaufende Bewegungen können fördernd oder bremsend sein. Von den Extremitäten können sowohl rücklaufende bremsende als auch rücklaufende fördernde Bewegungsimpulse auf die Primärbewegungen wirken.
- Durch weiterlaufende, auslaufende und rücklaufende Bewegungsimpulse kommt es zu einer gegenseitigen Koppelung der Bewegung von Rumpf und Extremitäten, welche im Befund und in der Therapie berücksichtigt werden müssen.

2

ÜBERPRÜFEN SIE IHR WISSEN

- Beschreiben Sie die thorakolumbale Lordose und die zervikothorakale Streckung. Wie unterscheidet sich die thorakolumbale Lordose von der Hyperlordose der LWS?
- Nennen Sie die Bewegungskomponenten der aufrechten Haltung und der Belastungshaltung.
- Was sind Primärbewegungen und weiterlaufende Bewegungen?
- Was versteht man unter auslaufend fördernden und bremsenden Bewegungsimpulsen sowie rücklaufend fördernden und bremsenden Bewegungsimpulsen?

2.2   Bewegungsmuster des Rumpfes in der aufrechten Körperhaltung und in der Belastungshaltung

LERNZIELE

Kenntnisse über
- die Beckenkippung und -aufrichtung mit ihren Auswirkungen auf die Hüftgelenke
- die Thoraxhebung und -senkung mit ihren Auswirkungen auf die Strukturen der Wirbelsäule, des ISG, des ACG, SCG und auf die Sternokostalgelenke
- die Inklination und Reklination mit ihren Auswirkungen auf die oberen Kopfgelenke, die Intervertebralgelenke der HWS und auf die Kiefergelenke
- die zuggurtende Muskulatur
- Ursachen für die Einnahme der BH im Alltag
- kurz- und längerfristige Folgen der BH

Die Wirbelsäule bildet zusammen mit Kopf, Thorax und Becken die Funktionseinheit des Körperstamms. Nur durch das Zusammenwirken aller Primärbewegungen kann die Einnahme der aufrechten Körperhaltung gewährleistet werden.

2.2.1   Beckenkippung und Beckenaufrichtung

Die **Beckenkippung** im Sitz ist eine Bewegung des Beckens nach vorne, wobei sich die Spinae nach **vorne-unten** bewegen. Das Becken bewegt sich primär um das Drehzentrum Tuber ischiadicum. Die Beckenkippung beinhaltet eine weiterlaufende thorakolumbale Lordose und auslaufend eine sichtbare Hüft-Flexion vom proximalen Hebelarm. In der aufrechten Köperhaltung resultiert für den Patienten ein spürbarer ventraler Tuberkontakt.

Bei der **Beckenaufrichtung** bewegt sich das Becken nach **hinten-unten**. Weiterlaufend kommt es zur Kyphosierung der Wirbelsäule und zur Abnahme der Hüft-Flexion. Der Patient verspürt, je nach Stärke der Beckenaufrichtung, einen dorsalen Tuberkontakt oder sitzt hinter den Tubern (◘ Abb. 2.4a).

Im Stand befindet sich das Drehzentrum für die Beckenkippung und -aufrichtung im Hüftgelenk. Ebenso wie in der ASTE Sitz bewegen sich die Spinae bei der Beckenkippung nach ventral-kaudal. Im Weiteren beinhaltet sie eine weiterlaufende thorakolumbale Lordose und eine nur kleine Hüft-Flexion vom proximalen Hebelarm (◘ Abb. 2.4b).

Sowohl im Sitz als auch im Stand kommt es durch die Beckenkippung zur Zunahme der Körpergröße. Die Bewegungsamplitude von der Beckenaufrichtung zur Beckenkippung ist jedoch im Stand wesentlich kleiner.

PRAXISTIPP

- Die Erarbeitung der Beckenkippung im Sitz ist leichter als im Stand, da die Beckenbewegung im Sitz aufgrund des größeren Bewegungsausschlages leichter zu erspüren ist.
- Eine im Sitz erarbeitete Beckenkippung kann nicht auf die Ausgangsstellung Stand übertragen werden, da um unterschiedliche Drehzentren bewegt wird. Des Weiteren werden, aufgrund der kleineren Unterstützungsfläche im Stand, die Stell- und Haltereflexe stärker aktiviert. Die Anforderung an den funktionellen Synergismus der Muskulatur ist erhöht (vgl. ► Kap. 2.5, S. 50).

Auswirkung auf das Hüftgelenk

Die untere Extremität übernimmt neben der bewegenden im Wesentlichen eine tragende Funktion. Die Gewichts-

a

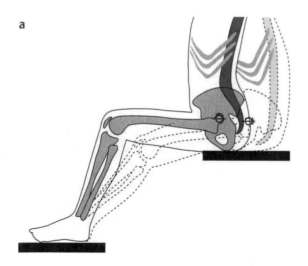

b

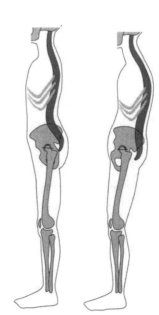

Abb. 2.4 a, b. Beckenkippung und Beckenaufrichtung im Sitz (a) und im Stand (b; modifiziert nach Brügger 1980)

kraft des Körpers wird über die Hüftgelenke auf die Beine übertragen. Für die physiologische Belastung des Hüftkopfes spielt die Stellung der Gelenkpfanne mit den damit verbundenen Bewegungen des Beckens eine entscheidende Rolle. Im Hüftgelenk werden die Gewichtskräfte von kranial nach kaudal übertragen. Die Kraftübertragung kann nur über der horizontal verlaufenden Mittellinie des Hüftkopfes erfolgen (über dem „Horizont"). Dies setzt eine optimale Positionierung des Beckens voraus, so dass die Kontaktfläche (Fläche, an der sich der Gelenkkopf und die Facies lunata der Gelenkpfanne berühren) über dem Horizont liegt.

Je stärker das Becken aufgerichtet wird, desto mehr Kontaktfläche rutscht unter den Horizont und steht der Kraftübertragung nicht mehr zur Verfügung (◘ Abb. 2.4a, b). Die Belastungsfläche (der Anteil der Kontaktfläche, welcher der Kraftübertragung dient) wird kleiner. Da das einwirkende Körpergewicht immer gleich bleibt, wirken größere Kräfte auf eine kleinere Belastungsfläche ein. Es kommt zu Druckspannungsspitzen an der vorderen oberen Gelenkpfanne und zentral am Hüftkopf. Der dorsale Bereich des Hüftkopfes wird zu wenig belastet.

Werden Strukturen durch die Beckenaufrichtung längerfristig unphysiologisch belastet, so kann es aufgrund pathophysiologischer Bildungsreize zu strukturellen Umwandlungsprozessen (Arthrose) kommen. Je besser das Becken gekippt wird, desto mehr Kontaktfläche befindet sich über dem Horizont und steht als Belastungsfläche der Kraftübertragung zur Verfügung. Das zu übertragende Körpergewicht wird gleichmäßig verteilt. Die Beckenkippung gewährleistet eine optimale Überdachung des Hüft-

kopfes, die Strukturen des Hüftgelenks erhalten physiologischen Bildungsreize.

MEMO

Eine optimale Überdachung der Hüfte ist nur über eine ausreichende Beckenkippung möglich.

Im Sitz erfolgt die Ableitung des Körpergewichts einerseits über die Hüftgelenke, anderseits über die Tuber. In der Ausgangsstellung Stand ist die Bedeutung der Beckenkippung noch größer als im Sitz, da die gesamte Gewichtskraft über die Hüftgelenke abgeleitet wird.

2.2.2 Thoraxhebung und Thoraxsenkung

Bei der Primärbewegung Thoraxhebung bewegt sich der Thorax nach vorne und oben. Durch die Thoraxhebung entsteht weiterlaufend nach kaudal die thorakolumbale Lordose, nach kranial die zervikothorakale Streckung. Im Weiteren ergeben sich auslaufende Bewegungsimpulse auf den Schultergürtel und die Arme.

In der aufrechten Körperhaltung ruht der Schultergürtel in Retroposition auf dem Thorax. Die Thoraxhebung bestimmt die Stellung der Schulterblätter. Bei der Thoraxsenkung wird der Thorax nach hinten und unten gesenkt. In Verbindung mit der Beckenaufrichtung entsteht eine großbogige Kyphose der LWS, BWS und der unteren HWS.

Wirken Drehmomente auf Wirbelsäule oder Becken, so muss die Muskulatur diesen Kräften durch eine entsprechende Zuggurtung entgegen wirken. Diese Zuggurtung kann vom M. erector trunci und von den Beckenkippern geleistet werden. Die in der BH verlängerte Muskulatur hat einen schlechten mechanischen Wirkungsgrad, da die Zahl der möglichen Aktin-Myosin-Brücken aufgrund der kleinen Überlappung sehr gering ist (Silbernagel u. Despopoulos 1983). Es kommt zur Überlastung der Muskulatur und auf Dauer zu mechanischen Überlastungsödemen (OGE), da die Muskulatur monotone Haltearbeit ausführen muss.

In der aufrechten Körperhaltung verringern sich die ventralen Drehmomente der Wirbelsäule (◘ Abb. 2.4b). Durch die Beckenkippung entsteht ein ventrales Drehmoment des Beckens. Wirbelkörper und Bandscheiben werden axial belastet. Einwirkende Druckkräfte werden annähernd gleichmäßig verteilt, die Querschnittbelastung pro Quadratmillimeter ist geringer. Alle Strukturen erfahren eine kleinstmögliche Beanspruchung auf Zug und Druck, sie werden optimal belastet. Es wirken neurophysiologische Bildungsreize auf die Strukturen ein.

Die Belastbarkeit der knöchernen Strukturen der Wirbelsäule erhöht sich in der dynamisch aufrechten Körperhaltung um ein Vielfaches, was durch axiale Beschleunigungsversuche (mittels Schleudersitzen) an Leichenwirbelsäulen bestätigt werden konnte (Ewing, King u. Prasad 1972). Diese Untersuchungen dienten dem Ziel, optimale Pilotensitze zu konstruieren, um ventrale Kompressionsfrakturen der Wirbelsäule zu vermeiden. Durch Lordosierung der Wirbelsäule mittels eines bei L1 angebrachten 5 cm dicken Holzblocks konnte, im Gegensatz zu kyphosierten Leichenwirbelsäulen, eine deutlich reduzierte Frakturanfälligkeit bei axialer Beschleunigung gemessen werden.

Zusätzlich hat die in aufrechter Haltung angenäherte, zuggurtende Muskulatur einen größeren mechanischen Wirkungsgrad, sie kann ökonomischer arbeiten.

MEMO

Die Wirbelsäule kann in der aufrechten Haltung ihre Tragefunktion optimal gewährleisten.

Auswirkungen auf das Iliosakralgelenk

Durch das Zusammentreffen des ventralen Drehmoments der Wirbelsäule und des dorsalen Drehmoments des Beckens in der Belastungshaltung entsteht eine Nutationsbewegung im ISG. Aufgrund der geringen, schnell ausge-

schöpften Bewegungsmöglichkeit im ISG werden die Bänder durch die entstehenden **Scherkräfte** unter Zug gesetzt. Da die Elastizität der Bänder (3–6 %) sehr schnell erreicht ist, werden die Zugspannungen der Bänder nozizeptiv registriert.

In der aufrechten Haltung kommt es durch das ventrale Drehmoment der Wirbelsäule und des Beckens zu einer scherkraftfreien Situation und damit zur Stabilisation des ISG. Die Strukturen werden optimal belastet und erfahren ihre neurophysiologischen Bildungsreize.

Auswirkungen auf die Sternoklavikular- (SCG), Akromioklavikular- (ACG) und Sternokostalgelenke

In der Belastungshaltung gleitet der Schultergürtel nach vorne in die Protraktion. Es kommt zu einer Kraftableitung der Gewichte des Schultergürtels und der Arme über die Klavikula auf die Akromioklavikular- und Sternoklavikulargelenke. Die Gelenke werden in der BH vermehrt auf Druck belastet und sind nach dorsal leicht geöffnet. Die vorderen Anteile der Gelenkflächen erfahren eine sehr hohe Druckbelastung. Bänder und Kapseln werden dorsal verstärkt unter Zugspannung gesetzt.

Diese Kompressions- und Scherbelastungen werden nozizeptiv registriert. Durch die Fehlbelastung des Knorpels und die Zugbelastung der Gelenkkapsel kommt es zu einer erhöhten Synovialproduktion. Der entstehende Erguss befindet sich in der BH aus Platzgründen verstärkt dorsal, es kommt zu einer intraartikulären Raumforderung. Die Einnahme der aufrechten Haltung wird nun behindert, da der Erguss durch die Einahme der aufrechten Körperhaltung komprimiert und die Gelenkkapsel gespannt wird. Das subkortikal veränderte Haltungsprogramm strebt eine Gelenkstellung an, in der die Kapsel am entspanntesten ist. Die Skapula-Deppressoren/-Adduktoren sowie die Rumpf-Extensoren werden hypoton tendomyotisch geschaltet.

In der Belastungshaltung sind neben dem ACG und SCG die Sternokostalgelenke (aufgrund des anatomischen Verlaufs der Rippen nach medial-kranial, insbesondere das 5. und 6.) Druck- und Scherkräften ausgesetzt und neigen über einen längeren Zeitraum zum Gelenkerguss.

In der AH werden die Gewichte von Schultergürtel und Armen auf die Wirbelsäule abgeleitet. ACG, SCG und Sternokostalgelenke sind entlastet.

Auswirkungen auf den Brust- und Bauchraum

Durch die Thoraxsenkung und Beckenaufrichtung kommt es zur Annäherung von Sternum und Symphyse und damit zu einer **Verkleinerung des Brust- und Bauchraums**, wodurch die inneren Organe in ihrer Funktion beeinträchtigt werden können. Die inneren Organe, welche nicht komprimierbar sind, werden nach kranial, kaudal und ventral verschoben. Das Zwerchfell kann sich in dieser Situation nur ungenügend senken, die Vitalkapazität der Lunge wird reduziert.

Durch Reduktion der abdominalen Atembewegung und der damit verbundenen verringerten rhythmischen Mobilisation des Darms („Massagewirkung") kann sich eine funktionell bedingte Obstipation entwickeln. Ebenso besteht eine erhöhte Gefahr von Zwerchfell- und Bauchwandhernien. Es resultiert eine hohe Druckbelastung auf die Blase und den Beckenboden. Der Beckenboden arbeitet nun monoton statisch, um dem intraabdominalen Druck entgegenzuwirken. Dies kann eine funktionelle Insuffizienz des Beckenbodens mit resultierender Harninkontinenz zur Folge haben (Rock 1998). In der aufrechten Körperhaltung kommt es zur intraabdominalen Druckentlastung, es liegen optimale Platzverhältnisse für die Brust- und Bauchorgane vor.

2.2.3 Inklination und Reklination

Bei der Inklination bewegt sich das Hinterhaupt nach hinten und oben. Sie beinhaltet eine Flexion in den oberen Kopfgelenken. Weiterlaufend kommt es zur Einleitung der zervikothorakalen Streckung und zum Kieferschluss. Diese Kopfstellung ist Bestandteil der aufrechten Körperhaltung.

Die Belastungshaltung führt aufgrund des aufgerichteten Beckens und des gesenkten Thorax zu einer Reklination, welche eine Extension in den oberen Kopfgelenken beinhaltet. Weiterlaufend kommt es zu einer Verstärkung der HWS-Lordose in der mittleren und oberen HWS oder zu einer Ventraltranslation des Kopfes sowie zur Kieferöffnung.

Auswirkungen auf Strukturen der HWS und die Kiefergelenke

In der Belastungshaltung entsteht, durch die Verlagerung des Kopfes nach ventral, ein großes ventrales Drehmoment im Bereich von C0/C1 (◻ Abb. 2.5a, S. 38). Die Reklinatoren und HWS-Extensoren müssen zur Stabilisation des Kopfes eine starke Zuggurtung aufbringen und neigen durch den hohen Muskeltonus und die monotone Aktivität zur Einlagerung von muskulären Überlastungsödemen (OGE). Die ventrale Halsmuskulatur (infra- und suprahyale Muskeln) ist in der BH verlängert und zieht den Unterkiefer in die Mundöffnung (Abduktion). Diesem Zug wird aktiv über die Kieferadduktoren (M. masseter, M. tempo-

ralis etc.) entgegengewirkt, so dass der Mund geschlossen bleibt. Auch in diesen Muskeln können sich auf Dauer muskuläre Überlastungsödeme einlagern. Durch die Zunahme der HWS-Lordose der oberen und mittleren HWS kommt es zu einer erhöhten Druckbelastung der Intervertebralgelenke. Die Strukturen werden maximal und unökonomisch belastet. Das Bewegungsausmaß des Kopfes (z. B. in Rotation) ist in der BH deutlich verringert.

Durch die Einnahme der AH mit Inklination der oberen Kopfgelenke und Streckung der HWS wird das ventrale Drehmoment verringert. Die zuggurtenden, extensorisch wirkenden Muskeln müssen weniger Kraft aufbringen, um den Kopf zu stabilisieren. Die Reklinatoren und HWS-Extensoren können ökonomischer arbeiten. Durch die weiterlaufende zervikothorakale Streckung befinden sich die Intervertebralgelenke in einer physiologischen Mittelstellung. Die Strukturen werden physiologisch belastet.

2.2.4 Ursachen für die überwiegende Einnahme der BH im Alltag

Kleine Kinder bewegen sich noch viel im Programm der aufrechten Körperhaltung. Folgende Faktoren drängen Kinder und Jugendliche mehr und mehr in die Belastungshaltung:

— Nachahmen der Erwachsenen, die sich in der Belastungshaltung befinden,
— Bewegungsarmut oder Bewegungsmangel (frühzeitiges Erlernen des langen Sitzens im Kindergarten, in der Schule, während des Studiums/der Ausbildung und später im Beruf),
— Bus- oder Autofahrten zur Schule/zum Arbeitsplatz,
— wenig Ausgleich und Bewegung in der Freizeit (sitzende Tätigkeiten vor dem Fernseher/Computer),
— unergonomisches Mobiliar (zu niedrige Stühle, Tische, weiche Sofas),
— eine die krumme Körperhaltung fördernde Kleidung (zu enge Jeans, enge Miniröcke, Absatzschuhe, offene Schuhe),
— die innere Einstellung (Belastungshaltung ist eine „lässige" und „coole" Haltung, aufrechte Körperhaltung wirkt „arrogant" und „streberhaft", mangelndes Selbstbewusstsein oder die aktuelle schlechte Gefühlslage drängt in die Belastungshaltung),
— ungünstige Konstitution (große Menschen, Frauen mit großer Brust),
— ein ungünstiges soziales Umfeld (Mobbing am Arbeitsplatz)
— sowie Stress (Schultern werden hochgezogen).

Die aufrechte Haltung wird im Alltag zunehmend verdrängt. Es überwiegt das Programm der Belastungshaltung.

2.2.5 Kurzfristige und längerfristige Folgen der BH

In der Belastungshaltung werden viele Strukturen des Bewegungssystems unphysiologisch belastet und lösen verstärkt Nozizeptorenaktivität aus. Ist die zeitliche und örtliche Summation des nozizeptiven Inputs entsprechend hoch, so wird supraspinal der nozizeptive somatomotorische Blockierungseffekte (NSB) ausgelöst. Die dadurch organisierte transitorische arthrotendomyotische und infrastrukturelle Reaktion hat die aufrechte Körperhaltung als Ziel, da diese die Aktivität der Nozizeptoren auf ein physiologisches Maß reduziert (◘ transitorische Störfaktoren, ▶ Kap. 1.3.5, S. 21 ff.).

Die Einnahme der Belastungshaltung im Alltag stellt keine Gefährdung für die Strukturen des Bewegungssystems dar, solange sie ausreichend durch die aufrechte Körperhaltung kompensiert wird. Dynamische neurophysiologische Haltungs- und Bewegungsprogramme bewirken eine optimale strukturelle Beanspruchung und somit **neurophysiologische formative Bildungsreize**. Da alle Strukturen des Körpers physiologischen Auf- und Abbauprozessen unterliegen, sind neurophysiologische formative Bildungsreize Voraussetzung, um dies zu gewährleisten.

MEMO

„Es ist die Funktion, die das Organ formt."
(Lamarck, 1744–1829 und Saint-Hilaire, 1772–1844)

Überwiegt im Alltag jedoch die Belastungshaltung gegenüber der aufrechten Haltung, so kann es zur Ausbildung von Kontrakturen und muskulären Überlastungsödemen kommen. Diese lösen eine persistierende arthrotendomyotische Reaktion aus. Die fortgesetzte, monoton-statische Belastungshaltung und die zum Schutz der Störfaktoren ausgelösten pathophysiologischen Haltungs- und Bewegungsprogramme bedeuten eine erhöhte bis maximale Belastung für viele Strukturen. Diese **pathophysiologischen Bildungsreize** führen zu strukturellen Umwandlungsprozessen und langfristig zum Verschleiß der geweblichen Strukturen. Es entwickeln sich degenerative Veränderungen (vgl. ▶ Kap. 2.2.1, ▶ Kap. 2.2.2 u. ▶ Kap. 2.2.3).

PRAXISTIPP

Da im Alltag bei den meisten Menschen die Belastungshaltung gegenüber der aufrechten Körperhaltung überwiegt, liegt ein wesentliches Ziel der Therapie im Wiedererlernen und Automatisieren der dynamischen Haltungs- und Bewegungsprogramme der aufrechten Körperhaltung.

ZUSAMMENFASSUNG

- Die Beckenkippung ist eine Bewegung des Beckens nach vorne, wobei sich die Spinae nach vorne-unten bewegen. Sie beinhaltet eine weiterlaufende thorakolumbale Lordose und auslaufend eine sichtbare Hüft-Flexion vom proximalen Hebelarm. Das Becken bewegt sich primär um das Drehzentrum Tuber ischiadicum.
- Im Stand befindet sich das Drehzentrum für die Beckenkippung und -aufrichtung im Hüftgelenk.
- Je stärker die Beckenaufrichtung ist, umso kleiner wird die Belastungsfläche des Hüftgelenks. Dies kann aufgrund der unphysiologischen Belastung der Strukturen auf Dauer zu strukturellen Umwandlungsprozessen (Arthrose) führen.
- Im Sitz erzeugt die Beckenaufrichtung im Zusammenhang mit der Thoraxsenkung ventrale Drehmomente in der WS und ein dorsales Drehmoment im Becken. Dadurch ausgelöste Biegespannungen in der WS und Scherkräfte im ISG belasten die Wirbelkörper, die Bänder und die dorsalen kollagenen Fasern der Bandscheibe maximal. Auf lange Sicht kann es durch die einwirkenden pathophysiologischen Bildungsreize zum Verschleiß der Strukturen kommen (Degeneration, Bandscheibenvorfall).
- Im SCG, ACG und den Sternokostalgelenken kommt es durch die mechanische Kompressions- und Scherbelastung langfristig zum Erguss.
- Durch die Verkleinerung des Brust- und Bauchraums werden innere Organe in ihrer Funktion beeinträchtigt.
- Diese unphysiologische Beanspruchung der Strukturen erhöht die Nozizeptorenaktivität und löst bei entsprechender Stärke über den NSB eine transitorische ATMR aus.

2

ZUSAMMENFASSUNG (Fortsetzung)

- Die AH bedeutet für die Strukturen eine optimale Belastung mit physiologischen formativen Bildungsreizen. Diese gewährleisten physiologische Auf- und Abbauprozesse der Strukturen. Strukturelle Veränderungsprozesse werden vermieden.

ÜBERPRÜFEN SIE IHR WISSEN

- Definieren Sie die Beckenkippung im Sitz und im Stand.
- Welche Auswirkung hat die Beckenaufrichtung auf das Hüftgelenk und in welcher Stellung findet eine optimale Überdachung des Hüftgelenks statt?
- Beschreiben Sie die Thoraxhebung und die Inklination.
- Welche kurzfristigen und langfristigen Auswirkungen haben die Beckenaufrichtung, Thoraxsenkung und die Reklination auf die Strukturen der Wirbelsäule, das ISG, ACG, SCG, die Sternokostal- und Kiefergelenke und auf den Brust- und Bauchraum?
- Welche Ursachen gibt es für die überwiegende Einnahme der BH im Alltag?

2.3 Bewegungsmuster der unteren Extremität

LERNZIELE

Kenntnisse über
- den Gestängemechanismus im Sitz
- auslaufende Bewegungsimpulse von der Beckenkippung auf die untere Extremität
- die Stellung des Beckens und der unteren Extremität in der aufrechten Körperhaltung
- rücklaufende fördernde und bremsende Bewegungsimpulse von der unteren Extremität auf den Rumpf
- Auswirkungen von Störfaktoren der unteren Extremität auf den Rumpf

Bewegungen des Beckens und der Beine sind in der Ausgangsstellung Sitz (Punctum fixum Füße) nicht isoliert

voneinander zu betrachten. Diese sind über den **Gestängemechanismus** (Brügger 1980) miteinander gekoppelt.

2.3.1 Der Gestängemechanismus im Sitz

Da im Sitz das Drehzentrum für die Beckenbewegung im Tuber liegt, beschreibt das Hüftgelenk bei der Bewegung der Beckenkippung und der Beckenaufrichtung einen großen bogenförmigen Weg nach vorne bzw. nach hinten. Es kommt zum „Vorwärtsschieben" und „Rückwärtsziehen" des Ober- und des Unterschenkels mit den resultierenden Bewegungen im Hüft- Knie- und Sprunggelenk. Diese mit der Beckenbewegung gekoppelten Bewegungen von Oberschenkel und Unterschenkel werden von Brügger als Gestängemechanismus definiert ($\blacksquare$ Abb. 2.6).

Die Primärbewegung der Beckenkippung leitet weiterlaufend nach kranial die thorakolumbale Lordose und nach kaudal die auslaufenden Bewegungsimpulse auf die untere Extremität ein.

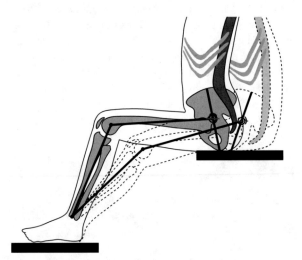

Abb. 2.6. Gestängemechanismus der unteren Extremität im Sitz bei Fuß Punctum fixum und Becken Punctum mobile (modifiziert nach Brügger 1980).

2.3.2 Auslaufende Bewegungsimpulse von der Primärbewegung Beckenkippung

Von der Primärbewegung Beckenkippung kommt es zu auslaufenden Bewegungsimpulsen auf die untere Extremität. Im Sitz ergibt sich daraus die funktionelle Einstellung der Fuß-Beinachsen ($\blacksquare$ Tab. 2.1). Voraussetzung ist, dass:

- die Füße Bodenkontakt haben, so dass sie ein Punctum fixum darstellen,

◼ Tab. 2.1. Auslaufende Bewegungsimpulse bei Beckenkippung und Beckenaufrichtung auf die untere Extremität

Gelenk	Primärbewegung Beckenkippung ↓ Auslaufende Bewegung auf die untere Extremität:	Beckenaufrichtung ↓ Auslaufende Bewegung auf die untere Extremität:
Hüftgelenk	• Flexion • Abduktion • Außenrotation (aufgrund der Beugeebene des Hüftgelenks)	• Extension • Adduktion • Innenrotation
Kniegelenk	• Flexion • Innenrotation (Die in der ASTE eingestellte Knie-Außenrotation vom distalen Hebelarm wird vom proximalen Hebelarm zur Rotationsnullstellung neutralisiert. Die Rotationsnullstellung bedeutet eine physiologische Belastung des Kniegelenks.)	• Abnahme der Knie-Flexion • Außenrotation
Oberes Sprunggelenk	• Dorsalextension	• Plantarflexion
Unteres Sprunggelenk	• Pronation vom proximalen Hebelarm • Es entsteht eine subtalare Verwringung des Vorfußes mit einem gleichmäßigen 3-Punkte-Kontakt von Großzeh-, Kleinzehballen und der gesamten Ferse.	• Supination

- die Füße leicht nach außen (leichte Knie-Außenrotation) zeigen und
- keine starken Störfaktoren vorliegen.

PRAXISTIPP

Der Gestängemechanismus im Sitz kann therapeutisch genutzt werden, um die Entstehung weiterer Störfaktoren zu vermeiden. Bandscheibenpatienten mit noch vorhandener Fußheberparese neigen zur Kontraktur der Plantarflexoren und Supinatoren aufgrund mangelnder Impulse durch exzentrische Kontraktion. Durch Einnahme der Beckenkippung wird über den Gestängemechanismus vom proximalen Hebelarm die Dorsalextension und Pronation eingeleitet, so dass die Gefahr einer Spitzfußstellung vermieden wird.

2.3.3 Stellung des Beckens und der unteren Extremität in der AH

Die Gelenkstellungen des Beckens und der unteren Extremität in der aufrechten Körperhaltung sind in ◼ Tab. 2.2, S. 44 beschrieben. Je größer das Bewegungsausmaß in die Beckenkippung ist, desto größer ist die auslaufende Hüft-Abduktion und -Außenrotation. Diese Bewegungskopplung ist zwingend und liegt an der Beugeebene des Hüftgelenks. Sie ist aufgrund der Pfannenstellung nach ventro-la-

teral abduzierend und außenrotierend. Es resultiert eine größere Knie-Innenrotation vom proximalen Hebel. Zur Neutralisation ist von distal mehr Knie-Außenrotation nötig. Der Fuß zeigt mehr nach außen.

MEMO

Die Beinachseneinstellung ist abhängig vom Grad der Beckenkippung. Aus funktioneller Sicht können keine festen Winkelgrade bezüglich der Hüft-Abduktion und -Außenrotation sowie der Fußstellung angegeben werden.

2.3.4 Rücklaufende Bewegungsimpulse von der unteren Extremität auf den Rumpf

Rücklaufende Bewegungsimpulse können sowohl fördernd als auch bremsend auf die Beckenkippung und die weiteren Primärbewegungen wirken.

Die neurophysiologische Stellung der Beinachsen in der AH wirkt sich rücklaufend fördernd aus. Diese wird durch den funktionellen Synergismus der gelenkstabilisierenden Muskulatur gewährleistet. Die Einnahme der aufrechten Körperhaltung ist störungsfrei möglich. Rücklaufend bremsend wirken sich die in ◼ Tab. 2.3, S. 44 beschriebenen Funktionen aus.

2

◼ **Tab. 2.2.** Stellung des Beckens und der unteren Extremität in der aufrechten Körperhaltung

	Stellung in AH
Becken	• **Beckenkippung** • weiterlaufend **thorakolumbale Lordose**
Hüftgelenk	• **Flexion** (sollte nicht über 90° sein, dies ergibt sich aus der richtigen Stuhlhöhe) • **Abduktion** (im entsprechenden Verhältnis zur Beckenkippung) • **Außenrotation** (Unterschenkellängsachse sollte senkrecht stehen) • **Stand:** leichte FLEX/ABD/ARO
Kniegelenk	• **Flexion** (je nach Stuhlhöhe ca. 90°) • **Rotationsnullstellung** (Oberschenkel- und Fußlängsachse [Strahl d. Metatarsale II] stehen in Verlängerung) • **Stand:** EXT, keine Überstreckung
Oberes Sprunggelenk	• **0-Stellung**
Unteres Sprunggelenk	• **0-Stellung bezüglich Inversion/Eversion** • **Pronation/subtalare Fußverwringung** (gleichmäßiger 3-Punkte-Kontakt von Großzeh-, Kleinzehballen und der gesamten Ferse)
Zehen	• **0-Stellung im MTP, DIP, PIP**

◼ **Tab. 2.3.** Bremsende und fördernde rücklaufende Bewegungsimpulse von der unteren Extremität auf die Primärbewegung Becken

Bremsende rücklaufende Bewegungsimpulse	Fördernde rücklaufende Bewegungsimpulse
Beckenaufrichtung (BA), Hüft-Extension	**Beckenkippung (BK)**
Hüft-Flexion über 90° (Der Oberschenkel schiebt das Becken in die BA.)	funktioneller Synergismus der **Hüft-Extensoren** mit den -Flexoren in ca. 90° Hüft-Flexion
Hüft-Adduktion	funktioneller Synergismus der **Hüft-Abduktoren** mit den -Adduktoren in einer der Beckenkippung entsprechenden Hüft-Abduktionsstellung
++ Hüft-Abduktion (Wenn sich die Hüft-ADD nicht optimal verlängern können, können sie sich vom proximalen Hebelarm über die BA wieder annähern, da sie im Sitz Hüft-Extensoren sind.)	
Hüft-Innenrotation	funktioneller Synergismus der **Hüft-Außenrotatoren** mit den -Innenrotatoren in einer leichten Hüft-Außenrotationsstellung
++ Hüft-Außenrotation (ist häufig mit der ++ Hüft-ABD gekoppelt)	
Knie-Extension aus der eingestellten Beinachse im Sitz (rücklaufend → BA über ischiokrurale Muskulatur)	funktioneller Synergismus der **Knie-Flexoren** mit den -Extensoren in einer 90° Stellung des Knies, abhängig von der Stuhlhöhe
++ **Knie-Flexion** → die dadurch verkleinerte Unterstützungsfläche verlangt eine SP-Verlagerung nach dorsal. Es entsteht eine BA oder ein dorsaler Überhang.	
Knie-Innenrotation (rücklaufend Hüft-ADD → BA)	funktioneller Synergismus der **Knie-Außenrotatoren** mit den -Innenrotatoren
++ Knie-Außenrotation (rücklaufend ++ Hüft-ABD → BA)	
Fuß-Plantarflexion (führt via Gestängemechanismus über die Knie-EXT → BA)	funktioneller Synergismus der **Fuß-Dorsalextensoren** mit den -Plantarflexoren in einer 0-Stellung
Fuß-Supination (→ Knie-IRO → Hüft-ADD → BA; oder → ++ Hüft-ABD → BA)	funktioneller Synergismus der **Fuß-Pronatoren** mit den -Supinatoren
++ **Fuß-Pronation**	
Inversion (→ ++ Hüft-ABD → BA)	**subtalare Vorfußverwringung**
Eversion (→ Hüft-ADD/IRO → BA)	
Zehen-Flexion und Kleinzeh-Opposition (kontrakte Zehen-FLEX als 2-gelenkige Muskeln werden geschützt über hypertone Plantarflexoren → hypertone Knie-FLEX → hypertone Hüft-EXT → BH)	funktioneller Synergismus der Zehen-Extensoren und -Flexoren in einer 0-Stellung im MTP, PIP und DIP

2.3.5 Auswirkungen von Störfaktoren der unteren Extremität auf das Bewegungssystem

Liegen Störfaktoren im Bereich der unteren Extremität vor, so wird der Gestängemechanismus reflektorisch gebremst. Patienten, die habituell mit nach innen gedrehten Füßen sitzen, können z. B. eine Kontraktur oder ein muskuläres Überlastungsödem der Fuß-Supinatoren entwickeln.

Zum Schutz der kontrakten Fuß-Supinatoren werden die Fuß-Pronatoren und Knie-Außenrotatoren hypoton tendomyotisch geschaltet. Über die nach kranial eingeleitete Knie-Innenrotation, Hüft-Adduktion, und -Innenrotation wird das Becken über rücklaufende bremsende Impulse in die Beckenaufrichtung gedrängt. Diese Muskelfunktionsgruppen werden hyperton tendomyotisch geschaltet. Weiterlaufend kommt es nach kranial zur Bremsung der Primärbewegungen Thoraxhebung und Inklination. Die Extensionsfähigkeit der Wirbelsäule ist eingeschränkt. Die Ursache hierfür liegt nicht in Störfaktoren der Wirbelsäule, sondern in der Kontraktur der Fuß-Supinatoren.

Durch die mangelnde Thoraxhebung können im Weiteren auslaufende Bewegungen der oberen Extremität gebremst werden. So ist z. B. die endgradige Schulter-Flexion eingeschränkt. Die zum Schutz der kontrakten Muskulatur ausgelöste persistierende ATMR bleibt häufig nicht auf die untere Extremität begrenzt. Vielmehr kann sie über rücklaufende bremsende Impulse durch das **Bewegungsprogramm der Belastungshaltung** auch den Rumpf und auslaufend die obere Extremität in den Schutz einbeziehen. So könnten die Rumpf-Flexoren hyperton und die Rumpf-Extensoren hypoton tendomyotisch geschaltet werden. Werden diese bei der Einnahme der aufrechten Haltung aktiviert, so könnte es zum Kontraktionsschmerz im Bereich der Rumpf-Extensoren kommen.

MEMO

Störfaktoren der unteren Extremität können über rücklaufende, weiterlaufende und auslaufende bremsende Bewegungsimpulse eine ATMR und Schmerzen in entfernten Muskelfunktionsgruppen am Rumpf und an den Extremitäten auslösen. Der Schutz wird über das Bewegungsprogramm der Belastungshaltung organisiert.

Wird das zum Schutz der Kontrakturen aktivierte Bewegungsprogramm der Belastungshaltung über einen längeren Zeitraum benötigt, so können sich aus den hyperton tendomyotisch geschalteten Muskelfunktionsgruppen (hier: Rumpf-Flexoren) reaktive Störfaktoren (Kontrakturen und muskuläre Überlastungsödeme) entwickeln. Im Weiteren kann es über die Fehlbelastung der Strukturen zu degenerativen Veränderungen, wie z. B. einem Bandscheibenvorfall, kommen.

ZUSAMMENFASSUNG

- Die Bewegungen des Beckens und der Beine sind im Sitz über den Gestängemechanismus miteinander gekoppelt.
- Die Primärbewegung der Beckenkippung führt auslaufend zu einer Hüft-Flexion, -Abduktion, und -Außenrotation. Im Kniegelenk kommt es auslaufend zu einer Knie-Flexion und -Innenrotation. Die in der ASTE vom distalen Hebelarm eingestellte Knie-Außenrotation wird vom proximalen Hebelarm durch die Knie-Innenrotation zur Rotationsnullstellung in der aufrechten Haltung neutralisiert. Im Sprunggelenk entsteht auslaufend eine Dorsalextension und Pronation.
- Die Einstellung der Fuß-Beinachsen ist somit abhängig vom Grad der Beckenkippung.
- Die physiologische Stellung der Beinachsen wirkt sich rücklaufend fördernd auf die optimale Einnahme der aufrechten Körperhaltung aus.
- Rücklaufend bremsend wirken sich eine Hüft-Adduktion, -Innenrotation, Knie-Innenrotation und -Extension, die Plantarflexion und Supination, Inversion sowie Eversion und Abweichung der physiologischen Zehenstellung von der Norm aus.
- Auch eine zu starke Hüft-Abduktion und -Außenrotation oder eine zu starke Knie-Außenrotation haben rücklaufende bremsende Impulse auf die Primärbewegungen.
- Störfaktoren der unteren Extremität können über rücklaufende bremsende Bewegungsimpulse eine ATMR und Schmerzen in entfernten Muskelfunktionen am Rumpf und an den Extremitäten auslösen. Der Schutz wird z. B. über das Bewegungsprogramm der Belastungshaltung organisiert.

ÜBERPRÜFEN SIE IHR WISSEN

- Was wird unter dem Gestängemechanismus verstanden?
- Welche auslaufenden Bewegungsimpulse ergeben sich durch die Primärbewegung der Beckenkippung auf die untere Extremität?
- Beschreiben Sie die Stellung des Beckens und der unteren Extremität in der AH.
- Nennen sie rücklaufend fördernde und bremsende Bewegungsimpulse von der unteren Extremität auf den Rumpf.
- Wie können sich Störfaktoren der unteren Extremität auf den Rumpf auswirken?

2.4 Bewegungsmuster der oberen Extremität

LERNZIELE

Kenntnisse über
- auslaufende Bewegungsimpulse von der Primärbewegung Thoraxhebung auf die obere Extremität
- die Stellung des Thorax und der oberen Extremität in der aufrechten Körperhaltung
- rücklaufende fördernde und bremsende Bewegungsimpulse von der oberen Extremität auf den Rumpf
- Auswirkungen von Störfaktoren der oberen Extremität auf den Rumpf

Die Primärbewegung Thoraxhebung leitet weiterlaufend nach kaudal die thorakolumbale Lordose, nach kranial die zervikothorakale Streckung ein. Es werden auslaufende Bewegungsimpulse auf die obere Extremität eingeleitet. Die Betrachtungen des Bewegungsmusters der oberen Extremität gehen vom hängenden Arm aus.

2.4.1 Auslaufende Bewegungsimpulse von der PB Thoraxhebung

Durch die Thoraxhebung gleitet der Schultergürtel unter neurophysiologischen Bedingungen in die Schultergürtel-Retroposition. In der Medizin wird häufig der Begriff der „Schultergürtel-Retraktion" verwendet.

Retraktion bedeutet jedoch sinngemäß ein „Zurückziehen" der Schultern. Dieses pathophysiologische Bewegungsprogramm entsteht häufig unter dem Einfluss von Störfaktoren (z. B. kontrakten Schultergürtel-Protraktoren oder kontrakten Rumpf-Flexoren). Der Schultergürtel muss nun aufgrund mangelnder Thoraxhebung aktiv nach hinten gezogen werden.

PRAXISTIPP

- Eine Schultergürtel-Retraktion kann an einer starken Aktivität der Mm. rhomboidei erkannt werden. Sie geht häufig mit einem dorsalen Überhang einher oder ist einseitig in Kombination mit einer Rumpf-Rotation zu beobachten.
- Beim Erarbeiten der Schultergürtel-Retroposition ist der korrekte Bewegungsauftrag die Aufforderung zur Thoraxhebung. Ansonsten wird eine Schultergürtel-Retraktion eingeleitet.
- Eine aktive Fixation der Schulterblätter in die Depression/Adduktion stört den dynamischen Armeinsatz.

Liegen Störfaktoren im Bereich des Rumpfes vor (z. B. kontrakte Rumpf-Flexoren), so bremsen sie die Primärbewegung der Beckenkippung und Thoraxhebung. Ebenso bremsen sie die auslaufenden Bewegungen. So wird z. B. die Schulter-Außenrotation eingeschränkt. Ist im Alltag eine Schulter-Außenrotation rechts gefordert, so organisiert der NSB Ausweichbewegungen, z. B. eine Rumpf-Rotation nach rechts. Auslaufende Bewegungsimpulse der Thoraxhebung und der Thoraxsenkung auf die obere Extremität sind in ◘ Tab. 2.4. beschrieben.

2.4.2 Stellung des Thorax und der oberen Extremität in der AH

Die aufrechte Körperhaltung beinhaltet eine Beckenkippung, eine Thoraxhebung und eine Inklination der oberen Kopfgelenke. Durch die Primärbewegung Thoraxhebung kommt es auslaufend zur Schultergürtel-Retroposition. Bei hängendem Arm resultiert in der AH eine 0-Stellung im Schultergelenk bzgl. Flexion/Extension, Abduktion/Adduktion und Außenrotation/Innenrotation. Somit entsteht ein größtmöglicher „Aktionsradius" für zielgerichtete Bewegungen der Arme. Der Ellenbogen befindet sich unter neurophysiologischen Bedingungen in einer leichten

◻ Tab. 2.4. Auslaufende Bewegungsimpulse bei Thoraxhebung und Thoraxsenkung auf die obere Extremität

Gelenk	Primärbewegung Thoraxhebung ↓ Auslaufende Bewegung auf die obere Extremität:	Thoraxsenkung ↓ Auslaufende Bewegung auf die obere Extremität:
Schulter-gürtel	▪ Schultergürtel-Retroposition ▪ Skapula: DEPR/ADD/IRO (Der Angulus inferior schwenkt nach kaudal/medial und legt sich am Thorax an.)	▪ Schultergürtel-Protraktion ▪ Skapula: ELEV/ABD/ARO (Der Angulus inferior schwenkt nach kranial/lateral und hebt vom Thorax ab.)
Schulter	▪ Extension ▪ Adduktion ▪ Außenrotation	▪ Flexion ▪ Abduktion ▪ Innenrotation
Ellen-bogen	▪ Tendenz zur Ellenbogen-EXT ▪ Tendenz zur Unterarm-SUP	▪ Tendenz zur Ellenbogen-FLEX ▪ 0-Stellung bzgl. Unterarm-PRON/-SUP

◻ Tab. 2.5. Stellung des Thorax und der oberen Extremität in der aufrechten Körperhaltung

	Stellung in AH
Thorax	▪ **Thoraxhebung** ▪ weiterlaufend thorakolumbale Lordose und zervikothorakale Streckung
Schultergürtel	▪ **Schultergürtel-Retroposition** (Der Schultergürtel ruht auf dem Thorax.) ▪ **Skapula: DEP/ADD/IRO**
Schulter	▪ **0-Stellung im Schultergelenk bzgl. Schulter-FLEX/-EXT** ▪ **0-Stellung bzgl. Schulter-ADD/-ABD** ▪ **0-Stellung bzgl. Schulter-IRO/-ARO**
Ellenbogen	▪ **leichte Ellenbogen-FLEX** (anzahlmäßiges Überwiegen der Ellenbogen-Flexoren über die -Extensoren) ▪ **0-Stellung bzgl. Unterarm-SUP/-PRON**
Hand/Finger	▪ **Funktionshand** (leichte Hand-Dorsal-EXT, 0-Stellung bzgl. Ulnar-DUKT/Radial-DUKT, leichte Finger-FLEX und -ABD = Daumen-Reposition)

Flexion und einer 0-Stellung bzgl. Unterarm-Supination und -Pronation. Die weiteren Stellungen der oberen Extremität im Sitz in der aufrechten Körperhaltung sind ◻ Tab. 2.5 zu entnehmen.

2.4.3 Rücklaufende Bewegungsimpulse von der OE auf den Rumpf

Verschiedene Funktionen der oberen Extremität haben fördernde rücklaufende Bewegungsimpulse auf die Thoraxhebung. Sie sind in ◻ Tab. 2.6, S. 48 aufgeführt.

Des Weiteren haben verschiedene Funktionen der oberen Extremität bremsende rücklaufende Bewegungsimpulse auf die Thoraxhebung. Sie drängen den Patienten in die Belastungshaltung. Die Funktionen sind ebenfalls in ◻ Tab. 2.6, S. 48 zusammengefasst.

Die Schulter-Innenrotation geht bei flektiertem Ellenbogen (z. B. Schreiben am PC) rücklaufend mit der Schulter-Abduktion und Schultergürtel-Protraktion einher und hat somit rücklaufende bremsende Bewegungsimpulse auf die Thoraxhebung. Findet die Schulter-Adduktion „vor dem Körper" statt, so drängt sie in die Belastungshaltung.

PRAXISTIPP

- Die endgradige Schulter-Flexion wirkt sich rücklaufend fördernd aus, da sie weiterlaufend die Wirbelsäulenstreckung und damit die Thoraxhebung unterstützt. Dies wird bei der therapeutischen Lagerung zur Förderung der thorakolumbalen Lordose genutzt.
- Die Stellung der Arme in Schulter-ADD/-ARO, Unterarm-SUP kann über rücklaufend fördernde Bewegungsimpulse zur Stabilisation des Rumpfes in der AH bei vielen therapeutischen Maßnahmen (z. B. ADL und AEK) hilfreich sein.

Viele Patienten sitzen mit hochgezogenen Schultern oder arbeiten in einer starken Adduktion vor dem Körper und leiten somit die Belastungshaltung ein. Die Unterarm-Pronation ist bei gestrecktem Ellenbogen mit der Schulter-Innenrotation gekoppelt, bei gebeugtem Ellenbogen ist sie mit der Schulter-Abduktion und -Innenrotation gekoppelt

□ Tab. 2.6. Bremsende und fördernde rücklaufende Bewegungsimpulse von der oberen Extremität auf die Primärbewegung Thoraxhebung

	Bremsende rücklaufende Bewegungsimpulse	Fördernde rücklaufende Bewegungsimpulse
Schultergürtel	• Schultergürtel-Protraktion • Skapula-ELEV/-ABD/-ARO	• Schultergürtel-Retroposition • Skapula-DEPR/-ADD/-IRO
Schulter	• Schulter-EXT • Schulter-IRO • Schulter-ADD • Schulter-ABD	• Schulter-FLEX • Schulter-ARO • Schulter-ADD bis zur 0-Stellung
Ellenbogen	• Ellenbogen-FLEX • Unterarm-PRON	• Unterarm-SUP
Hand/Finger	• Palmar-FLEX • Ulnar-DUKT • Finger-FLEX/-ADD • Daumen-OPP	• Funktionsstellung der Hand und der Finger

und kann somit über die Schultergürtel-Protraktion die Belastungshaltung einleiten. Da viele Alltagsaktivitäten (z. B. Schreiben, Bügeln etc.) mit gebeugtem und proniertem Ellenbogen vor dem Körper stattfinden, wird über die Schulter-Innenrotation und -Abduktion die Belastungshaltung eingeleitet.

PRAXISTIPP

Eine mangelnde Unterarm-Pronation (Z. n. Ellenbogenfraktur oder Bänderzerrung) wird oft durch eine Schulter-Abduktion kompensiert. Auf Dauer kann es zur Überlastung und muskulären Überlastungsödemen im Bereich der Schulter-Abduktoren kommen.

Beim Tragen von Lasten mit gebeugtem Ellenbogen kommt es rücklaufend zur Schulter-Extension, damit sich die Last zur Reduktion des Lastarms nah am Körper befindet. Die Schulter-Extension führt rücklaufend zur Protraktion und Thoraxsenkung.

PC-Arbeiten mit der Maus, Hebe- und Tragetätigkeiten führen zu einem Funktionsüberwiegen der Daumen-Opposition und der Finger-Flexoren. Die Daumen-Opposition wirkt sich über die nach kranial eingeleitete Pronation, Schulter-Innenrotation und Schultergürtel-Protraktion rücklaufend bremsend aus. Durch Greifaktivitäten hat die Finger-Flexion, welche mit der Finger-Adduktion (Beugungsebene der Finger ist konvergierend) und mit der Daumen-Opposition gekoppelt ist, über die Pronation etc. ebenfalls rücklaufende bremsende Impulse. Da alle Finger-Flexoren gleichzeitig Palmarflexoren sind, wird sich ein

Funktionsüberwiegen der Palmarflexoren gleichermaßen rücklaufend bremsend auf die Primärbewegungen auswirken wie das der Finger-Flexoren.

Letztendlich entscheidet jedoch die Stärke des Störfaktors und der dadurch ausgelösten Abweichung, ob es tatsächlich zu rücklaufenden fördernden oder bremsenden Bewegungsimpulsen kommt.

PRAXISTIPP

Störungen der oberen Extremität kommen sehr häufig vor, da:
- die meisten Aktivitäten der Hände und der oberen Extremitäten im Blickfeld (in Schulter-IRO) stattfinden, so dass sie über rücklaufende bremsende Impulse das Bewegungsprogramm der Belastungshaltung einleiten;
- die obere Extremität viele feinmotorische und monotone Bewegungen ausführen muss, wodurch die Entstehung von muskulären Überlastungsödemen gefördert wird.

2.4.4 Auswirkungen von Störfaktoren der oberen Extremität auf das Bewegungssystem

Entwickelt ein Patient aufgrund monotoner Arbeit (z. B. am Fließband) ein muskuläres Überlastungsödem in den Unterarm-Pronatoren, so wirken sich diese bei gebeugtem Ellenbogen über die Schulter-Abuktion und -Innenrotation sowie Schultergürtel-Protraktion rücklaufend bremsend auf den Rumpf aus. Der Thorax wird gesenkt. Weiterlaufend wird nach kaudal die Beckenaufrichtung eingeleitet und die auslaufende Bewegung auf die untere Extremität gebremst. Nach kranial wird die weiterlaufende Bewegung der Inklination gebremst. Im Funktionsbefund ist u. a. eine eingeschränkte Inklination festzustellen.

Die Ursache liegt in diesem Beispiel nicht primär in der HWS, sondern an den muskulären Überlastungsödemen der Unterarm-Pronatoren. Zu deren Schutz wird eine persistierende ATMR ausgelöst. Die Unterarm-Supinatoren werden hypoton tendomyotisch geschaltet. Über rücklaufende bremsende Impulse des **Bewegungsprogramms der Belastungshaltung** können auch Schulter und Rumpf in den Schutz involviert werden. So könnten die Schulter-Abduktoren, -Innenrotatoren und Schultergürtel-Protraktoren, Rumpf-Flexoren und Kopf-Reklinatoren hyperton tendomyotisch geschaltet werden.

Führt der Patient eine Inklination durch, so könnte es zum Schmerz bei der exzentrischen Kontraktion der hyperton tendomyotisch geschalteten Reklinatoren kommen (der Patient gibt evtl. „Verspannungen im Nacken" an). Bleiben diese Schutzmechanismen längere Zeit bestehen, so können sich aus den hyperton tendomyotisch geschalteten Muskeln reaktive Störfakten (z. B. kontrakte Reklinatoren) entwickeln. Durch die unphysiologische monotone Belastung der HWS in Extensionsstellung können sich auf Dauer strukturelle Veränderungen ergeben, die wiederum mit Schmerzen einhergehen können.

ZUSAMMENFASSUNG

- In der AH ist der Thorax nach vorne oben gehoben. Durch die Thoraxhebung gleitet der Schultergürtel unter neurophysiologischen Bedingungen in die Schultergürtel-Retroposition.
- Der Oberarm bewegt sich auslaufend in die Schulter-Extension, -Adduktion, und -Außenrotation, der Unterarm tendenziell in eine Ellenbogen-Extension und Unterarm-Supination.
- In der aufrechten Haltung resultiert eine 0-Stellung im Schultergelenk bezüglich ABD/ADD, ARO/IRO, FLEX/EXT, im Ellenbogen eine 0-Stellung bzgl. Supination/Pronation und eine leichte Flexion. Die Hand sollte eine Funktionsstellung aufweisen.
- Die Schulter-Außenrotation und Unterarm-Supination (neben weiteren Funktionen) haben fördernde rücklaufende Impulse. Rücklaufend bremsende Impulse gehen z. B. von der Schulter-IRO, -ABD, ++ -ADD und -EXT, Ellenbogen-FLEX, Unterarm-PRON, Palmar-FLEX, Finger-FLEX/-ADD, Daumen-OPP aus.
- Störungen der oberen Extremität kommen sehr häufig vor. Sie können über rücklaufend bremsende Bewegungsimpulse Schutzreaktionen in Form einer ATMR und reaktive Störfaktoren in entfernten Regionen am Rumpf und an den unteren Extremitäten auslösen. Schutzreaktionen können mit Schmerzen verbunden sein.

MEMO

Sowohl über rücklaufende bremsende Impulse als auch über das Vorhandensein zwei- und mehrgelenkiger Muskeln können Schutzreaktionen im Sinne einer ATMR nach proximal und distal weitergeleitet werden. Sie führen wiederum zu reaktiven Störfaktoren.

ÜBERPRÜFEN SIE IHR WISSEN

- Welche auslaufenden Bewegungsimpulse entstehen von der Primärbewegung Thoraxhebung auf die obere Extremität?
- Beschreiben Sie die Stellung des Thorax und der oberen Extremität in der aufrechten Körperhaltung.
- Nennen Sie rücklaufende fördernde und rücklaufende bremsende Bewegungsimpulse von der oberen Extremität auf den Rumpf.
- Beschreiben Sie anhand eines Beispiels, wie Störfaktoren der oberen Extremität Schmerzen am Rumpf auslösen können.

2

2.5 Aufrichtende Muskelschlingen

LERNZIELE

Kenntnisse über
- Voraussetzungen für das Arbeiten von Muskeln in Muskelschlingen
- Eigenschaften und Arbeitsweisen von Muskelschlingen
- funktionellen Synergismus und Antagonismus der Muskulatur
- die diagonale Muskelschlinge und ihre Funktion
- kraniale und kaudale Thoraxheber mit dem dorsalen und ventralen Aufrichtesystem
- Muskelschlingen der oberen und der unteren Extremität

An der Durchführung globaler Bewegungsprogramme, so auch an der Einnahme der AH, sind immer mehrere Muskelfunktionsgruppen beteiligt. Muskeln sind in ihrer Einzelfunktion nicht in der Lage, das Bewegungsprogramm der aufrechten Haltung durchzuführen. Unter der Voraussetzung, dass sie in Form von Muskelschlingen zusammenarbeiten, können globale Haltungs- und Bewegungsprogramme ausgeführt werden.

MEMO

Muskelschlingen setzen sich aus mehreren Muskeln zusammen, die verschiedene knöcherne Strukturen miteinander verbinden. Somit ermöglichen sie in ihrer Gesamtfunktion Bewegungen, die sie gemäß ihrer Einzelfunktion nicht ausführen könnten.

Muskelschlingen bestehen aus fortlaufend hintereinander geschalteten Muskelfunktionsgruppen. In der diagonalen Muskelschlinge sind verschiedene Muskelfunktionsgruppen **in Serie** geschaltet („seriengeschaltete Muskelfunktionen").
Innerhalb der Muskelfunktionsgruppen gibt es immer mehrere Muskeln, welche dieselbe Funktion ausführen. Diese **parallel** geschalteten Muskeln („parallel geschaltete Muskelfunktionen") bilden die Muskelfunktionsgruppe.

Für das Arbeiten der Muskeln in Muskelschlingen wird ein bestmöglicher **funktioneller Synergismus** benötigt.

Die Muskeln müssen optimal exzentrisch und konzentrisch kontraktionsfähig sein. Dies ist unter neurophysiologischen Bedingungen ohne Vorhandensein von Störfaktoren gewährleistet.

MEMO

Unter **funktionellem Synergismus** („syn" = lat.: mit, zusammen, zugleich; „ergon" = gr.: Arbeit) wird das Zusammenspiel zwischen exzentrisch und konzentrisch arbeitender Muskulatur während eines Bewegungsablaufs verstanden (Rock u. Petak-Krüger 1998).
In dem Maße, in dem die Beckenkipper (Agisten) konzentrisch kontrahieren, arbeiten die Becken-Extensoren exzentrisch. Daraus resultiert eine „eumetrische" = harmonische, koordinierte Bewegung ohne Rigor. Brügger verwendet statt des Begriffs des **„Agonisten"** den Begriff des **„Agisten"**. Agist („ag" = lat.: agere; führen, steuern). Die agistischen Muskelfunktionsgruppen werden durch den Bewegungsauftrag angesteuert, d. h. sie erhalten den Handlungsauftrag.

Je mehr Störfaktoren (Kontrakturen, muskuläre Überlastungsödeme etc.) auf den Körper einwirken, desto schlechter sind die Voraussetzungen für das Arbeiten der Muskeln in Muskelschlingen. Unter pathophysiologischen Bedingungen arbeitet die Muskulatur im **funktionellen Antagonismus**.

Kommt es zum Überwiegen von gewissen Muskelfunktionsgruppen, d. h. werden bestimmte Funktionen im Alltag sehr häufig angesteuert (Prioritätsprogramm), so entstehen funktionelle Kontrakturen und muskuläre Überlastungsödeme. Gleichzeitig kommt es reflektorisch zur Tonussenkung der entgegengesetzten Muskelfunktionsgruppen, welche hypoton tendomyotisch geschaltet werden.

Unter dem Einfluss von Störfaktoren verliert die Muskulatur ihre Fähigkeit, optimal konzentrisch und exzentrisch zu arbeiten. Die Muskeln arbeiten unter pathophysiologischen Bedingungen zunehmend in ihren Einzelfunktionen.

Die diagonale Muskelschlinge ist neben mehreren anderen Muskelschlingen, welche verschiedene globale Haltungs- und Bewegungsprogramme durchführen, die „klassische" Muskelschlinge im Brügger-Konzept.

MEMO

Besteht eine Kontraktur oder ein muskuläres Überlastungsödem der Becken-Extensoren, so arbeitet die Muskulatur der Beckenkipper und der Becken-Extensoren im funktionellen Antagonismus.
Der eumetrische Bewegungsablauf ist gestört. Die Bewegung der Beckenkippung ist eingeschränkt oder unkoordiniert, weil die Beckenkipper (Agisten/Agonisten) zum Schutz der kontrakten Becken-Extensoren reflektorisch hypoton tendomyotisch geschaltet werden. Die Becken-Extensoren werden nun **funktionell zu Antagonisten** (gr.-lat. = Gegenspieler), da sie nicht genügend exzentrisch arbeiten können.

2.5.1 Diagonale Muskelschlinge

Die diagonale Muskelschlinge ist beidseitig angelegt und veranschaulicht die in Serie geschalteten Muskelfunktionsgruppen, welche unter neurophysiologischen Bedingungen das Bewegungsprogramm der aufrechten Körperhal-

tung im Sitz durchführen (□ Abb. 2.7a, b). Diese Muskelschlinge demonstriert das komplexe Zusammenwirken von Muskeln im Bereich des Rumpfes und der Extremitäten. Die genannten Muskeln sind Kennmuskeln von Muskelfunktionsgruppen und haben weitere parallel geschaltete Muskeln, welche die gleichen Funktionen ausführen.

— Der **M. pectoralis major** ist als **Kennmuskel** der **kranialen Thoraxheber** in seiner Einzelfunktion ein Schulter-Flexor, -Innenrotator und -Adduktor. Er arbeitet damit für das System der Belastungshaltung. Werden Arm und Schultergürtel zum funktionellen Punctum fixum, so ändert der M. pectoralis major seine Funktion. Der Thorax wird zum Punctum mobile und der M. pectoralis major kann mit vertauschtem Punctum fixum den Thorax anheben. Er wird zum kranialen Thoraxheber und arbeitet jetzt für das System der aufrechten Haltung. Es hat ein Systemwechsel stattgefunden.

— Der **M. infraspinatus** verhindert als **Kennmuskel der Schulter-Außenrotatoren**, dass der Humerus nach innen rotiert und fixiert den Oberarm an der Skapula.

— Die Stabilisation der Skapula wird durch den **M. trapezius, Pars ascendens als Kennmuskel der Skapu-**

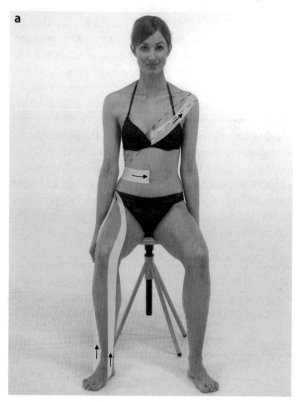
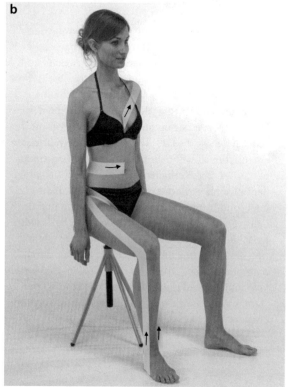

Abb. 2.7 a, b. Diagonale Muskelschlinge: Muskelschlinge der aufrechten Körperhaltung (modifiziert nach Brügger 1996)

2

la-Fixatoren durchgeführt. Durch seine Verbindung zur Wirbelsäule fixiert er die Skapula in Adduktion und Depression. Damit wird der Schultergürtel zum funktionellen Punctum fixum und der M. pectoralis major kann die Thoraxhebung unterstützen.

— Der **M. transversus abdominis** verbindet als Stellvertreter des Bauchmuskelverbandes Thorax, Wirbelsäule und Becken muskulär miteinander. Er unterstützt die Thoraxhebung von kaudal und steht als **Kennmuskel der kaudalen Thoraxheber**. Voraussetzung für die Arbeit der Bauchmuskeln als kaudale Thoraxheber ist ein gewisser Abstand zwischen Sternum und Symphyse, welcher einerseits durch die kranialen Thoraxheber, andererseits durch die Beckenkipper hergestellt wird.

— Der **M. tensor fasciae latae** und der **M. sartorius** unterstützen als **Kennmuskeln der Beckenkipper** die aufrechte Haltung. Damit diese Muskeln ihre Funktion optimal ausführen können, benötigt der M. tensor fascie latae über den Tractus iliotibialis und der M. sartorius über den Pes anserinus superficialis ein Punctum fixum am Unterschenkel.

— Dies kann durch die synergistische Arbeit des **M. peroneus longus** mit dem **M. tibialis posterior** gewährleistet werden. Bildet der Fuß das Punctum fixum, so bewegt der M. peroneus longus den Unterschenkel nach außen. Dies bedeutet eine Pronation im Sprunggelenk und weiterlaufend eine Abduktion der Hüfte. Der M. tibialis posterior zieht den Unterschenkel nach innen (Supination im Sprunggelenk und Adduktion der Hüfte). Arbeiten sie im funktionellen Synergismus, stabilisieren sie die Fuß-Beinachse und gewährleisten ein funktionelles Punctum fixum für die Beckenkipper. Im Weiteren erhalten sie durch ihren, sich unter der Fußsohle verflechtenden, Sehnenverlauf die Fußquer- und Längswölbungen. Sie bilden den funktionellen Steigbügel und gewährleisten als eine der **Muskelschlingen des Fußes** eine dynamische Stabilisation des Fußes und der Fußwölbungen. Nur durch das synergistische Arbeiten beider diagonaler Muskelschlingen wird gewährleistet, dass keine Körperstamm-Asymmetrie im Sinne einer Rumpf-Rotation entsteht.

MEMO

Innerhalb einer Muskelschlinge können sich Muskeln gegenseitig ein Punctum fixum geben, so dass sie mit vertauschtem Punctum fixum und Punctum mobile eine andere Funktion ausführen können.
Es muss zwischen der Einzelfunktion eines Muskels und seiner Funktion in der Muskelschlinge unterschieden werden. Somit unterstützen die gleichen Muskeln einmal das System der Belastungshaltung und unter anderen Bedingungen das System der aufrechten Haltung. Sie führen einen Systemwechsel durch.

Ein Vorteil parallel geschalteter Muskelfunktionen besteht darin, dass die Muskeln neben ihrer Arbeit in der Muskelschlinge auch in ihren Einzelfunktionen tätig sein können, ohne dass dabei die Gesamtfunktion der Muskelschlinge verloren geht. So kann z. B. der M. pectoralis major mit Punctum fixum Thorax für die Schulter-Innenrotation tätig sein, ohne dass die aufrechte Haltung dabei verlassen wird. In diesem Moment wird die Funktion (Thoraxhebung) in der Muskelschlinge durch parallel verlaufende Muskeln (z. B. den M. pectoralis minor) aufrecht erhalten.

Kann unter **pathophysiologischen Bedingungenen** eine Muskelfunktionsgruppe aufgrund von Störfaktoren ihre Funktion nicht mehr optimal ausführen, so führt dies dazu, dass die Gesamtfunktion der Muskelschlinge erschwert bis hinfällig ist. Zum Schutz von kontrakten Schulter-Innenrotatoren kommt es z. B. zu einer reflektorischen Kraftminderung der Schulter-Außenrotatoren in Form einer hypotonen Tendomyose. Der Humerus kann nun nicht mehr als funktionelles Punctum fixum für den M. pectoralis stabilisiert werden. Der M. pectoralis unterstützt nicht mehr die Thoraxhebung, sondern rotiert den Humerus nach innen (Schulter-Innenrotation) und zieht somit in die Belastungshaltung. Die Muskeln arbeiten nicht mehr im funktionellen Synergismus für das Bewegungsprogramm der aufrechten Körperhaltung, sondern im funktionellen Antagonismus, d. h. in ihren Einzelfunktionen und unterstützen somit teilweise die Belastungshaltung.

Je mehr Störfaktoren innerhalb der diagonalen Muskelschlinge vorhanden sind, desto schwerer wird es, die aufrechte Körperhaltung einzunehmen. Sind Störfaktoren vorhanden, so lösen sie zu ihrem Schutz eine persistierende ATMR aus. Häufig bleibt die Schutzreaktion nicht lokal auf den Bereich des Störfaktors begrenzt. Durch die muskuläre Verbindung von Rumpf und Extremitäten können entfernte Muskelfunktionen am Rumpf und an den Extremitäten in die Schutzreaktion involviert werden.

Kontrakte Schulter-Innenrotatoren rechts können durch hypoton tendomyotisch geschaltete Schulter-Außenrotatoren und Skapula-Adduktoren/-Depressoren der gleichen Seite geschützt werden. Die Bewegung der Schulter-Innenrotation läuft weiter in eine Schultergürtel-Protraktion rechts, Rumpf-Rotation und Becken-Rotation nach links. Daraus resultiert eine Hüft-Adduktion links vom proximalen Hebelarm. Zum Schutz der kontrakten Schulter-Innenrotatoren können die Muskeln, welche diese Funktionen durchführen, hyperton tendomyotisch geschaltet werden. Die entgegengesetzt wirkenden Muskeln werden hypoton tendomyotisch geschaltet. Im Funktionsbefund kann sich eine Abweichung des Rumpfes im Sinne einer Rotation und einer Becken-Rotation nach links zeigen.

Dreht sich der Patient (z. B. beim Rückwärtsfahren) nach rechts, so könnte er einen Kontraktionsschmerz der hypoton tendomyotisch geschalteten Rumpf-Rotatoren nach rechts bekommen. Beim Aussteigen aus dem Auto könnte er einen Kontraktionsschmerz im Bereich der hypoton tendomyotisch geschalteten Hüft-Abduktoren links erfahren.

Bestehen diese Schutzreaktionen über einen längeren Zeitraum, so entstehen reaktive Störfaktoren. Die hyperton tendomyotisch geschalteten Hüft-Adduktoren links können auf Dauer muskuläre Überlastungsödeme einlagern oder kontrakt werden, die Hüft-Abduktoren können atrophieren. In diesem Fall müssen alle primären und reaktiven Störfaktoren, entsprechend der vom NSB organisierten Staffelung, therapiert werden.

MEMO

Störfaktoren können über die Verbindung von Muskelschlingen eine ATMR in entfernten Muskelfunktionen am Rumpf und an den Extremitäten auslösen. Der Schutz wird über die **diagonale Muskelschlinge** organisiert.

2.5.2 Kraniale Thoraxheber

Als kraniale Thoraxheber werden die Muskeln bezeichnet, welche von kranial auf den Thoraxaufsatz (1.-5. Rippe, entsprechende BWK und Sternum) einwirken (◘ Abb 2.8). Unter der Voraussetzung, dass der Kopf und die HWS das Punctum fixum darstellen, können die kranialen Thorax-

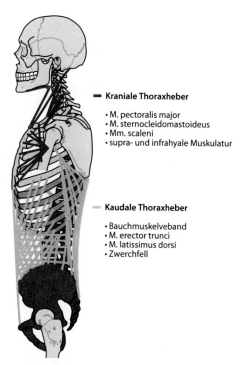

■ **Kraniale Thoraxheber**

· M. pectoralis major
· M. sternocleidomastoideus
· Mm. scaleni
· supra- und infrahyale Muskulatur

■ **Kaudale Thoraxheber**

· Bauchmuskelveband
· M. erector trunci
· M. latissimus dorsi
· Zwerchfell

Abb. 2.8. Thoraxaufsatz, Thoraxuntersatz und Sockel, mit kranialen und kaudalen Thoraxhebern

heber die Thoraxhebung unterstützen. Zur Stabilisation des Kopfes und der HWS in zervikothorakaler Streckung ist ein funktioneller Synergismus zwischen den Reklinatoren und langen Nackenextensoren (dorsal) sowie den prävertebralen Muskeln (ventral) nötig.

Werden unter **neurophysiologischen Bedingungen** der Kopf und die HWS zum funktionellen Punctum fixum, so unterstützen der **M. sternocleidomastoideus**, die **Mm. scaleni** und die **supra-** und **infrahyale Muskulatur** die aufrechte Körperhaltung. Durch ihren Verlauf zwischen dem Sternum und den Rippen (kaudal) und der HWS, Kopf und Kiefer (kranial), heben sie den Thoraxaufsatz und fördern somit die Einnahme der aufrechten Haltung.

In der Belastungshaltung neigen die Reklinatoren und die HWS-Extensoren zur Kontraktur. Durch die monotone Stabilisationsarbeit gegen das große ventrale Drehmoment des Kopfes kann es zur Einlagerung von muskulären Überlastungsödemen kommen. Unter diesen **pathophysiologischen Bedingungen** stellt der Kopf nun kein funktionelles Punctum fixum mehr dar. Der Schultergürtel wird zum Punctum fixum für den M. sternocleidomastoideus, so dass er die HWS in eine Extensionsstellung bringt, den Kopf nach ventral translatiert und die Reklination verstärkt. Zum Schutz der kontrakten Reklinatoren wird er hyperton tendomyotisch geschaltet. Die ventralen, prävertebralen, supra- und infrahyalen Muskeln werden entsprechend hypoton tendomyotisch geschaltet. Da sie jedoch in ihrer Funktion als Kau-, Schluck- und Sprechmuskeln sehr stark aktiviert werden, neigen sie, aufgrund der herabgesetzten Infrastruktur, häufig zur Einlagerung von muskulären Überlastungsödemen.

PRAXISTIPP

Patienten mit HWS-Beschwerden aufgrund muskulärer Überlastungsödeme in der supra-, und infrahyalen Muskulatur klagen nicht selten über Beschwerden beim Schlucken und Kauen.

2.5.3 Kaudale Thoraxheber

Der Thoraxaufsatz ruht auf dem Thoraxuntersatz (6.–10. Rippe, entsprechende BWK und Sternum). Dieser bildet zusammen mit dem Sockel (11.+12. Rippe, entsprechende BWK, LWS und Beckengürtel) das eigentliche Trägersystem des Thorax. Auf sie wirken die kaudalen Thoraxheber ein (■ Abb. 2.8, S. 53). Der **M. erector trunci thorakolumbalis** kann mit dem Bauchmuskelverband die Lendenwirbelsäule lordosieren und gemeinsam mit dem Zwerchfell den Thoraxuntersatz anheben. Dabei werden die Bewegungen des Thoraxuntersatzes auf den Thoraxaufsatz übertragen.

Dorsales Aufrichtesystem

Die ventralen Gewichte von Kopf und Brustkorb lösen Biegespannungen der Wirbelsäule aus. Diese können u. a. durch das dorsal liegende muskuläre Zuggurtungssystem in eine axiale Belastung umgewandelt werden. Der **M. erector trunci** ist wesentlicher Bestandteil des dorsalen Zuggurtungssystems. Um die Wirbelsäule in der thorakolumbalen Lordose zu stabilisieren, wird ein funktioneller Synergismus zwischen dem M. erector trunci, den ventral liegenden Mm. psoas major und minor und dem M. transversus abdominus benötigt.

Wird die Skapula auf dem Thorax stabilisiert, so kann der **M. trapezius** über die Skapula einen nach ventral gerichteten Schub (Pfeil und Bogen-Prinzip) auf die dorsalen, konvex verlaufenden Rippenbögen (dorsolaterales Bogensystem) auslösen. Somit unterstützt er die Thoraxbewegung nach vorne-oben.

Dieser Schub kann im Sitz bei aufgestütztem Arm auch vom **M. latissimus dorsi** ausgeführt werden.

Der mechanische Wirkungsgrad der verlängerten Muskulatur des M. erector trunci in der BH ist so gering, dass er alleine nicht in der Lage ist, die Wirbelsäule aus einer Flexionsstellung zu strecken. Er benötigt die synergistische Arbeit mit dem ventralen Aufrichtesystem.

Ventrales Aufrichtesystem

In ihrer Einzelfunktion haben die **Bauchmuskeln** eine flexorische, rotatorische, lateralflexorische und translatorische (Shift) Funktion auf die Wirbelsäule. Im Verband können sie unter **neurophysiologischen Bedingungen** mit den Beckenkippern und den kranialen Thoraxhebern die Einnahme der aufrechten Haltung unterstützen. Durch die konzentrische Kontraktion der Beckenkipper und der kranialen Thoraxheber kommt es zu einer Abstandsvergrößerung zwischen Sternum und Symphyse.

Der M. rectus abdominis arbeitet exzentrisch. Er wird ähnlich wie ein Band länger und dünner. Die Rektusscheide wird gestrafft und dient damit als dynamisches Punctum fixum für den M. transversus abdominis. Der M. transversus abdominis nimmt seinen Ursprung an der Fascia thoracolumbalis, welche mit den Procc. costales der LWS verhaftet ist und setzt an der Rektusscheide an (■ Abb. 2.9). Nimmt er sein funktionelles Punctum fixum an der Rektusscheide, so lordosiert er die LWS und kann weiterlaufend über die gekoppelten Bewegungen den Thorax anheben.

Die kranialen Anteile des M. transversus abdominis entspringen von den Innenflächen der Rippenknorpel der 7.–12. Rippe, welche einen Teil des „ventrolateralen Bogensystems" (Übergang von Rippe zu Knorpel) bilden. Diese Fasern verlaufen nach medial, kranial und strahlen in die Rektusscheide ein. Nehmen die Fasern ihr Punctum fixum an der Rektusscheide, so wird bei Kontraktion dieser Muskelanteile ein Zug auf die ventrolateralen Bogensysteme ausgeübt und der Thorax gehoben.

Durch Ableitung im EMG konnte nachgewiesen werden, dass der M. transversus abdominis beim Übergang von der BH zur AH von allen Bauchmuskeln die größte Aktivität entfaltet (Sapsford u. Richardson 2001). Die Interkostalmuskeln, welche im funktionellen Synergismus den Zwischenrippenraum stabilisieren, gewährleisten, dass der Thorax als Einheit gehoben wird.

Die Mm. obliqui bilden ein muskuläres Gittersystem. Sie verhindern durch ihre exzentrische Arbeit, dass der M. transversus abdominis den Bauch zu stark tailliert und zu viel Druck auf die Bauchorgane ausübt.

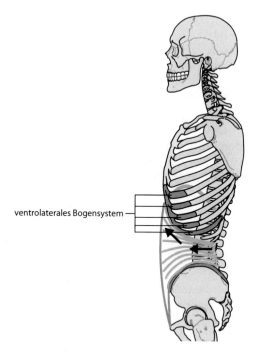

ventrolaterales Bogensystem

Abb. 2.9. Verlauf und Aktivität des M. transversus abdominis und des Zwerchfells

PRAXISTIPP

- Liegt das Therapieziel in der muskulären Stabilisation der aufrechten Haltung, ist ein konzentrisches Bauchmuskeltraining (z. B. Sit-ups aus Rückenlage) ungeeignet, da die Bauchmuskeln in der aufrechen Haltung überwiegend exzentrisch arbeiten.
- Wird das konzentrische Bauchmuskeltraining zudem nicht ausreichend durch extendierende Bewegung kompensiert, können sich muskuläre Überlastungsödeme bilden, welche v. a. in den Ansätzen an der Symphyse, am Leistenband und am Sternum sichtbar werden. Die OGE verlangen einen Schutz über hyperton tendomyotisch geschaltete Bauchmuskeln. Die Einnahme der aufrechten Haltung wird zunehmend behindert.

Es konnte nachgewiesen werden, dass konzentrische Aktivität des M. transversus abdominis zur Aktivierung des **Beckenbodens** führt. Frauen haben im aufrechten Sitz einen höheren Ruhetonus im Beckenboden als in der BH und können die Beckenbodenmuskulatur stärker aktivieren (Rock 2003). Durch Einnahme der aufrechten Körper-

haltung kann die gleichzeitig physiologisch aktivierte Beckenbodenmuskuluatur einer funktionellen Harninkontinenz entgegenwirken.

Das **Zwerchfell** unterstützt die Einnahme der aufrechten Haltung. Bei Inspiration kommt es zum Absinken des Centrum tendineum des Zwerchfells in den Bauchraum. Die nicht komprimierbaren Bauchorgane weichen nach ventral, lateral und kaudal aus, wodurch die Bauchmuskulatur exzentrisch arbeiten muss. So wird gewährleistet, dass der M. transversus die Taille nicht zu stark einschnürt. Da die Bauchorgane nicht unbegrenzt dem Zwerchfell ausweichen können, kommt es bei einer tiefen Inspiration zum Abstoppen der Zwerchfellbewegung. Das Centrum tendineum wird nun zum Punctum fixum. Das Zwerchfell, welches seinen Ursprung an der LWS, am Sternum und am 7.–12. Rippenknorpel nimmt, unterstützt nun bei Kontraktion mit vertauschtem Punctum fixum und Punctum mobile die Thoraxhebung über das ventrolaterale Bogensystem (◻ Abb. 2.9).

Bei der Ausatmung arbeitet das Zwerchfell exzentrisch und das Centrum tendineum hebt sich. Die Bauchmuskeln arbeiten konzentrisch. Durch die Bauchatmung kommt es zum Wechsel von exzentrischer und konzentrischer Aktivität der Bauchmuskulatur und des Zwerchfells.

Kann die Thoraxhebung bei physiologischer Atmung gehalten werden, so arbeiten der Bauchmuskelverband und das Zwerchfell im funktionellen Synergismus. Es entsteht ein darmmassierender Effekt, die Bauchorgane verschieben sich gegeneinander, die Darmperistaltik verbessert sich. Im Weiteren kommt es zu einem vergrößerten Lungenvolumen.

Erst durch das synergistische Arbeiten von ventraler und dorsaler Muskulatur wird die Wirbelsäule in ihre Tragefunktion gebracht und der Rumpf axial stabilisiert. Es kommt zu einer Entlastung für das dorsale Zuggurtungssystem und zur physiologischen/axialen Belastung von Wirbelkörpern und Bandscheiben. Dies spielt vor allem bei der Oberkörpervorlage (Bücken, Aufstehen, Hinsetzen, Vorneigen im Sitz) eine große Rolle.

Sitzt ein Patient lange Zeit in krummer Haltung oder arbeitet er länger in gebückter Haltung, so werden die Bauchmuskeln kontrakt oder neigen aufgrund der monotonen Arbeit zu muskulären Überlastungsödemen (**pathophysiologische Bedingungen**). Die Rumpf-Extensoren und das Zwerchfell werden hypoton tendomyotisch geschaltet. Die Einnahme der aufrechten Haltung wird gebremst, da der M. rectus abdominis und die Mm. obliqui nicht mehr genügend exzentrisch arbeiten können. Die

Patienten könnten einen Kontraktionsschmerz im Rücken beim Aufrichten oder beim nach oben Greifen erfahren. Ebenso könnte die tiefe Einatmung schmerzhaft werden. In Verbindung mit kontrakten Bauchmuskeln treten häufig Leisten- und Bauchwandhernien, selten Zwerchfellhernien auf. Auf Nachfrage bestätigen viele Patienten Obstipationsprobleme.

> **PRAXISTIPP**
>
> Sind die Rumpf-Flexoren kontrakt, zeigt der Patient beim Versuch sich aufzurichten häufig Einziehungen unter den Rippenbögen und in der Taille. Die Bauchatmung ist reduziert. Es wird auf eine verstärkt thorakale Atmung ausgewichen.

2.5.4 Muskelschlingen zur Stabilisierung der Skapula

In der phylogenetischen Entwicklung haben die Arme ihre ursprüngliche Gehfunktion verloren. Die Hände wurden zum Greiforgan. Für diese Funktion ist eine große Mobilität der oberen Extremität notwendig. Dennoch setzt der dynamische Einsatz der Arme einen in aufrechter Haltung stabilisierten Rumpf und einen stabilisierten Schultergürtel voraus.

Im Gegensatz zum Beckengürtel, welcher mit den Ossa ilii und dem Os sacrum einen knöchernen Ring darstellt, ist der Schultergürtel mit der Skapula, Klavikula und dem Humerus ein sehr bewegliches System. Der Schultergürtel ist nur ventral über das SCG gelenkig mit dem Thorax verbunden. Ansonsten wird er über Muskelschlingen am Thorax stabilisiert. Es gibt mehrere Muskelschlingen, die über die Skapula ziehen und sie in alle Richtungen positionieren und stabilisieren.

Kontrahieren sich die an der Skapula inserierenden Muskeln mit einem nach kranial gerichteten Faserverlauf, so können sie, wenn sie in der Einzelfunktion arbeiten, die Skapula nach kranial ziehen. Muskeln mit nach kaudal verlaufenden Fasern können bei isolierter Funktion die Skapula nach kaudal ziehen. Arbeiten sie unter **neurophysiologischen Bedingungen** im funktionellen Synergismus, so widerlagern sie ihre Funktion und können die Skapula auf dem Thorax stabilisieren.

Die Muskeln der **Mm. rhomboidei – M. serratus anterior-Schlinge** widerlagern ihre Abduktions-/Adduktionskomponente und stabilisieren die Skapula im funktionellen Synergismus auf dem Thorax.

Die Muskeln der **M. trapezius, Pars transversa – M. serratus anterior (horizontal verlaufender Anteil)-Schlinge** widerlagern ihre Abduktions-/Adduktionskomponente und stabilisieren die Skapula in der Transversalebene auf dem Thorax.

Die Muskeln der **M. levator scapulae – M. trapezius, Pars ascendens-Schlinge** widerlagern ihre Rotationskomponente und ihre Elevations-/Depressionskomponente und fixieren im funktionellen Synergismus die Skapula in der Frontalebene auf dem Thorax.

Alle genannten Muskelschlingen üben einen Schub über die Skapula auf die dorsolateralen Bogensysteme (Pfeil- und Bogenfunktion) aus und unterstützen die Thoraxhebung.

Kommt es unter **pathophysiologischen Bedingungen** zu Störfaktoren, so ist die physiologische Stabilisation der Skapula auf dem Thorax beeinträchtigt. In der Belastungshaltung gleiten die Schulterblätter in die Elevation, Abduktion und Außenrotation. Der Schultergürtel bewegt sich in die Schultergürtel-Protraktion. Dadurch befindet sich beispielsweise der M. serratus anterior in einer ständigen Annäherung. Eine Kontraktur der Skapula-Abduktoren und -Elevatoren kann entstehen. Zum Schutz werden die Mm. rhomboidei und der M. trapezius, Pars ascendens reflektorisch hypoton tendomyotisch geschaltet. Aufgrund der fehlenden Zusammenarbeit der Mm. rhomboidei – M. serratus anterior-Schlinge kann der mediale Rand der Skapula nicht mehr am Thorax fixiert werden. Die Unterstützung der Thoraxhebung über die dorsolateralen Bogensysteme ist herabgesetzt.

> **PRAXISTIPP**
>
> Patienten mit Kontrakturen im Bereich der Skapula-Elevatoren/-Abduktoren zeigen im Funktionsbefund das Bild einer funktionellen Scapula alata. Der korrekte Therapieansatz liegt in der Beseitigung der Kontrakturen der Skapula-Elevatoren/-Abduktoren.

Häufig geben Patienten bei der Thoraxhebung einen Schmerz zwischen den Schulterblättern an. Es handelt sich um einen Kontraktionsschmerz der hypoton tendomyotisch geschalteten Mm. rhomboidei bei der Schultergürtel-Retroposition. Besteht dieser Schutz über einen längeren

Zeitraum, so können sich, aufgrund der herabgesetzten Infrastruktur, muskuläre Überlastungsödeme einlagern, da die Skapula-Adduktoren dennoch monotone Haltearbeit leisten müssen. Diese Überlastungsödeme können sich über die Einlagerung von Bindegewebe zu strukturellen Kontrakturen in Form von Myogelosen in den Mm. rhomboidei umwandeln.

Im Befund gilt es nun zu analysieren, warum die Skapula-Adduktoren hypoton tendomyotisch geschaltet sind. So können sich die Störfaktoren im Bereich der Schulter-Protraktoren oder -Innenrotatoren befinden, sie können jedoch ebenso im Bereich des Rumpfes oder der unteren Extremitäten liegen, wo sie über rücklaufende Funktionen geschützt werden.

Die hypoton tendomyotisch geschalteten Mm. rhomboidei neigen reaktiv zur Atrophie. Sie sollten dann, sofern sie zum Schutz nicht mehr hypoton tendomyotisch geschaltet sind, gekräftigt werden.

PRAXISTIPP

- Zeigt der Befund sowohl eine Kontraktur oder muskuläre Überlastungsödeme im Bereich der **Skapula-Elevatoren/-Abduktoren**, als auch strukturelle Kontrakturen (Myogelosen) im Bereich der **Skapula-Adduktoren**, so müssen beide, abhängig von der Staffelung der Störfaktoren, therapiert werden.
  Eine Therapie, die sich ausschließlich auf Beseitigung der strukturellen Kontraktur der Skapula-Adduktoren begrenzt, hat oft nur kurzfristig Erfolg. Die noch vorhandene Kontraktur der Skapula-Elevatoren/-Abduktoren erfordert einen muskulären Schutz der Skapula-Adduktoren in Form einer hypotonen Tendomyose.
- Sind Übungen zur Kräftigung der Skapula-adduzierenden Muskulatur schmerzhaft oder zeigen sie über einen längeren Zeitraum keinen Erfolg, so ist es möglich, dass die Muskeln zum Schutz noch vorhandener Störfaktoren (z. B. kontrakter Skapula-Elevatoren/-Abduktoren) reflektorisch hypoton tendomyotisch geschaltet sind. In diesem Fall müssen therapeutisch erst die dafür verantwortlichen Störfaktoren behandelt werden.

Ist der M. trapezius, Pars ascendens hypoton tendomyotisch geschaltet, könnten die Patienten einen Kontraktionsschmerz in der BWS erfahren, wenn der Muskel zur Einnahme der aufrechten Haltung aktiviert wird.

2.5.5 Muskelschlingen des Fußes

Die Füße stellen das Fundament der physiologischen Körperhaltung und damit aller physiologischen Bewegungsabläufe dar. Sie können unter neurophysiologischen Bedingungen rücklaufende fördernde Bewegungsimpulse, unter pathophysiologischen Bedingungen jedoch rücklaufende bremsende Bewegungsimpulse auf den Rumpf ausüben.

Im Sitz und im Stand wird eine subtalare Fußverwringung des Fußes mit einem physiologischen 3-Punkte-Kontakt von Ferse, Großzeh- und Kleinzehenballen angestrebt. Durch diese pronatorische Verwringung des Vorfußes gegenüber dem Rückfuß (subtalare Fußverwringung) entstehen die Längs- und Querwölbungen des Fußes.

Fußwölbungen gewährleisten einerseits, dass die einwirkenden Kräfte gedämpft und verteilt werden, andererseits ermöglichen sie dem Fuß eine hohe Flexibilität und Anpassungsfähigkeit an den Untergrund. Zur dynamischen Stabilisation der Fußwölbungen ist neben einem gut ausgebildeten Bandapparat vor allem die Aktivität der zahlreichen Fußmuskeln nötig. Die Muskelschlingen des Fußes stellen den am weitesten kaudal gelegenen Teil der diagonalen Muskelschlinge dar. Sie stabilisieren die Fußwölbungen und stellen die Basis für neurophysiologische Haltungs- und Bewegungsprogramme dar.

Die Stabilisierung des Kalkaneus erfolgt durch die **Kalkaneus-Muskelschlinge** (◘ Abb. 2.10, S. 58). Sie wird durch den M. peroneus longus und den M. flexor hallucis longus gebildet. Der M. peroneus longus kann durch seinen Verlauf unterhalb der Trochlea peronealis das Abkippen des Kalkaneus nach lateral verhindern. Der M. flexor hallucis longus verläuft unter dem Sustentaculum tali und kann bei seiner Kontraktion das Abkippen des Kalkaneus nach medial vermeiden.

Arbeiten sie unter neurophysiologischen Bedingungen im funktionellen Synergismus, so positionieren und stabilisieren sie den Kalkaneus in der 0-Stellung. Unter pathophysiologischen Bedingungen kommt es zu Kontrakturen der Supinatoren oder der Pronatoren. Die entgegengesetzten Muskeln (Pronatoren, Supinatoren) werden reflektorisch hypoton tendomyotisch geschaltet. Der Funktionsbefund zeigt eine Abweichung des Kalkaneus in die Inversion bzw. Eversion.

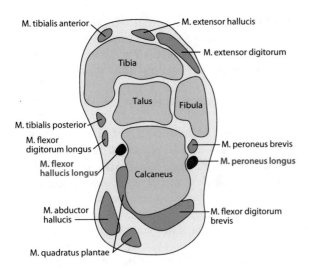

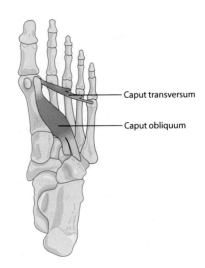

Abb. 2.10. Kalkaneus-Muskelschlinge: M. peroneus longus – M flexor hallucis longus

Abb. 2.11. M. adductor hallucis, Caput transversum und Caput obliquum

Das **Caput transversum des M. adductor hallucis** sichert durch seinen horizontalen Faserverlauf die vordere Querwölbung des Fußes. Das **Caput obliquum des M. adductor hallucis** kann durch seinen schrägen Verlauf alle Quer- sowie auch die Längswölbungen unterstützen (◨ Abb. 2.11).

Die mittlere und hintere Querwölbung werden durch den **funktionellen Steigbügel** unterstützt. Die Endsehne des M. tibialis posterior verläuft um den medialen Fußrand zum Os naviculare, zu den Ossa cuneiformia und zu den Basen der Ossa metatarsalia II–IV (◨ Abb. 2.12a). Er unterläuft die Endsehnen des M. peroneus longus, welcher um den lateralen Fußrand zum Os cuneiforme mediale und zur Tuberositas des Os metatarsale I zieht (◨ Abb. 2.12b).

Arbeiten diese Muskeln im funktionellen Synergismus, so bilden sie durch den sich unter der Fußsohle verflechtenden Faserverlauf eine Art „Steigbügel" (◨ Abb. 2.12c). Dieser funktionelle Steigbügel hat eine wölbungserhaltende Funktion für die Quer- und für die Längswölbungen.

Durch monotone Belastungen oder Überbelastungen in stehenden Berufen oder beim Sport entstehen Kontrakturen oder muskuläre Überlastungsödeme im Bereich der Fußmuskulatur. Bei unphysiologischen Fußstellungen (z. B. parallelgestellten Füßen in Sitz, Stand oder Gang), können die Supinatoren (u. a. M. tibialis posterior) durch die ständige Annäherung kontrakt werden. Die Pronatoren, (u. a. M. peroneus longus) werden hypoton tendomyotisch geschaltet.

Durch den sich entwickelnden funktionellen Antagonismus ist die Arbeit des funktionellen Steigbügels gestört. Als Folge kommt es zum Absinken der mittleren und hinteren Quer- und Längswölbungen. Anfänglich kann der M. adductor hallucis das Absinken noch kompensieren, neigt aber aufgrund der monotonen Arbeit zur Einlagerung von muskulären Überlastungsödemen. Über einen längeren Zeitraum kommt es zum sichtbaren Absinken der Quer- und Längswölbungen in Form von Spreiz-, Senk- und Plattfüßen.

PRAXISTIPP

Patienten mit Spreiz-, Senk- und Plattfüßen haben häufig Kontrakturen und muskuläre Überlastungsödeme der Supinatoren/Plantarflexoren und im Bereich des M. adductor hallucis. Neben der Beseitigung der Kontrakturen und der muskulären Überlastungsödeme ist eine retrokapitale Abstützung und/oder ein Tape im Bereich des M. tibialis posterior und des M. peroneus longus zur Verbesserung des funktionellen Synergismus des funktionellen Steigbügels hilfreich.

Durch das Absinken der vorderen Querwölbungen entsteht eine Extensionsstellung in den Grundgelenken. Die Mm. interossei und Mm. lumbricales, welche die Grundge-

a

b

c

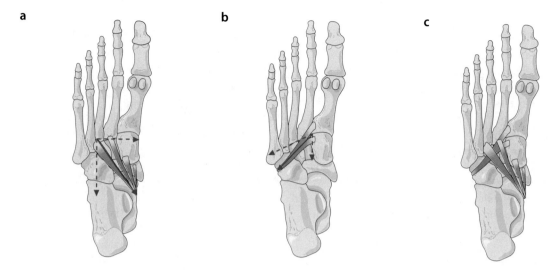

Abb. 2.12 a, b, c. Funktioneller Steigbügel: M. tibialis posterior (a)– M. flexor hallucis longus (b) und in Kombination (c)

lenke flektieren und die Mittel- und Endgelenke extendieren, werden aktiv insuffizient. Die langen Zehen-Extensoren verkürzen sich über die Grundgelenke. Die langen Zehen-Flexoren, die schon durch die Supinationskomponente verkürzt sind, verkürzen sich noch zusätzlich über die Mittel- und Endgelenke. Es entsteht das funktionelle Bild der Krallenzehen.

PRAXISTIPP

Bei Patienten mit Krallenzehen müssen die Kontrakturen der Zehen-Extensoren im Grundgelenk und der Zehen-Flexoren im Mittel- und Endgelenk behandelt werden. Häufig bestehen gleichzeitig Störungen im Bereich der Fuß-Supinatoren.

Störungen im Bereich der Füße können über rücklaufende bremsende Impulse und über zwei- und mehrgelenkige Muskeln Schutzreaktionen im Bereich des Rumpfes und der oberen Extremität auslösen. Bei entsprechend hoher Nozizeptorenaktivität kann es somit zu Schmerzen der in den Schutzmechanismus involvierten Muskulatur kommen.

PRAXISTIPP

Eine Kontraktur der Fuß-Supinatoren rechts kann beispielsweise folgendermaßen geschützt werden: rücklaufend eingeleitete Knie-IRO rechts, Hüft-ADD rechts, Rumpf-ROT nach rechts, Schultergürtel-PROTR links, Schulter-IRO links. Der Schutz wird durch eine hypertone Tendomyose der Schulter-Innenrotatoren und hypotone Tendomyose der Schulter-Außenrotatoren links gewährleistet.
Die Schutzreaktion erfolgt hier über die diagonale Muskelschlinge. Der Patient könnte einen Kontraktionsschmerz im Bereich der linken Schulter-Außenrotatoren erfahren, wenn diese aktiviert werden. Bleiben diese Schutzreaktionen längere Zeit bestehen, so können sich reaktive Störfaktoren entwickeln. Die Schulter-Innenrotatoren können kontrakt werden oder lagern muskuläre Überlastungsödeme ein.

2

ZUSAMMENFASSUNG

- Unter neurophysiolgischen Bedingungen arbeiten Muskeln im funktionellen Synergismus in Form von Muskelschlingen zusammen. Dadurch können globale Haltungs- und Bewegungsprogramme ausgeführt werden.
- Die diagonale Muskelschlinge unterstützt in ihrer Gesamtfunktion das Bewegungsprogramm der aufrechten Körperhaltung.
- Unter pathophysiologischen Bedingungen, beim Vorhandensein von Störfaktoren, arbeiten Muskeln im funktionellen Antagonismus, sie arbeiten nun in ihrer Einzelfunktion. In Bezug auf die diagonale Muskelschlinge bedeutet dies: Je mehr Störfaktoren vorhanden sind, desto schwieriger wird die Einnahme der aufrechten Körperhaltung.
- Ein Bestandteil der diagonalen Muskelschlinge sind die kranialen Thoraxheber. Sie wirken von kranial auf den Thoraxaufsatz und ziehen ihn nach oben. Voraussetzung ist ein stabilisierter Kopf und ein in Retroposition stabilisierter Schultergürtel.
- Bestandteil der kaudalen Thoraxheber ist das dorsale Aufrichtesystem mit dem M. erector trunci. Über die muskuläre Zuggurtung lordosiert und stabilisiert er die WS.
- Nur in Verbindung mit dem ventralen Aufrichtesystem gelingt es, den Rumpf axial und somit optimal zu belasten. Zum ventralen Aufrichtesystem gehören der Bauchmuskelverband und das Zwerchfell.
- Voraussetzung dafür, dass der Bauchmuskelverband aufrichtend tätig sein kann, ist, dass der M. transversus abdominis sein Punctum fixum am M. rectus abdominis nehmen kann. Dies ist nur gewährleistet, wenn ein gewisser Abstand zwischen Sternum und Symphyse besteht. Dieser Abstand wird neben der Kontraktion der kranialen Thoraxheber sowie durch die Aktivität der Beckenkipper hergestellt. Diese benötigen einen stabilisierten Ober- und Unterschenkel, was u. a. vom funktionellen Steigbügel gewährleistet wird.
- Der funktionelle Steigbügel und weitere Muskelschlingen des Fußes stabilisieren die Fußquer- und -längswölbungen.

ÜBERPRÜFEN SIE IHR WISSEN

- Was verstehen Sie unter einer Muskelschlinge?
- Welche Voraussetzungen müssen für die Arbeit in Muskelschlingen gegeben sein?
- Definieren Sie die Begriffe „funktioneller Synergismus" und „funktioneller Antagonismus" der Muskulatur.
- Benennen Sie die Muskelfunktionsgruppen der diagonalen Muskelschlinge, deren Eigenschaften sowie Funktionen.
- Welche Muskeln gehören zu den kranialen Thoraxhebern und welche Voraussetzung muss gewährleistet sein, damit sie aufrichtend tätig werden können?
- Welche Muskeln gehören zum dorsalen und ventralen Aufrichtesystem?
- Erklären Sie die Funktionsweise des Bauchmuskelverbandes und des Zwerchfells im Bewegungsprogramm der aufrechten Körperhaltung.
- Welche Muskelschlingen der oberen Extremität können die Skapula stabilisieren?
- Nennen und erklären Sie die Funktionsweise der Muskelschlingen des Fußes zur Stabilisation der Fußwölbungen.

Befunderhebung der Funktionskrankheiten

3.1 Aufbau und Ziele der Befunderhebung

Ziel der Befunderhebung ist es, Störfaktoren (nozizeptiven Input) aufzudecken, die Ursachen klinischer Erscheinungsbilder (Kankheitsbilder) sind.

Die Summation der Nozizeptorenaktivität kann bei entsprechender Stärke zur Auslösung des NSB führen. Zum Schutz der Störfaktoren werden dann zentralnervös die Haltungs- und Bewegungsprogramme modifiziert. Reicht dieser Schutz nicht aus, kommt es zur Auslösung von Schmerzen. Dabei sind Schmerzort und Schmerzursache häufig nicht identisch.

Zur strukturierten Vorgehensweise wird der Befund in folgende Bestandteile untergliedert:

- **Anamnese**
- **Inspektionsbefund**
- **Palpationsbefund**
- **Funktionsbefund**
- **Funktionstests**

Die Interpretation des Befundes führt zur **Formulierung einer Arbeitshypothese**. Diese legt Ort und Art der vermuteten Störfaktoren fest. Ebenso bestimmt sie die therapeutischen Maßnahmen. Während der Therapie wird die Arbeitshypothese mittels geeigneter Funktionstests evaluiert.

3.2 Anamnese

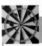

LERNZIELE

Kenntnisse über
- Aufbau und Struktur der Anamnese
- Interpretation der Information aus der Anamnese im Hinblick auf Art und Ort der Störfaktoren

Die Anamnese setzt sich aus einer sozialen und einer klinischen Anamnese zusammen.

3.2.1 Soziale Anamnese

In der sozialen Anamnese werden **allgemeine Daten** (Name, Geburtsdatum, Größe, Gewicht) aufgenommen und eine systematische Analyse der **alltagsspezifischen Haltungs- und Bewegungsprogramme** durchgeführt. Sie beziehen sich auf den **Beruf, Sport, Hobbys und Freizeit-**aktivitäten (z. B. Bücken, Heben, Tragen, Sitzen am Esstisch/auf dem Sofa, Schlafpositionen etc.). Ebenso sind das **soziale Umfeld, Kinder** und evtl. **zu pflegende Personen** von Bedeutung.

PRAXISTIPP

Zur optimalen Analyse des Alltagsverhaltens sollten häufig vorkommende Alltagsaktivitäten vom Patienten demonstriert werden.

Die Analyse des Alltagsverhaltens gibt Aufschluss über folgende Faktoren:

Funktionsquantität

Die Funktionsquantität gibt Auskunft darüber, wieviel Prozent des Tages ein Patient sitzt, steht, liegt oder geht. Gibt es eine Ausgangsstellung, die überwiegt? Überwiegt z. B. bei einer Verkäuferin der Stand, sollte der Funktionsbefund im Stand durchgeführt werden.

Im Weiteren sollte zur Evaluation der therapeutischen Maßnahmen mindestens ein Funktionstest im Stand gewählt werden, um zu überprüfen, ob sich positive Ergebnisse der Therapie auf den stehenden Alltag der Patientin übertragen lassen. Entsprechend ist die Erarbeitung der aufrechten Körperhaltung im Stand ein wesentlicher Bestandteil der Therapie.

Funktionsqualität

Die Funktionsqualität beschreibt, ob eine monotone oder abwechslungsreiche, statische oder dynamische Beanspruchung der Muskulatur vorliegt. Monotone und statische Aktivitäten geben Hinweise auf muskuläre Überlastungsödeme und Kontrakturen. Beispielsweise neigen Lastwagenfahrer aufgrund der monotonen Greifaktivität am Lenkrad zu Kontrakturen und muskulären Überlastungsödemen in den Finger-Flexoren und in den Muskeln, welche die Daumen-Opposition durchführen.

Funktionsüberwiegen

Werden Funktionen überdurchschnittlich stark und häufig angesteuert, wird von einem Funktionsüberwiegen gesprochen. Funktionsüberwiegen geben Hinweise auf Kontrakturen und muskuläre Überlastungsödeme in den angesteuerten Muskeln. So kann ein Bauarbeiter aufgrund vieler Bück- und Hebeaktivitäten ein Funktionsüberwiegen der Rumpf-Flexoren aufweisen.

3.2.2 Klinische Anamnese

Die klinische Anamnese beinhaltet die **ärztliche Diagnose, Zusatzbefunde, eine Schmerzanamnese, die klinische Vorgeschichte** und **bisherige Therapien.**

Ärztliche Diagnose und Befunde

Ärztliche Befunde durch Röntgen, CT, MRT geben u. a. Hinweise auf strukturelle Veränderungen wie z. B. Arthrosen, Bandscheibendegenerationen oder Nervenwurzelirritationen bei Bandscheibenvorfällen. Diese strukturellen Störfaktoren können nozizeptiven Input auslösen und somit für das Beschwerdebild des Patienten mitverantwortlich sein. Neben den strukturellen liegen in der Regel mehrere muskuläre Störfaktoren vor, die für die Auslösung der Beschwerden verantwortlich sind. Durch den Abbau der muskulären Störfaktoren wird auch bei Patienten mit strukturellen Veränderungen häufig eine Schmerzreduktion bis -freiheit erreicht, da die Gesamtnozizeption sinkt.

Schmerzanamnese

Schmerzlokalisation

Der Schmerzort und seine Ausstrahlungsgebiete stellen häufig den reflektorisch organisierten Schutz für Störfaktoren dar, die entfernt vom Schmerzort liegen.

Schmerzauftreten

Tritt der Schmerz bei bestimmten Haltungen oder Bewegungen auf (Aktionsschmerz), so gibt dies einen Hinweis auf eine hypotone Tendomyose der ausführenden Muskeln. Dabei muss überlegt werden, welcher Störfaktor dabei eine vermehrte Nozizeptorenaktivität auslöst.

Kontrakturen lösen bei passiver wie aktiver Verlängerung eine verstärkte Nozizeptorenaktivität aus, muskuläre Überlastungsödeme (OGE) sowohl bei Verlängerung als auch bei starker Annäherung der betroffenen Muskulatur. Der Patient zeigt z. B. beim Greifen zum Sicherheitsgurt im Auto einen Kontraktionsschmerz in den Schulter-Außenrotatoren. Die Ursache für hypoton tendomyotisch geschaltete Schulter-Außenrotatoren könnte in einer Kontraktur oder einem OGE der Schulter-Innenrotatoren liegen.

Ist jedoch auch die Bewegung in die Schulter-Innenrotation schmerzhaft, z. B. beim Schürzengriff, so kann die Ursache dafür ein muskuläres Überlastungsödem in den Schulter-Innenrotatoren sein, welches von den Schulter-Außenrotatoren geschützt wird. Sie werden nun hyperton tendomyotisch geschaltet.

> **PRAXISTIPP**
>
> Schmerzhafte oder eingeschränkte Bewegungen/Haltungen sollten als Funktionstest zum Überprüfen der Arbeitshypothese mit einbezogen werden.

> **MEMO**
>
> Sind entgegengesetzte Bewegungen schmerzhaft, kann dies ein Hinweis auf ein muskuläres Überlastungsödem sein. Allerdings kann die Ursache auch in verschiedenen entfernten Störfaktoren liegen.

Tritt ein Schmerz in Ruhe auf, so kann dies auf eine herabgesetzte Aktivität der Mechanorezeptoren zurückzuführen sein, wodurch die vorhandene Nozizeptorenaktivität den Gate-Control-Mechanismus überwindet und somit auf kortikaler Ebene Schmerzen auslöst. Muskeln mit posttraumatischen Ödemen oder Gelenke mit einem Erguss erfahren durch Ruhe eine Schmerzlinderung. Tritt der Schmerz bei längerer Einnahme der krummen Körperhaltung auf, so kann die Fehlbelastung der Strukturen (Biegespannungen, Scherkräfte, verkleinerte Brust- und Bauchhöhle) eine Rolle spielen.

Schmerzcharakter

Die Art des Schmerzes kann Hinweise auf die Art der Störfaktoren oder der Schutzreaktion geben. So weist ein ziehender Schmerz auf muskuläre oder arthrogene Strukturen hin. Eine schmerzhaft muskuläre Müdigkeit, Kraftlosigkeit und ein „Durchbrechgefühl" sind Hinweise auf eine hypotone Tendomyose, eine schmerzhaft muskuläre Steifigkeit oder ein „Verspannungsgefühl" dagegen auf eine hypertone Tendomyose. Ein pulsierender Schmerz kann seine Ursache in entzündlichen Prozessen oder Gefäßerkrankungen haben. Stechende, ausstrahlende, brennende oder einschießende Schmerzen deuten auf nervale Strukturen hin.

Schmerzdauer und -auslöser

Die Dauer der Beschwerden gibt Auskunft darüber, ob Schmerzen akut oder bereits chronisch sind. Häufig gibt es für aktuelle Schmerzen auslösende Faktoren (Traumen, Operationen, bestimmte Tätigkeiten etc.). Wurden die Beschwerden durch bestimmte Aktivitäten oder einen

Unfall hervorgerufen, so sollten die dabei stattgefundenen Haltungen und Bewegungen analysiert werden. So kann beispielsweise eine lange Autofahrt in den Urlaub durch das ungewohnte Halten des Lenkrads zu muskulären Überlastungsödemen in den Finger-Flexoren geführt haben, welche thorakale Schmerzen auslösten. Ein Supinationstrauma kann zur Einlagerung von muskulären Überlastungsödemen und zu posttraumatischen Ödemen der Pronatoren führen, da diese zur Vermeidung des Traumas eine maximale Kontraktion durchführen mussten (▶ Kap. 8.3.7). Gingen dem Schmerzzustand Traumen oder Operationen voraus, so können die zum Schutz der traumatisierten/operierten Strukturen ausgelösten zentralnervösen Schutzmechanismen und die möglicherweise entstandenen reaktiven Störfaktoren die Beschwerden erklären.

Eine Bauchnarbe kann beispielsweise nach einer Unterleibsoperation über den muskulären Schutz der hyperton tendomyotisch geschalteten Rumpf-Flexoren und Schulter-Innenrotatoren reaktiv zu deren Kontraktur geführt haben. Schmerzen zwischen den Schulterblättern in Form einer hypotonen Tendomyose der Skapula-Adduktoren und -Depressoren können dadurch ausgelöst werden.

Schmerzbeeinflussung

Lindert die Einnahme einer Schonhaltung oder die Durchführung einer Ausweichbewegung die Beschwerden, sollte analysiert werden, welche Muskulatur eine Annäherung erfährt und welche Gelenke entlastet werden. So kann der Hinweis eines Patienten, der durch eine Nackenrolle beim Schlafen eine Schmerzlinderung seiner HWS-Beschwerden erfährt, auf kontrakte Reklinatoren deuten.

Klagt der Patient über Anlaufschmerzen oder auch „Morgensteifigkeit" und erfährt er durch zunehmende Bewegungen eine kurzfristige Schmerzlinderung, so spielt die erhöhte Mechanorezeptorenaktivtät mit der damit verbundenen Schließung des Gates eine Rolle.

Bleibt der positive Effekt nach Bewegung längere Zeit bestehen, so kann dies ein Hinweis auf funktionelle Kontrakturen oder muskuläre Überlastungsödeme sein, welche durch diese Bewegung global therapiert werden (vgl. ▶ Kap. 4.4, S. 89 ff.).

Gibt der Patient eine Linderung der Beschwerden durch Wärme (Bäder, Sauna, Wärmflasche etc.) an, so stehen muskuläre Störfaktoren im Vordergrund. Durch die Wärmezufuhr kommt es zur Tonussenkung und zur verbesserten Verlängerungsfähigkeit der kontrakten Muskulatur.

Andere Beschwerden

Hat der Patient weitere Beschwerden wie Schwindel, Tinnitus, Sensibilitätsstörungen oder Kraftlosigkeit, Schmerzen oder Bewegungseinschränkungen, die evtl. mit den Hauptbeschwerden in Zusammenhang stehen? Beispielsweise klagt ein Patient neben seinen Knieschmerzen links über zeitweise auftretende Schulterschmerzen rechts. Der muskuläre Schutz wird hierbei über die diagonale Muskelschlinge links unten – rechts oben organisiert.

Klinische Vorgeschichte

In der klinischen Vorgeschichte werden frühere Beschwerden, Verletzungen, Operationen, Narben sowie Erkrankungen innerer Organe und des ZNS erfragt. Im Weiteren wird ermittelt, wie lange sie bestanden und wie sie behandelt wurden. Der Therapeut bekommt Hinweise auf weitere Störfaktoren wie z. B. eine unelastische Narbe oder ein akut oder chronisch entzündetes inneres Organ. Dieses verlangt einen muskulären Schutz in Form einer hyperton tendomyotisch geschalteten Bauchmuskulatur.

Im Weiteren können Informationen über mögliche reaktive Störfaktoren gewonnen werden, welche durch länger anhaltende reflektorische Schutzmechanismen entstanden sind und möglicherweise eine Rolle bei der Entstehung der aktuellen Beschwerden spielen. Früher oder aktuell benutzte Hilfsmittel können ebenso Auskunft über mögliche Störfaktoren geben. So kann eine Schuheinlage mit einer medialen Erhöhung, die der Patient seit mehreren Jahren trägt, zu einer Kontraktur der Fuß-Supinatoren geführt haben. Eine bifokale oder nicht der Sehstärke angepasste Brille kann zur Ventraltranslation des Kopfes und zur Kontraktur der Reklinatoren und HWS-Extensoren führen.

Bisherige Therapien

Welche Behandlungsmaßnahmen wurden bisher durchgeführt? Wie waren die erzielten Ergebnisse? Welche Medikamente wurden/werden wogegen verabreicht? Behandlungsmaßnahmen und deren Effizienz geben Hinweise auf Störfaktoren, oder ob im reflektorischen Schutzgeschehen therapiert wurde. Stagniert der Behandlungserfolg oder ist der Behandlungserfolg nur von kurzer Dauer, könnte dies ein Hinweis darauf sein, dass nun andere Störfaktoren primär behandelt werden müssen.

Zur Beschleunigung der Anamnese können Patientenfragebögen verwendet werden, welche die Patienten vor der Therapie ausfüllen (Den Vordruck eines solchen Fragebogens finden Sie als Download im Internet unter www.brueggertherapie.com).

ZUSAMMENFASSUNG

- Die Anamnese setzt sich aus einer sozialen und einer klinischen Anamnese zusammen.
- Durch die Anamnese erhält der Therapeut Informationen darüber, welche Haltungs- und Bewegungsprogramme schmerzhaft oder eingeschränkt sind. Sie gibt Hinweise darauf, ob Krankheitsursachen im arthromuskulären System liegen oder ob das arthromuskuläre System primär zum Schutz anderer Systeme eingesetzt wird (z. B. eines erkrankten inneren Organs), welche vorrangig behandelt werden müssten.
- Gehen Störfaktoren primär vom arthromuskulären System aus, zeigt die Anamnese, welche Aktivitäten zur Überlastung des arthromuskulären Systems geführt haben. Sie gibt erste Hinweise auf die Lokalisation und die Art vorhandener Störfaktoren und möglicher therapeutischen Maßnahmen.

ÜBERPRÜFEN SIE IHR WISSEN

- Worin besteht die soziale Anamnese?
- Worin besteht die klinische Anamnese?
- Welche Informationen erhält der Therapeut aus der Anamnese?

3.3 Inspektionsbefund

LERNZIELE

Kenntnisse über
- Aufbau und Struktur des Inspektionsbefundes
- die Interpretation der Informationen aus dem Inspektionsbefund im Hinblick auf Art und Ort der Störfaktoren

Im Inspektionsbefund werden sowohl transitorische als auch persistierende Störfaktoren ermittelt.

3.3.1 Transitorische Störfaktoren

Hierunter werden vorübergehende, flüchtige, reversible Störfaktoren verstanden. Diese können sofort, auch ohne therapeutische Intervention, leicht beseitigt werden. Dazu zählen **Kleidung** (zu enge Röcke, Gürtel oder Hosen), **Schuhe** (Absatzschuhe, hinten offene Schuhe, Innenranderhöhung), **zu tragende Taschen, unergonomisches Mobiliar oder Anordnen des Mobiliars am Arbeitsplatz und Zuhause.** Im Weiteren **Lärm, ungünstige Lichtverhältnisse oder thermische Einflüsse** (Klimaanlagen, offene Fenster, Wind etc.), **Müdigkeit** und **Stress.**

Transitorische Störfaktoren unterstützen die Belastungshaltung und fördern die Ausbildung von persistierenden Störfaktoren. So können Gegenstände in der Hosentasche die Beckenkippung erschweren und auf Dauer z. B. zur Kontraktur der Becken-Extensoren führen.

3.3.2 Persistierende Störfaktoren

Dazu gehören länger bestehende Störfaktoren, welche durch therapeutische Maßnahmen teilweise komplett, teilweise nur bedingt, behandelbar sind. Zu den im Inspektionsbefund untersuchten persistierenden Störfaktoren gehören **Kontrakturen, muskuläre Überlastungsödeme (OGE), Narben** und **andere Ödeme.**

Kontrakturen

Kontrakturen sind im Inspektionsbefund durch Einziehungen (z. B. des M. transversus abdominis) oder ein markantes Muskelrelief der häufig im Tonus erhöhten Muskulatur erkennbar.

Muskuläre Überlastungsödeme (OGE) und andere Ödeme

Bei der Befundung der OGE beschränkt sich der Erstbefund aus Zeitgründen zunächst auf die Muskelgruppen, welche in der Anamnese ein Funktionsüberwiegen zeigten. Häufige Lokalisationen der OGE der einzelnen Muskelfunktionsgruppen werden an anderer Stelle ausführlich beschrieben (▶ Kap. 5, S. 107 ff.).

OGE sind vor allem im Ursprungs- und Ansatzgebiet eines Muskels und an Orten mit geringem Anteil subkutanen Fettgewebes durch „Erhebungen" oder „Aufquellungen" an der Hautoberfläche gut sichtbar. Bei adipösen Patienten ist das Erkennen muskulärer Überlastungsödeme erschwert. Daher ist eine Inspektion im Seitenvergleich unerlässlich. Dennoch können knöcherne Asymmetrien und einseitig ausgeprägte Muskeln ein OGE vortäuschen

3

oder dessen Ausmaß verstärken. Daher kann nur in Verbindung mit der Palpation ein muskuläres Überlastungsödem diagnostiziert werden.

Narben

Sind Narben in Farbe und Struktur nicht der Haut angepasst, sondern rot, eng und zusammengezogen oder wulstig proliferiert, so kann dies auf ein unelastisches, schlecht organisiertes Narbengewebe hinweisen. Somit wird die Muskulatur in ihrer exzentrischen Kontraktionsfähigkeit eingeschränkt. Der Befund muss durch Palpation bestätigt werden.

ZUSAMMENFASSUNG

- Durch den Inspektionsbefund können Hinweise der Anamnese auf Art und Ort der Störfaktoren erhärtet werden.
- Transitorische Störfaktoren werden aufgedeckt, persistierende Störfaktoren müssen durch den Palpationsbefund bestätigt werden.
- Muskuläre Kontrakturen können nur in Verbindung mit dem Funktionsbefund und den Funktionstests diagnostiziert werden.

ÜBERPRÜFEN SIE IHR WISSEN

- Welche transitorischen Störfaktoren werden im Inspektionsbefund ermittelt?
- Welche persistierenden Störfaktoren werden im Inspektionsbefund untersucht?
- Wie kann man sie erkennen und durch welche Befunde müssen sie bestätigt werden?

3.4   Palpationsbefund

LERNZIELE

Kenntnisse über
- Palpationskriterien der palpierten Strukturen
- die Interpretation der gewonnenen Erkenntnisse im Hinblick auf Art und Ort der Störfaktoren

Der Palpationsbefund wird in Verbindung mit dem Inspektionsbefund durchgeführt. Die **Palpation auf Schmerz** spielt dabei eine untergeordnete Rolle, da Schmerz ein Summationseffekt der Gesamtnozizeption im Körper ist.

Das Auftreten von Schmerzen an der palpierten Stelle sagt nicht zwangsläufig aus, dass die Schmerzursache dort lokalisiert ist. Nur die schmerzhafte Palpation im Seitenvergleich bei gleicher Druckstärke auf der gleichen Struktur **kann** auf das Vorhandensein eines Störfaktors hinweisen. Daher sollte der Palpationsbefund immer im Seitenvergleich durchgeführt werden. Da eine schmerzhafte Stelle sowohl Ursache als auch Schutz sein kann, muss diese Information in den Gesamtbefund integriert werden.

MEMO

Schmerz ist ein Summationsphänomen zeitlicher und örtlicher Nozizeptorenaktivität. Durch die Palpation wird nur die kortikal registrierte Nozizeptorenaktivität erfasst.

PRAXISTIPP

- Muskuläre Überlastungsödeme und Kontrakturen können mit Schmerzen einhergehen, müssen es aber nicht.
- Schmerzpalpation kann als zusätzlicher Funktionstest dienen (► Kap. 3.6). Durch Behandlung eines entfernten Störfaktors wird die Gesamtnozizeption gesenkt und eine druckdolente Stelle kann weniger schmerzhaft werden.

3.4.1   Palpationskriterien

Beim Palpationsbefund wird vor allem die in der Anamnese und im Inspektionsbefund auffällige Muskulatur auf die folgenden Palpationskriterien hin überprüft.

Tonus

Ist der Muskelbauch nicht weich und elastisch, sondern derb, unelastisch und fest, so kann dies ein Hinweis auf eine Kontraktur sein. Allerdings kann ein hoher Tonus auch aufgrund einer hyperton tendomyotisch geschalteten Muskulatur vorliegen. Fühlt sie sich schlaff an, kann sie reflektorisch hypoton tendomyotisch geschaltet sein.

Muskuläre Überlastungsödeme (OGE)

Die im Inspektionsbefund sichtbaren Schwellungen oder Erhebungen werden durch Palpation überprüft. Muskuläre Überlastungsödeme fühlen sich sehr weich und teigig an. Ist bei einer sichtbaren Erhebung der palpierte Abstand zwischen Haut und Knochen sehr gering und fühlt sich die Erhebung nicht sehr weich an, sondern hart, dann liegt die Ursache hierbei in knöchernen Asymmetrien. Diese finden sich häufig im Thoraxbereich bei der Palpation der Bauchmuskulatur. Fühlt sich die sichtbare „Schwellung" im Muskelbauch weich-elastisch oder im Bereich einer Sehne fest-elastisch an, kann es sich um einen einseitig stärker ausgeprägten Muskelbauch oder eine Sehne handeln.

PRAXISTIPP

Je mehr Unterhautfettgewebe der Patient aufweist, desto schwieriger ist es, ein OGE zu erkennen und zu palpieren. Mögliche Veränderungen im Relief (im Seitenvergleich) können bei adipösen Menschen einen Hinweis auf ein OGE geben.

Strukturelle Kontrakturen (Myogelosen)

Finden sich strangförmig verhärtete oder griesige Anteile in der Schwellung, so liegen bereits bindegewebig umgebaute OGE in Form von strukturellen Kontrakturen (Myogelosen) vor.

Narben

Abhängig von der Tiefe der Narbe und den betroffenen Geweben wird die Verschieblichkeit und Elastizität der Haut und der darunter liegenden Schichten geprüft.

PRAXISTIPP

Der Palpationsbefund findet in der patientenangepassten aufrechten Körperhaltung statt, um die Gesamtnozizeption so gering wie möglich zu halten. Die durch die BH ausgelöste arthrotendomyotische Reaktion in Form von hyperton tendomyotisch geschalteter Muskulatur kann Kontrakturen vortäuschen.

ZUSAMMENFASSUNG

- Im Palpationsbefund werden die durch den bisherigen Befund auffälligen Muskeln auf Tonus (Kontrakturen, hyper- und hypotone Tendomyosen), muskuläre Überlastungsödeme und strukturelle Kontrakturen (Myogelosen) überprüft.
- Informationen aus der Anamnese und dem Inspektionsbefund bezüglich der Art und Lokalisation von persistierenden Störfaktoren können durch Palpation bestätigt werden.
- Die Palpation auf Schmerz steht dabei im Hintergrund, da durch das Auftreten oder Fehlen von druckdolenten Strukturen keine Aussage über das Vorhandensein von Störfaktoren getroffen werden kann.

ÜBERPRÜFEN SIE IHR WISSEN

- Welche Strukturen werden im Palpationsbefund palpiert?
- In welcher Ausgangsstellung sollte die Palpation durchgeführt werden?
- Welche Palpationskriterien stehen im Vordergrund? Wie können die Ergebnisse interpretiert werden? Warum spielt die Schmerzpalpation eine untergeordnete Rolle?

3.5 Funktionsbefund

LERNZIELE

Kenntnisse über
- den Aufbau des Funktionsbefundes
- die Beurteilung von Rumpf und Extremitäten in der habituellen und korrigierten Haltung
- die Interpretation der Abweichungen in Bezug auf Art und Ort der Störfaktoren

Der Funktionsbefund beinhaltet die Analyse der **habituellen** und **korrigierten Haltungsprogramme** des Patienten.

PRAXISTIPP

Es ist sinnvoll, den Funktionsbefund, abhängig von der im Alltag überwiegenden Ausgangsstellung des Patienten (Funktionsquantität), im Sitz oder im Stand durchzuführen.

Der Vergleich der habituellen und korrigierten Haltungsprogramme zeigt die Stärke der Funktionsstörung und gibt Aufschluss über muskuläre Kontrakturen und Fehlbelastungen.

3.5.1   Habituelle Haltung

Zunächst wird die „normale" Alltagshaltung des Patienten beurteilt (so wie der Patient gerne sitzt oder steht, beide Füße sollten jedoch auf dem Boden stehen). Dabei stellt sich die Frage, wie stark die Haltung von der neurophysiologischen Norm der aufrechten Körperhaltung abweicht. Beurteilt wird der „Grad" der Belastungshaltung:
- Im Bereich des Rumpfes wird er für jede der Primärbewegungen beurteilt: Wie stark ist die Beckenaufrichtung, die Thoraxsenkung, die Reklination? Zudem werden weitere Abweichungen des Rumpfes in der Frontal- und Transversalebene befundet.
- Im Bereich der Extremitäten werden grobe Abweichungen von der aufrechten Körperhaltung beurteilt. Im Weiteren wird festgelegt, ob es sich beim Patienten um einen add- oder abduktorischen Sitz- bzw. Standtyp handelt.

3.5.2   Korrigierte Haltung

Nach der Haltungskorrektur im Sitz oder Stand (vgl. ▶ Kap. 4.3, S. 83 ff.) findet die Beurteilung der patientenangepassten aufrechten Körperhaltung statt. Wie gut konnte sich der Patient auskorrigieren? Was fehlt zur Norm der aufrechten Körperhaltung? Im Bereich des Rumpfes wird das „Defizit" zur aufrechten Haltung für jede Primärbewegung beurteilt: Wie viel fehlt zur physiologischen Beckenkippung, zur Thoraxhebung und zur Inklination? Ebenso werden weitere Rumpfkomponenten beurteilt.

Anschließend stellt sich die Frage nach der stärksten Abweichung/Auffälligkeit am Rumpf. Ist es eine Primärbewegung und wenn ja, welche fällt am meisten auf oder ist es eine andere Funktion des Rumpfes (ROT, LATFLEX, Shift)?

Im Bereich der Extremitäten werden systematisch alle Funktionen/ Gelenkstellungen bzgl. der Abweichung von der Norm beurteilt.

PRAXISTIPP

- Um die Kopf-, Rumpf- und Becken-Rotation beurteilen zu können, ist es wichtig, die visuelle Orientierung des Patienten zu kennen. Von daher ist es sinnvoll, dass sich der Patient frontal zu einer Wand ausrichtet.
- Es empfiehlt sich, eine Beurteilung von proximal nach distal durchzuführen, da Abweichungen proximal eine Fehlstellung distal vortäuschen können. So kann eine Schultergürtel-Protraktion eine Schulter-Innenrotation und eine Unterarm-Pronation vortäuschen oder verstärken.

Abschließend wird der Bereich der stärksten Auffälligkeit an der oberen Extremität (Hand, Ellenbogen, Schulter rechts oder links) und im Bereich der unteren Extremität (Fuß, Knie oder Hüfte, rechts oder links) festgelegt. Die Beschreibung der Norm findet sich in ▶ Kap. 2, S. 43 ff. Abweichungen von der Norm der einzelnen Funktionen des Rumpfes und der Extremitäten werden ausführlich im weiteren Verlauf beschrieben (▶ Kap. 5, S. 109 ff.).

MEMO

Abweichungen von der Norm können Hinweise auf Kontrakturen oder muskuläre Überlastungsödeme geben. Sie können jedoch auch durch hyperton tendomyotisch geschaltete Muskeln verursacht werden. Zur Differenzierung der verantwortlichen Faktoren müssen Informationen aus der Anamnese sowie dem Inspektions- und Palpationsbefund hinzugezogen werden.

ZUSAMMENFASSUNG

- Der Funktionsbefund beinhaltet die Befundung der habituellen Haltung, beurteilt wird der Grad der Belastungshaltung.
- Nach der anschließend durchgeführten Haltungskorrektur wird die Beurteilung in der korrigierten Haltung vorgenommen. Dabei wird das Defizit zur Norm der aufrechten Haltung beurteilt.
- Der Vergleich zwischen habitueller und korrigierter Haltung gibt weitere Hinweise auf kontrakte Muskeln und muskuläre Überlastungsödeme.

ÜBERPRÜFEN SIE IHR WISSEN

- In welcher Ausgangsstellung wird der Funktionsbefund durchgeführt?
- Welche Haltungen werden wie beurteilt?
- Was findet abschließend nach der Beurteilung am Rumpf und an den Extremitäten statt?
- Welche Hinweise bzgl. Störfaktoren bekommt der Therapeut durch die Abweichungen von der Norm im Funktionsbefund?

3.6 Funktionstests

LERNZIELE

Kenntnisse über
- die Anwendung von Funktionstests
- verschiedene Funktionstests, ihre Durchführung, die möglicherweise auftretenden Funktionsstörungen und ihre Interpretation bzgl. der Lokalisation von Störfaktoren
- die Wahl der geeigneten Funktionstests für den Befund

Funktionstests werden standardmäßig durchgeführt:
- im Rahmen des Befundes zur Analyse von Funktionsstörungen. Sie lassen Rückschlüsse über die Lokalisation von Störfaktoren zu;
- im Verlauf der Therapie zur Evaluation aller diagnostischen und therapeutischen Maßnahmen und zur Überprüfung der Eigenübungen des Patienten (vgl. ▶ Kap. 4.4.5, S. 101 ff.).

Ihre Durchführung erfolgt generell in der patientenangepassten aufrechten Haltung der jeweiligen Ausgangsstellungen. Die Interpretation der Funktionstests beschränkt sich hier bewusst auf muskuläre Störfaktoren. Jedoch können auch arthrogene/kapsuläre und neurale Strukturen sowie Störungen der inneren Organe Ursache für Funktionsstörungen sein.

3.6.1 TH5-Wippen

Das TH5-Wippen ist der Standardfunktionstest der Funktionskrankheiten. Er gibt Auskunft über das globale Bewegungsprogramm der aufrechten Haltung.

Beurteilung
Das TH5-Wippen besteht aus drei Phasen mit unterschiedlichen Beurteilungsschwerpunkten (◘ Abb. S. 70):

Phase 1: Test der Wirbelsäulensteifigkeit
- Wie gut ist die Quantität und Qualität der Primärbewegung Thoraxhebung?
- Wie ist die weiterlaufende Bewegung auf die HWS und die Primärbewegung Inklination?
- Wie ist die Wirbelsäulenbeweglichkeit, ihre Extensionsfähigkeit in den verschiedenen Abschnitten?
- Gibt es einen bewegungskompensatorischen Abschnitt (BKA)?
- Findet die Bewegung dort statt, wo der Therapeut den Schub gibt oder kompensiert der Patient die hier fehlende Beweglichkeit durch Bewegungen, die andernorts stattfinden?

Phase 2: Test der Beckenkippung
- Wie ist die Quantität und die Qualität der Primärbewegung Beckenkippung?
- Wohin setzt sich der Bewegungsimpuls der Beckenbewegung, von kaudal kommend, auf die Wirbelsäule fort?

Phase 3: Test der Schultergürtel-Retroposition
- Wie gut ist die Schultergürtel-Retroposition durchführbar?
- Treten Ausweichmechanismen wie ein dorsaler Überhang oder eine Skapula-Adduktion auf?

Funktionstest TH5-Wippen

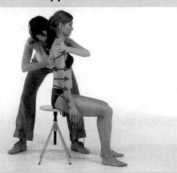

Ausgangsstellung, Griff und Durchführung

ASTE P: patientenangepasste AH im Sitz, die Arme hängen seitlich am Körper

ASTE T: Stand seitlich/hinter dem Patienten

G: Der ventrale Arm (Punctum fixum) fixiert mit Schulter und Handballen die Schultern des Patienten. Das Sternum bleibt dabei frei.

- Phase 1 (Test der Wirbelsäulensteifigkeit): Die dorsale Hand (Punctum mobile) befindet sich flächig auf den Dornfortsätzen der Wirbelsäule, zunächst im Bereich von T5/T7 auf

der mittleren BWS (◻ Abb.), dann auf der unteren BWS, der mittleren LWS und abschließend der unteren LWS.

- Phase 2 (Test der Beckenkippung): Hierfür wird die dorsale Hand auf das Sakrum positioniert.
- Phase 3 (Test der Schultergürtel-Retroposition): Hierbei befindet sich die dorsale Hand wieder in Höhe T5/T7.

D Phase 1: Der Therapeut arbeitet sich in drei Schüben mit der dorsalen Hand weich bis an das Ende der Wirbelsäulenbeweglichkeit der jeweiligen Region hinein. Er gibt einen rhythmisch extendierenden Bewegungsimpuls bei T5/T7 nach ventral/kranial (◻ Abb.), in der unteren BWS und mittleren LWS nach ventral und in der unteren LWS nach ventral/kaudal. Beim ersten Schub nimmt der Patient den Impuls auf und schwingt zurück. Das zweite Mal legt der Therapeut für den Schub einen längeren Weg zurück. Der dritte Schub geht bis an das Ende der Extensionsfähigkeit in der jeweiligen Region.

D Phase 2: Das Becken wird via Sakrum im Sinne der Beckenkippung nach ventral/kaudal bewegt (◻ Abb.). Die Beckenkippung wird 2-mal endgradig getestet.

D Phase 3: Der Thorax wird nach vorne oben bewegt, während gleichzeitig der Schultergürtel durch eine Rumpf-Lateralflexion des Therapeuten gleichmäßig nach dorsal/kaudal in die Schultergürtel-Retroposition gezogen wird. Die Beweglichkeit wird 1–2-mal endgradig getestet.

Der Patient wird instruiert, auftretende Beschwerden während des Tests anzugeben.

Interpretation

Störfaktoren vor Ort

Eine mangelhafte Wirbelsäulenbeweglichkeit, eine eingeschränkte Beckenkippung und/oder Schultergürtel-Retroposition können ihre Ursache am Rumpf in Form von Kontrakturen oder muskulären Überlastungsödemen der Rumpf-Flexoren, der horizontalen Adduktoren der Schulter und der Becken-Extensoren haben.

Störfaktoren entfernt

Diese Muskelfunktionsgruppen können jedoch ebenso hyperton tendomyotisch geschaltet sein, um Störfaktoren der oberen und unteren Extremität zu schützen. Diese haben eine rücklaufend bremsende Wirkung auf den Rumpf. Dabei wirken sich Störfaktoren der unteren Extremität (z. B. kontrakte Hüft-Adduktoren, Knie-Innenrotatoren) eher bremsend auf die Beckenkippung und die Extensionsfähigkeit der unteren und mittleren LWS aus. Kontrakturen oder muskuläre Überlastungsödeme der oberen Extremität und des Kopfes schränken eher die Beweglichkeit der mittleren und unteren BWS, der Thoraxhebung und der Schultergürtel-Retroposition ein.

Kontraindikationen

Das TH5-Wippen sollte nicht durchgeführt werden bei:

- Wirbelkörperfrakturen
- akuten und schmerzhaften Schleudertraumen
- Tumorpatienten
- frisch Operierten

Bei Patienten mit folgenden Diagnosen kann das TH5-Wippen von geübten Therapeuten, jedoch sehr vorsichtig, angewendet werden:

- Bandscheibenpatienten
- Patienten mit starker Osteoporose
- Schwangere
- Patienten, die beim Test z. T. Schmerzen angeben

3.6.2   Skapula-Drehung

Die Skapula-Drehung ist v. a. zur Diagnostik von Störfaktoren der oberen Extremität, des Rumpfes und der HWS geeignet (◻ Abb. S. 71).

Beurteilung

Entsprechend der Anteversionsphasen (Kapandji 1984) findet die Bewegung der Schulter-Flexion bis ca. 60° im Glenohumeralgelenk statt. Zwischen 30° und 60° bis ca. 120° erfolgt die Skapula-Drehung und ab 120° bis zur Endstellung in 180° erfolgt die Lateralflexion bei einseitiger, die Extension der Wirbelsäule bei beidseitiger Armhebung. Während des Tests werden folgende Kriterien beurteilt:

Beginn der Skapulabewegung

Es wird der Beginn der Skapulabewegung im Verhältnis zur Schulter-Flexion beurteilt: Erfolgt die Skapulabewegung zwischen 30° und 60° Schulter-Flexion?

- Startet die Skapulabewegung auf einer oder beiden Seiten früher als zwischen 30° und 60°, ist dies ein Hinweis auf einen **Skapula-Vorlauf** einseitig bzw. beidseitig.
- Startet die Skapulabewegung auf einer oder beiden Seiten später als bei ca. 60°, ist dies ein Hinweis auf einen **Skapula-Nachlauf** einseitig bzw. beidseitig.
- Startet die Skapula-Bewegung z. B. rechts früher als 30°, so ist dies ein Hinweis auf einen **Skapula-Vorlauf rechts**.
- Startet sie auf der anderen Seite später als bei 60° oder bewegt sie sich zunächst zur Wirbelsäule, so ist dies ein Hinweis auf einen **Skapula-Nachlauf links**.

Bewegungsweg der Skapula in Richtung Skapula-Elevation/-Abduktion/-Außenrotation

Beurteilt wird das Tempo und der Rhythmus bei der Bewegung der Skapula in die Elevation, Abduktion und Außenrotation im Seitenvergleich.

> **PRAXISTIPP**
>
> Nur wenn die Skapula-Drehung auch nach mehrmaliger Wiederholung die gleichen Funktionsstörungen zeigt, ist sie als Funktionstest zu verwerten.

Interpretation eines Skapula-Vorlaufs rechts

Voraussetzung für eine physiologische Skapula-Drehung ist die Verlängerungsfähigkeit aller Muskeln, welche die Skapula mit dem Humerus verbinden. D. h. die Schulter-Innenrotatoren, -Extensoren, -Adduktoren müssen exzentrisch kontrahieren können. Bei einem Skapula-Vorlauf hat der Start bereits früher als bei ca. 30–60° begonnen und/oder die Mitbewegung der Skapula läuft beschleunigt ab. Dies lässt die folgenden Interpretationsmöglichkeiten zu:

Störfaktor vor Ort

Kontraktur/muskuläre Überlastungsödeme der

- Schulter-Innenrotatoren,

Funktionstest Skapula-Drehung

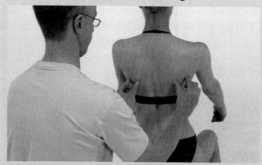

Ausgangsstellung, Griff und Durchführung
ASTE P: patientenangepasste AH im Sitz bzw. Stand, die Arme des Patienten hängen seitlich am Körper
ASTE T: Einbeinkniestand bzw. Stand hinter dem Patienten
G: Daumen und Zeigefinger beider Hände palpieren den Angulus inferior beider Schulterblätter von medial und lateral.
D: Der Patient wird aufgefordert, die Arme langsam und gleichmäßig in die endgradige Arm-Elevation zu führen.
Hinweis: Die Bewegung sollte mehrfach durchgeführt werden.

- Schulter-Adduktoren,
- Schulter-Extensoren rechts.

Störfaktor entfernt

Hypertone Tendomyose der Schulter-Innenrotatoren, -Adduktoren, -Extensoren rechts aufgrund von:

- Störfaktoren der rechten oberen Extremität (z. B. kontrakte Finger-ADD), welche über rücklaufend bremsende Impulse geschützt werden;
- Störfaktoren der gleichseitigen rechten unteren Extremität (z. B. Kontraktur der Knie-IRO), welche über das Bewegungsmuster der Belastungshaltung geschützt werden;
- Störfaktoren des Rumpfes (z. B. Rumpf-ROT, -LAT-FLEX nach links, -Shift nach rechts), welche sich bremsend auslaufend auswirken;
- Störfaktoren der diagonalen linken unteren Extremität (z. B. muskuläre Überlastungsödeme der Hüft-IRO), welche über die diagonale Muskelschlinge links unten – rechts oben geschützt werden.

Interpretation eines Skapula-Vorlaufs beidseits

Es können die gleichen Ursachen (s. o.) vorliegen. Zusätzlich besteht die Möglichkeit, dass die Rumpf-Flexoren kontrakt sind, ein muskuläres Überlastungsödem aufweisen oder zum Schutz von anderen Störfaktoren hyperton tendomyotisch geschaltet sind.

3

Interpretation eines Skapula-Nachlaufs links

Bei der Skapula-Drehung bewegt sich die Skapula in Richtung Elevation/Abduktion/Außenrotation. Voraussetzung für eine physiologische Skapula-Drehung ist die Verlängerungsfähigkeit aller Muskeln, welche die Skapula in die Depression/Adduktion/Innenrotation bewegen. Bei einem Skapula-Nachlauf ist der Startzeitpunkt der Mitbewegung der Skapula bereits verzögert und/oder die Mitbewegung der Skapula läuft verlangsamt ab. Folgende Interpretationsmöglichkeiten sind denkbar:

Störfaktor vor Ort

Es könnten Kontrakturen oder muskuläre Überlastungsödeme der Skapula-Deppressoren/-Adduktoren/-Innenrotatoren sein. Ebenso finden sich in o. g. Muskeln häufig reaktive Störfaktoren, z. B. strukturelle Kontrakturen, die aufgrund von muskulären Überlastungsödemen und deren bindegewebigem Umbau entstanden sind.

Störfaktor entfernt

Ursachen sind hypertone Tendomyosen der Skapula-Adduktoren/-Innenrotatoren links, z. B. häufig des M. levator scapulae. Dieser kann:
- als HWS-Extensor Störungen im Bereich der HWS (z. B. eine Kontraktur der Kopf-REKL) schützen;
- als Kopf-Rotator nach links Kontrakturen der Kopf-Rotatoren nach links, der Rumpf-Rotatoren nach links oder über die diagonale Muskelschlinge rechts oben – links unten Störfaktoren der unteren Extremität links (z. B. muskuläre Überlastungsödeme der Kleinzeh-OPP) schützen.

3.6.3   Becken-Rotation

Die Becken-Rotation dient v. a. zur Analyse von Funktionsstörungen des Beckens und der unteren Extremität (◘ Abb. rechts).

Beurteilung

Der Therapeut prüft:
- bei Testphase 1: die Bewegungsqualität bei der Becken-Rotation (z. B. die zur Durchführung benötigte Kraft, die auftretende Spannung bei der Becken-Rotation);
- bei Testphase 2: die Bewegungsquantität, die Bewegungsqualität, die Bewegung des „Gestänges" (Bewegung des Knies etc.) und beobachtet evtl. stattfindende Ausweichmechanismen des Rumpfes.

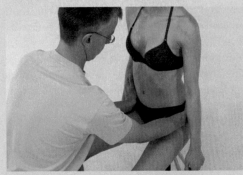

Funktionstest Becken-Rotation

Ausgangsstellung, Griff und Durchführung
ASTE P: patientenangepasste AH im Sitz, die Arme hängen seitlich am Körper. Die Unterlage sollte eine Becken-Rotation zulassen.
ASTE T: Einbeinkniestand vor dem Patienten
G: Die ventrale Hand liegt mit der Kleinfingerkante unterhalb der SIAS der einen Seite, die dorsale Hand liegt auf dem dorsalen Beckenkamm der anderen Seite.
D Testphase 1: Das Becken wird kurz intermittierend, nicht endgradig, rotiert. Sind die Ergebnisse nicht eindeutig, dann erfolgt Testphase 2.
D Testphase 2: Die Becken-Rotation wird endgradig geprüft.

Interpretation

Voraussetzung für eine physiologische Becken-Rotation nach rechts ist eine vom proximalen Hebel eingeleitete Hüft-Adduktion rechts und eine Hüft-Abduktion links. Ist die Becken-Rotation nach rechts eingeschränkt, so lässt dies folgende Interpretationsmöglichkeiten zu:

Störfaktor vor Ort

Kontraktur/muskuläre Überlastungsödeme an folgenden Muskeln:
- Hüft-Adduktoren links,
- Hüft-Abduktoren rechts,
- Becken-Rotatoren nach links.

Störfaktor entfernt

Hypertone Tendomyose der Hüft-Adduktoren links aufgrund von:
- Störfaktoren der linken unteren Extremität (z. B. kontrakte Plantar-FLEX/SUP) und der gleichseitigen, linken oberen Extremität (z. B. Kontraktur der Daumen-OPP), welche über das Bewegungsmuster der Belastungshaltung geschützt werden.
- Störfaktoren der diagonalen rechten oberen Extremität (z. B. muskuläre Überlastungsödeme der Un-

terarm-PRON), welche über die diagonale Muskelschlinge rechts oben – links unten geschützt werden.

Hypertone Tendomyose der Hüft-Abduktoren rechts und der Becken-Rotatoren nach links durch Störfaktoren andernorts.

3.6.4 Weitere Funktionstests

Eine Reihe von aktiven und passiven Funktionstests hat sich zur Erhebung von Funktionsstörungen im Befund und in der Therapie bewährt, eine Auflistung dazu finden Sie im Anhang (◘ Tab. 9.1, S. 234 f.).

3.6.5 Wahl der geeigneten Funktionstests

Generell sollten mehrere Funktionstests (mindestens zwei) im Rahmen des Befundes und zur Überprüfung der Arbeitshypothese durchgeführt werden. Mindestens ein Funktionstest sollte unter dem Einfluss der Stell- und Haltereflexe (posturale Reflexe) durchgeführt werden (Sitz, Stand, Gang oder Transferbewegungen). Da in höheren, anspruchsvolleren Ausgangsstellungen mit kleinerer Unterstützungsfläche durch verstärkte Reflexaktivität die Anforderungen an den funktionellen Synergismus zunehmen, machen sich Funktionsstörungen stärker bemerkbar als in Rückenlage.

Entsprechend der Funktionsquantität des Patienten im Alltag muss ein Funktionstest in der entsprechenden Ausgangsstellung gewählt werden. Erst die Verbesserung des Funktionstests in dieser Ausgangsstellung gewährleistet am ehesten eine Beschwerdereduktion im Alltag. Die Auswahl der Funktionstests im Rahmen des Befundes ergibt sich aus der Analyse der bisherigen Befunderhebung und richtet sich nach dem Ort der vermuteten Störfaktoren (◘ Tab. 3.1). Liegen keine Kontraindikationen vor, wird das TH5-Wippen standardmäßig durchgeführt.

Grundsätzlich sollte jede aktive oder passive schmerzhafte und/oder eingeschränkte Bewegung als Funktionstest genutzt werden. Weist die Analyse des bisherigen Befundes auf die Beteiligung neuraler Strukturen hin, müssen ergänzend neurologische Tests (Überprüfen der Sensibilität, Kennmuskeln, Reflexe, Nervengleittests etc.) durchgeführt werden. Gibt der Befund Hinweise auf die Beteiligung von Strukturen am Gelenk, wie z. B. der Gelenkkapsel (aufgrund längerer Ruhigstellung nach einem Trauma), können manualtherapeutische Tests zum Einsatz kommen.

◘ **Tab. 3.1.** Auswahl geeigneter Funktionstests aus dem Brüggerkonzept im Rahmen des Befundes

Ort der vermuteten Störfaktoren	Geeigneter Funktionstest
Rumpf	• TH5-Wippen • Schulter-Außenrotation • Arm-Elevation • Bauchatmung • Kopf-Rotation • Skapula-Drehung • Becken-Rotation
Kopf und HWS	• TH5-Wippen • Kopf-Rotation • Skapula-Drehung
Obere Extemität	• TH5-Wippen • Skapula-Drehung • Schulter-Außenrotation • Arm-Elevation • Gang
Untere Extremität	• TH5-Wippen • Becken-Rotation • Hüft-Flexionstest • Bücken • Aufstehen/Hinsetzen • Gang

ZUSAMMENFASSUNG

- Funktionstests werden sowohl im Befund (zur Analyse von Funktionsstörungen) als auch zur Überprüfung der Arbeitshypothese (zur Evaluation von diagnostischen und therapeutischen Maßnahmen und der Eigenübungen) durchgeführt. Sie geben Hinweise auf den Ort der Störfaktoren.
- Mindestens ein Funktionstest sollte unter dem Einfluss der Stell- und Haltereflexe (posturale Reflexe) im Sitz, Stand oder Gang durchgeführt werden.
- Die Auswahl der Funktionstests richtet sich nach dem Ort der vermuteten Störfaktoren. Das TH5-Wippen sollte immer Bestandteil der Funktionstests sein.

3

ÜBERPRÜFEN SIE IHR WISSEN

- Wann werden Funktionstests durchgeführt?
- Welche Funktionstests gibt es und wie werden sie durchgeführt?
- Welche Funktionsstörungen können auftreten und welche Störfaktoren stellen mögliche Ursachen dar?
- Was ist bei der Wahl der geeigneten Funktionstests für den Befund zu beachten?

3.7 Erstellung der Arbeitshypothese

LERNZIELE

Kenntnisse über
- die Interpretation der Befundbestandteile
- die Erstellung einer Arbeitshypothese und deren Konsequenz für therapeutische Maßnahmen

Bevor die Arbeitshypothese erstellt wird, müssen die einzelnen Befundbestandteile analysiert werden:

— Welche Arten von Störfaktoren liegen vor? Sind sie auf muskuläre Kontrakturen, muskuläre Überlastungsödeme (OGE), posttraumatische Ödeme oder Fehlbelastung des arthromuskulären Systems zurückzuführen? Liegen andere arthrogene/kapsuläre oder neurogene Störungen, Narben, Erkrankungen der inneren Organe oder strukturelle Veränderungen (z. B. Bandscheibenvorfälle, Spondylarthrosen etc.) vor? Liegen Störfaktoren in Kombination vor? Welche Störfaktoren stehen derzeit im Vordergrund? Häufig auftretende Störfaktoren und ihre Charakteristika sind in ◘ Tab. 3.2, S. 75 zusammengefasst.
— Welche Funktionen sind in allen Befundbestandteilen durchgängig auffällig?
— Wo befinden sich die stärksten Störfaktoren und wie sind sie am Rumpf oder an den Extremitäten verteilt?
— Wie ist die Staffelung der Störfaktoren (Rangordnung der Störfaktoren)?

Die Interpretation des Befundes führt zur Formulierung einer Arbeitshypothese. Zum einen stellt sie das Ergebnis der Analyse der einzelnen Teilbefunde dar, zum anderen

dient sie als Therapiegrundlage. Man unterscheidet zwischen einer groben und einer feinen Arbeitshypothese.

MEMO

- In der Praxis liegen Kontrakturen und muskuläre Überlastungsödeme häufig im selben Muskel/der selben Muskelfunktionsgruppe vor, so dass deren Differenzierung im Befund schwierig ist. Daher empfiehlt es sich, zur Vereinfachung von betroffenen „Funktionen" oder „muskulären Störfaktoren" zu sprechen. Therapeutische Maßnahmen zur Behandlung von muskulären Störfaktoren (vgl. ► Kap. 4.3, S. 83 ff.) wirken sich in der Regel sowohl auf Kontrakturen als auch auf muskuläre Überlastungsödeme gleichermaßen positiv aus.
- In der Regel liegen einem klinischen Erscheinungsbild (Krankheitsbild) nicht nur ein Störfaktor, sondern immer mehrere Störfaktoren zugrunde.

3.7.1 Grobe Arbeitshypothese

Die grobe Arbeitshypothese legt, abhängig von der Verteilung der auffälligsten Störfaktoren, den Ort der ersten Maßnahme fest:

— Sind die Störfaktoren am Rumpf auffälliger als im Bereich der Extremitäten lautet die grobe Arbeitshypothese: **Rumpfbetonung mit Extremtätenbeteiligung**. Folglich wird die erste Maßnahme am Rumpf durchgeführt.
— Sind die Störfaktoren an den Extremitäten auffälliger als am Rumpf, so handelt es sich um eine **Extremitätenbetonung mit Rumpfbeteiligung**. Die erste Maßnahme wird an den Extremitäten durchgeführt.
— Sind gleich starke Störfaktoren sowohl an den Extremitäten als auch am Rumpf vorhanden, so sind **Rumpf und Extremitäten gleichermaßen betroffen**. Die erste Maßnahme sollte sowohl Rumpf als auch Extremitäten beeinflussen.

3.7.2 Feine Arbeitshypothese

Die feine Arbeitshypothese legt fest, ob der Einstieg in die Therapie mit einer funktionsorientierten (AEK) oder globalen Maßnahme (z. B. Brügger-Grundübung, ADL, Walking, globale Theraband-Übung) erfolgt.

◼ Tab. 3.2. Häufig auftretende Arten von Störfaktoren und deren Charakteristika

Störfaktoren/Befunderhebung	Muskuläre Kontraktur	Muskuläres Überlastungsödem (OGE)	Posttraumatisches Ödem im Muskel	Fehlbeanspruchung des arthromuskulären Systems mit weiteren persistierenden Störfaktoren
Anamnese • auslösende Ursache	• monotone Haltung oder Bewegung	• **a.** monotone, langfristig dynamische oder statische Muskelaktivität • **b.** maximal kurzfristige Muskelaktivität	• maximale exzentrische oder konzentrische Belastung eines Muskels bei einem Trauma	• monotone langfristige Einnahme der BH durch Möbel, Kleidung etc.
• Beschwerdebeginn	• oft nicht konkret zu nennen	• **zu a:** oft nicht konkret zu nennen • **zu b:** i. d. R. nach Maximalbelastung	• wird nach dem Trauma angegeben	• oft nicht konkret zu nennen
• Schmerzauslösung	• Verlängerung des Muskels	• Verlängerung und starke Annäherung des Muskels	• Bewegung aus einer Mittelstellung des Muskels • maximale Verlängerung oder Kontraktion	• Einnahme der BH über längere Zeit aufgrund von Biegespannungen, Scherkräften etc. • je nach persistierenden Störfaktoren, ◼ vorne
• Schmerzreduktion	• Ruhe und monotone Haltung • Kälte, Stress	• Mittelstellung oder Annäherung des Muskels • Wärme und Hitze	• Mittelstellung des Muskels, Ruhe • Bewegungen mit kleinem Bewegungsausmaß, Hitze	• Einnahme der patientenangepassten aufrechten Haltung • je nach persistierenden Störfaktoren, ◼ vorne
Inspektionsbefund	• Einziehungen (M. transversus) oder deutlicheres Muskelrelief	• Erhebungen, Aufquellungen	• Erhebungen, Aufquellungen	• Einnahme der patientenangepassten aufrechten Haltung • Streckbewegungen • transitorische und persistierende Störfaktoren (Kontrakturen, muskuläre Überlastungsödeme) vorhanden
Palpationsbefund	• hoher Tonus • fest, unelastisch	• weich, teigig	• weich, teigig	• Kontrakturen, muskuläre Überlastungsödeme und reflektorisch hyper- und hypoton tendo-myotisch geschaltete Muskulatur palpabel
Funktionsbefund	• Abweichungen von der physiologischen Norm der AH bzgl. des betroffenen Muskels	• Abweichungen von der physiologischen Norm der AH können sichtbar sein	• Abweichungen von der physiologischen Norm der AH können sichtbar sein	• habituelle Haltung: starke Belastungshaltung • korrigierte Haltung: patientenangepasste aufrechte Haltung mit Defizit zur physiologischen Norm entsprechend der betroffenen Muskelfunktionen
Funktionstests	• Funktionsstörungen (z. B. Bewegungseinschränkungen, Schmerzen)	• Funktionsstörungen (z. B. Bewegungseinschränkungen, Schmerzen)	• Funktionsstörungen (z. B. Bewegungseinschränkungen, Schmerzen)	• Funktionsstörungen (z. B. Bewegungseinschränkungen, Schmerzen)

- Ein **globaler Einstieg** findet statt, wenn Rumpf und Extremitäten gleichermaßen betroffen sind.
- Ein **funktionsorientierter Einstieg** findet statt, wenn eine Rumpf- oder Extremitätenbetonung vorliegt.

Ist der Einstieg funktionsorientiert, wird zusätzlich festgelegt, in welcher Reihenfolge die vermutlichen Störfaktoren behandelt werden. Es wird die **Staffelung der Störfaktoren** festgelegt.

Folgende Beispiele für Arbeitshypothesen sollen dies verdeutlichen:
Beispiel 1
- Grobe Arbeitshypothese: Rumpfbetonung mit Extremitätenbeteiligung
- Feine Arbeitshypothese: funktionsorientierter Einstieg, vermutete Staffelung: Rumpf-Flexoren – Ellenbogen-Flexoren rechts – Knie-Innenrotatoren rechts
Beispiel 2
- Grobe Arbeitshypothese: Rumpf- und Extremitäten sind gleichermaßen betroffen.
- Feine Arbeitshypothese: globaler Einstieg, z. B. durch Brügger-Grundübung 1

Die Evaluation der Arbeitshypothese mittels geeigneter Funktionstests wird in ▶ Kap. 4.4.5, S. 101 ff. ausführlich beschrieben.

Bedingt durch therapeutische Maßnahmen, Eigenübungen des Patienten, Umsetzung von veränderten Bewegungsmustern im Alltag, oder aber durch Ausführung einer ungünstigen Haltung oder Bewegung, kann sich die vom NSB organisierte Staffelung der Störfaktoren jederzeit ändern. Andere, bisher als „geringfügig" eingestufte Störfaktoren können durch Verstärkung gewisser Tätigkeiten in den Vordergrund rücken, oder durch Beseitigung von zunächst vordergründigen Störfaktoren auffällig werden. Nicht selten ist damit eine Veränderung der Beschwerdesymptomatik verbunden.

Diese Tatsache impliziert die Notwendigkeit eines kurzen Funktionsbefundes, die Durchführung bestimmter Funktionstests und die Erstellung einer aktuellen Arbeitshypothese vor jeder Behandlungseinheit. Die aktuelle Arbeitshypothese kann mit der vorhergehenden übereinstimmen, sie kann jedoch auch differieren.

ZUSAMMENFASSUNG

- Nach Interpretation der Befundbestandteile erfolgt die Formulierung einer Arbeitshypothese.
- Die grobe Arbeitshypothese legt den Ort der ersten Maßnahme fest, die feine Arbeitshypothese legt fest, ob der Einstieg in die Therapie mit einer funktionsorientierten oder globalen Maßnahme beginnt.
- Die Arbeitshypothese muss vor jeder Behandlung neu formuliert werden.

ÜBERPRÜFEN SIE IHR WISSEN

- Welche Fragestellungen sind bei der Interpretation der Befundbestandteile maßgeblich?
- Wie werden die grobe und die feine Arbeitshypothese erstellt und was legen sie jeweils fest?
- Warum muss vor jeder Therapieeinheit die Arbeitshypothese neu erstellt werden?

3.8 Dokumentation des Befundes

LERNZIELE

Kenntnisse über
die Notation der verschiedenen Befundbestandteile und die Dokumentation des Therapieverlaufs

Die Dokumentation mit Hilfe eines Befundbogens ermöglicht eine systematische Erfassung aller Informationen der verschiedenen Befundbestandteile. Er dient als Hilfestellung bei der Festlegung der Störfaktoren sowie der Erstellung einer Arbeitshypothese. Die Behandlungsdokumentation beschreibt den Therapieverlauf und die Überprüfung der gestellten Arbeitshypothese. Daraus resultierend wird das Eigenübungsprogramm für den Patienten konzipiert. (Den Vordruck des Befundbogens finden Sie als Kopiervorlage im Anhang dieses Buches (◘ S. 236 f.). Ein Befundbeispiel mit der entsprechenden Dokumentation ist in ▶ Kap. 7, S. 195 ff. beschrieben.

3.8.1 Der Befundbogen

Soziale Anamnese

Auf der ersten Seite werden allgemeine Daten, Beruf, Sport, Hobby und Alltagsaktivitäten eingetragen. Häufig vorkommende Haltungs- und Bewegungsprogramme werden vom Patienten demonstriert. Die Analyse aller Informationen spiegelt sich in der Festlegung der Funktionsquantität, Funktionsqualität und dem Funktionsüberwiegen wider.

Klinische Anamnese

Der behandelnde Arzt, die ärztliche Diagnose und weitere ärztliche Befunde werden notiert. Bei der Schmerzanamnese werden die Hauptbeschwerden jeweils mit

- dem Schmerzort,
- dem Schmerzcharakter,
- dem schmerzauslösenden Faktor,
- der Schmerzdauer,
- dem Schmerzauftreten und
- der Schmerzbeeinflussung beschrieben.

In gleicher Weise werden andere Nebenbeschwerden beschrieben. Dieser Beschwerdekomplex kann zur besseren Übersicht in das Patientenschema eingetragen werden. Die Lokalisation der Schmerzen wird in das Schema eingezeichnet, die anderen Parameter werden dazugeschrieben. Für die klinische Vorgeschichte des Patienten und bisherige Therapien sind gesonderte Platzhalter vorhanden.

Inspektions- und Palpationsbefund

Auffällige transitorische Störfaktoren (Kleidung, Schuhe, Taschen, Arbeitsplatzsituation etc.) werden notiert. Sie können im Verlauf der Therapie jederzeit ergänzt werden. Auffälligkeiten persistierender Störfaktoren wie z. B. muskuläre Überlastungsödeme, Einziehungen, Narben und trophische Veränderungen etc. sollten in einer anderen Farbe als die Beschwerdekomplexe ebenfalls in das Patientenschema eingezeichnet werden.

Funktionsbefund

Bei der Beurteilung des Rumpfes in der habituellen Haltung wird bei jeder Primärbewegung der „Grad" der Belastungshaltung festgestellt und mit + notiert:

+ für geringe Belastungshaltung
++ für starke Belastungshaltung
+++ für sehr starke Belastungshaltung

Es wird beurteilt, wie stark die Beckenaufrichtung (BA ←), die Thoraxsenkung (TH ↓) und die Reklination (REKL)

ist. Abweichungen anderer Rumpffunktionen (Shift, ROT, LATFLEX) und der Extremitäten werden ohne Bewertung ihrer Stärke notiert. Entsprechend der Ausgangsstellung wird der jeweilige Typus (Sitz- bzw. Standtyp) festgelegt. Nach der Haltungskorrektur werden die Primärbewegungen in der korrigierten Haltung beurteilt. Es wird das „Defizit" zur Norm der aufrechten Haltung festgestellt und mit

– dokumentiert:

– für geringes Defizit zur Norm
– – für starkes Defizit zur Norm
– – – für sehr starkes Defizit zur Norm

Es wird beurteilt, wie viel zur Beckenkippung (BK →), Thoraxhebung (TH ↑) und Inklination (INKL) fehlt. Entspricht eine Primärbewegung der Norm, wird das mit Ø notiert. Zeigt der Patient eine mangelnde Beckenkippung, so weist dies auf kontrakte Becken-Extensoren und/oder Rumpf-Flexoren hin; ist zusätzlich die Thoraxhebung eingeschränkt, so sind eher die Rumpf-Flexoren betroffen.

Abweichungen anderer Rumpffunktionen (Shift, ROT, LATFLEX) und der Extremitäten werden ohne Bewertung ihrer Stärke wie folgt notiert:

- **Finger-FLEX re**, wenn nur die Finger-Flexion rechts auffällt.
- **Finger-FLEX re > li**, wenn die Finger-Flexion beidseits besteht, jedoch rechts stärker auffällt.
- **Finger-FLEX re/li**, wenn die Finger-Flexion beidseits gleich stark vorhanden ist.

Abschließend wird die stärkste Abweichung am Rumpf notiert. Dies kann eine Primärbewegung (mangelnde Beckenkippung, Thoraxhebung oder Inklination) oder eine andere Rumpffunktion (ROT, LATFLEX, Shift) sein. Auch im Bereich der Extremitäten wird die Region mit der stärksten Auffälligkeit der oberen Extremität (Hand, Ellenbogen, Schulter rechts oder links) und im Bereich der unteren Extremität (Fuß, Knie oder Hüfte, rechts oder links) festgelegt und notiert.

Funktionstests

Für das TH5-Wippen hat sich zur Notation der Wirbelsäulensteifigkeit, der Fähigkeit zur Beckenkippung und zur Schultergürtel-Retroposition folgende Skalierung bewährt:

0 = steif
1 = schlechte Beweglichkeit
2 = mäßige Beweglichkeit
3 = physiologische (gute) Beweglichkeit
4 = zu viel Beweglichkeit
5 = Überbeweglichkeit

3

Liegt ein bewegungskompensatorischer Abschnitt vor, so wird seine Lokalisation notiert. Im Weiteren können **andere Funktionstests** angewendet und deren Ergebnisse notiert werden.

Festlegung vermutlicher Störfaktoren

Hier werden Arten und Lokalisation vermuteter Störfaktoren notiert. Entsprechend der Verteilung von Störfaktoren auf den Rumpf sowie die obere und untere Extremität wird festgelegt, ob eine Seitenbetonung oder eine Betonung der diagonalen Muskelschlinge vorliegt.

Formulierung und Überprüfung der Arbeitshypothese

Das **Datum** zeigt den zeitlichen Verlauf der Therapie. Unter dem Punkt „**Rückmeldung**" gibt der Patient Auskunft über die aktuelle Beschwerdesymptomatik nach der letzten Therapie. Ebenso wird die Umsetzung des Eigenübungsprogramms erfragt und notiert.

Nach der Befundung erfolgt die Notation der **groben und feinen Arbeitshypothese**. Gibt die feine Arbeitshypothese einen funktionsorientierten Einstieg vor, so muss zusätzlich die Reihenfolge der vermuteten Störfaktoren (Staffelung der Störfaktoren) festgelegt werden. Der Befundbogen ermöglicht eine Änderung der Arbeitshypothese, wenn sie im Verlauf der Therapie korrigiert werden muss. In den horizontal verlaufenden Spalten werden die gewählten **Funktionstests** notiert. In der Spalte der **Maßnahmen** werden die gewählten diagnostischen Maßnahmen (z. B. AEK, die zum ersten Mal durchgeführt werden) und therapeutischen Maßnahmen notiert. Jede diagnostische und auch therapeutische Maßnahme wird durch die gewählten Funktionstests überprüft. Das Ergebnis wird wie folgt notiert:

++   deutliche Verbesserung des Funktionstests
+   Verbesserung des Funktionstests
(+)   geringfügige Besserung des Funktionstests
+/– 0   keine Veränderung des Funktionstests
(–)   geringfügige Verschlechterung des Funktionstests
–   Verschlechterung des Funktionstests
– –   deutliche Verschlechterung des Funktionstests

Unter „**Bemerkung**" können Veränderungen der Schmerzen, Beschwerden, vorhandene neurovegetative Begleiterscheinungen, Kraft der Agisten etc. notiert werden.

Ebenso werden die **Eigenübungen** des Patienten in der dafür vorgesehenen Zeile vermerkt.

ZUSAMMENFASSUNG

- Der Befundbogen hilft bei der systematischen Erfassung aller Informationen der verschiedenen Befundbestandteile. Die Festlegung vermuteter Störfaktoren und die Formulierung einer Arbeitshypothese wird dadurch erleichtert.
- Im Weiteren werden im Befundbogen der Behandlungsverlauf, die Überprüfung der jeweiligen Arbeitshypothese und die Konzeption des Eigenübungsprogramms dokumentiert.

ÜBERPRÜFEN SIE IHR WISSEN

- Wie führen Sie die Dokumentation im Rahmen des Befundes durch?
- Wie führen Sie die Dokumentation während des Therapieverlaufs durch?

Therapie der Funktionskrankheiten

4

4.1 Aufbau und Ziele der Brügger-Therapie

Das Ziel der Therapie besteht in:
- der Reduktion und Beseitigung von Störfaktoren, die Auslöser der schmerzhaften Schutzreaktionen sind;
- der Reedukation (Wiedererlangen) und dem Automatisieren der physiologischen Haltungs- und Bewegungsprogramme der aufrechten Haltung. Durch die optimale Belastung des Bewegungssystems werden neurophysiologisch formative Bildungsreize für die Strukturen gewährleistet.

Zum Erreichen dieser Ziele werden die in ▪ Abb. 4.1 dargestellten Bausteine in der Brügger-Therapie angewendet.

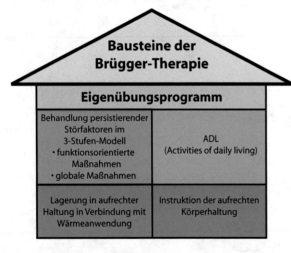

Abb. 4.1. Bausteine der Brügger-Therapie

4.2 Vorbereitende Maßnahmen

LERNZIELE

Kenntnisse über
- Ziele, Arten und Anwendungsmöglichkeiten der Lagerung in aufrechter Haltung in Rückenlage
- Zusätzliche Applikation von Wärmeträgern (Wirkungsweise, Applikationsmöglichkeiten der Wärmeträger, Kontraindikationen der Wärmetherapie)

Die **Lagerung in aufrechter Haltung** ist fester Bestandteil der Brügger-Therapie. Sie findet als „vorbereitende Maßnahme" 20–30 Minuten vor der Therapie, im optimalen Fall mit **zusätzlicher Wärmebehandlung**, statt.

4.2.1 Lagerung in aufrechter Haltung

Ziele der Lagerung (in Rückenlage)
Durch die Lagerung wird eine Senkung der Nozizeptorenaktivität und eine damit verbundene Schmerzreduktion angestrebt. Diese wird erzielt durch:
- Förderung der exzentrischen Kontraktionsfähigkeit der Muskulatur, die in der BH angenähert ist und zur Verkürzung neigt
- Beseitigung von transitorischen Störfaktoren, die durch die BH entstehen (z. B. Biegespannungen),
- physiologische Belastung des Bewegungssystems,
- Entlastung von Bauchorganen, Herz und Lunge.

Im Weiteren dient sie zum Erspüren und Automatisieren des Bewegungsprogramms der AH und zur Entspannung durch die reduzierte Aktivität der posturalen Reflexe.

Arten der Lagerung
Es werden zwei Arten der Lagerung unterschieden: Die optimale Lagerung und die patientenangepasste Lagerung.

Die optimale Lagerung in Rückenlage
Die optimale Lagerung entspricht den neurophysiologischen Bewegungsmustern von Rumpf und Extremitäten gemäß dem Zahnradmodell (Beckenkippung, Thoraxhebung und Inklination). Im Bereich der Extremitäten werden fördernde rücklaufende Impulse ausgenutzt. Die optimale Lagerung wird in ▪ Abb. 1, S. 81 gezeigt. Der Patient sollte thorakolumbal und zervikothorakal harmonisch unterstützt sein. Die Extremitäten müssen gut auf der Unterlage abgelegt werden können. Die abdominale Atmung sollte möglich und die Lagerung beschwerdefrei sein. Ist eines dieser Parameter nicht erfüllt, muss eine patientenangepasste Lagerung durchgeführt werden.

Die patientenangepasste Lagerung in Rückenlage
Ist die optimale Lagerung nicht einnehmbar, wird der Patient – entsprechend der vorhandenen Störfaktoren – angepasst gelagert. Die patientenangepasste Lagerung sollte so weit wie möglich der optimalen Lagerung angenähert werden. Der Patient sollte sich dabei wohl fühlen, entspannen können und möglichst beschwerdefrei sein. Treten im Laufe der Lagerung Beschwerden wie z. B. das Einschlafen

Optimale Lagerung in Rückenlage

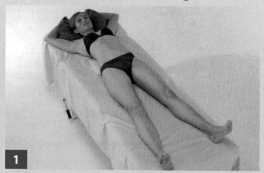

1

Ein Lendenkissen unterstützt harmonisch die thorakolumbale Lordose mit Beckenkippung und Thoraxhebung. Es sollte maximal vom Os sacrum bis zum Angulus inferior reichen. Die Höhe des Lendenkissens richtet sich nach der Größe und der thorakolumbalen Streckfähigkeit des Patienten.
Ein flexibles Kopfkissen unterstützt die Inklination des Kopfes mit der zervikothorakalen Streckung.
Die Arme sind eleviert, abduziert und außenrotiert, die Hände werden in Funktionsstellung (leichte Dorsalextension) an der Bankkante gelagert. Die Beine sind abduziert und außenrotiert.

Patientenangepasste Lagerung

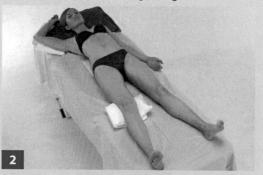

2

Anpassungsmöglichkeiten im Bereich
- **des Rumpfes:** Die Lagerung erfolgt bei schlechter thorakolumbaler Streckfähigkeit mit einem dünnen zusammengelegten Handtuch oder ohne Kissen.
- **des Kopfes:** Ein flexibles Kopfkissen unterstützt eine verstärkt vorhandene HWS-Lordose.
- **der Arme:** Durch Unterlagerung des Unterarms rechts können die Schulter-IRO rechts angenähert werden. Ist die Elevation links nicht möglich, wird der Arm neben dem Oberkörper in einer außenrotierten Stellung gelagert (◘ Abb.).
- **der Beine:** Bei eingeschränkter Knie- und Hüft-Extension rechts wird das Knie rechts unterlagert (◘ Abb.).

der Hände auf, so wird der Patient angeleitet, die Lagerung selbständig zu modifizieren (z. B. die Arme herunterzunehmen). Einige Anpassungsmöglichkeiten von Rumpf, Kopf sowie oberer und unterer Extremität werden in ◘ Abb. 2 gezeigt.

Weitere Anpassungsmöglichkeiten ergeben sich befundabhängig von den jeweiligen Störfaktoren.

PRAXISTIPP

Abweichungen von der optimalen Lagerung geben Hinweise auf Störfaktoren.

Anwendung der Lagerung

- Die Lagerung ist in Verbindung mit der Bauchatmung ein wichtiger Bestandteil im Eigentherapieprogramm des Patienten. Der Patient sollte sich täglich anfänglich zehn bis hin zu 30 Minuten lagern.
- In Rückenlage stellt sie die Ausgangsstellung für verschiedene physiotherapeutische Maßnahmen dar.
- Sie eignet sich zur Umsetzung der thorakolumbalen Streckung, wenn diese in anderen Ausgangsstellun-

gen noch nicht möglich ist, da hier die posturalen Reflexe herabgesetzt sind.
- Sie kann zur Pneumonieprophylaxe (Frauenknecht u. Wirth-Kreuzig 1992), Obstipationsprophylaxe, Kontrakturprophylaxe, Dekubitusprophylaxe (Bienstein 1997), zur positiven Beeinflussung der Wundheilung (z. B. einer Bauchnarbe) und zur Entlastung des Beckenbodens beitragen. Somit kann die Lagerung in der inneren Medizin, Chirurgie, Neurologie, Gynäkologie und in der häuslichen Pflege eingesetzt werden.

4.2.2 Zusätzliche Wärmebehandlung nach Brügger

Zur Steigerung der Effektivität wird die Lagerung in Rückenlage mit der Applikation von Wärmeträgern ergänzt. Da sie in der Brügger-Therapie vor der Behandlung für 20–30 Minuten durchgeführt wird, stellt sie eine „vorbereitende Maßnahme" dar. Im Weiteren dient diese Lagerung als effektive Eigentherapiemaßnahme, zur Prophylaxe oder zur Unterstützung der physiotherapeutischen Behandlung.

Dabei wird in Folie eingeschweißtes Moor entweder ohne oder mit einer Kurland-Packung (Einmal-Moor, Ein-

4

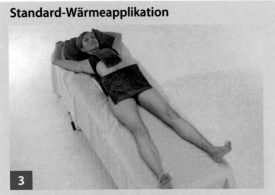

| **Standard-Wärmeapplikation** | **Patientenangepasste Wärmeapplikation** |

3

Ein kleiner Wärmeträger befindet sich:
- am Übergang HWS-Okziput (Kopf-REKL);
- über den Sternokostalgelenken (Schulter-PROTR, Rumpf-FLEX, überlastete Sternokostalgelenke).

Ein großer Wärmeträger liegt:
- thorakolumbal (überlastete Rumpf-EXT), das Lendenkissen muss in der Höhe reduziert werden;
- über Beckenkamm, Symphyse und Leistenregion (Rumpf-FLEX, Hüft-FLEX, -ADD).

Hinweis: Zur Vermeidung von Verbrennungen trennt ein Laken den Patienten vom Wärmeträger.

4

Beispiele für befundabhängige Veränderungen im Bereich
- **des Rumpfes:** keine Bauchpackung, wenn eine frische Narbe vorhanden ist (◘ Abb.)
- **der oberen Extremität:** zusätzliche Packung auf dem Oberarm bei kontrakten Ellenbogen-FLEX, auf dem Unterarm bei kontrakten Unterarm-PRON (◘ Abb.), inklusive Handfläche bei kontrakten Finger-FLEX (◘ Abb.)
- **der unteren Extremität:** zusätzliche Packung im Bereich der Wade bei kontrakten Plantar-FLEX/SUP (◘ Abb.) und im Bereich des Fußes bei kontrakten Zehen-FLEX

mal-Heublumen-Packung u. Ä.) verwendet. Die Wärmeträger besitzen eine geringe Wärmeleitfähigkeit (langsame Wärmeabgabe), wodurch eine hohe Applikationstemperatur von 65° C möglich ist. Aufgrund der hohen Wärmekapazität (Fähigkeit, die Wärme zu speichern) sind Langzeitapplikationen von 20–30 Minuten möglich. In der Eigentherapie können Wärmflaschen (mit feuchten Handtüchern umwickelt) oder Kirschkernsäckchen die Wärmeträger ersetzen.

Wirkungsweise der Wärmeträger

Durch die Wärme kommt es zur Steigerung der Infrastruktur. Die Vasodilatation und die damit verbundene Durchblutungssteigerung führen zu einer Erhöhung des Stoffwechsels (Zufuhr an Sauerstoff und Nährstoffen sowie Abtransport der Metaboliten). Die Hauptwirkung besteht jedoch in der Tonussenkung der Muskulatur und der damit verbundenen Behandlung bestehender Kontrakturen. Der Patient wird beweglicher und erfährt eine Schmerzlinderung. Wird die Wärmebehandlung vor der Behandlung durchgeführt, wird die Effizienz der nachfolgenden aktiven Physiotherapie gesteigert.

Applikation der Wärmeträger

Die Wärmeträger werden aufgrund ihrer Wirkungsweise insbesondere auf Muskelgruppen appliziert, die in der BH angenähert sind und zur Verkürzung neigen. Die Standard-Wärmeapplikation wird in ◘ Abb. 3 dargestellt. Befundabhängig können Wärmeträger weglassen oder an anderer Stelle zusätzlich angewendet werden. Beispiele für patientenangepasste Wärmeapplikationen sind in ◘ Abb. 4 dargestellt.

Kontraindikationen für Wärmebehandlungen

- akute Herz- oder Herzkreislauferkrankungen
- akute Entzündungen im Applikationsgebiet
- rheumatische Erkrankungen im akuten Stadium
- Multiple Sklerose
- Lymphödem
- im Gebiet der Varikosis
- nach frischen Operationen
- Hyp- oder Anästhesie
- während der Schwangerschaft in den Segmenten T1–S5

ZUSAMMENFASSUNG

- Die Lagerung in aufrechter Haltung (in RL) ist fester Bestandteil der Brügger-Therapie. Im Weiteren ist sie eine effektive Eigentherapiemaßnahme.
- Behandlungsziel ist die optimale Lagerung.
- Sind Störfaktoren vorhanden, wird zunächst durch die Anpassung der Lagerung eine individuelle, patientenangepasste Lagerung entwickelt.
- In Verbindung mit der Applikation von Wärmeträgern wird sie als „vorbereitende Maßnahme" 20–30 Minuten standardmäßig vor der Therapie durchgeführt, um die Effektivität der anschließenden Behandlung zu steigern.

ÜBERPRÜFEN SIE IHR WISSEN

- Welche Ziele werden bei der Lagerung in aufrechter Haltung verfolgt?
- Beschreiben Sie die verschiedenen Arten der Lagerungen.
- Welche Anwendungsmöglichkeiten gibt es?
- Was sind „vorbereitende Maßnahmen"?
- Wie ist die Wirkungsweise von Wärmeträgern?
- Wo werden sie standardmäßig appliziert?
- Welche Kontraindikationen gibt es?

4.3 Haltungskorrektur im Sitz und Stand

LERNZIELE

Kenntnisse über
- Voraussetzungen der Haltungskorrektur im Sitz und Stand
- Durchführung der Haltungskorrektur
- Kontrollparameter der aufrechten Haltung
- Kriterien der Überkorrektur

Die Haltungskorrektur ist Bestandteil des Funktionsbefundes und wird in der ersten Therapiesitzung, abhängig von der Funktionsquantität des Patienten, im Sitz oder Stand erarbeitet. Das Erreichen der aufrechten Körperhaltung stellt ein Ziel für die kommenden Behandlungen dar. Komponenten der aufrechten Haltung müssen je nach Bedarf im Rahmen des ADL speziell geübt und kontextspezifisch auf den Alltag des Patienten übertragen werden.

MEMO

Die Haltungskorrektur im Stand ist i. d. R. schwerer durchzuführen als im Sitz, da im Stand die verstärkt wirkenden posturalen Reflexe einen höheren funktionellen Synergismus erfordern.

4.3.1 Ziel

Das Idealziel ist das Erreichen der aufrechten Körperhaltung mit einer harmonisch hochgezogenen, thorakolumbalen Lordose und einer zervikothorakalen Streckung. Sind Störfaktoren vorhanden, wird mit dem Patienten zunächst eine an seine Störfaktoren angepasste, momentan bestmögliche aufrechte Haltung = **„patientenangepasste aufrechte Haltung"** erarbeitet.

4.3.2 Voraussetzungen

- Entfernung transitorischer Störfaktoren (einengende Kleidung, Schuhe)
- Die Haltungskorrektur sollte ohne visuelle Kontrolle (Spiegel) geschehen, da sie im Alltag auch ohne optische Kontrolle eingenommen werden muss.
- Für den Sitz: Korrekte Stuhlhöhe beachten; das Hüftgelenksniveau sollte über dem Kniegelenksniveau sein, da ansonsten rücklaufende bremsende Impulse auf die Primärbewegung Beckenkippung wirken.

4.3.3 Verbale Grobkorrektur

Die verbale Grobkorrektur beinhaltet eine rein verbale Instruktion durch den Therapeuten. Der Patient soll sich selbständig so weit wie möglich aufrichten, mit dem Ziel, rücklaufende bremsende Impulse der Extremitäten auf die Primärbewegungen zu vermeiden.

- **Im Sitz:**
  - Beim Adduktionstyp „Beine abspreizen" oder beim Abduktionstyp „Beine näher zusammenstellen", so dass die Beine leicht abduziert stehen!
  - „Fersen unter die Kniegelenke stellen!"

- **Im Stand:**
  - Beim Abduktionstyp „Füße etwas zusammenstellen" oder beim Adduktionstyp „Füße etwas auseinander stellen", so dass die Spurbreite (Abstand der Fersen) ca. hüft- bis beckenbreit ist.
- **Im Sitz und Stand:**
  - „Füße stehen vollständig auf dem Boden auf und zeigen leicht nach außen", so dass ein möglichst gleichmäßiger 3-Punkte-Kontakt von Großzehen- und Kleinzehenballen und der Ferse entsteht.
  - „Arme neben dem Körper hängen lassen"!
  - „Strecken"!

4.3.4 Beurteilung des Bewegungsprogramms „Strecken"

Zur Beurteilung ist es sinnvoll, dass sich der Patient kontinuierlich zwischen seiner habituellen Haltung (BH) und seiner selbständig eingenommenen aufrechten Haltung bewegt.

Der Therapeut beurteilt das Bewegungsprogramm „Strecken" des Patienten mit Hilfe folgender Fragen:

- **Nur bei HK Stand: Sind die Gewichte von Thorax und Becken in der habituellen Haltung nach dorsal oder ventral verschoben und verschieben sie sich beim Strecken?**
- **Wo wird bewegt?** Welches Zahnrad/Primärbewegung (PB) bewegt sich in welchem Bewegungsausmaß?
- **Wie wird bewegt?** Findet eine Beckenkippung, Thoraxhebung und Inklination physiologisch statt, oder macht der Patient Ausweichbewegungen?
- **Wird die Wirbelsäule harmonisch gestreckt, wo sind die bewegungskompensatorischen Abschnitte (BKA)?**
- **Wo befindet sich das schlechteste Zahnrad/die schlechteste Primärbewegung (PB)?** Welche Primärbewegung bewegt sich am wenigsten oder zeigt die stärkste Ausweichbewegung?

Neurophysiologische und pathophysiologische Bewegungsprogramme sind in ◘ Tab 4.1, S. 86 f. zusammengefasst.

4.3.5 Taktile Feinkorrektur über die Primärbewegung (PB)

Die taktile Feinkorrektur erfolgt über die Primärbewegung, über die momentan die harmonischste, bestmögliche thorakolumbale Lordose und zervikothorakale Streckung erlangt wird. Da häufig über die schlechteste Primärbewegung die beste Korrektur erreicht wird, wird im Rahmen der taktilen Feinkorrektur dort begonnen. Die Haltungskorrektur über die anderen Primärbewegungen wird ebenfalls getestet.

Sind die Gewichte von Becken und Thorax **im Stand** verschoben, müssen diese zunächst korrigiert und übereinander eingestellt werden. Ansonsten löst die taktile Feinkorrektur an den Primärbewegungen andere pathophysiologische Bewegungsprogramme aus:

- **Bei einer Verschiebung des Beckens nach ventral und Verschiebung des Thorax nach dorsal:** Während der Therapeut mit einer Hand auf dem Unterbauch das Becken nach dorsal schiebt, schiebt die andere Hand auf dem Rücken (am Ort der stärksten Kyphose) den Thorax nach ventral, bis die Gewichte übereinanderstehen.
- **Bei einer Verschiebung des Beckens nach dorsal und des Thorax nach ventral:** Die Therapeutenhand auf dem Brustbein des Patienten schiebt den Thorax nach dorsal, während die Hand auf dem Gesäß das Becken nach ventral schiebt, bis die Gewichte übereinander stehen.

Die taktilen Impulse und der korrekte Bewegungsauftrag für die Korrektur der einzelnen Primärbewegungen (PB) im Sitz und Stand sind in den ◘ Abb. 1a–4b, S. 85 dargestellt.

4.3.6 Einstellung der Fuß-Beinachsen im Sitz

Nach der taktilen Feinkorrektur der Primärbewegungen erfolgt die Feineinstellung der Beinachsen. Aufgrund von Störfaktoren sind diese oft nicht optimal einzustellen. Demzufolge muss herausgefunden werden, welcher Kompromiss die aufrechte Haltung am besten unterstützt.

Einstellung der Unterschenkellängsachse
Ziel: In der Seitenansicht sollte die Ferse unter dem Kniegelenk stehen, so dass die Unterschenkellängsachse senkrecht steht. Dadurch wird eine optimale Gewichtsübertragung auf den Talus gewährleistet.

PB Beckenkippung im Sitz und im Stand

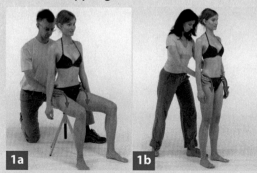

1a **1b**

Taktile Impulse und Bewegungsauftrag
Korrekt: Fingerkuppen ventral/kaudal der SIAS (zur Aktivierung der beckenkippenden Muskulatur) mit Zug der Haut nach kaudal Richtung Oberschenkel
Bewegungsauftrag: „Strecken!" (Das globale Bewegungsprogramm der AH wird abgerufen.) Im Stand ist die HK über die PB Beckenkippung schwierig.
Fehler: Die Finger ventral auf den SIAS fazilitieren die Becken-FLEX und nicht die Beckenkippung. Die Daumen/Handballen dorsal am Beckenkamm fazilitieren die Becken-EXT oder den M. erector spinae, wodurch evtl. der BKA verstärkt wird.

PB Thoraxhebung im Sitz und im Stand

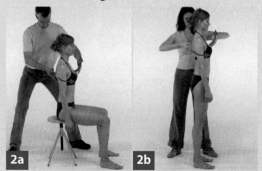

2a **2b**

Taktile Impulse und Bewegungsauftrag
Korrekt: Die vordere Hand übt mit den Fingerkuppen am unteren Drittel des Sternum einen Zug der Haut nach kranial aus. Die hintere Hand ist mit den Fingerkuppen am Ort der stärksten Kyphose (T7) und schiebt mit Hautzug nach kaudal. Der Thorax wird entsprechend der Zahnradbewegung nach vorne oben geführt.
Bewegungsauftrag: „Strecken!"
Fehler: Liegen die Fingerkuppen zu hoch am Sternum, oder wird ein Zug der ventralen und dorsalen Hand nach oben durchgeführt, wird ein dorsaler Überhang eingeleitet.

PB Inklination im Sitz und im Stand

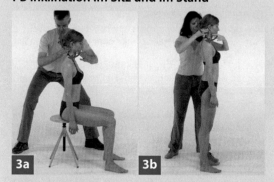

3a **3b**

Taktile Impulse und Bewegungsauftrag
Korrekt: Die vordere Hand schiebt den Kopf mit Daumen und Zeigefinger über den Unterkiefer nach hinten unten. Die hintere Hand befindet sich mit Daumen und Zeigefinger am Übergang Okziput-HWS und macht eine „Minitraktion". In der ASTE befindet sich der Kopf in Reklination und Ventraltranslation.
Bewegungsauftrag: „Strecken!" Die Korrektur darf nur erfolgen, wenn vorher beim Test der Inklination aus einer vom Patienten eingenommenen AH eine Mitbewegung des Thorax nach vorne/oben erfolgt und die kranialen Thoraxheber nicht verstärkt aktiviert werden.
Fehler: Provokation eines dorsalen Überhangs

HK im Stand über globales Bewegungsmuster

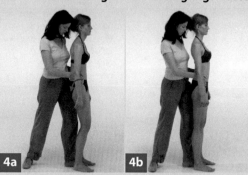

4a **4b**

Bei Verschiebung des Beckens nach dorsal
Korrekt: Der Therapeut schient mit seinem Unterarm den Beckenkamm, die Fingerkuppen liegen ventral/kaudal der SIAS. Aus der BH (ASTE Patient) beginnt der Patient, sich zu strecken. Der Therapeut lässt das Becken erst bewegen, wenn sich der Patient vom Thorax, Kopf und den Knien gestreckt hat. Das Becken bewegt sich dann in die geforderte kleine Bewegung der Beckenkippung. Eine Verschiebung des Beckens nach dorsal wird vermieden.
Bewegungsauftrag:
1. „Krumm machen und die Knie beugen"!
2. „Strecken und (evtl.) die Knie lang machen"!
Fehler: Der Patient überstreckt die Knie.

4

◻ Tab. 4.1. Neuro- und pathophysiologische Bewegungsprogramme beim Bewegungsprogramm „Strecken"			
Haltungs-korrektur	Beurteilung des Bewegungs-programms „Strecken"	Neurophysiologisches Bewegungsprogramm	Mögliche pathophysiologische Bewegungsprogramme
Im Stand	**Wie stehen die Gewichte von Thorax und Becken in der habituellen Haltung und wie bewegen sie sich beim Strecken?**	Die **Gewichte des Beckens und des Thorax** stehen in der habituellen Haltung und beim Strecken übereinander.	Die **Gewichte** sind verschoben: • **Verschiebung des Beckens nach ventral und des Thorax nach dorsal:** - Das Becken ist aufgerichtet, der Thorax ist gesenkt, die BWS kyphosiert. Der Kopf wird nach ventral translatiert. - Es entsteht eine scheinbare Hyperlordose im Bereich der LWS. - Aufgrund der Gewichtsverteilung besteht häufig eine Mehr-belastung auf der Ferse, die Zehen sind gekrallt. • **Verschiebung des Beckens nach dorsal und des Thorax nach ventral:** - Es liegt eine zu starke Hüft-Flexion (Becken-Flexion) ohne weiterlaufende thorakolumbale Lordose vor. - Durch eine Hyperextension in wenigen Segmenten (BKA) wird der Rumpf vertikaler eingestellt. - Diese Schwingung der WS mit Hyperextension im BKA täuscht eine Hyperlordose der gesamten LWS vor. - Aus Gleichgewichtsgründen sind die Knie häufig durchge-drückt und es besteht eine Vorfußbelastung.
Im Sitz und Stand	**Wie wird bewegt?** • Findet eine ausreichende Beckenkippung statt?	Eine **Beckenkippung** beinhaltet: • eine sichtbare Hüft-Flexion vom proximalen Hebelarm (im Stand < als im Sitz), • eine weiterlaufende thora-kolumbale Lordose, • eine Bewegung der SIAS nach vorne unten, • ein ventrales Drehmoment, • in der Endstellung im Sitz einen ventralen Tuberkon-takt, • dass eine Bewegung um das DZ ohne DZ-Verschie-bung stattfindet. Das Dreh-zentrum ist im Sitz der Tuber, im Stand das Hüft-gelenk.	• **Unzureichende Hüft-Flexion vom proximalen Hebelarm:** - Das Becken bleibt aufgerichtet oder befindet sich in einer Null-Drehmoment-Situation. - Die LWS ist kyphosiert oder steilgestellt. - Die SIAS bewegen sich nach vorne oben oder nach vorne. - Im Sitz resultiert ein mittlerer, dorsaler oder kein Tuberkontakt. • **Zu viel Hüft-Flexion mit mangelnder thorakolumbaler Lordose:** - Es findet zu viel Hüft-Flexion (Becken-Flexion) ohne weiterlau-fende thorakolumbale Lordose statt. - Der Patient macht keine harmonische Extensionsbewegung, sondern eine Extensionsbewegung in wenigen WS-Segmenten (bewegungskompensatorischer Abschnitt). Dadurch entsteht fälschlicherweise der Eindruck einer Hyperlordose der LWS. - Es resultiert ein zu starkes ventrales Drehmoment. - Optisch ist häufig eine DZ-Verschiebung nach dorsal/kranial (im Sitz) und nach dorsal (im Stand) zu erkennen. - In der ASTE „Sitz" sitzt der Patient vor dem Tuber auf den Oberschenkeln.
	• Findet eine ausreichende Thoraxhebung statt?	Eine **Thoraxhebung** beinhaltet: • die Hebung des Thorax (Kontrollpunkt Sternum) nach vorne und oben, • eine weiterlaufende thora-kolumbale Lordose und zervikothorakale Streckung, • dass der Schultergürtel in Retroposition auf dem Thorax ruht.	• **Mangelnde Thoraxhebung:** - Der Thorax bewegt nicht genügend nach vorne und oben. - Weiterlaufend entsteht keine thorakolumbale Lordose und zervikothorakale Streckung. - Der Schultergürtel steht in einer Protraktionsstellung. - **Mögliche pathophysiologische Bewegungsprogramme:** - - **Dorsaler Überhang:** Der Oberkörper ist nach hinten geneigt. Es findet eine zu starke Extension in wenigen Segmenten des BKA statt. Es entsteht der Eindruck einer Hyperlordose der LWS. - - **Oberkörpervorlage:** Der Thorax wird räumlich primär nach vorne, jedoch nicht nach vorne und oben bewegt. - - **Skapula-Retraktion** oder **Skapula-Elevation:** Es werden rücklaufende fördernde Impulse zur Kompensation einer mangelnden Thoraxhebung aktiviert.

Tab. 4.1. Neuro- und pathophysiologische Bewegungsprogramme beim Bewegungsprogramm „Strecken" (Fortsetzung)			
Haltungs-korrektur	Beurteilung des Bewegungs-programms „Strecken"	Neurophysiologisches Bewegungsprogramm	Mögliche pathophysiologische Bewegungsprogramme
Im Sitz und Stand	Wie wird bewegt?		
	• Findet eine ausreichende Inklination statt?	Eine **Inklination** beinhaltet: • eine Flexion in den oberen Kopfgelenken, wobei sich das Hinterhaupt nach hinten und oben bewegt, • eine weiterlaufende zervikothorakale Streckung.	• **Mangelnde Inklination:** - Sehr häufig wird die HWS nicht oder nur sehr wenig bewegt. - Das Hinterhaupt bewegt sich zu wenig nach hinten und oben. - Weiterlaufend entsteht keine zervikothorakale Streckung. - **Mögliche pathophysiologische Bewegungsprogramme:** - - **Flexion der gesamten HWS** - - **Reklination in den oberen Kopfgelenken mit HWS-Extension** oder mit Ventraltranslation des Kopfes
	Wird harmonisch bewegt?	Harmonische thorakolumbale Lordose und zerviko-thorakale Streckung	• **Bewegungskompensatorische Abschnitte (BKA):** - Sie entstehen aufgrund mangelnder Streckfähigkeit in angrenzenden darüber und/oder darunter liegenden Segmenten und Wirbelsäulenabschnitten. - Dieser Mangel an Extensionsfähigkeit wird durch eine segmentale Hyperextension im BKA kompensiert und führt zu einer Fehlbelastung der Gelenke, Bandscheiben etc. - Dies ist an einer starken Aktivität der Erector spinae-Muskulatur zu erkennen, die sich über die angrenzenden steilgestellten oder kyphosierten Segmente fortpflanzt.

Test: Der Therapeut drückt mit seiner Hand das Kniegelenk senkrecht nach unten. Wenn sich das gleichseitige Becken nach hinten oder vorne dreht, so steht die Ferse nicht unter dem Kniegelenk.

Korrekturmöglichkeiten: Der Therapeut hebt den Oberschenkel ab, so dass sich der Fuß automatisch in die richtige Position bewegt. Der Therapeut stellt den Fuß dort ab.

Einstellen der Hüft-Abduktion

Ziel: Ziel ist eine leichte Hüft-Abduktion, passend zum Grad der Beckenkippung. Die individuelle Einstellung der Hüft-Abduktion ist abhängig von der Fähigkeit zur Beckenkippung. Steht der Therapeut in Verlängerung der Oberschenkellängsachse, so sollte das Knie weder nach innen noch nach außen fallen. Das Bein steht in sich stabil.

Test: Der Therapeut bewegt das Knie zwischen Daumen und Zeigefinger langsam nach außen/innen. Steht das Bein stabil oder fällt es nach außen oder nach innen? Ist die Spannung nach außen/innen gleich stark?

Korrekturmöglichkeiten: Fällt das Knie beim Test nach innen, so könnten die Hüft-Adduktoren kontrakt oder hyperton tendomyotisch sein:

- Passt die Hüft-Adduktion zum Grad der Beckenkippung, wird die Ferse nach innen unter das Kniegelenk gestellt, so dass die Unterschenkellängsachse – von vorne betrachtet – senkrecht steht.
- Ist die Hüft-Adduktion für den Grad der Beckenkippung zu stark, so wird eine Knie-Außenrotation eingestellt. Es werden rücklaufende fördernde Impulse genutzt, um eine verbesserte Hüft-Abduktion zu erreichen. Fällt das Knie noch immer nach innen oder schmerzt die eingestellte Außenrotation im Knie, wird das Bein in die Hüft-Adduktion gestellt.

Fällt das Knie beim Test nach außen, so könnten die Hüft-Abduktoren kontrakt oder hyperton tendomyotisch sein:

- Passt die Hüft-Abduktion zum Grad der Beckenkippung, wird die Ferse nach außen unter das Kniegelenk gestellt, so dass die Unterschenkellängsachse senkrecht steht.
- Ist die Hüft-Abduktion für den Grad der Beckenkippung zu stark, so wird eine Knie-Innenrotation vom Unterschenkel eingestellt. Es werden rücklaufende bremsende Impulse genutzt, um eine zu starke Hüft-Abduktion zu vermeiden (zu viel Hüft-Abduktion leitet die Beckenaufrichtung ein).

4

Einstellen der subtalaren Fußverwringung

Ziel: Gleichmäßiger 3-Punkte-Kontakt zur Gewährleistung der subtalaren Fußverwringung und der physiologischen Arbeit der Fußmuskelschlingen.

Test: Der Therapeut prüft den Druck unter dem Großzehenballen, dem Kleinzehenballen und der medialen und lateralen Ferse.

Korrekturmöglichkeiten: Besteht wenig Kontakt unter dem Großzehenballen, so könnten die Plantarflexoren/ Supinatoren kontrakt oder hyperton tendomyotisch geschaltet sein:

- Der Vorfuß wird so gut wie möglich in die Pronation/Abduktion korrigiert.
- Treten dabei Ausweichmechanismen auf, (Knie fällt nach innen = Annäherung der Supinatoren vom proximalen Hebelarm) wird nicht weiter korrigiert.

Besteht wenig Kontakt unter dem Kleinzehenballen, so könnten die Plantarflexoren/Pronatoren kontrakt oder hyperton tendomyotisch geschaltet sein:

- Zur Optimierung des 3-Punkte-Kontaktes wird der Vorfuß in die Supination/Adduktion korrigiert.
- Bewegt sich das Knie dabei nach außen (Annäherung der Pronatoren vom proximalen Hebelarm), so wird nicht weiter korrigiert.

Besteht zu wenig Fersenkontakt, so könnten die Plantarflexoren kontrakt oder hyperton tendomyotisch geschaltet sein:

- Die Ferse wird entsprechend nach vorne gestellt.

MEMO

- Je mehr Beckenkippung, desto größer ist die auslaufend entstehende Hüft-Abduktion und Knie-Innenrotation vom proximalen Hebelarm.
- Je mehr Beckenkippung möglich ist, desto größer ist die in der BH voreingestellte Knie-Außenrotation vom distalen Hebel. Der Fuß zeigt trotz Rotationsnullstellung im Kniegelenk in der AH nach außen.
- Die Einstellung der Knie-Rotation zur Optimierung der Fuß-Beinachsen stellt eine vorübergehende Kompromisslösung dar. Durch Abbau von Störfaktoren sollte im Kniegelenk eine Rotationsnullstellung erreicht werden. Dadurch werden die Strukturen des Kniegelenks optimal belastet.

PRAXISTIPP

- Die Fuß-Beinachsen sind aufgrund von vorhandenen Störfaktoren oft nicht symmetrisch eingestellt.
- Abweichungen von der Norm geben Hinweise auf vorhandene Störfaktoren.
- Der Patient sollte spüren lernen, wie seine Primärbewegungen und Beinachsen korrekt stehen („mit dem inneren Auge schauen").

4.3.7 Kontrollparameter der aufrechten Haltung

▢ Tab. 4.2. Kontrollparameter im Sitz und im Stand

Kontrollparameter	Sitz	Stand
Der Patient erreicht seine maximale Größe.	x	x
Die Gewichte von Becken, Thorax und Kopf stehen übereinander.	x	x
Der Schultergürtel ruht in Retroposition auf dem Thorax.	x	x
Der Patient sitzt auf dem vorderen Teil der Tuber.	x	
Die Knie stehen stabil und fallen weder nach innen noch nach außen.	x	
Die Knie sollten reaktiv gestreckt sein, d. h. die Patellae sind noch etwas zu bewegen.		x
Es sollte eine 3-Punkte-Belastung vorhanden sein.	x	x

4.3.8 Kriterien der Überkorrektur

Wann wurde überkorrigiert?

- Wenn keine Zwerchfellbewegung mehr möglich ist.
- Wenn der Patient nicht mehr entspannt sprechen und schlucken kann und/oder ein Kloß- oder Engegefühl im Hals hat.
- Wenn Kopf- und Armbewegungen eingeschränkt sind.
- Wenn Ausweichbewegungen auftreten.
- Wenn die aufrechte Haltung nicht beibehalten werden kann.
- Wenn die aufrechte Haltung Schmerzen erzeugt.

ZUSAMMENFASSUNG

- Idealziel ist das Erreichen der aufrechten Körperhaltung, welche eine harmonisch hochgezogene thorakolumbale Lordose und eine zervikothorakale Streckung beinhaltet.
- Beim Vorhandensein von Störfaktoren wird eine individuell angepasste, bestmögliche aufrechte Haltung, die „patientenangepasste aufrechte Haltung" erarbeitet.
- Nach Abbau der transitorischen Störfaktoren wird zunächst die verbale Grobkorrektur durchgeführt.
- Die Beurteilung des Bewegungsprogramms „Strecken" gibt dem Therapeuten Hinweise darauf, über welche Primärbewegung die taktile Feinkorrektur durchgeführt werden könnte und wie weit der Patient korrigiert werden darf.
- Nach der taktilen Feinkorrektur (im Sitz) wird die Einstellung der Fuß-Beinachsen durchgeführt.
- Die Kontrollparameter geben Patient und Therapeut Auskunft darüber, ob die patientenangepasste aufrechte Haltung erreicht wurde. Der Patient sollte nicht überkorrigiert werden.

ÜBERPRÜFEN SIE IHR WISSEN

- Wann wird die Haltungskorrektur durchgeführt?
- Warum ist die Haltungskorrektur im Stand schwieriger durchzuführen?
- Welche Voraussetzungen müssen gewährleistet sein?
- Was beinhaltet die verbale Grobkorrektur? Wie wird das Bewegungsprogramm „Strecken" beurteilt?
- Nennen Sie korrekte und nicht korrekte taktile Impulse und Bewegungsaufträge bei der taktilen Feinkorrektur.
- Wie wird die Einstellung der Fuß-Beinachsen im Sitz durchgeführt?
- Wie sind die Kontrollparameter im Sitz und Stand?
- Wann ist der Patient überkorrigiert?

4.4 Behandlung persistierender Störfaktoren anhand des 3-Stufen-Modells

LERNZIELE

Kenntnisse über
- Anwendung des funktionsorientierten und globalen Therapieansatzes
- Durchführung, Wirkungsweise, Indikationen und Kontraindikationen funktionsorientierter Maßnahmen (AEK, Theraband-Übungen, funktionelle Schüttelungen, passive Maßnahmen, Narbenbehandlung, funktionelle Tapes) und globaler Maßnahmen (BGÜ, Kompensationsübungen, Brügger-Walking, Theraband-Übungen, ADL)
- Zuordnung der Maßnahmen und die Behandlungsplanung im 3-Stufen-Modell
- Behandlung der Störfaktoren und Evaluation der Maßnahmen entsprechend der Arbeitshypothese
- Ziel und Aufbau des Eigenübungsprogramms

Therapieziel ist es, pathophysiologische Haltungs- und Bewegungsprogramme in neurophysiologische umzuwandeln. Je nach Stärke der muskulären Störfaktoren und Beeinträchtigung der neurophysiologischen Haltungs- und Bewegungsmuster, werden verschiedene Behandlungsmaßnahmen angewendet. Diese Therapiemaßnahmen werden eingeteilt in:

1. **Funktionsorientierte Maßnahmen**
2. **Globale Maßnahmen**

4.4.1 Funktionsorientierter versus globaler Therapieansatz

Beim **funktionsorientierten Therapieansatz** (Rock u. Petak-Krüger 1998) werden die Störfaktoren durch spezifische, eine Muskelfunktionsgruppe betreffende, Maßnahmen beseitigt. Die daraus resultierende Reduktion der Nozizeptorenaktivität führt reaktiv zur Umwandlung pathophysiologischer in neurophysiologische Haltungs- und Bewegungsprogramme (**reaktives Umprogrammieren**, Rock u. Petak-Krüger 1998). Zum reaktiven Umprogrammieren führen folgende Maßnahmen:

- Agistisch exzentrische Kontraktionsmaßnahmen (AEK)
- Theraband-Übungen

— funktionelle Schüttelungen
— passive Maßnahmen (heiße Rolle in Kombination mit Quermassage, Ultraschall, hyperämisierenden Salben, Narbenbehandlung u. Ä.)
— funktionelle Tapes

Funktionsorientierte Therapiemaßnahmen sollten im Laufe der Therapie zunehmend durch globale Maßnahmen ersetzt werden.

Beim **globalen Therapieansatz** (Rock u. Petak-Krueger 1998) wird versucht, die Störfaktoren durch globale, mehrere Muskelfunktionsgruppen ansprechende, Maßnahmen zu beseitigen. Es wird davon ausgegangen, dass durch betont abgerufene, globale Bewegungen ein direkter Zugriff auf die Ausführung der Haltungs- und Bewegungsprogramme genommen werden kann. Dadurch setzen sich die alten, neurophysiolgischen Haltungs- und Bewegungsprogramme gegenüber den, durch Störfaktoren neu erworbenen, pathophysiologischen Bewegungsprogrammen durch. Pathophysiologische Haltungs- und Bewegungsprogramme werden sowohl durch programmorientiertes, als auch durch automatisiertes Umprogrammieren in neurophysiologische umgewandelt.

Beim **programmorientierten Umprogrammieren** (Rock u. Petak-Krueger 1998) wird durch globale Bewegungen zunächst an den pathophysiologischen Haltungs- und Bewegungsprogrammen (zumeist flexorische Programme) angeknüpft und dann betont in neurophysiologische Haltungs- und Bewegungsprogramme (meistens der aufrechten Haltung) bewegt. Mit Hilfe dieser globalen Maßnahmen soll die Monotonie der Alltagsbewegungen unterbrochen und die Bewegungsvielfalt gefördert werden. Zum programmorientierten Umprogrammieren gehören folgende Maßnahmen:

— Brügger-Grundübungen (BGÜ)
— Kompensationsübungen

Beim **automatisierten Umprogrammieren** (Rock u. Petak-Krueger 1998) kommt es durch wiederholtes Üben von globalen Haltungs- und Bewegungsprogrammen zum Automatisieren neurophysiologischer Haltungs- und Bewegungsprogramme. Dieses „Umprogrammieren" findet in der bestmöglichen aufrechten Haltung im Rahmen von Alltagsbewegungen des Patienten statt. Diese globalen Maßnahmen sollten Bestandteil jeder Therapieeinheit sein. Zum automatisierten Umprogrammieren führen folgende Maßnahmen:

— Lagerung in aufrechter Haltung
— ADL-Übung

— ADL-Training
— Brügger-Walking

4.4.2 Funktionsorientierte Maßnahmen

Funktionsorientierte Maßnahmen werden, abhängig von der Arbeitshypothese, bei einer Rumpf- oder Extremitätenbetonung eingesetzt. Die einzelnen funktionsorientierten Maßnahmen werden, bezogen auf die gestörte Funktion, in ▶ Kap. 5, S. 107 ff. abgehandelt.

Agistisch exzentrische Kontraktionsmaßnahmen (AEK)

Die AEK sind funktionsorientierte Maßnahmen in der 2. Stufe des 3-Stufen-Modells.

Durchführung

Der Patient befindet sich in **patientenangepasster aufrechter Haltung** und kann sich, zur besseren Stabilisation des Rumpfes, rücklaufende fördernde Impulse über die Schulter-Außenrotation eines bzw. beider Arme geben. Bei der **Ausführung der AEK** arbeiten die Agisten exzentrisch gegen angepassten Widerstand. Der Patient bewegt zunächst aktiv, ohne Widerstand aus dem Funktionsüberwiegen (Entfernung von Ursprung und Ansatz des kontrakten Muskels) heraus, soweit dies schmerzfrei und ohne Ausweichbewegung möglich ist. Anschließend drückt der Therapeut den Patienten in sein Funktionsüberwiegen (Annäherung des kontrakten Muskels) hinein. Dabei bremst der Patient die Bewegung in das Funktionsüberwiegen ab (die Agisten arbeiten dabei exzentrisch).

Der **Bewegungsauftrag** lautet:

— „Bewegen Sie so weit, wie es ohne Schmerzen möglich ist nach ..., und bremsen Sie die Bewegung nach .... ab."
— „Geben Sie so viel Widerstand, dass eine harmonische, flüssige und koordinierte Bewegung entsteht."

Die **funktionellen Parameter** bestimmen die Wiederholungszahl der AEK (▣ Tab. 4.3, S. 91).

Treten positive Parameter auf, wird die AEK solange durchgeführt, bis keine Veränderung mehr sichtbar ist. Treten ein oder mehrere negative Parameter auf (Ausnahme: Rigorzunahme bei gleichzeitiger Kraftzunahme), wird die Maßnahme beendet. Nach Beendigung wird jede Maßnahme mit **Funktionstests** überprüft. Sind diese Funktionstests positiv, sollte der Störfaktor mittels einer Thera-

◘ Tab. 4.3. Funktionelle Parameter für die AEK

	Positive Parameter	Negative Parameter
Bewegungsausmaß	↑	↓
Kraft	↑	↓
Rigor	↓	↑
Koordination	↑	↓
Ausweichbewegungen	Ø	✔
Schmerzen	Ø	✔
Auftreten vegetativer Reaktionen (Schwindel, Übelkeit)	Ø	✔

Legende zu den Tab. 4.3. bis 4.5. ↑ zunehmend, ↓ abnehmend, → gleichbleibend, Ø nicht vorhanden, ✔ vorhanden

band-Übung (3. Stufe) behandelt werden. Wird eine AEK zum ersten Mal an einem vermuteten Störfaktor durchgeführt, so wird sie als diagnostische AEK bezeichnet.

Wirkungsweise

Durch die Ansteuerung der Agisten kommt es über die reziproke Hemmung zur Tonussenkung der funktionellen Antagonisten, d. h. der kontrakten Muskulatur. Das Prinzip der reziproken antagonistischen Hemmung („disynaptische Vorwärtshemmung") beinhaltet, dass durch die zielgerichtete Ansteuerung der Agisten (Aktivierung der Alpha- und Gamma-Motoneurone), die Antagonisten gleichzeitig über ein inhibierendes Ia-Interneuron gehemmt werden (vgl. Spinalmotorik ► Kap. 1.2.2, S. 9 f.).

Als positive Reaktion ist eine Zunahme der exzentrischen Kontraktionsfähigkeit (Verlängerungsfähigkeit) der kontrakten Muskulatur zu beobachten. Gleichzeitig kommt es durch die Auflösung der hypotonen Tendomyose der Agisten zu einer reflektorisch bedingten, verbesserten Kontraktionsfähigkeit (Kraftsteigerung) dieser Muskulatur. Der funktionelle Synergismus verbessert sich.

Aufgrund der durch Bewegung bedingten konzentrischen und exzentrischen Kontraktionen der Muskulatur kommt es zur Kompression und Streckung der Lymphgefäße im Bereich der Agisten und Antagonisten. Dies ermöglicht eine Entleerung der Lymphgefäße und den Abtransport der muskulären Überlastungsödeme (Földi u. Kubik 2002). Die klinische Erfahrung zeigt, dass durch aktive Maßnahmen muskuläre Überlastungsödeme oftmals effektiver abtransportiert werden, als durch passive Maßnahmen (s. u.).

Indikationen und Kontraindikationen für die AEK

Indikationen
– muskuläre Störfaktoren

Kontraindikationen
– alle Diagnosen, welche keine aktiven Bewegungen erlauben

Funktionsorientierte Theraband-Übungen

Generell wird zwischen **funktionsorientierten** und **globalen Theraband-Übungen** unterschieden. Funktionsorientierte Theraband-Übungen betreffen eine, globale mehrere Muskelfunktionsgruppen. Funktionsorientierte Theraband-Übungen sind Maßnahmen der 3. Stufe des 3-Stufen-Modells. Therapeutisches Ziel ist es, AEK durch Theraband-Übungen zu ersetzen (Eigenübungen) und im Therapieverlauf funktionsorientierte Theraband-Übungen zu globalen (► Kap. 4.4.3, S. 98) zusammenzufassen.

Durchführung

Der Patient befindet sich in **patientenangepasster aufrechter Haltung** entsprechend der Funktionsquantität im Sitz oder Stand. Bei bettlägerigen Patienten kann auch in Rückenlage geübt werden. Um einen funktionellen Einsatz zu gewährleisten, sollte das Theraband zur Fixation breitflächig und nicht einschnürend gewickelt werden (◘ Abb. 1, 2, S. 92). Ein Festhalten des Therabandes sollte vermieden werden, da es durch die Kontraktion der Finger-Flexoren zu bremsenden rücklaufenden Bewegungsimpulsen kommt. Das Theraband sollte nicht geknotet werden, da sich die Haltbarkeit dadurch verkürzt.

Das Theraband wird so gewickelt, das die **Zugrichtung** in das Funktionsüberwiegen (Annäherung der kontrakten Muskulatur) geht. Bei der **Ausführung** der Theraband-Übung arbeiten die agistischen Muskelfunktionsgruppen dynamisch gegen Widerstand des Bandes. Die Agisten arbeiten auf dem Hinweg konzentrisch, auf dem Rückweg exzentrisch gegen Widerstand.

Durch den Wechsel zwischen konzentrischer und exzentrischer Kontraktion gegen Widerstand stellt die Theraband-Übung eine Steigerung zur AEK dar. Bei den Theraband-Übungen wird der exzentrische Weg (wie auch bei der AEK) betont. Die konzentrische Bewegung wird zügiger (1/3 der Zeit), die exzentrische Bewegung langsamer (2/3 der Zeit) durchgeführt. Zur Betonung des exzentrischen Weges kann bei der Durchführung gezählt werden: „1, 2 (Hinweg) – 3, 4, 5, 6 (Rückweg)".

4

Standard-Handwickelung

1

Bei der Standard-Handwickelung sollten die Finger möglichst „frei" bleiben. Ist diese Wickelung unangenehm, kann das Band statt um die Handfläche um die Handgelenke gewickelt und dort fixiert werden. Das Theraband wird über die Handfläche gelegt, wobei das Band zwischen Daumen und Zeigefinger über den Handrücken nach unten läuft.

2

Finger und Hände bewegen sich über das Band zum Körper („zu mir hin") und unter dem Band durch, weg vom Körper („von mir weg"), so dass das Band um die Handfläche gewickelt und damit fixiert ist. Die Finger werden gestreckt und gespreizt.

Bei der Ausführung der Theraband-Übung sollte die aufrechte Haltung beibehalten werden. Zur Stabilisation des Rumpfes in aufrechter Haltung kann der Patient bei Bedarf rücklaufende fördernde Impulse über die Schulter-Außenrotation eines bzw. beider Arme zur Hilfe nehmen. Die **funktionellen Parameter** bestimmen die Wiederholungszahl der Theraband-Übung (◘ Tab. 4.4)

◘ Tab. 4.4. Funktionelle Parameter für die Theraband-Übung		
	Positive Parameter	Negative Parameter
Bewegungsausmaß	↑ oder →	↓
Kraft	→	↓ und subjektives Müdigkeitsempfinden tritt auf
Rigor	∅	↑
Koordination	→	↓
Ausweichbewegungen	∅	✔
Schmerzen	∅	✔

Treten positive Parameter auf, wird die Theraband-Übung bis kurz vor dem subjektiven Müdigkeitsempfinden des Patienten ausgeführt.

Treten negative Parameter auf, wird die Theraband-Übung abgebrochen. Jede Maßnahme wird mit **Funktionstests** überprüft. Sind die Funktionstests positiv, so wird die Theraband-Übung abzüglich einer Wiederholung in das **Eigenübungsprogramm** des Patienten aufgenommen. Das Theraband ist aufgrund seines geringen Gewichts gut transportabel und überall einsetzbar. Es zeichnet sich durch seine leichte Handhabung aus und eignet sich daher sehr gut als „Eigenübungsgerät", da das Band bei den meisten Übungen am eigenen Körper fixiert wird. Außerdem stellt es eine Motivations- und Erinnerungshilfe dar.

Die **Mindestwiederholungszahl** pro Übung sollte Fünf betragen. Sind weniger als fünf Repetitionen möglich, sollte ein schwächeres Theraband verwendet oder eine andere Eigentherapie-Maßnahme ausgewählt werden. Übersteigt die Anzahl der möglichen Wiederholungen die Zahl Zwölf, so kann ein stärkeres Band verwendet werden. Generell wird ein mehrmaliges Wiederholen pro Trag, abhängig vom Bewegungsverhalten im Alltag etc., empfohlen.

Die **Auswahl der Theraband-Stärke** (von weiß = sehr leicht bis gold = nur für Sportler geeignet) richtet sich somit nach der individuell möglichen Wiederholungszahl und den anschließend durchgeführten Funktionstests. Im therapeutischen Bereich haben sich die Widerstände weißer, gelber und roter, selten grüner Therabänder als ausreichend erwiesen, da das qualitative Arbeiten im Vordergrund steht. Die Bandstärke sollte so gewählt werden, dass das jeweilige maximale Bewegungsausmaß ohne Band auch mit Theraband erreicht werden kann. Als allgemeine Richtlinie gilt:

— Je feiner die Gelenke, desto weicher der Widerstand. Bei den Übungen für die Zehen- und Finger-Funktionen wird ausschließlich das weiße Band verwendet.

- Je stärker das Funktionsüberwiegen, desto geringer der Widerstand.
- Je höher die Anforderungen an die Koordination während des Bewegungsablaufes, desto schwächer die Widerstände.

Ein zu starkes Theraband wirkt sich kontraproduktiv auf die Therapie aus. Der Funktionstest zeigt eine Verschlechterung.

Wirkungsweise

Wie bei der AEK, kommt es durch die Ansteuerung der Agisten (konzentrisch und exzentrisch) über die reziproke antagonistische Hemmung zur Tonussenkung der kontrakten Muskulatur (vgl. Wirkungsweise AEK ▶ Kap. 4.4.2, S. 91). Funktionelle Kontrakturen werden abgebaut. Im Weiteren verbessern sich nun die konzentrische Kraftentfaltung und die Schnellkraft, da ein kontrakter Muskel keine optimale Kraft aufbringen kann. Die Kraftzunahme geschieht, ohne dass ein Muskelzuwachs zu verzeichnen ist. Je besser ein kontrakter Muskel exzentrisch arbeiten kann, desto größer ist auch die Kraft der Agisten, da sie nicht mehr so stark reflektorisch gebremst, d. h. hypoton tendomyotisch geschaltet werden. Der funktionelle Synergismus der Muskulatur verbessert sich.

Die Reduktion rücklaufender bremsender Impulse fördert das globale Bewegungsprogramm der aufrechten Körperhaltung. Der Wechsel von konzentrischer und exzentrischer Muskeltätigkeit bei unterschiedlich starken Widerständen des Bandes erfordert einen hohen Anspruch an die zentralnervöse Steuerung von Kraftentfaltung und Kraftanpassung. Somit wird die intra- und intermuskuläre Koordination verbessert. Zusätzlich wird bei den Theraband-Übungen die Infrastruktur aktiviert, wodurch der Abtransport der muskulären Überlastungsödemen (OGE) angeregt wird.

Indikationen und Kontraindikationen für funktionsorientierte Theraband-Übungen

Indikationen
- In der Therapie:
  - wenn der Funktionstest nach einer AEK positiv ist
  - bei bettlägerigen Patienten in RL zur Pneumonie- und Thromboseprophylaxe
- Als Eigentherapie:
  - zur Selbstbehandlung der Störfaktoren
  - zur Sicherung des Therapieerfolges

- Als Prävention:
  - zur Kompensation einseitiger Alltagsbeanspruchungen (Funktionsüberwiegen)
  - zur Vermeidung von Fehl- und Überbelastung
- Im Training:
  - in der Rehabilitation als frühzeitiges, angepasstes, gut dosierbares funktionelles Muskeltraining
  - als funktionelles dynamisches Training und zur Ergänzung des herkömmlichen Krafttrainings
  - als Kompensationstraining der durch die jeweiligen sportartspezifischen Bewegungsmuster entstehenden Funktionsüberwiegen
  - zur Verletzungsprophylaxe

Kontraindikationen
- alle Diagnosen, die keine aktiven Bewegungen erlauben

Funktionelle Schüttelungen

Funktionelle Schüttelungen sind funktionsorientierte Maßnahmen in den Stufen 1 bis 2 des 3-Stufen-Modells.

Durchführung

Die Maßnahme wird meist in der **patientenangepassten aufrechten Haltung** in Rückenlage durchgeführt, es können aber auch andere Ausgangsstellungen wie Sitz oder Stand gewählt werden. Es handelt sich um Schüttelungen mit kleinem Bewegungsausschlag und hoher Frequenz.

Die Impulse werden mit Betonung in die Bewegungsrichtung aus dem Funktionsüberwiegen/der Kontraktur heraus gegeben. Die Dauer der Technik wird individuell dem Patienten angepasst und richtet sich nach den funktionellen Parametern (◘ Tab. 4.5).

◘ **Tab. 4.5.** Funktionelle Parameter für die funktionellen Schüttelungen

	Positive Parameter	Negative Parameter
Bewegungsausmaß	↑	↓
Spannung	↓	↑
Rigor	↓	↑
Schmerzen	∅	✔

Solange positive Parameter auftreten, kann weiter gearbeitet werden. Treten negative Parameter auf, wird die Maßnahme beendet. Die funktionelle Schüttelung wird mit **Funktionstests** evaluiert. Zeigen sie ein positives Ergebnis, wird zu den Behandlungsmaßnahmen der 2. Stufe übergegangen oder an einem anderen Ort gearbeitet.

4

Wirkungsweise

Der schnelle Wechsel zwischen konzentrischer und exzentrischer Muskelarbeit regt die Infrastruktur und damit den Abtransport der muskulären Überlastungsödeme (OGE) an. Durch die Impulse aus dem Funktionsüberwiegen heraus wird die exzentrische Kontraktionsfähigkeit der kontrakten Muskulatur verbessert. Im Weiteren kommt es reaktiv zur Verbesserung der Nervengleitfähigkeit.

Indikationen und Kontraindikationen für funktionelle Schüttelungen

Indikationen
- wenn aktive Maßnahmen (AEK) noch nicht möglich sind
- bei Patienten mit starken Schmerzen
- Zur Kontrakturbehandlung bei Patienten mit neurologischen Erkrankungen (z. B. inkomplette Querschnitte, Hemiplegiker, MS, Morbus Parkinson etc.), wenn aktive Bewegungen nicht möglich sind. Dadurch wird die Reinnervierung der Agisten erleichtert.
- bei eingeschränkter Nervengleitfähigkeit

Kontraindikationen
- bei Patienten mit neurologischen Erkrankungen, wenn sich unter der Maßnahme die Spastik erhöht
- Vorsicht bei schlaffen Lähmungen! Es besteht die Gefahr, gelenkumgebende Strukturen zu verletzen.

Passive Maßnahme: heiße Rolle in Verbindung mit leichter Quermassage

Die heiße Rolle und die Quermassagen sind funktionsorientierte Maßnahmen in der Stufe 1 des 3-Stufen-Modells.

Durchführung

Bei allen passiven Maßnahmen befindet sich der Patient in seiner **patientenangepassten aufrechten Haltung** in Rücken-, Bauchlage oder im Sitz. Zur **Herstellung** einer heißen Rolle benötigt man, je nach Größe des auszuarbeitenden Gebietes, 1–2 „feste" Handtücher, welche der Länge nach gefaltet werden. Damit die heiße Rolle nicht so schnell abkühlt, werden die Handtücher zu einer straffen Rolle gewickelt. Die Rolle wird nur bis zu 1/3 mit Wasser gefüllt, damit sie der Therapeut gut halten kann. Die Anwendungstemperatur sollte zwischen 46 und 70° C liegen, sie ist jedoch individuell von der Verträglichkeit des Patienten und der Empfindlichkeit des zu behandelnden Gebietes abhängig.

Zur Behandlung muskulärer Überlastungsödeme (erhöhter Anfall an Muskelzerfallsprodukten) und Kontrakturen wird sofort im betroffenen Gebiet gearbeitet. Zur Adaption der Haut und zum Aktivieren des Lymphgefäßsystems wird zunächst flächig und weich mit der heißen Rolle getupft. Danach wird eine flächige, nicht schmerzhafte Quermassage durchgeführt. Je nach zu bearbeitendem Gebiet oder Muskel werden dazu die Fingerkuppen von zwei oder drei Fingern, der Daumenballen oder die ganze Hand benutzt. Die durch Wärme und Quermassage vermehrt anfallende interstitielle Flüssigkeit aktiviert sekundär das intakte Lymphgefäßsystem, welches mit einer Erhöhung des Lymphzeitvolumens reagiert (Sicherheitsventilfunktion des Lymphgefäßsystems, Földi u. Kubik 2002).

> **PRAXISTIPP**
>
> Zur Diagnostik wird die heiße Rolle zunächst auf den kurzen eingelenkigen Muskeln appliziert, da diese das Bewegungsprogramm in der entgegengesetzten Richtung am schnellsten einschränken. In der Therapie werden alle Muskeln einer Funktion, insbesondere jedoch Gebiete mit starken Auffälligkeiten, intensiv behandelt.

Bei **postoperativen** oder **posttraumatischen Schwellungen** (z. B. nach Distorsionstrauma) kann das Lymphgefäßsystem ebenfalls über die heiße Rolle angeregt werden. Zunächst werden die proximalen Abtransportwege der Lymphe freigearbeitet (Achsel oder Leiste). Danach wird im betroffenen Gebiet (anfänglich nicht direkt auf der traumatisierten oder operierten Stelle) gearbeitet. Hierbei wird nur der Faktor Hitze genutzt. Es sollte flächig und weich getupft werden, ohne zusätzliche Quermassage. Eine Wärmebehandlung durch längeres Auflegen der heißen Rolle und eine durch Quermassage ausgelöste Vasodilatation und Durchblutungssteigerung sollten vermieden werden, da die Sicherheitsventilfunktion des evtl. geschädigten Lymphgefäßsystems herabgesetzt sein könnte.

In Kombination mit der heißen Rolle sollten generell keine weiteren therapeutischen Maßnahmen durchgeführt werden. Sind die anschließenden **Funktionstests** negativ, kann andernfalls keine Aussage darüber getroffen werden, ob die heiße Rolle oder zusätzliche Therapiemaßnahmen die Verschlechterung herbeigeführt haben. Sind die Funktionstests positiv, sollte der Patient eine Eigentherapie mit

Hitze durchführen. Die therapierten Areale können beim Duschen, Händewaschen etc. eigenständig behandelt werden. In der Therapie wird nun versucht, den Störfaktor mittels einer AEK (2. Stufe) zu behandeln.

Wirkungsweise

Nach Brügger kommt es durch Hitze primär zu einer Aktivierung des Lymphgefäßsystems und daraus resultierend zu einem verbesserten Abtransport der Muskelabbauprodukte, welche einen Teil der lymphpflichtigen Eiweißlast bilden. Klinische Beobachtungen zeigen, dass durch Hitzeapplikationen der Abtransport muskulärer Überlastungsödeme, aber auch posttraumatischer und postoperativer Ödeme, beobachtet werden kann. Die chinesische Medizin nutzt diesen Effekt schon sehr lange erfolgreich zur Aktivierung des Lymphgefäßsystems (Földi u. Kubik 2002).

Sekundär kommt es durch Wärme und Quermassage zur Hyperämie und zu einem verbesserten Muskelstoffwechsel. Die pathologischen Crosslinks werden gelöst (van den Berg 1994). Durch Freisetzung von Entzündungsmediatoren wird die Wundheilung optimiert bzw. erneut in Gang gesetzt (van den Berg 2003). Wärme und Quermassage bewirken eine reflektorische Tonussenkung der Muskulatur. Die Nozizeption sinkt und führt zur Schmerzlinderung und verbesserten Beweglichkeit. Eine Schmerzlinderung wird zusätzlich durch Ausschüttung von schmerzhemmenden Mediatorsubstanzen (Serotonin und Endorphine; Field u. Ironson 1996) und durch Stimulation der Mechanorezeptoren herbeigeführt. Zusätzlich wird die Schmerzlinderung durch eine Senkung der sympathischen Reflexaktivität eingeleitet (Sato u. Schmidt 1973). Durch die mechanische Wirkung der Quermassage werden die verschiedenen Gewebsschichten gegeneinander mobilisiert. Im Weiteren führt Massage durch den von außen herbeigeführten Dehnreiz zur Aktivierung der Lymphangiomotorik (Földi u. Kubik 2002).

Indikationen und Kontraindikationen der heißen Rolle in Verbindung mit leichter Quermassage

Indikationen

- bei deutlich sichtbaren muskulären Überlastungsödemen, posttraumatischen oder postoperativen Ödemen
- wenn Funktionstests nach aktiven Maßnahmen negativ waren
- bei Patienten mit starken Schmerzen

Kontraindikationen

- Lymphödeme
- bakterielle Infektionen im zu behandelnden Gebiet
- schwere und/oder nicht lokalisierte Entzündungen (z. B. Phlebitis, akute rheumatoide Entzündungen etc.)
- in Gebieten mit Zirkulationsstörungen (z. B. Thrombosen, Hämatome, Varizen)
- Koagulationsstörungen
- in Gebieten mit Hautverletzungen und Hauterkrankungen
- auf frischen Narben, bei Weichteilverletzungen
- Tumorerkrankungen
- Patienten mit Sensibilitätsstörungen (→ Verbrennungsgefahr)
- während der Schwangerschaft auf der Symphyse und in der BWS und LWS

Weitere passive Maßnahmen

Zur Behandlung funktioneller Kontrakturen und muskulärer Überlastungsödeme eignen sich alle passiven Maßnahmen, die zur Aktivierung des Lymphgefäßsystems und zur Tonussenkung beitragen. Hierzu gehören Quermassagen, Funktionsmassagen, Ultraschallbehandlungen, hyperämisierende Salben, Lymphdrainage u. v. m.

Narbenbehandlung

Frische wie alte Narben stellen einen Störfaktor dar und müssen, wenn sie das Bewegungsprogramm beeinträchtigen, mitbehandelt werden. Unterschiedliche Gewebsschichten können durch narbiges Gewebe miteinander verkleben, so dass Bewegungen nicht mehr optimal durchgeführt werden können. Somit verändern sich die Bewegungs- und Haltungsmuster des Patienten und können sekundär zu funktionellen Kontrakturen führen.

Funktionelle Tapes

Funktionelle Tapes sind funktionsorientierte Maßnahmen und können in jeder Stufe des 3-Stufen-Modells angewendet werden.

Durchführung

Vor der Anwendung funktioneller Tapes werden funktionsorientierte oder globale Maßnahmen zur Verbesserung von Haltung und Bewegung durchgeführt. Die funktionellen Tapes werden in der **patientenangepassten Haltung oder Stellung** der Gelenke angebracht. Wird der Patient in einer überkorrigierten Stellung von Rumpf oder Extremitäten getapet, können Schmerzen entstehen.

PRAXISTIPP

Ist das Applikationsgebiet leicht behaart, kann ein Sprühkleber zur besseren Haftung benutzt werden. Bei einer starken Behaarung sollte die Haut vorher rasiert werden.

Memory-Tapes am Rumpf können paravertebral zur gleichmäßigen Unterstützung der Beckenkippung und Thoraxhebung (▶ Kap. 5.1.1, S. 109) oder diagonal zur Verbesserung der Thoraxhebung (▶ Kap. 5.1.2, S. 111) angelegt werden.

Tapes am funktionellen Steigbügel dienen zur Unterstützung der Fußwölbungen (▶ Kap. 5.9.2, S. 179), Tapes an der Kalkaneus-Schlinge zur dynamischen Stabilisation des Kalkaneus zwischen In- und Eversion (▶ Kap. 5.9.1, S. 177).

Alle Tapes werden mit **Funktionstests** überprüft. Sind die Funktionstests negativ, sollte der korrekte Sitz der Tapes überprüft werden. Sind sie positiv, sollte dies innerhalb der Therapie für das ADL-Training genutzt werden. Die **Anlagedauer** der Tapes richtet sich nach der Indikation und den funktionellen Parametern (◘ Tab. 4.6).

◘ Tab. 4.6. Funktionelle Parameter für die funktionellen Tapes

Positive Parameter	Negative Parameter
▪ Patient fühlt sich wohl ▪ Verbesserung der Funktionstests	▪ Auftreten von Schmerzen ▪ Auftreten von neurovegetativen Symptomen oder Juckreiz

Treten negative Parameter auf, sollte das Tape entfernt werden. Ein Tape hält im optimalen Fall bis zu fünf Tage und sollte dann aus hygienischen Gründen erneuert werden. Funktionelle Tapes sind passagere Hilfen. Ihr **Anwendungszeitraum** variiert von einigen Tagen (innerhalb mehrerer Therapieeinheiten) bis hin zu regelmäßigem Gebrauch unter Belastung (z. B. im Sport).

Wirkungsweise
Das Memory-Tape am Rumpf dient zur Schulung der Körperwahrnehmung. Sinkt der Patient in seine Gewohnheitshaltung zurück, so wird ihm über den vom Tape ausgelösten Zug an der Haut signalisiert, sich wieder zu strecken. Des Weiteren dient es über die Auslösung des Haut-Muskelreflexes zur dynamischen Stabilisation der Gelenke. Durch das Tape auf der Haut wird die darunter liegende Muskulatur auf reflektorischem Wege stimuliert und aktiviert. Somit

wird der Rumpf in aufrechter Haltung oder das Gelenk in physiologischer Stellung dynamisch stabilisiert. Der funktionelle Synergismus der Muskulatur wird gefördert.

Indikationen und Kontraindikationen für funktionelle Tapes

Indikationen
— In der Therapie:
  ▪ zur Stabilisation des Behandlungsergebnisses
  ▪ Hilfestellung beim ADL-Training (Memory-Tape)
  ▪ bei akuten oder habituellen Inversions- bzw. Distorsionstraumen und zur Korrektur von Fußfehlstellungen (Abflachungen der Fußwölbungen, Fehlstellung des Kalkaneus → Fußtapes)
— Zur Eigentherapie:
  ▪ Rumpftapes als Wahrnehmungshilfe für die aufrechte Haltung und Bewegung im Alltag
— Zur Prävention:
  ▪ Vermeidung von Fehl- und Überbelastung im Sport und im Alltag

Kontraindikationen
— Tape- und Pflasterallergie
— Hautschäden, großflächige Hautverletzungen, Hämatome
— Muskel- und Sehnenrupturen

4.4.3 Globale Maßnahmen

Globale Maßnahmen werden durchgeführt, wenn Störfaktoren an Rumpf und Extremitäten gleichermaßen verteilt sind. Des Weiteren werden sie zwischen funktionsorientierten Maßnahmen und als globaler Ausstieg eingesetzt. Globale Maßnahmen werden ausführlich im weiteren Verlauf dieses Buches beschrieben (▶ Kap. 6, S. 186 ff.).

Brügger-Grundübungen und Kompensationsübungen
Brügger-Grundübungen (Brügger 1996) und Kompensationsübungen sind globale Maßnahmen und können in jeweils abgestufter Intensität, Geschwindigkeit und abgestuftem Bewegungsausmaß allen Stufen des 3-Stufen-Modells zugeordnet werden.

Durchführung
Die Übung beginnt jeweils im Programm der Fehlhaltung (im Funktionsüberwiegen) und endet im Programm der aufrechten Haltung (aus dem Funktionsüberwiegen her-

aus). Bei den Brügger-Grundübungen wird das Bewegungsprogramm der aufrechten Haltung betont, bei den Kompensationsübungen die Bewegung aus dem Funktionsüberwiegen/der Kontraktur heraus.

Die Übungen sollten langsam und sorgfältig durchgeführt werden. Bei den Brügger-Grundübungen wird das Ende jeder Bewegungsrichtung noch einmal wiederholt. Dabei sollte das „Nachziehen" nicht schnell oder federnd durchgeführt werden, um das Auslösen des Muskelspindelreflexes der exzentrisch arbeitenden Muskulatur zu vermeiden. Vielmehr sollte die Bewegung harmonisch und kontrolliert geschehen, wodurch die Verlängerungsfähigkeit der Muskulatur gefördert wird (Zimmermann 2000). Die **Wiederholungszahl** pro Übung richtet sich nach den funktionellen Parametern der Theraband-Übungen (◻ Tab. 4.4, S. 92).

Jede Maßnahme wird mit **Funktionstests** überprüft. Bei positiven Funktionstests sollte die Maßnahme als Eigenübung durchgeführt und in Alltagsaktivitäten integriert werden. Sie dienen zur Unterbrechung der Monotonie und zur Förderung der Dynamik. Die Auswahl der Übungen erfolgt entsprechend des Befundes. Die Ausführung der in ▸ Kap. 6.1, S. 186 beschriebenen Übungen wird individuell den vorhandenen Störfaktoren angepasst. Sie können im Sitz durchgeführt werden, wenn deutliche Ausweichmechanismen auftreten oder der Patient in seinem Alltag häufig sitzt.

Wirkungsweise

Brügger-Grundübungen und Kompensationsübungen knüpfen am pathophysiologischen, meist flexorischen Haltungs- und Bewegungsprogramm an und überführen dieses Prioritätsprogramm in das neurophysiologische Haltungs- und Bewegungsprogramm der aufrechten Haltung (programmorientiertes Umprogrammieren).

Bestehende Kontrakturen werden global gelöst. Kompensationsübungen können auch funktionsorientiert eingesetzt werden, so dass die Kontraktur einer Muskelfunktionsgruppe beseitigt wird.

Beide Übungen aktivieren die Infrastruktur, wodurch global der Abtransport muskulärer Überlastungsödeme gefördert wird.

Brügger-Grundübungen setzen physiologisch formative Bildungsreize, u. a. für die kollagenen Fasern der Bandscheiben. Des Weiteren wird der Rumpf in allen Ebenen durchbewegt, wodurch die Beweglichkeit erhalten und gefördert wird.

Indikationen und Kontraindikationen für Brügger-Grundübungen und Kompensationsübungen

Indikationen
— In der Therapie:
  ▪ bei muskulären Störfaktoren
— Als Eigentherapie:
  ▪ zur Unterbrechung monotoner Alltagshaltungen
  ▪ um Funktionsüberwiegen zu vermeiden
— Als Kompensationsübung:
  ▪ wenn noch keine Theraband-Übung (3. Stufe) möglich ist
  ▪ wenn keine sinnvolle Theraband-Übung existiert

Kontraindikationen
— alle Diagnosen, bei denen aktives Bewegen kontraindiziert ist
— Bei akuten lumbalen Bandscheibenvorfällen und Schwindelsymptomatiken sollten Brügger-Grundübungen mit stark flektorischer Komponente vermieden werden.

Brügger-Walking
Das Brügger-Walking (Rock et al. 1996) ist eine globale Maßnahme und kann abgestuft in Intensität, Bewegungsausmaß und Geschwindigkeit in allen Stufen des 3-Stufen-Modells angewendet werden. Beim Walking wird das globale Bewegungsmuster des aufrechten Gangs therapeutisch genutzt.

Durchführung
Der Patient geht mit einem Gangtempo von 110 bis max. 150 Schritten pro Minute. Das Walking soll mit großen Schritten erfolgen, so dass reaktiv über die Becken-Rotation nach kranial die Thorax-Gegenrotation und somit der Armpendel entsteht. Je größer die Schritte, desto größer ist der reaktiv erzeugte Armpendel. Der Armpendel erfolgt mit extendiertem Ellenbogen.

Physiologisch sollte von der Außenseite der Ferse über die Sohle zur Großzehe abgerollt werden. Der Thorax ist gehoben. Sowohl das Atmen als auch das Sprechen sollte möglich sein. Die Atmung sollte zur Unterstützung der aufrechten Haltung mit Zwerchfellaktivität stattfinden. Zusätzlich können verschiedene Armpendel (▸ Kap. 6.2, S. 188 f.) angewendet und das Theraband als Führungswiderstand zur Verdeutlichung des Bewegungsablaufs und zur Steigerung der Maßnahme integriert werden.

Das Walking wird mit **Funktionstests** überprüft. Sind die Funktionstests positiv, sollte es in das Eigenübungsprogramm integriert werden.

4

Wirkungsweise

Durch Ansteuerung des globalen Bewegungsprogamms „Gehen" wird die Stabilisation des Rumpfes in aufrechter Körperhaltung in der Fortbewegung und gegen die Schwerkraft trainiert. Im Weiteren werden durch die großen Schritte, die Rotation des Rumpfes und durch den reaktiven Armpendel global funktionelle Kontrakturen abgebaut und die Gelenke der Extremitäten und der Wirbelsäule bestmöglich durchbewegt.

Die verbesserte dynamische Belastung der Strukturen (Sprung-, Knie- und Hüftgelenke, Wirbelsäule und Schultergelenke) gewährleistet physiologische formative Bildungsreize für die Muskulatur, Sehnen, den Kapsel-Band-Apparat, für den Knorpel und die Bandscheiben. Durch den dynamischen Einsatz wird die Infrastruktur des gesamten Körpers (Herz-Kreislaufsystem, Lymphgefäßsystem etc.) verbessert. Je nach Belastung kommt es zur Erhöhung der Insulinproduktion und zur Verbesserung des Fettabbaus.

Indikation und Kontraindikation für Brügger-Walking

Indikationen
- In der Therapie:
  - bei muskulären Störfaktoren
  - zur Kompensation von ungünstigen therapeutischen Maßnahmen
- Als Eigentherapie:
  - zur Selbstbehandlung der Störfaktoren und Sicherung des Therapieerfolges durch die Integration in Alltagsaktivitäten (Wegstrecke zur Bushaltestelle, auf langen Fluren etc.)
  - bei Diabetes- oder Adipositaspatienten
- Zur Prävention:
  - als Kompensationsmaßnahme von kurzfristigen Maximalbelastungen und gegen monotone Bewegungs- und Haltungsmuster (Funktionsüberwiegen) im Beruf und Alltag
- Im Sport:
  - Brügger-Walking kann als „Warm-up" und „Cooldown" in eine Trainingseinheit integriert werden.
  - Sportartspezifische Bewegungsabläufe und die daraus resultierenden Funktionsüberwiegen können kompensiert werden.
- Zur Gesundheitsförderung (Herz-Kreislauftraining, Kraftausdauertraining, Konditionstraining, Fettverbrennung) sollte als Trainingsziel 3-mal wöchentlich 30 Minuten angestrebt werden.

Kontraindikationen
- Diagnosen, die keine Belastung erlauben, oder wenn Belastung schmerzhaft ist

Globale Theraband-Übungen

Globale Theraband-Übungen werden der 3. Stufe des 3-Stufen-Modells zugeordnet. Im Gegensatz zu funktionsorientierten werden bei globalen Theraband-Übungen mehrere Muskelfunktionsgruppen dynamisch beübt. Die Durchführung und Wirkungsweise entspricht den funktionsorientierten Theraband-Übungen.

Indikationen und Kontraindikationen für globale Theraband-Übungen

Indikationen
- wenn der Funktionstest nach funktionsorientierten Theraband-Übungen positiv ist
- um mehrere einzelne funktionsorientierte Theraband-Übungen zusammenzufassen
- weitere Indikationen ◘ funktionsorientierte Theraband-Übungen, S. 93

Kontraindikationen
- ◘ funktionsorientierte Theraband-Übung, S. 93

Activities of daily living (ADL)

Das ADL ist eine globale Maßnahme und kann abgestuft in Intensität, Bewegungsausmaß und Geschwindigkeit allen Stufen des 3-Stufen-Modells zugeordnet werden.

Ziel des ADL ist es, die aufrechte Körperhaltung und Bewegung wiederzuerlangen, zu schulen, zu automatisieren und in den Alltag des Patienten zu integrieren. Das ADL dient zum Erreichen und zur Stabilisation des Behandlungsergebnisses. Somit kann ein langfristiger Therapieerfolg gewährleistet werden. Das ADL nimmt einen zentralen Stellenwert in der Brügger-Therapie ein. ADL-Maßnahmen sollten (sinnvoll ausgewählt und aufgebaut) Bestandteil jeder Therapieeinheit sein.

> **MEMO**
>
> Das Ziel des ADL ist es, einen zeitlichen Ausgleich zwischen den krummen und aufrechten Haltungs- und Bewegungsprogrammen anzustreben. Haltungs- und Bewegungsprogramme sollten nicht ausschließlich in der aufrechten Haltung durchgeführt werden.

Durchführung

Im Rahmen des ADL werden physiologische Bewegungsprogramme angesteuert, die sich gegen die erworbenen pathophysiologischen Bewegungsprogramme durchsetzen sollen. Zur Schulung und Automatisierung der aufrechten Haltung und Bewegung hat Brügger u. a. das **Pflichtprogramm** entwickelt (Brügger 1996).

Die Elemente des Pflichtprogamms werden in ► Kap. 6.4, S. 190 ff. ausführlich beschrieben. Dazu gehört u. a. die Erarbeitung der Primärbewegungen, die physiologische Einstellung der Fuß-Beinachsen, die Schultergürtelkontrolle, der Bewegungssektor, Aufstehen/Hinsetzen, Bücken u. v. m. Diese Elemente sollten individuell auf den Patienten abgestimmt werden.

Die Auswahl der geeigneten ADL-Maßnahmen in der Therapie ist von folgenden Faktoren abhängig:

- Funktionsquantität,
- Lokalisation der Störfaktoren,
- Häufigkeit der im Alltag durchgeführten Bewegungen,
- Haltung und Bewegung, welche den Schmerz auslöst.

Zur Schulung neuer physiologischer Haltungs- und Bewegungsprogramme haben sich folgende didaktische Schritte bewährt:

- Patienten-Information: Dem Patienten sollte der Zusammenhang zwischen seinen Beschwerden und dem aktuellen pathophysiologischen Bewegungsprogramm erläutert werden. Vorteile des neu zu erlernenden Bewegungsprogamms sollten verständlich vermittelt werden.
- Demonstration der neuen physiologischen Haltungs- und Bewegungsprogramme durch den Therapeuten. Der Patient bekommt eine Vorstellung von der zu planenden Haltung und/oder Bewegung.
- Üben des „neuen" Bewegungsablaufs durch den Patienten.
- Der Therapeut korrigiert die Bewegungsausführung (Feedback), um das bestmögliche Ergebnis zu erzielen. Dazu bedient er sich verschiedener Methoden (verbale, taktile und visuelle Hilfen wie das Zahnradmodell, ADL-Buch, Spiegel, Informationstafeln, kognitive Vorstellungshilfen, Arbeiten mit Kontrollpunkten am eigenen Körper, die Anwendung eigentaktiler Impulse oder der Einsatz von Memory-Tapes am Rumpf). Zu viele oder zu komplizierte Korrekturen können vom Patienten nicht umgesetzt werden. Das Erspüren der Bewegung mit geschlossenen Augen oder mentales Üben fördert die Körperwahr

nehmung und führt i. d. R. zu einer verbesserten Bewegungsqualität.
  Auch das abwechselnde Üben des alten und neuen Bewegungsmusters ist zur Schulung der Körperwahrnehmung für viele Patienten hilfreich.
  Als passagere Hilfe kann der Einsatz fördernder rücklaufender Impulse der Arme zur Stabilisation des Rumpfes in aufrechter Haltung genutzt werden.
- Eine weitere Hilfe zum erleichterten Einüben komplexer neurophysiologischer Bewegungsabläufe ist der Einsatz des Therabandes. Durch den Führungswiderstand wird bei entsprechender Wickelung die Aktivität der Muskelfunktionsgruppen stimuliert und erhöht. Beispielsweise kann zur Verbesserung der Beinachsen beim Transfer Sitz – Stand die kleine Theraband-Kombi-Wickelung (► Kap. 6.3, S. 189) angewendet werden.

Zeigen die anschließenden **Funktionstests** eine Verschlechterung, sollte mit dem Patienten eine vorübergehende Kompromisslösung erarbeitet werden, die er in seinen Alltag integrieren kann. Sind die Funktionstests unverändert oder positiv, kann das ADL kontextspezifisch in den Alltag umgesetzt oder, bei positiven Funktionstests, als Training eingesetzt werden.

Da zum **Automatisieren** neurophysiolgischer Haltungs- und Bewegungsprogramme eine hohe Wiederholungszahl (nach Brügger 20000–30000-mal) nötig ist, kann dies vom Patienten nur in Eigentherapie (und/oder Gruppentherapie) geleistet werden.

ADL-Maßnahmen können durch Temposteigerung, Einbauen von Haltemomenten, Widerständen durch das Theraband oder durch Zugapparate zum **funktionellen ADL-Training** gesteigert werden. Somit wird das ADL zum effektiven dynamischen Ganzkörpertraining (z. B. ► Kap. 6.4, S. 193, Beinachsentraining beim Treppensteigen mit Hilfe des Therabandes).

Die **Umsetzung der aufrechten Haltung und Bewegung in den Alltag** ist der schwierigste und wichtigste Teil der Therapie. Der Transfer kann durch folgende Faktoren gefördert werden:

- Die entscheidende Voraussetzung ist eine ausreichende **Motivation** des Patienten. Sie erfolgt durch eine umfassende Information bzgl. der Notwendigkeit einer Veränderung der Haltungs- und Bewegungsprogramme. Der Patient soll den Zusammenhang zwischen seiner Haltung und seinen Schmerzen erkennen. Unerlässlich für die Motivation ist die Vorbildfunktion durch den Therapeuten.

4

— Memory-Points (Rock 1999) oder Fotografien am Arbeitsplatz oder Zuhause dienen als **visuelle Erinnerungshilfe** dafür, Haltungs- und Bewegungsprogramme aufrecht durchzuführen.

Das ADL sollte möglichst **ziel- und kontextspezifisch** durchgeführt werden. Dies bedeutet, dass in den Übungssequenzen Gegenstände aus dem Alltag des Patienten integriert werden sollten (z. B. Schulranzen, Einkaufstasche u. Ä.) und die Übungssituation möglichst der Alltagssituation (Arbeiten am Schreibtisch, Bügelbrett, Ablenkung durch Radio, Gespräche u. v. m.) entspricht. Dadurch wird das limbische System aktiviert und die Umsetzung der therapeutischen Situation in den Alltag optimiert. Außerdem werden unterschiedliche globale Haltungs- und Bewegungsprogramme trainiert.

Untersuchungen zeigten, dass ein Kraftzuwachs in der trainierten Ausgangsstellung größer ist als in einer anderen Ausgangsstellung (Rasch u. Morehouse 1957). Daher sollten genau die Haltungen und Bewegungen trainiert werden, welche im Alltag verbessert werden sollen (Mc. Ardle et al. 1996). Nur durch ziel- und kontextspezifisches Training werden effektiv und effizient alle zur Ausführung der zielgerichteten Bewegung benötigten, dynamisch und statisch arbeitenden Muskeln trainiert.

Aufgrund der begrenzten Möglichkeiten in physiotherapeutischen Einrichtungen bietet eine **Arbeitsplatzberatung** oder **Alltagsberatung zu Hause** eine sinnvolle individuelle Umsetzung der zielgerichteten und kontextspezifischen Behandlungsmaßnahmen. Auch das Üben in der Alltagskleidung des Patienten (z. B. in einer engen Hose) stellt einen wichtigen Aspekt dar. Informationen über Therapiehilfsmittel und weitere ergonomische Hilfsmittel im Alltag und am Arbeitsplatz, die die aufrechte Haltung erleichtern, sind Bestandteil der Arbeitsplatzberatung. Für genauere Information bzgl. Hilfsmitteln und Arbeitsplatzberatung wird an dieser Stelle auf weiterführende Literatur und auf die Inhalte innerhalb der Brügger-Kurse zur Ausbildung zum Brügger-Therapeuten verwiesen (◌ Anhang).

Wirkungsweise

Das ständige Wiederholen globaler Haltungen und Bewegungen in der individuell bestmöglichen aufrechten Körperhaltung (in Therapie und Alltag) führt zur Automatisierung von neurophysiologischeren Haltungs- und Bewegungsprogrammen (automatisiertes Umprogrammieren). Durch ADL-Maßnahmen können global bestehende funktionelle Kontrakturen gelöst werden und das Entstehen von neuen Funktionsüberwiegen im Sinne einer Prophylaxe

vermieden werden. Die Umsetzung alltäglicher Haltungs- und Bewegungsabläufe in aufrechter Haltung gewährleistet eine optimale Belastung des Bewegungssystems. Es wirken physiologisch formative Bildungsreize auf den Körper ein und beugen einem vorzeitigen Verschleiß der Strukturen vor.

Indikationen und Kontraindikationen des ADL

Indikationen

— In der Therapie:
  ▪ bei muskulären Störfaktoren
  ▪ zwischen funktionsorientierten Maßnahmen, um die verbesserte Beweglichkeit in die aufrechte Haltung und Bewegung zu integrieren oder um die Monotonie in einer Ausgangsstellung zu unterbrechen
  ▪ als globaler Ausstieg aus der Therapie
— In der Prävention:
  ▪ zur Vermeidung von Fehl- und Überbelastung des Bewegungssystems

Kontraindikationen
— keine

4.4.4 Zuordnung der Maßnahmen und Behandlungsplanung im 3-Stufen-Modell

Je nach Stärke der im Befund diagnostizierten, multiplen Störfaktoren werden die unterschiedlichen Maßnahmen des 3-Stufen-Modells angewendet. Starke Störfaktoren werden mit Maßnahmen der Stufe 1, mäßige Störfaktoren mit Maßnahmen der Stufe 2, geringe Störfaktoren mit Maßnahmen der Stufe 3 behandelt (◌ Abb. 4.2, S. 101).

Grundsätzlich erfolgt der Einstieg in die Therapie (abhängig von der jeweiligen Arbeitshypothese) mit einer aktiven, funktionsorientierten oder globalen Maßnahme der 2. Stufe (AEK oder mäßig dosierte, globale Maßnahme). Ist der Funktionstest (FT) nach der durchgeführten Therapiemaßnahme negativ, wird auf Maßnahmen der ersten Stufe (passive Maßnahmen oder gering dosierte, globale Maßnahme) zurückgegriffen.

Ziel ist jedoch, so schnell wie möglich aktiv in der 2. Stufe zu arbeiten. Sind die Maßnahmen in der 2. Stufe erfolgreich gewesen (positive FT), so wird versucht, den Störfaktor mittels Maßnahmen der 3. Stufe zu behandeln (funktionsorientierte Theraband-Übung oder intensiv dosierte, globale Maßnahmen). Sind auch dann die Funktionstests positiv, kann der Patient diese Maßnahme in sein Eigenübungsprogramm aufnehmen.

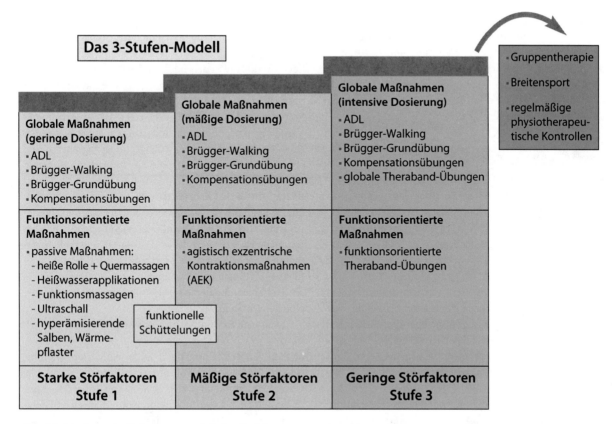

Abb. 4.2. Zuordnung der Maßnahmen zum 3-Stufen-Modell

ADL-Maßnahmen sollten standardmäßig zwischen den einzelnen funktionsorientierten Maßnahmen integriert werden. Im Laufe der Therapie sollten funktionsorientierte Maßnahmen zunehmend durch globale ersetzt werden. Der Weg geht von der Diagnostik über die Therapie möglichst schnell zur Eigentherapie (3. Stufe) über. Werden überwiegend Maßnahmen aus der 3. Stufe durchgeführt, kann der Patient in die Gruppentherapie und/oder Breitensportgruppen entlassen werden. Regelmäßige, präventiv ausgerichtete, physiotherapeutische Kontrollen in einem 6-monatigen Abstand sind zur Überprüfung und Aktualisierung des Eigenübungsprogramms sinnvoll.

4.4.5 Behandlung und Evaluation

Die **Behandlung der Störfaktoren** wird gemäß der Arbeitshypothese durchgeführt und mittels **Funktionstests** überprüft (Evaluation). Sind die Funktionstests positiv, so wird die Arbeitshypothese verifiziert, sind sie negativ, so muss die Arbeitshypothese modifiziert werden. Nur so ist eine effektive und kausal schlüssige Therapie möglich.

Funktionstests und Interpretation

Es sollte mindestens ein Funktionstest unter dem Einfluss der posturalen Reflexe durchgeführt werden (im Sitz, Stand oder Gang). Die Ausgangsstellung sollte möglichst an die Funktionsquantität des Patienten angepasst werden. Erst die Verbesserung des Funktionstests in dieser Ausgangsstellung gewährleistet am ehesten eine Beschwerdereduktion im Alltag.

Das TH5-Wippen sollte, sofern möglich, immer durchgeführt werden, da es Auskunft über das globale Bewegungsprogramm der AH gibt. Die Reduktion von Abweichungen im Funktionsbefund sind ebenso aussagekräftige Funktionstests, wie die Reduktion von Schmerzen oder Bewegungseinschränkungen.

Die Verbesserung der Funktionstests macht dem Patienten den Zusammenhang zwischen dem Schmerzort und topographisch entfernt liegenden Störfaktoren wirkungsvoll deutlich. Somit wird die Motivation zur Durchführung von Eigenübungen deutlich gesteigert. Im Weiteren können Tests neuraler Strukturen (Nervengleittests, Sensibilität etc.) oder manualtherapeutische Tests integriert werden.

Während des gesamten Therapieverlaufs sollte ein Funktionstest kontinuierlich durchgeführt werden, um eine objektivierbare Aussage treffen zu können. Hat sich ein Funktionstest unter der Therapie so verändert, dass laut Ergebnis keine Funktionsstörungen mehr vorhanden sind, wird dieser nicht mehr zur Überprüfung therapeutischer Maßnahmen verwendet.

PRAXISTIPP

Die Beurteilung, ob sich ein Funktionstest positiv oder negativ verändert hat, bezieht sich immer auf den zuletzt durchgeführten Funktionstest und nicht auf den „Ausgangsfunktionstest".

Standardmäßig sollten mehrere Funktionstests (ca. 2–4) zur Überprüfung der Arbeitshypothese durchgeführt werden, um eine bestmögliche Aussage über die Wirksamkeit einer therapeutischen Maßnahme zu erhalten. Die Interpretation positiver, indifferenter oder negativer Funktionstests wird in ◘ Tab. 4.7a–c. beschrieben.

Nach der Verschlechterung eines oder mehrerer Funktionstests wird versucht, zunächst aktiv weiterzuarbeiten (Interpretation und weitere Behandlungswege **A, B, C** oder **E**). Verschlechtern sich die Funktionstests durch weitere funktionsorientierte und globale Maßnahmen, so kann auf passive Maßnahmen der 1. Stufe (Interpretation und weitere mögliche Behandlungswege **D**) zurückgegriffen werden.

Diagnostische wie therapeutische Maßnahmen und die Eigenübungen des Patienten werden durch Funktionstests evaluiert. Die Effektivität therapeutischer Maßnahmen kann aufgrund ihrer unterschiedlich starken Wirkungsweise sehr variieren. Auch kann die Wirksamkeit einer therapeutischen Maßnahme (z. B. einer AEK oder einer Brügger-Grundübung) im Verlauf der Therapie nachlassen, da der Störfaktor reduziert oder beseitigt wurde.

Im optimalen Fall wird eine geeignete Maßnahme mit optimaler Dosierung zum richtigen Zeitpunkt am richtigen Störungsort durchgeführt. Dies zeigt sich in Form einer Verbesserung der Funktionstests, zunehmender neurophysiologischer Haltungs- und Bewegungsprogramme und einer beständigen Abnahme der Beschwerdesymptomatik.

Behandlung der Störfaktoren

Die Behandlung der Störfaktoren findet entsprechend der verschiedenen Arbeitshypothesen nach den aufgeführten Schemata (◘ Abb. 4.3a, b,, S. 104) statt. Die Arbeitshypothese entscheidet über den Ort und die Art der durchgeführten Maßnahmen. Grundsätzlich erfolgt der Einstieg in die Therapie mit einer aktiven, funktionsorientierten oder globalen Maßnahme.

Liegt eine **Extremitätenbetonung** oder eine **Rumpfbetonung** vor, so findet der Einstieg mit einer funktionsorientierten Maßnahme der 2. Stufe (AEK) statt. Um eine isolierte Verbesserung von nur einer Primärbewegung zu vermeiden, empfiehlt es sich, in allen drei Körperabschnitten jeweils ein bis zwei Störfaktoren innerhalb einer Therapiesitzung zu behandeln. Zwischen den einzelnen funktionsorientierten Maßnahmen ist es sinnvoll, geeignete ADL-Maßnahmen zu integrieren, um eine monotone Muskelarbeit in der jeweiligen Ausgangsstellung zu vermeiden. Nach der Behandlung der Störfaktoren erfolgt ein globaler Ausstieg (z. B. ADL, Brügger-Grundübungen, Walking etc.), um die erreichte Streckfähigkeit in das globale Haltungs- und Bewegungsprogramm der aufrechten Haltung zu integrieren. Auch der globale Ausstieg wird durch Funktionstests überprüft.

◘ **Tab. 4.7a.** Interpretation positiver Funktionstests nach funktionsorientierten und globalen Maßnahmen

Art der Maßnahme	Interpretation	Weitere mögliche Behandlungswege
Funktionsorientierte und globale Maßnahmen	• Der vermutete Störfaktor wurde behandelt. • Die positive Auswertung gilt auch dann, wenn andere Funktionstests ein unverändertes Ergebnis zeigen, da deren Funktionsstörung scheinbar keinen Schutz für den behandelten Störfaktor darstellt. • Je besser ein Funktionstest ist, oder je mehr Funktionstests positiv auf eine Maßnahme reagieren, desto bedeutsamer ist der Störfaktor für die Beschwerdesymptomatik des Patienten.	• Im weiteren Therapieverlauf wird zu den Behandlungsmaßnahmen der 3. Stufe übergegangen.

◨ Tab. 4.7b. Interpretation indifferenter Funktionstests nach funktionsorientierten und globalen Maßnahmen

Art der Maßnahme	Interpretation	Weitere mögliche Behandlungswege
Funktionsorientierte Maßnahmen	• Es wurde kein für die Funktionsstörung relevanter Störfaktor behandelt.	• Die feine und evtl. grobe Arbeitshypothese muss geändert werden. → Entsprechend des Befundes werden andere Störfaktoren mit einer AEK oder globalen Maßnahme therapiert.
Globale Maßnahmen		• Es muss eine andere globale Maßnahme durchgeführt werden oder es handelt sich um einen falschen Therapieansatz. → Es wird eine Rumpf- oder Extremitätenbetonung festgelegt und funktionsorientiert weitergearbeitet.

◨ Tab. 4.7c. Interpretation negativer Funktionstests nach funktionsorientierten und globalen Maßnahmen

Art der Maßnahme	Interpretation	Weitere mögliche Behandlungswege
Funktionsorientierte Maßnahmen	**A:** • Falscher Behandlungsansatz, da sehr komplexe, oder an Rumpf und Extremitäten gleichmäßig und gleich stark verteilte Störfaktoren vorliegen.	**A:** • Es wird eine neue Arbeitshypothese erstellt (→ Rumpf und Extremitäten sind gleichermaßen betroffen). → Es wird mit einer globalen Maßnahme weitergearbeitet.
	B: • Der funktionsorientierte Behandlungsansatz ist zwar richtig, aber die Staffelung der Störfaktoren stimmte nicht. Es wurde am richtigen Ort, jedoch zum falschen Zeitpunkt therapiert. Bei dem behandelten Störfaktor handelt es sich um einen Störfaktor mit Schutzfunktion eines anderen Störfaktors. • **Dies ist auch der Fall, wenn ein Funktionstest besser ausfällt und ein anderer eine Verschlechterung zeigt.**	**B:** • Für welchen anderen Störfaktor kann die behandelte Muskelfunktionsgruppe/Funktion einen Schutz gewährleisten? → Die feine Arbeitshypothese wird entsprechend der neu vermuteten Staffelung der Störfaktoren geändert. → Ggf. wird auch die grobe Arbeitshypothese geändert. → Sind nach der Behandlung des neu vermuteten Störfaktors die Funktionstests positiv, so wird (bei noch auffälligem Funktionsbefund) die vorhergehende Muskelfunktionsgruppe/Funktion (welche ein negatives Ergebnis hervorbrachte) erneut behandelt.
	C: • Bei dem vermuteten Störfaktor handelt es sich um eine reine Schutzproblematik im Sinne einer hyperton tendomyotisch geschalteten Muskelfunktionsgruppe.	**C:** • Wie B → Ist jedoch der Funktionsbefund nach Durchführung des neu vermuteten muskulären Störfaktors der Funktion nicht mehr auffällig, so kann rückwirkend auf eine hypertone Tendomyose der zuerst behandelten Muskelfunktionsgruppe/Funktion geschlossen werden.
	D: • Der funktionsorientierte Behandlungsansatz ist richtig, die vermutete Staffelung stimmte, aber die Maßnahme ist zu stark. Es liegt ein starker Störfaktor z. B. in Form eines muskulären Überlastungsödems vor, welches das Haltungs- und Bewegungsprogramm so stark beeinträchtigt, dass eine aktive Maßnahme eine zu starke Nozizeption hervorruft.	**D:** • Es muss zunächst passiv gearbeitet werden, oder eine funktionelle Schüttelung durchgeführt werden. → Ist der Funktionstest nach der Maßnahme der 1. Stufe positiv, sollte sofort wieder zur 2. Stufe übergegangen werden.
Globale Maßnahmen	**E:** • Falscher Behandlungsansatz: Welcher Störfaktor lässt sich nicht global therapieren und muss funktionsorientiert behandelt werden?	**E:** • Die grobe Arbeitshypothese wird geändert (→ Extremitäten- oder Rumpfbetonung). Ebenso wird die feine Arbeitshypothese geändert und eine Staffelung der Störfaktoren festgelegt. → Es wird mit einer funktionsorientierten Maßnahme weitergearbeitet.

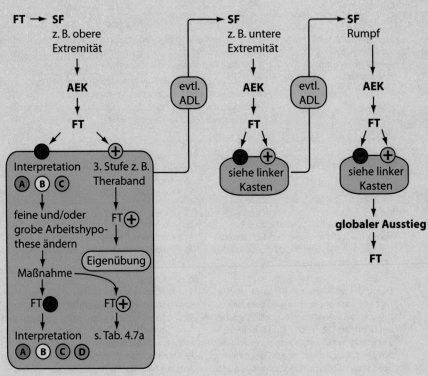

Abb. 4.3a. Extremitätenbetonung mit Rumpfbeteiligung

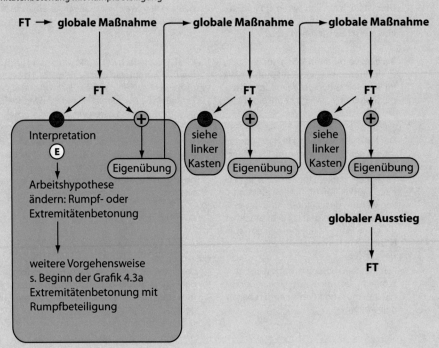

Abb. 4.3b. Rumpf und Extremitäten sind gleichermaßen betroffen.

Bei der Arbeitshypothese „**Extremitätenbetonung mit Rumpfbeteiligung**" werden die Therapeutischen Maßnahmen wie in ◘ Abb. 4.3a durchgeführt und interpretiert. Fallen Störfaktoren am Rumpf stärker auf als an der unteren Extremität, so kann nach der Maßnahme an der oberen Extremität auch erst eine Maßnahme am Rumpf erfolgen.

Liegt als Arbeitshypothese eine **Rumpfbetonung mit Extremitätenbeteiligung** vor, so sollte zunächst mit einer AEK (funktionsorientierten Maßname der 2. Stufe) an der auffälligsten Rumpffunktion begonnen werden. Im weiteren Therapieverlauf werden entsprechend der stärksten Auffälligkeiten im Bereich der Extremitäten ein bis zwei Maßnahmen an der oberen und dann an der unteren Extremität oder umgekehrt durchgeführt. Die Vorgehensweise und die Interpretation entspricht der Arbeitshypothese „Extremitätenbetonung mit Rumpfbeteiligung" (◘ Abb. 4.3a).

Sind **Rumpf und Extremitäten gleichermaßen betroffen**, so wird mit einer globalen Maßnahme der 2. Stufe (mäßig dosierte Brügger-Grundübung, Brügger-Walking, ADL oder Kompensationsübung) eingestiegen. Sind die Funktionstests positiv, wird global weitergearbeitet (◘ Abb. 4.3b).

4.4.6   Eigenübungsprogramm

Ein individuell erarbeitetes Eigenübungsprogramm unterstützt die Therapie, indem Störfaktoren eigenständig vom Patienten behandelt werden. Ebenso wird ein langfristiger Therapieerfolg gewährleistet und präventiv dem Entstehen neuer Störfaktoren vorgebeugt.

Die durchgeführten Eigenübungen sollten:
- bei den Funktionstests eine deutliche Verbesserung und/oder Reduktion der Beschwerden bewirkt haben,
- vom Patienten ohne Fehler durchgeführt werden können,
- ohne großen zeitlichen Aufwand leicht in den Alltag zu integrieren sein,
- vom Patient als angenehm empfunden werden.

Eigenübungen sollten durch Eigenfunktionstests (z. B. Schulter-Außenrotation, Arm-Elevation etc.) auf ihre aktuelle Wirksamkeit überprüft werden. Ebenso sollten sie in der Therapie regelmäßig kontrolliert werden. Als mögliche Eigenübungen eignen sich Theraband-Übungen, Heißwasserapplikationen, Brügger-Grundübungen, Kompensationsübungen und Brügger-Walking.

Ziel ist es, funktionsorientierte Eigenübungen durch globale zu ersetzen. Das Eigenübungsprogramm sollte abhängig von der Stärke der Störfaktoren, den Beschwerden und dem Bewegungsverhalten im Alltag von 1-mal täglich bis stündlich durchgeführt werden. Standard-Eigenübung ist die patientenangepasste Lagerung in Rückenlage (1-mal/Tag), da diese von jedem Patienten, spätestens vor dem Einschlafen, durchgeführt werden kann. Zusätzliche Wärmeanwendungen in Form von „heißen Kirschkernsäckchen" oder mit einer, in feuchte Handtücher gewickelten, Wärmflasche steigern die Effektivität der therapeutischen Lagerung. Standardmäßig gehört ebenso die Einnahme der aufrechten Haltung im Sitz und im Stand dazu. Auch sollten die in der Therapie geübten ADL-Maßnahmen in den Alltag integriert werden.

4

ZUSAMMENFASSUNG

- Ziel der Therapie ist es, pathophysiologische Haltungs- und Bewegungsprogramme in neurophysiologische umzuwandeln. Dazu stehen funktionsorientierte und globale Maßnahmen zur Verfügung.
- Mit funktionsorientierten Maßnahmen werden Störfaktoren durch Techniken beseitigt, die eine Muskelfunktionsgruppe betreffen. Die Haltungs- und Bewegungsprogramme verändern sich **reaktiv**. Dazu gehören u. a. agistisch exzentrische Kontraktionsmaßnahmen, funktionsorientierte Theraband-Übungen, passive Maßnahmen u. v. m.
- Mit globalen Maßnahmen werden die Störfaktoren mehrerer Muskelfunktionsgruppen behandelt. Brügger-Grundübungen oder Kompensationsübungen knüpfen am pathophysiologischen Bewegungsprogramm an und überführen den Patienten in das neurophysiologische Bewegungsprogramm. Es findet ein **programmorientiertes Umprogrammieren** statt. Beim **automatisierten Umprogrammieren** durch ADL-Übungen, ADL-Training und durch das Brügger-Walking werden globale Haltungs- und Bewegungsprogramme in der momentan bestmöglichen aufrechten Haltung geübt, wiederholt und somit automatisiert.
- Je nach Stärke der Störfaktoren werden unterschiedliche Maßnahmen des 3-Stufen-Modells angewendet. Angepasst an die jeweilige Arbeitshypothese erfolgt der Therapie-Einstieg mit einer aktiven, funktionsorientierten oder globalen Maßnahme der 2. Stufe. Nur wenn die aktive Therapiemaßnahme keinen Erfolg bringt, wird auf Maßnahmen der 1. Stufe zurückgegriffen. Sind die Maßnahmen der 2. Stufe erfolgreich, wird auf Maßnahmen der 3. Stufe übergegangen.
- Grundsätzlich sollte so wenig wie möglich passiv und so schnell wie möglich aktiv gearbeitet werden. Es wird der schnellstmögliche Weg von der Diagnostik über die Therapie zur Eigentherapie angestrebt.
- Die Behandlung der Störfaktoren wird mittels Funktionstests evaluiert.
- Zur Beseitigung der Störfaktoren und zur Vermeidung neuer Störfaktoren sollte ein individuelles Eigenübungsprogramm für den Patienten erarbeitet werden.

ÜBERPRÜFEN SIE IHR WISSEN

- Was wird unter einem funktionsorientierten und globalen Therapieansatz verstanden? Welche Maßnahmen beinhalten sie jeweils?
- Erklären Sie die Durchführung, Wirkungsweise, Indikationen und Kontraindikationen der verschiedenen Maßnahmen. Wie werden die funktionsorientierten und globalen Maßnahmen im 3-Stufen-Modell zugeordnet?
- Wie erfolgt die Behandlungsplanung innerhalb des 3-Stufen-Modells?
- Wie erfolgt die Behandlung der Störfaktoren innerhalb der möglichen Arbeitshypothesen und wie findet die Evaluation statt?
- Was beinhaltet ein Eigenübungsprogramm des Patienten, nach welchen Kriterien wird es ausgewählt?

Befund und funktionsorientierte Behandlung persistierender Störfaktoren

5.1   Persistierende Störfaktoren am Rumpf

5.1.1   Rumpf-Flexoren (Rumpf-FLEX)

Diagnostik der Rumpf-Flexoren

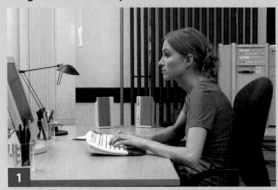

1

Anamnese und Diagnose
Funktionsüberwiegen: monotone statische oder dynamische Tätigkeiten der Rumpf-FLEX
- Beruf: Bauarbeiter, Schreibtischtätigkeiten etc.
- Sport: Radfahren, Rudern etc.
- Freizeit/Alltag: Handling von Babys/Kleinkindern, Stehen an zu niedrigen Küchenablagen, Gartenarbeit etc.

Mögliche Diagnosen bei Störfaktoren im Bereich der Rumpf-FLEX: Rückenschmerzen, BWS- und LWS-Syndrom
Hinweis: Störfaktoren im Bereich der Rumpf-FLEX können Ursache für verschiedene entfernte Schmerzsyndrome des Bewegungssystems sein (Störfaktor entfernt).

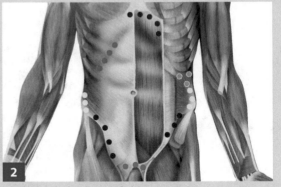

2

Inspektionsbefund: Rumpf-Flexoren
- M. rectus abdominis
- Mm. obliqui externus und internus beidseits

Häufige Lokalisation muskulärer Überlastungsödeme (OGE):
- Sternum ●
- 5.–7. Rippenknorpel ●
- Außenflächen der 5.–12. Rippe ●
- Rippenbögen ●
- freie Rippen ●
- Crista iliaca
- Leistenbänder ●
- Symphyse ●

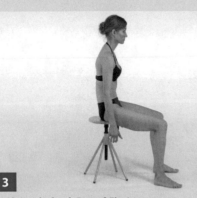

3

Funktionsbefund: Rumpf-Flexion
Zur Beurteilung der Rumpf-FLEX wird die Streckfähigkeit des Patienten betrachtet. Unter physiologischen Bedingungen sollte der Patient in der Lage sein, das Becken so gut zu kippen und den Thorax zu heben, dass weiterlaufend eine harmonische thorakolumbale Lordose und zervikothorakale Streckung entsteht und eine physiologische Bauchatmung möglich ist. Der Patient sitzt auf dem vorderen Teil der Tuber. Ist eine der Komponenten nicht oder nur eingeschränkt möglich, so ist dies ein Hinweis für eine Kontraktur der Rumpf-Flexoren.
Hinweis: Der Patient zeigt eine Rumpf-FLEX.

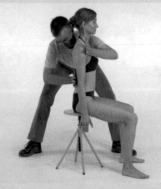

4

Funktionstest: TH5-Wippen
Beim TH5-Wippen zeigt der Patient eine Steifigkeit in allen Primärbewegungen und Wirbelsäulenabschnitten und eine eingeschränkte Schultergürtel-Retroposition.

Weitere mögliche Funktionstests:
- Bauchatmung: Der Patient zeigt eine geringe Atemwegsexkursion mit evtl. vorhandenem Rigor und erhöhter Atemfrequenz.
- Arm-Elevation: Der Patient zeigt eine eingeschränkte Arm-Elevation beidseits.
- Schulter-ARO: Der Patient zeigt eine verminderte Außenrotation beidseits.

Therapeutische Maßnahmen zur Behandlung der Rumpf-Flexoren

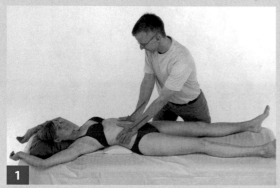

1

AEK
ASTE P: patientenangepasste Rückenlage
ASTE T: Stand neben dem Patienten
G: Die Hände liegen flächig auf wechselnden Regionen des Bauchmuskelverbandes (BMV).
D1: Tiefe Bauchatmung, der Therapeut gibt Druck auf den BMV, der Patient atmet langsam aus.
D2: Der Patient bleibt in Inspirationsstellung des Abdomens, atmet oberflächig weiter. Der Therapeut „wandert" mit den Händen über den BMV und gibt Druck auf die Bauchdecke.
Hinweis: Es sollte nur so viel Druck ausgeübt werden, dass der Patient durch die Aktivität des Zwerchfells einen gleichgroßen Gegendruck aufbauen kann.

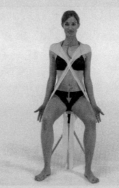

2

Theraband-Übung
W: Der Patient sitzt mittig auf dem Theraband. Dieses wird hinten gekreuzt und flächig über die Schultern geführt. Vorne wird es wiederum gekreuzt und von außen unter den Oberschenkeln fixiert.
D: Der Patient streckt sich bis zu seiner optimalen aufrechten Haltung gegen das Theraband, lässt sich durch den Zug des Bandes in das Funktionsüberwiegen der Rumpf-FLEX hineinziehen und bremst die Bewegung bis zum dorsalen Tubersitz in leichter Rumpf-FLEX ab.
AWM bei AEK/TB: dorsaler Überhang, Pressatmung, vermehrte Aktivität im bewegungskompensatorischen Abschnitt

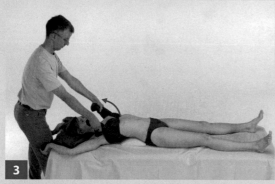

3

Funktionelle Schüttelung
ASTE P: patientenangepasste Rückenlage
ASTE T: Stand hinter dem Patienten bei niedriggestellter Bank
G: Ein Handtuch/Laken liegt unter der Brustwirbelsäule oder unter der LWS und dem Becken des Patienten.
D: Die Impulse werden mit kleinen Bewegungsausschlägen und hoher Frequenz in die Rumpf-EXT und Thoraxhebung gegeben. Die Maßnahme wird mit zunehmender Rumpf-EXT durchgeführt.
Hinweis: Die Impulse können je nach Befund vermehrt in die Thoraxhebung (kranial-ventral) oder in die Beckenkippung (kaudal-ventral) gesetzt werden.

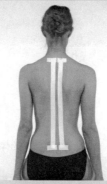

4

Memory-Tape und heiße Rolle
Memory-Tape: Es werden zwei horizontale Anker auf Höhe von T1 und auf dem Sakrum befestigt. Das Memory-Tape verläuft paravertebral auf den Rückenstreckern von Anker zu Anker. Das Tape wird mit zwei weiteren Ankern fixiert (◘ Abb.). Bewegt der Patient zu stark in seinem bewegungskompensatorischen Abschnitt (BKA), so wird dieser Bereich durch das Memory-Tape ausgelassen. Zusätzliche Anker werden ober- und unterhalb des BKA angebracht.
Heiße Rolle: Diese kann in patientenangepasster Rückenlage direkt auf den OGE oder in Verbindung mit einer Quermassage im Bereich der betroffenen Muskulatur durchgeführt werden.

5

5.1.2   Rumpf-Rotatoren (Rumpf-ROT)

Diagnostik der Rumpf-Rotatoren

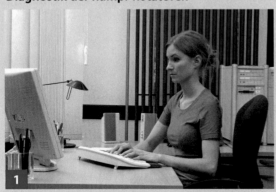

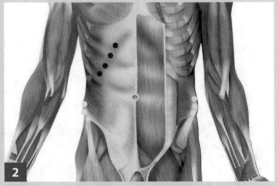

Anamnese und Diagnose
Funktionsüberwiegen: monotone statische oder dynamische Tätigkeiten der Rumpf-ROT
- Beruf: Kassiererin, PC-Arbeiten (je nach Stellung der Geräte)
- Sport: Golf, Handball, Tennis etc.
- Freizeit/Alltag: Stellung des Fernsehers, PC-Monitors etc.
Mögliche Diagnosen bei Störfaktoren im Bereich der Rumpf-ROT: Rückenschmerzen, LWS-/BWS-Syndrom
Hinweis: Störfaktoren im Bereich der Rumpf-ROT können Ursache für verschiedene entfernte Schmerzsyndrome des Bewegungssystems sein (Störfaktor entfernt).

Inspektionsbefund: Rumpf-Rotatoren nach links
- M. obliquus internus links und M. obliquus externus rechts (◱ Abb.)
- M. iliocostalis lumborum, M. longissimus thoracis und M. latissimus dorsi links
Häufige Lokalisation muskulärer Überlastungsödeme (OGE):
- Außenfläche der 5.–12. Rippen rechts ●
- Rippenbogen rechts ●
- Crista iliaca beidseits

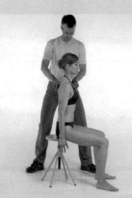

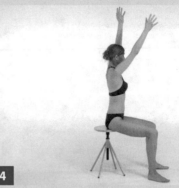

Funktionsbefund: Rumpf-Rotation
Zur Beurteilung der Rumpf-ROT sollte der Patient frontal zu einer Wand ausgerichtet sein. Zur Beurteilung der Stellung des Rumpfes im Raum kann ein Zeiger (Stift oder Finger) auf das Sternum und/oder zwischen die Schulterblätter gelegt werden. Verlassen die Zeiger die Frontalebene, so liegt eine Rumpf-ROT vor.
Hinweis: Zur Überprüfung des Befundes können leichte Rotationsimpulse auf den Thorax gegeben werden, die Rotation in das Funktionsüberwiegen wird leichter durchzuführen sein.
Der Patient zeigt eine Rumpf-ROT nach links.

Funktionstest: Arm-Elevation
Bei der aktiven Arm-Elevation zeigt der Patient eine verminderte Elevation rechts. Die Schulter-ADD/-IRO sind zum Schutz der kontrakten Rumpf-Rotatoren nach links möglicherweise hyperton tendomyotisch geschaltet und können nicht optimal exzentrisch arbeiten.
Weitere mögliche Funktionstests:
- Gang: Der Patient zeigt einen eingeschränkten vorderen Armpendel links und eine verkürzte vordere Schritthälfte rechts.
- TH5-Wippen: Der Patient zeigt Steifigkeit in allen Primärbewegungen und Wirbelsäulenabschnitten.

Therapeutische Maßnahmen zur Behandlung der Rumpf-Rotatoren

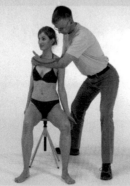

1

AEK

ASTE P: patientenangepasste AH, der Patient stabilisiert die AH über rücklaufende fördernde Impulse (Schulter-ARO).

ASTE T: Stand neben dem Patienten auf der Seite des Funktionsüberwiegens

G: Der Unterarm des Therapeuten liegt ventral von Schulter zu Schulter auf dem Thorax des Patienten. Die dorsale Hand liegt mit nach kaudal zeigenden Fingern auf der WS in Höhe von T7 auf.

D: Der Patient bewegt aktiv ohne Widerstand in die Rumpf-ROT nach rechts. Der Therapeut dreht den Rumpf gegen den Widerstand des Patienten in die Rumpf-ROT nach links.

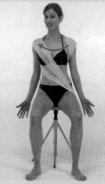

2

Theraband-Übung

W: Das Theraband wird halbiert gehalten, die andere Hand nimmt das Band bei 2/3 der Bandlänge und führt die Hände zusammen. Zwei Schlaufen sind entstanden. Das Band wird auf den Stuhl gelegt, die Schlaufen hängen rechts und links herunter. Der Patient setzt sich auf die Kreuzungsstelle und legt eine Schlaufe diagonal vor dem Körper um die rechte und die andere Schlaufe hinter dem Körper um die linke Schulter.

D: Der Patient führt eine Rumpf-ROT nach rechts gegen das Theraband aus, lässt sich dann durch den Zug des Bandes in das Funktionsüberwiegen der Rumpf-ROT nach links hinein-ziehen und bremst die Bewegung ab.

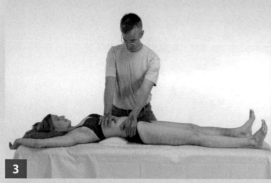

3

Funktionelle Schüttelung

ASTE P: patientenangepasste Rückenlage

ASTE T: Stand neben dem Patienten auf der Seite des Funktionsüberwiegens

G: Die kraniale Hand befindet sich am ventralen Rippenbogen der Gegenseite. Die kaudale Hand umgreift von dorsal das Becken gegenseitig.

Hinweis: Alternativ kann ein Laken um das Becken gelegt und gekreuzt gefasst werden.

D: Die Impulse werden mit kleinen Bewegungsausschlägen und hoher Frequenz in die Rumpf-ROT nach rechts gegeben, indem das Becken zum Therapeuten rotiert wird. Die Maß-nahme wird mit zunehmender Rumpf-ROT durchgeführt.

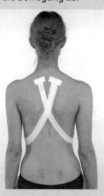

4

Memory-Tape

Es werden zwei schräge Anker kranial zwischen C7 und Angulus superior sowie kaudal zwei vertikal verlaufende Anker im Bereich der freien Rippen befestigt. Das Memory-Tape verläuft diagonal über den Rücken von Anker zu Anker. Die Kreuzungsstelle befindet sich am Ort der stärksten Kyphose. Das Tape wird mit zwei weiteren Ankern fixiert. Bei symmetrischer Applikation wird die Thoraxhebung unter-stützt.

Hinweis: Bei einem Funktionsüberwiegen der Rumpf-ROT nach links sollte der Zügel von rechts oben nach links unten versetzt doppelt angelegt werden, um die Rumpf-ROT nach rechts zu stimulieren (◻ Abb.).

5

5.1.3   Rumpf-Lateralflexoren (Rumpf-LATFLEX)

Diagnostik der Rumpf-Lateralflexoren

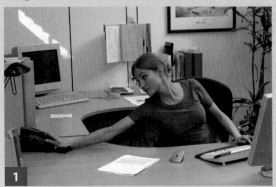

Anamnese und Diagnose
Funktionsüberwiegen: monotone statische oder dynamische Tätigkeiten der Rumpf-LATFLEX
- Beruf: PC-Arbeiten (je nach Stellung der Geräte)
- Sport: Kanufahren, Handball o. Ä.
- Freizeit/Alltag: Sitzen mit überschlagenen Beinen und late-ralflektiertem Rumpf
Mögliche Diagnosen bei Störfaktoren im Bereich der Rumpf-LATFLEX: Rückenschmerzen, LWS-/BWS-Syndrom
Hinweis: Störfaktoren im Bereich der Rumpf-LATFLEX können Ursache für verschiedene entfernte Schmerzsyndrome des Bewegungssystems sein (Störfaktor entfernt).

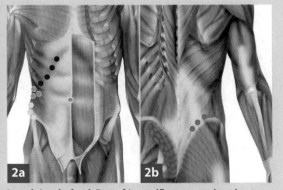

Inspektionsbefund: Rumpf-Lateralflexoren nach rechts
- M. obliquus internus und M. obliquus externus rechts (◨ Abb.)
- M. latissimus dorsi (◨ Abb.) und M. quadratus lumborum rechts
Häufige Lokalisation muskulärer Überlastungsödeme (OGE):
- Außenflächen der 5.–12. Rippe rechts ●
- Rippenbogen rechts ●
- freie Rippen rechts ●
- Crista iliaca rechts
- dorsaler Beckenkamm rechts ●

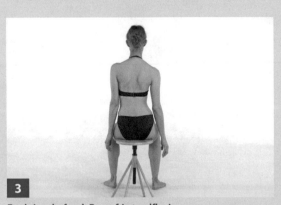

Funktionsbefund: Rumpf-Lateralflexion
Zur Beurteilung der Rumpf-LATFLEX wird die Wirbelsäulen-stellung der BWS in der Frontalebene betrachtet. Die Rumpf-LATFLEX kann mit einer vermehrten Faltenbildung gleichsei-tig (Veränderung des Taillendreiecks) und einem reaktiven Schulterhochstand gegenseitig einhergehen.
Hinweis: Zur Überprüfung können vom Therapeuten leichte Impulse in die Rumpf-LATFLEX nach rechts und links gegeben werden. Die Rumpf-LATFLEX in das Funktionsüberwiegen wird leichter durchzuführen sein.
Der Patient zeigt eine Rumpf-LATFLEX nach rechts.

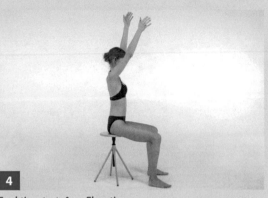

Funktionstest: Arm-Elevation
Bei der aktiven Elevation zeigt der Patient eine eingeschränk-te Arm-Elevation rechts. Die Schulter-IRO/-ADD sind zum Schutz der kontrakten Rumpf-LATFLEX rechts möglicherweise hyperton tendomyotisch geschaltet und können nicht opti-mal exzentrisch arbeiten.
Weitere mögliche Funktionstests:
- TH5-Wippen: Der Patient zeigt eine Steifigkeit in allen Primärbewegungen und Wirbelsäulenabschnitten und eine eingeschränkte Schultergürtel-Retroposition rechts.

Therapeutische Maßnahmen zur Behandlung der Rumpf-Lateralflexoren

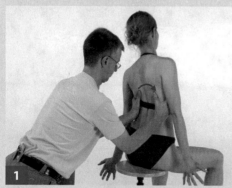

1

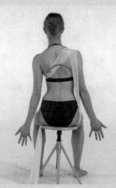

2

AEK
ASTE P: patientenangepasste AH, der Patient stabilisiert die AH über rücklaufende fördernde Impulse (Schulter-ARO).
ASTE T: Kniestand/Sitz hinter dem Patienten
G: Die Hände werden von dorsal flächig an den Thorax-untersatz gelegt. Mit den Daumen kann die WS-Streckung überprüft und fazilitiert werden.
D: Der Patient bewegt aktiv ohne Widerstand in die Rumpf-LATFLEX nach links. Der Therapeut bewegt den Thorax gegen den Widerstand des Patienten in die Rumpf-LATFLEX nach rechts.

Theraband-Übung
W: Das Theraband wird mittig unter dem Arm der Gegenseite des Funktionsüberwiegens an den Körper angelegt. Die Bänder werden von vorne bzw. von hinten über die Gegenschulter geführt, seitlich am Körper nach unten gespannt und unter dem Oberschenkel fixiert.
D: Der Patient führt eine Rumpf-LATFLEX nach links gegen das Theraband aus, lässt sich dann durch den Zug des Bandes in das Funktionsüberwiegen der Rumpf-LATFLEX nach rechts hineinziehen und bremst die Bewegung ab.
AWM bei AEK/TB: Rumpf-ROT, -FLEX

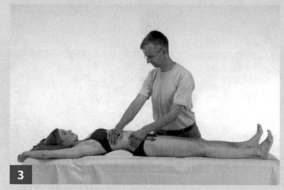

3

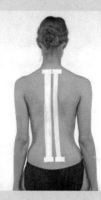

4

Funktionelle Schüttelung
ASTE P: patientenangepasste Rückenlage
ASTE T: Stand neben dem Patienten auf der Gegenseite des Funktionsüberwiegens
G: Die kraniale Hand befindet sich am Rippenbogen der Gegenseite. Die kaudale Hand umgreift von lateral/kranial das Becken gegenseitig.
D: Die Impulse werden mit kleinen Bewegungsausschlägen und hoher Frequenz in die Rumpf-LATFLEX nach links gegeben, indem das rechte Becken nach kaudal gezogen wird. Die Maßnahme wird mit zunehmender Rumpf-LATFLEX nach links durchgeführt.

Memory-Tape
Es werden zwei horizontale Anker auf Höhe von T1 und auf dem Sakrum befestigt. Das Memory-Tape verläuft paraverte-bral auf den Rückenstreckern von Anker zu Anker. Das Tape wird mit zwei weiteren Ankern fixiert. Bei einem Funktions-überwiegen der Rumpf-LATFLEX nach rechts wird der linke Zügel versetzt doppelt angelegt, um die Rumpf-LATFLEX nach links zu stimulieren. (◪ Abb.)
Bewegt der Patient zu stark in seinem BKA, so wird dieser Bereich durch das Memory-Tape ausgelassen. Zusätzliche Anker werden ober- und unterhalb des BKA angebracht.

5

5.1.4   Rumpf-Shift

Diagnostik des Rumpf-Shift

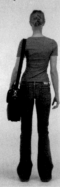

1

Anamnese und Diagnose
Funktionsüberwiegen: monotone statische oder dynamische
Tätigkeiten in Rumpf-Shift
▪ Beruf: Kindergärtnerin, Briefträger etc.
▪ Sport: Dart, Tischtennis
▪ Freizeit/Alltag: einseitiges Tragen, habituelles Sitzen mit
  Rumpf-Shift
**Mögliche Diagnosen bei Störfaktoren im Bereich des
Rumpf-Shift:** Rückenschmerzen, LWS-/BWS-Syndrom
Hinweis: Störfaktoren im Bereich der Rumpf-Shifts können
Ursache für verschiedene entfernte Schmerzsyndrome des
Bewegungssystems sein (Störfaktor entfernt).

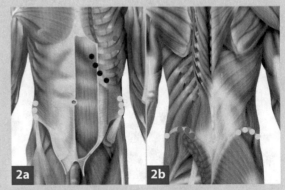

2a   **2b**

Inspektionsbefund: Rumpf-Shift nach rechts
▪ M. obliquus internus rechts und M. obliquus externus links
▪ M. quadratus lumborum links
▪ M. latissimus dorsi links
Häufige Lokalisation muskulärer Überlastungsödeme (OGE):
▪ Außenfläche der 5.–12. Rippen links ●
▪ Rippenbogen links ●
▪ dorsaler Beckenkamm links ●
▪ Crista iliaca beidseits

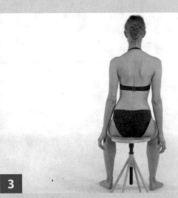

3

Funktionsbefund: Rumpf-Shift
Zur Beurteilung des Rumpf-Shift wird die Wirbelsäulen-
stellung der BWS in der Frontalebene betrachtet. Der Rumpf-
Shift geht mit einer vermehrten Faltenbildung gegenseitig
und einer Veränderung der Taillendreiecke einher. Die Lot-
linien von der Achselfalte fallen nicht symmetrisch auf das
Becken.
Hinweis: Zur Überprüfung können vom Therapeuten leichte
Impulse in den Shift beidseits gegeben werden. Der Rumpf-
Shift in Richtung des Funktionsüberwiegens wird leichter
durchzuführen sein.
Der Patient zeigt einen Rumpf-Shift nach rechts.

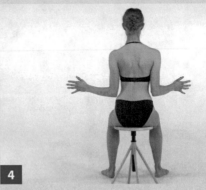

4

Funktionstest: Schulter-ARO
Bei der aktiven Schulter-ARO zeigt der Patient eine verminder-
te Außenrotation rechts. Die Schulter-IRO rechts sind zum
Schutz des kontrakten Rumpf-Shift nach rechts möglicherwei-
se hyperton tendomyotisch geschaltet (durch den Shift
kommt es rechts auslaufend zur Skapula-ELEV/-ABD und
Schulter-PROTR/-IRO) und können nicht optimal exzentrisch
arbeiten.
Weitere mögliche Funktionstests:
▪ TH5-Wippen: Der Patient zeigt eine Steifigkeit in allen
  Primärbewegungen und Wirbelsäulenabschnitten.

Therapeutische Maßnahmen zur Behandlung des Rumpf-Shift

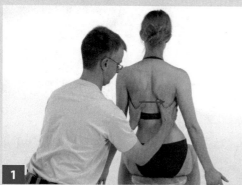

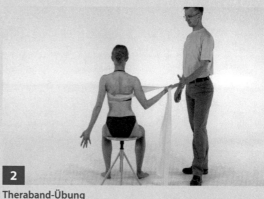

1

AEK
ASTE P: patientenangepasste AH, der Patient stabilisiert die AH über rücklaufende fördernde Impulse (Schulter-ARO).
ASTE T: Einbeinkniestand/Sitz hinter dem Patienten
G: Die Hände werden von dorsal flächig an den Thoraxuntersatz gelegt. Mit den Daumen kann die WS-Streckung überprüft und fazilitiert werden.
D: Der Patient bewegt aktiv ohne Widerstand in den Rumpf-Shift nach links. Der Therapeut bewegt den Thorax gegen den Widerstand des Patienten in den Rumpf-Shift nach rechts.

2

Theraband-Übung
W: Das Theraband wird flächig um den Thorax (Gegenseite des Funktionsüberwiegens) gelegt. Die Bandenden werden, von ventral und dorsal kommend, mit der „Standard-Handwickelung" auf der Gegenseite fixiert. Die Hand ist Punctum fixum, der Rumpf Punctum mobile. Zur Verdeutlichung dient eine Wand oder die Hand des Therapeuten.
D: Der Patient führt einen Rumpf-Shift nach links gegen das Theraband aus, lässt sich dann durch den Zug des Bandes in das Funktionsüberwiegen des Rumpf-Shift nach rechts hineinziehen und bremst die Bewegung ab.
AWM bei AEK/TB: Rumpf-ROT, -LATFLEX, -FLEX

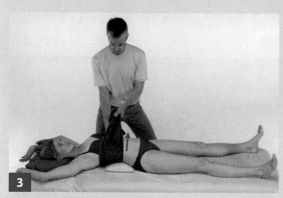

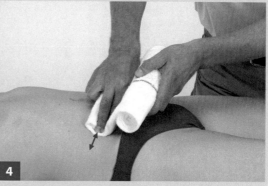

3

Funktionelle Schüttelung
ASTE P: patientenangepasste Rückenlage
ASTE T: Stand neben dem Patienten auf der Gegenseite des Funktionsüberwiegens
G: Ein Handtuch/Laken wird um den Thorax des Patienten gelegt. Durch Zug an den Handtuchenden wird der Thorax des Patienten leicht angehoben und kann somit bewegt werden.
D: Die Impulse werden mit kleinen Bewegungsausschlägen und hoher Frequenz in den Rumpf-Shift nach links gegeben. Die Maßnahme wird mit zunehmendem Rumpf-Shift nach links durchgeführt.

4

Heiße Rolle
ASTE P: patientenangepasste Rückenlage und Bauchlage
D: Die Anwendung erfolgt entweder direkt auf den OGE oder in Verbindung mit einer Quermassage im Bereich der betroffenen Muskulatur (auf dem Foto: M. obliquus internus rechts).

5.2   Persistierende Störfaktoren am Becken

5.2.1   Becken-Extensoren (Becken-EXT)

Diagnostik der Becken-Extensoren

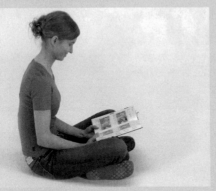

1

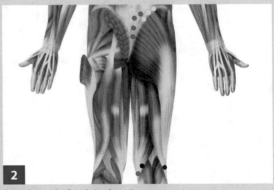

2

Anamnese und Diagnose
Funktionsüberwiegen: monotone statische oder dynamische Tätigkeiten der Becken-EXT
- Beruf: Kindergärtnerin, Fliesenleger, Schreibtischarbeit etc.
- Sport: Rudern, Radsport, Karate etc.
- Freizeit/Alltag: Sitz auf dem Boden, Haus- und Gartenarbeit in BH
Mögliche Diagnosen bei Störfaktoren im Bereich der Becken-EXT: Leisten-, Hüft- und Rückenschmerzen, BWS-/LWS-Syndrom
Hinweis: Störfaktoren im Bereich der Becken-EXT können Ursache für verschiedene entfernte Schmerzsyndrome des Bewegungssystems sein (Störfaktor entfernt).

Inspektionsbefund: Becken-Extensoren
- Mm. glutei maximus und medius (hier dorsale Fasern)
- ischiokrurale Muskulatur
- M. adductor magnus
Häufige Lokalisation muskulärer Überlastungsödeme (OGE):
- hinteres Drittel der Crista iliaca ●
- Sakrum ●
- Caput fibulae ●
- Pes anserinus profundus ●
- Pes anserinus superficialis ●

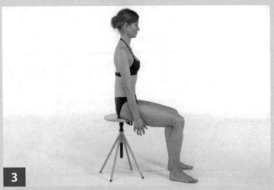

3

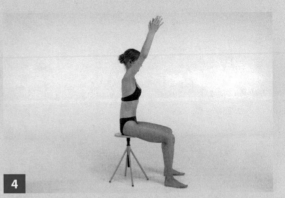

4

Funktionsbefund: Becken-Extension
Zur Beurteilung der Becken-EXT wird die Stellung des Beckens von der Seite betrachtet. In der AH sollte das Becken gekippt sein. Dieses beinhaltet einen ventralen Tuberkontakt und eine weiterlaufende harmonische thorakolumbale Lordose.
Sitzt der Patient auf dem mittleren oder hinteren Teil des Tuber oder dahinter, und ist die LWS und untere BWS nur ungenügend lordosiert, steilgestellt oder kyphosiert, so weist dies auf eine Becken-EXT hin.
Hinweis: Der Patient zeigt eine Becken-EXT.

Funktionstest: Arm-Elevation
Bei der aktiven Arm-Elevation zeigt der Patient eine verminderte Elevation beidseits. Die Schulter-ADD/-IRO sind zum Schutz der kontrakten Becken-EXT möglicherweise hyperton tendomyotisch geschaltet und können nicht optimal exzentrisch arbeiten.
Weitere mögliche Funktionstests:
- Bauchatmung: Der Patient zeigt geringe Atemwegsexkursion mit erhöhter Atemfrequenz.
- Schulter-ARO: Der Patient zeigt eine eingeschränkte ARO beidseits.
- TH5-Wippen: Der Patient zeigt eine Steifigkeit v. a. in der unteren LWS und eine mangelnde Beckenkippung.

Therapeutische Maßnahmen zur Behandlung der Becken-Extensoren

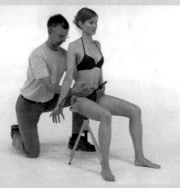

1

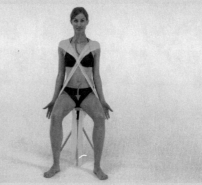

2

AEK

ASTE P: patientenangepasste AH, der Patient stabilisiert die AH über rücklaufende fördernde Impulse (Schulter-ARO).

ASTE T: Kniestand vor/hinter dem Patienten

G: Die Kleinfingerballen beider Hände befinden sich jeweils ventral-kaudal der Spina iliaca anterior superior.

D: Der Patient kippt sein Becken aktiv ohne Widerstand. Der Therapeut bewegt das Becken gegen den Widerstand des Patienten in die Becken-EXT. Die Maßnahme endet, wenn der Patient auf dem dorsalen Teil des Tuber sitzt. Unter der Bewegung lässt der Patient die Schulter-ARO nach.

Theraband-Übung

W: Der Patient sitzt mittig auf dem Band, es wird hinten gekreuzt und flächig über die Schultern geführt. Vorne wird es wiederum gekreuzt und von außen unter den Oberschenkeln fixiert.

D: Der Patient streckt sich gegen das Theraband bis zu seiner optimalen aufrechten Haltung, lässt sich dann durch den Zug des Bandes in das Funktionsüberwiegen der Becken-EXT und Rumpf-FLEX hineinziehen und bremst die Bewegung bis zum dorsalen Tubersitz ab.

AWM bei AEK/TB: dorsaler Überhang, Pressatmung, vermehrte Aktivität im BKA

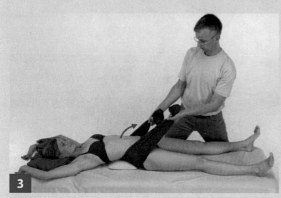

3

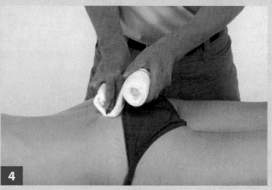

4

Funktionelle Schüttelung

ASTE P: patientenangepasste Rückenlage

ASTE T: Stand neben dem Patienten (Höhe der Oberschenkel) bei niedriggestellter Bank

G: Ein Handtuch/Laken liegt unter dem Becken und der LWS des Patienten.

D: Die Impulse werden mit kleinen Bewegungsausschlägen und hoher Frequenz in die Rumpf-EXT und Beckenkippung gegeben. Die Maßnahme wird mit zunehmender Beckenkippung durchgeführt.

Heiße Rolle

ASTE P: patientenangepasste Bauchlage

D: Die heiße Rolle wird zuerst auf den kurzen eingelenkigen Muskeln durchgeführt (M. gluteus maximus und M. gluteus medius).

Die Anwendung erfolgt entweder direkt auf den OGE oder in Verbindung mit einer Quermassage im Bereich der betroffenen Muskulatur (auf dem Foto: M. gluteus maximus).

5

5.2.2 Becken-Rotatoren (Becken-ROT)

Diagnostik der Becken-Rotatoren

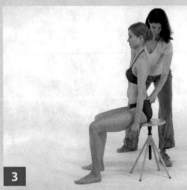

1

Anamnese und Diagnose
Funktionsüberwiegen: monotone statische oder dynamische Tätigkeiten der Becken-ROT
- Beruf: Kindergärtnerin, sitzende Tätigkeiten in Becken-ROT
- Sport: Weitsprung, Tanzen
- Freizeit/Alltag: Sitz mit rotiertem Becken
Mögliche Diagnosen bei Störfaktoren im Bereich der Becken-ROT: Leisten-, Hüft-, und Rückenschmerzen
Hinweis: Störfaktoren im Bereich der Becken-ROT können Ursache für verschiedene entfernte Schmerzsyndrome des Bewegungssystems sein (Störfaktor entfernt).

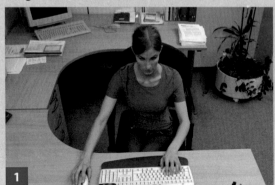

2

Inspektionsbefund: Becken-Rotatoren nach rechts
- M. obliquus externus rechts und M. obliquus internus links
- im Sitz: Adduktoren rechts und Abduktoren links
Häufige Lokalisation muskulärer Überlastungsödeme (OGE):
- Außenfläche der 5.–12. Rippen rechts ●
- Rippenbogen rechts ●
- Crista iliaca beidseits
- Trigonum femorale mediale ●
- medialer Oberschenkel ●
- Sakrum
- hinteres Drittel der Crista iliaca links

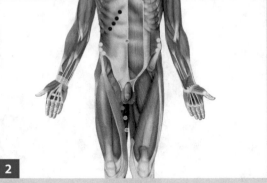

3

Funktionsbefund: Becken-Rotation
Zur Beurteilung der Becken-Rotation sollte sich der Patient frontal zu einer Wand ausrichten. Es wird von der Seite die Stellung des Beckens im Raum betrachtet. Als Hilfsmittel kann ein Zeiger (Stift oder Finger) auf das Sakrum gelegt werden. Verlässt der Zeiger die Frontalebene, so liegt eine Becken-ROT vor.
Hinweis: Zur Überprüfung des Befundes können leichte Rotationsimpulse auf das Becken gegeben werden, die Rotation in das Funktionsüberwiegen wird leichter durchzuführen sein. Der Patient zeigt eine Becken-ROT nach rechts.

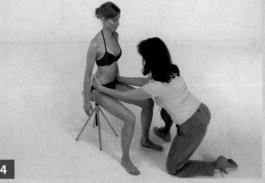

4

Funktionstest: Becken-Rotation
Beim Test der Becken-Rotation zeigt der Patient eine eingeschränkte Rotation nach links, da die Becken-Rotatoren nach rechts kontrakt sind.
Weitere mögliche Funktionstests:
- Skapula-Drehung: Der Patient zeigt einen Skapula-Vorlauf rechts.
- Arm-Elevation: Der Patient zeigt eine eingeschränkte Arm-Elevation rechts.
- TH5-Wippen: Der Patient zeigt eine Steifigkeit in der unteren LWS und eine eingeschränkte Beckenkippung.

Therapeutische Maßnahmen zur Behandlung der Becken-Rotatoren

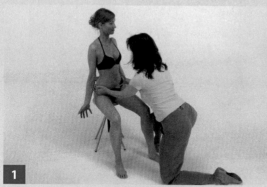

1

AEK

ASTE P: patientenangepasste AH, der Patient stabilisiert die AH über rücklaufende fördernde Impulse (Schulter-ARO).
G: Eine Hand wird ventral der rechten Spina iliaca anterior superior angelegt, die andere Hand gegenseitig von dorsal an das Becken gelegt.
D: Der Patient schiebt das rechte Bein nach vorne und führt somit eine Becken-ROT nach links aus. Der Therapeut bewegt das Becken gegen den Widerstand des Patienten in die Becken-ROT nach rechts.

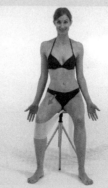

2

Theraband-Übung

W: Das Theraband wird flächig um den rechten proximalen Unterschenkel gelegt und beide Enden mit Zug unter der linken Gesäßhälfte fixiert.
D: Der Patient führt eine Becken-ROT nach links gegen das Theraband aus, lässt sich durch den Zug des Bandes in das Funktionsüberwiegen der Becken-ROT nach rechts hineinziehen und bremst die Bewegung ab.
AWM bei AEK/TB: Beckenaufrichtung, Rumpf-ROT, Hüft-ADD oder -ABD

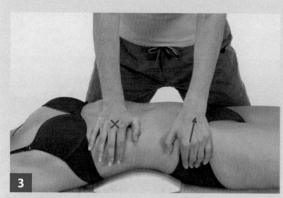

3

Funktionelle Schüttelung

ASTE P: patientenangepasste Rückenlage
ASTE T: Stand neben dem Patienten auf der Gegenseite des Funktionsüberwiegens
G: Die kraniale Hand befindet sich von ventral am Rippenbogen der Gegenseite. Die kaudale Hand umgreift von lateral/kranial das Becken gegenseitig.
Hinweis: Alternativ kann ein Laken um das Becken gelegt und gekreuzt gefasst werden.
D: Die Impulse werden mit kleinen Bewegungsausschlägen und hoher Frequenz in die Becken-ROT nach links gegeben. Die Maßnahme wird in zunehmender Becken-ROT nach links durchgeführt.

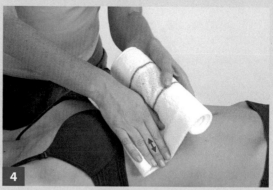

4

Heiße Rolle

ASTE P: patientenangepasste Rückenlage
D: Die Anwendung erfolgt entweder direkt auf den OGE oder in Verbindung mit einer Quermassage im Bereich der betroffenen Muskulatur (auf dem Foto: M. obliquus externus rechts).

5

5.2.3   LWS-Lateralflexoren (LWS-LATFLEX)

Diagnostik der LWS-Lateralflexoren

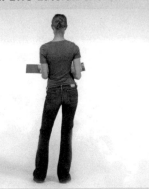

1

Anamnese und Diagnose
Funktionsüberwiegen: monotone statische oder dynamische Tätigkeiten der LWS-LATFLEX
- Beruf: stehende Berufe mit bevorzugter Standbeinseite und abgesunkenem Becken
- Sport: Kanufahren (Kanadier)
- Freizeit/Alltag: Sitzen mit überschlagenen Beinen und lateralflektierter LWS

Mögliche Diagnosen bei Störfaktoren im Bereich der LWS-LATFLEX: Rückenschmerzen etc.
Hinweis: Störfaktoren im Bereich der LWS-LATFLEX können Ursache für verschiedene entfernte Schmerzsyndrome am Bewegungssystems sein (Störfaktor entfernt).

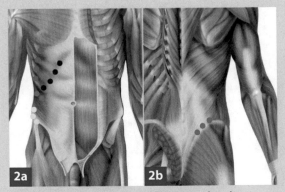

2a   **2b**

Inspektionsbefund: LWS-Lateralflexoren nach rechts
- Mm. obliqui externus und internus rechts (◪ Abb.)
- M. latissimus dorsi rechts (◪ Abb.)
- M. quadratus lumborum rechts

Häufige Lokalisation muskulärer Überlastungsödeme (OGE):
- Außenfläche der 5.–12. Rippe rechts ●
- Rippenbogen rechts ●
- freie Rippen rechts ●
- Crista iliaca rechts
- dorsaler Beckenkamm rechts ●

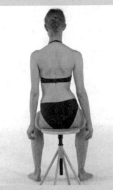

3

Funktionsbefund: LWS-Lateralflexion
Zur Beurteilung der LWS-LATFLEX wird die Stellung der LWS und die Stellung des Beckens in der Frontalebene betrachtet. Bei einer LWS-LATFLEX kann es zu einer vermehrten Faltenbildung gleichseitig (Veränderung des Taillendreiecks) und zu einem einseitigen Tubersitz (Beckenschiefstand) kommen.
Hinweis: Zur Überprüfung des Befundes kann der Patient das Gesäß abwechselnd anheben. Die LWS-LATFLEX in das Funktionsüberwiegen wird leichter durchzuführen sein. Der Patient zeigt eine LWS-LATFLEX nach rechts.

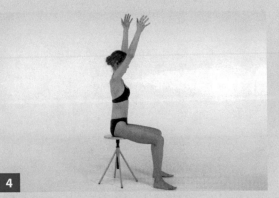

4

Funktionstest: Arm-Elevation
Bei der aktiven Arm-Elevation zeigt der Patient eine verminderte Elevation rechts. Die Schulter-ADD, -IRO, -EXT sind zum Schutz der kontrakten LWS-LATFLEX nach rechts möglicherweise hyperton tendomyotisch geschaltet und können nicht optimal exzentrisch arbeiten.
Weitere mögliche Funktionstests:
- TH5-Wippen: Der Patient zeigt eine Steifigkeit in der mittleren und unteren Wirbelsäule sowie eine eingeschränkte Beckenkippung.

Therapeutische Maßnahmen zur Behandlung der LWS-Lateralflexoren

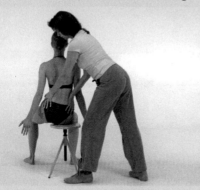

1

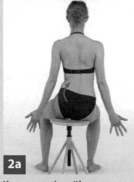

2a **2b**

AEK
ASTE P: patientenangepasste AH, der Patient stabilisiert die AH über rücklaufende fördernde Impulse (Schulter-ARO). Die Gesäßhälfte der betroffenen Seite befindet sich auf dem Stuhl, die andere seitlich im Überhang.
ASTE T: Stand hinter dem Patienten
G: Die Hände befinden sich flächig lateral auf den Becken-kämmen.
D: Der Patient zieht aktiv ohne Widerstand die linke Beckenseite in die LWS-LATFLEX nach links. Der Therapeut bewegt das Becken gegen den Widerstand des Patienten nach unten in die LWS-LATFLEX nach rechts.

Kompensationsübung
Der Patient kann die Kompensationsübung im Sitz oder Stand (je nach Funktionsquantität) durchführen. Dabei wird die linke Beckenseite aktiv hochgezogen und durch die Schwerkraft langsam wieder heruntergelassen.
Sowohl bei der Kompensationübung als auch bei der AEK stabilisieren die Arme die AH in Schulter-ARO, oder der linke Arm wird bei einer gleichzeitig vorhandenen Kontraktur der Rumpf-LATFLEX nach links in Elevation nach oben geschoben (◘ Abb. 2b).
AWM bei AEK/Kompensationsübung: Rumpf-FLEX und -Shift, Becken-ROT, -EXT

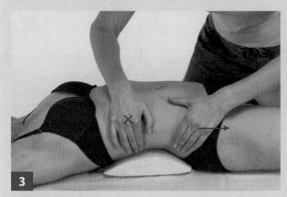

3

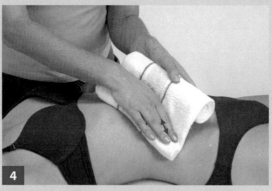

4

Funktionelle Schüttelung
ASTE P: patientenangepasste Rückenlage
ASTE T: Stand neben dem Patienten auf der Gegenseite des Funktionsüberwiegens
G: Die kraniale Hand befindet sich am Rippenbogen der Gegenseite. Die kaudale Hand umgreift von lateral/kranial das Becken gegenseitig (ggf. beide Hände am Beckenkamm).
D: Die Impulse werden mit kleinen Bewegungsausschlägen und hoher Frequenz in die LWS-LATFLEX nach links gegeben, indem das Becken nach kaudal gezogen wird. Die Maßnahme wird in zunehmender LWS-LATFLEX nach links durchgeführt.

Heiße Rolle
ASTE P: patientenangepasste Rückenlage
D: Die Anwendung erfolgt entweder direkt auf den OGE oder in Verbindung mit einer Quermassage im Bereich der betrof-fenen Muskulatur (auf dem Foto: M. obliquus externus).

5.3   Persistierende Störfaktoren am Kopf

5.3.1   Kopf-Reklinatoren (Kopf-REKL) und HWS-Extensoren (HWS-EXT)

Diagnostik der Kopf-Reklinatoren und HWS-Extensoren

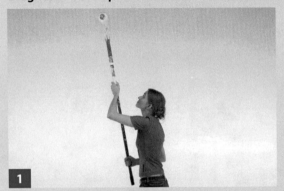

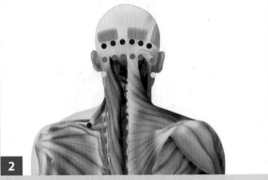

Anamnese und Diagnose
Funktionsüberwiegen: monotone statische oder dynamische Tätigkeiten der Kopf-REKL und HWS-EXT
- Beruf: Handwerker, sitzende Tätigkeiten in BH
- Sport: Volleyball, Rudern, Fahrradfahren etc.
- Freizeit/Alltag: Sitz in BH auf dem Sofa etc.

Mögliche Diagnosen bei Störfaktoren im Bereich der Kopf-REKL/HWS-EXT: HWS-Syndrom, Kopfschmerzen, Schwindel, Tinnitus
Hinweis: Störfaktoren im Bereich der Kopf-REKL/HWS-EXT können Ursache für verschiedene entfernte Schmerzsyndrome des Bewegungssystems sein (Störfaktor entfernt).

Inspektionsbefund: Kopf-Reklinatoren und HWS-Extensoren
- M. trapezius, Pars descendens (◻ Abb.)
- M. levator scapulae (◻ Abb.)
- kurze und lange Nackenextensoren (◻ Abb.)
- M. sternocleidomastoideus
- Mm. scaleni medius und posterior

Häufige Lokalisation muskulärer Überlastungsödeme (OGE):
- Lineae nuchalis superior ● und inferior ●
- Proc. mastoideus ●
- Querfortsatz des Atlas
- paravertebrale Nackenmuskulatur
- Angulus superior scapulae ●
- Manubrium sterni und mediales Drittel der Klavikula

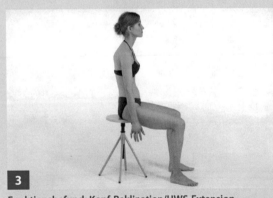

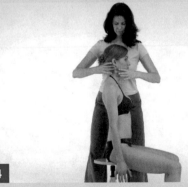

Funktionsbefund: Kopf-Reklination/HWS-Extension
Zur Beurteilung der Kopf-REKL und HWS-EXT wird die Stellung des Kopfes und die Streckfähigkeit der HWS betrachtet. Unter physiologischen Bedingungen sollte der Patient in der Lage sein, den Kopf so gut zu inklinieren und den Thorax zu heben, dass weiterlaufend eine harmonische zervikothorakale Streckung entsteht.
Ist eine Inklination des Kopfes und eine harmonische zerviko-thorakale Streckfähigkeit nicht möglich, liegt eine Kopf-REKL und/oder HWS-EXT vor.
Hinweis: Der Patient zeigt eine Kopf-REKL und HWS-EXT.

Funktionstest: Kopf-Inklination
Die in AH passiv ausgeführte Kopf-Inklination ist nicht möglich oder der Patient zeigt Ausweichbewegungen in den dorsalen Überhang oder die HWS-FLEX.
Weitere mögliche Funktionstests:
- Schulter-Außenrotation: Der Patient zeigt eine verminderte Schulter-ARO beidseits.
- Arm Elevation: Der Patient zeigt eine eingeschränkte Arm-Elevation beidseits.
- TH5-Wippen: Der Patient zeigt eine Steifigkeit v. a. in der mittleren und unteren BWS sowie eine eingeschränkte Schultergürtel-Retroposition.

Therapeutische Maßnahmen zur Behandlung der Kopf-Reklinatoren und HWS-Extensoren

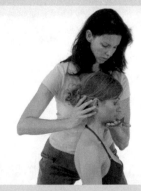

1

AEK
ASTE P: patientenangepasste AH, der Patient stabilisiert die AH über rücklaufende fördernde Impulse (Schulter-ARO).
ASTE T: Stand neben dem Patienten
G: Die ventrale Hand befindet sich flächig unter dem Kinn des Patienten, die dorsale Hand flächig im Gabelgriff am Übergang HWS-Kopf.
D: Der Patient bewegt, eingeleitet durch Augenbewegung nach unten, in die Kopf-INKL und zervikothorakale Streckung. Der Therapeut bewegt den Kopf gegen dosierten Widerstand des Patienten in die Reklination und ggf. in die HWS-EXT. Dabei sinkt der Patient leicht in die BH zurück.

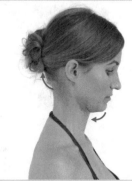

2

Kompensationsübung
Zur eigenständigen Therapie sollte der Patient regelmäßig Kompensationsübungen im Stand oder Sitz (je nach Funktionsquantität) durchführen.
Bei den Kompensationsübungen sollten die oberen Kopfgelenke inkliniert und der Nacken gestreckt werden, ohne die HWS zu flektieren. Zur effektiveren Entspannung der Kopf-REKL wird die Inklination durch die Augenbewegung nach kaudal eingeleitet.
AWM bei AEK/Kompensationsübung: Ventraltranslation des Kopfes, HWS-FLEX

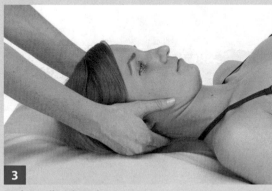

3

Funktionelle Schüttelung
ASTE P: patientenangepasste Rückenlage
ASTE T: Stand am Kopfende der Bank
G: Die Hände oder ein Handtuch liegen unter der HWS und dem Kopf des Patienten.
D: Die Impulse werden mit kleinen Bewegungsausschlägen in die Kopf-INKL und zervikothorakale Streckung gegeben. Die Maßnahme wird mit zunehmender Kopf-INKL und Nackenstreckung durchgeführt.

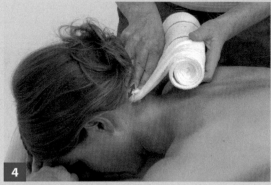

4

Heiße Rolle
ASTE P: patientenangepasste Bauchlage
D: Die Anwendung erfolgt entweder direkt auf den OGE oder in Verbindung mit einer Quermassage im Bereich der betroffenen Muskulatur (auf dem Foto: Kopf-Reklinatoren, HWS-Extensoren).

5.3.2 Kopf-Rotatoren und -Lateralflexoren (Kopf-ROT, -LATFLEX)

Diagnostik der Kopf-Rotatoren und -Lateralflexoren

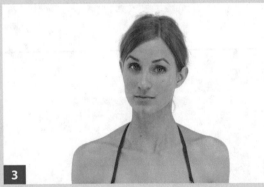

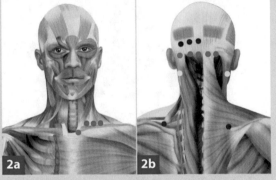

Anamnese und Diagnose
Funktionsüberwiegen: monotone statische oder dynamische Tätigkeiten der Kopf-ROT und -LATFLEX
- Beruf: PC-Arbeit (je nach Stellung der Geräte)
- Sport: Schießen, Dart
- Freizeit/Alltag: Geige-/Gitarrespielen etc.
Mögliche Diagnosen bei Störfaktoren im Bereich der Kopf-ROT/-LATFLEX: Kopfschmerzen, HWS-Syndrom, Schwindel, Tinitus
Hinweis: Störfaktoren im Bereich der Kopf-ROT/-LATFLEX können Ursache für verschiedene entfernte Schmerzsyndrome des Bewegungssystems sein (Störfaktor entfernt).

Inspektionsbefund: Kopf-Rotatoren nach rechts und -Lateralflexoren nach links:
- M. sternocleidomastoideus links (■ Abb.)
- Mm. scaleni links, M. levator scapulae beidseits (■ Abb.)
- kurze und lange Nackenmuskeln beidseits (■ Abb.)
- M. tapezius, Pars descendens links
Häufige Lokalisation muskulärer Überlastungsödeme (OGE):
- Linea nuchalis inferior beidseits ●, Linea nuchalis superior links ●
- Proc. mastoideus links ●, Querfortsatz des Atlas beidseits
- paravertebrale Nackenmuskulatur
- Angulus superior scapulae beidseits ●
- Manubrium sterni links ●, mediales Drittel der Klavikula links ●

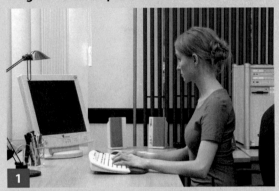

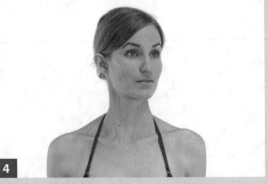

Funktionsbefund: Kopf-Rotation und -Lateralflexion
Zur Beurteilung der Kopf-ROT und -LATFLEX wird die Stellung des Kopfes im Raum betrachtet. Der Kopf sollte in Rotationsnullstellung und die Längsachse des Kopfes senkrecht stehen. Weicht der Patient aus der Rotationsnullstellung ab, so liegt eine Kopf-ROT vor, weicht die Längsachse seitlich ab, so liegt eine Kopf-LATFLEX vor.
Hinweis: Zur Überprüfung können leichte rotatorische und lateralflexorische Impulse auf den Kopf gegeben werden, die Bewegung in das Funktionsüberwiegen wird leichter durchzuführen sein.
Der Patient zeigt eine Kopf-ROT nach rechts und -LATFLEX nach links.

Funktionstest: Kopf-Rotation
Bei der aktiven Kopf-Rotation zeigt der Patient eine verminderte Rotation nach links. Die Kopf-ROT nach rechts sind kontrakt und können nicht optimal exzentrisch arbeiten.
Weitere mögliche Funktionstests:
- Schulter-ARO: Der Patient zeigt eine eingeschränkte Schulter-ARO rechts.
- TH5-Wippen: Der Patient zeigt eine Steifigkeit in der mittleren und unteren BWS sowie eine eingeschränkte Schultergürtel-Retroposition.

Therapeutische Maßnahmen zur Behandlung der Kopf-Rotatoren und -Lateralflexoren

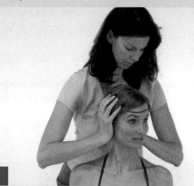

AEK Kopf-Rotatoren
ASTE P: patientenangepasste AH im Sitz, der Patient stabilisiert die AH über rücklaufende fördernde Impulse (Schulter-ARO).
ASTE T: Stand hinter dem Patienten
G: Die Hände werden seitlich an den Kopf gelegt, so dass die Ohren frei bleiben (Hohlhand).
D: Der Patient bewegt aktiv endgradig ohne Widerstand in die Kopf-ROT nach links. Der Therapeut bewegt den Kopf mit dosierter Kraft gegen den Widerstand des Patienten bis zur Rotationsnullstellung.
Hinweis: Wird die AEK vom Patienten gut toleriert, so wird die Maßnahme über den gesamten Bewegungsweg durchgeführt.

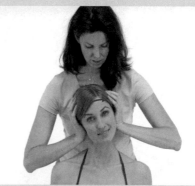

AEK Kopf-Lateralflexoren
ASTE P: ◘ Abb. 1, AEK Kopf-Rotatoren
ASTE T: Stand hinter dem Patienten
G: Die Hände werden seitlich an den Kopf gelegt, so dass die Ohren frei bleiben (Hohlhand).
D: Der Patient bewegt aktiv endgradig ohne Widerstand in die Kopf-LATFLEX nach rechts. Der Therapeut bewegt den Kopf mit dosierter Kraft gegen den Widerstand des Patienten bis zur Mittelstellung.
Hinweis: Wird die AEK vom Patienten gut toleriert, so wird die Maßnahme über den gesamten Bewegungsweg durchgeführt.
AWM: Kopf-REKL, HWS-EXT oder -FLEX

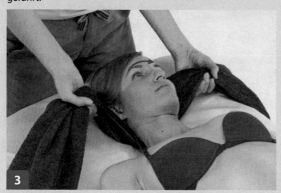

Funktionelle Schüttelung
ASTE P: patientenangepasste Rückenlage
ASTE T: Stand am Kopfende der Bank
G: Die Hände oder ein Handtuch liegen unter der HWS und dem Kopf des Patienten.
D: Die Impulse werden mit kleinen Bewegungsausschlägen in die Kopf-ROT nach links (◘ Abb.) oder in die Kopf-LATFLEX nach rechts gegeben. Die Maßnahme wird mit zunehmender Kopf-ROT nach links oder -LATFLEX nach rechts durchgeführt.

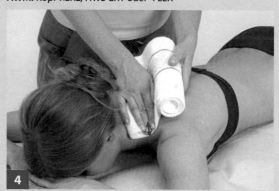

Heiße Rolle
ASTE P: patientenangepasste Bauchlage
D: Die Anwendung erfolgt entweder direkt auf den OGE oder in Verbindung mit einer Quermassage im Bereich der betroffenen Muskulatur (auf dem Foto: M. trapezius links).

5.3.3   Kiefer-Adduktoren (Kiefer-ADD)

Diagnostik der Kiefer-Adduktoren

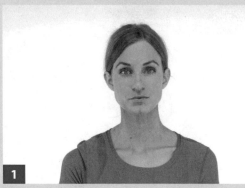

1

Anamnese und Diagnose
Funktionsüberwiegen: monotone statische oder dynamische
Tätigkeiten der Kiefer-ADD
- Freizeit/Alltag: intensives Kaugummikauen, physische und
  psychische Belastungen, Sitz in BH mit Reklination des
  Kopfes (aktiver Mundschluss)
**Mögliche Diagnosen bei Störfaktoren im Bereich der Kiefer-
ADD:** seitlicher Kopfschmerz, Kiefergelenksschmerz, Zähne-
knirschen
Hinweis: Störfaktoren im Bereich der Kiefer-ADD können
Ursache für verschiedene entfernte Schmerzsyndrome des
Bewegungssystems sein (Störfaktor entfernt).

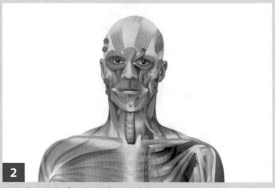

2

Inspektionsbefund: Kiefer-Adduktoren
- M. masseter
- M. temporalis
- Mm. pterygoidei medialis und lateralis
Häufige Lokalisation muskulärer Überlastungsödeme (OGE):
- zwischen Jochbein und Angulus mandibulae (M. masseter) ●
- oberhalb des Jochbeins bis zu den seitlichen Schädelseiten
  (M. temporalis) ●
- Innenseite des Angulus mandibulae (M. pterygoideus
  medialis).

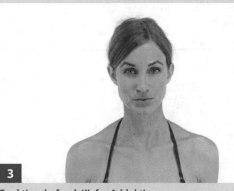

3

Funktionsbefund: Kiefer-Adduktion
Zur Beurteilung der Kiefer-ADD wird die Kieferstellung des
Patienten betrachtet. Da der Mund in der Regel geschlossen
ist, wird darauf geachtet, ob eine verstärkte Aktivität in den
Kiefer-ADD zu erkennen ist.
Ist beim Sprechen, z. B. im Rahmen der Anamnese, zu erken-
nen, dass kaum Kieferbewegungen stattfinden, so ist dies ein
Hinweis für ein Funktionsüberwiegen der Kiefer-ADD.
Hinweis: Der Patient zeigt eine Kiefer-ADD.

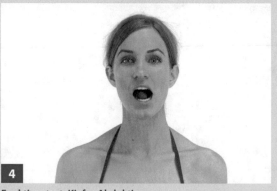

4

Funktionstest: Kiefer-Abduktion
Bei der aktiven Mundöffnung zeigt der Patient eine einge-
schränkte Kiefer-Abduktion. Besteht sie einseitig, so weicht
der Kiefer zur Seite der Kontraktur hin ab.
Weitere mögliche Funktionstests:
- Arm-Elevation: Der Patient zeigt eine verminderte Arm-
  Elevation beidseits.
- TH5-Wippen: Der Patient zeigt eine Steifigkeit in der mittle-
  ren BWS sowie eine eingeschränkte Schultergürtel-Retro-
  position.

Therapeutische Maßnahmen zur Behandlung der Kiefer-Adduktoren

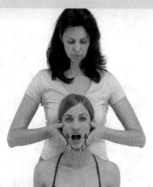

AEK Kiefer-Adduktoren
ASTE P: patientenangepasste AH im Sitz, der Patient stabilisiert die AH über rücklaufende fördernde Impulse (Schulter-ARO).
ASTE T: Stand hinter dem Patienten
G: Der Therapeut legt beide Hände seitlich an die Wangen des Patienten und umfasst mit den Fingern flächig dessen Unterkiefer.
D: Der Patient öffnet aktiv ohne Widerstand den Mund. Der Therapeut schließt den Mund mit dosierter Kraft gegen den Widerstand des Patienten.
Praxistipp: Hat der Patient Probleme seinen Kopf zu stabilisieren, so kann der Hinterkopf leicht am Thorax des Therapeuten angelehnt werden.

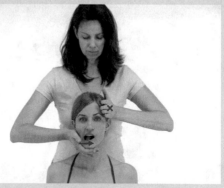

AEK Kiefer-Translatoren
ASTE P: ◻ Abb. 1. AEK Kiefer-Adduktoren
ASTE T: Stand hinter dem Patienten
G: Eine Hand stabilisiert den Kopf des Patienten am lateralen Schädel, die andere Hand wird an den gegenüberliegenden Unterkiefer gelegt.
D: Der Patient translatiert den leicht geöffneten Unterkiefer aktiv ohne Widerstand z. B. nach rechts. Der Therapeut bewegt den Kiefer mit dosierter Kraft gegen den Widerstand des Patienten in die Translation des Unterkiefers nach links hinein.
AWM: HWS-EXT, Kopf-REKL, -LATFLEX

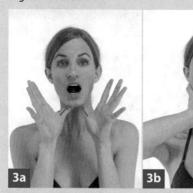

Kompensationsübung
Zur eigenständigen Therapie sollte der Patient regelmäßig Kompensationsübungen im Stand oder Sitz (je nach Funktionsquantität) durchführen. Dabei wird der Mund maximal geöffnet oder der Kiefer entgegen der Kontraktur mit leicht geöffnetem Mund z. B. nach rechts translatiert.
Als Steigerung kann sich der Patient im Sinne einer „Eigen-AEK" den abduzierten Unterkiefer gegen dosierten Widerstand in die Kiefer-ADD drücken (◻ Abb. 3a), bzw. den nach rechts translatierten Unterkiefer gegen dosierten Widerstand nach links schieben (◻ Abb. 3b).

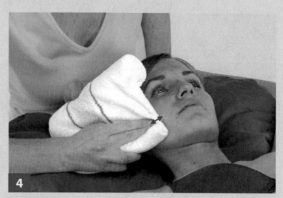

Heiße Rolle
ASTE P: patientenangepasste Rückenlage
D: Die Anwendung erfolgt entweder direkt auf den OGE oder in Verbindung mit einer Quermassage im Bereich der betroffenen Muskulatur (auf dem Foto: M. masseter).
Praxistipp: Als Eigentherapie kann dem Patienten empfohlen werden, häufig heiße Getränke zu sich zu nehmen.

5.4 Persistierende Störfaktoren an der Schulter

5.4.1 Skapula-Elevatoren/-Abduktoren (Skapula-ELEV/-ABD)

Diagnostik der Skapula-Elevatoren/-Abduktoren

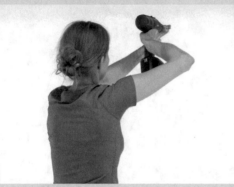

1

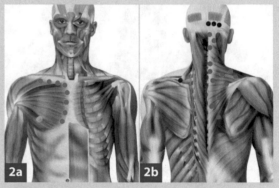

2a **2b**

Anamnese und Diagnose
Funktionsüberwiegen: monotone statische oder dynamische Tätigkeiten der Skapula-ELEV/-ABD
- Beruf: Handwerker, Maler, Mechaniker etc.
- Sport: Badminton, Schwimmen, Volleyball
- Freizeit/Alltag: Sitzen in BH, Wäsche aufhängen
Mögliche Diagnosen bei Störfaktoren im Bereich der Skapula-ELEV/-ABD: Impingement, PHS, Schulterschmerzen, Rückenschmerzen
Hinweis: Störfaktoren im Bereich der Skapula-ELEV/-ABD können Ursache für verschiedene entfernte Schmerzsyndrome des Bewegungssystems sein (Störfaktor entfernt).

Inspektionsbefund: Skapula-Elevatoren/-Abduktoren
- M. trapezius
- M. levator scapulae
- Mm. rhomboidei
- Mm. pectorales major und minor
Häufige Lokalisation muskulärer Überlastungsödeme (OGE):
- Unterrand der Klavikula ●
- SCG ●
- Sternum ●
- Proc. coracoideus
- Linea nuchalis superior ●
- Nackenbereich ●
- Angulus superior scapulae ●
- zwischen den Skapulae ●

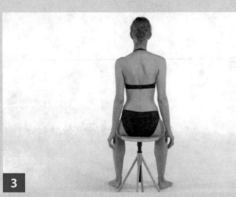

3

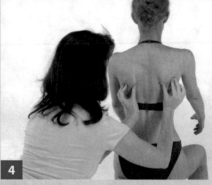

4

Funktionsbefund: Skapula-Elevation/-Abduktion
Zur Beurteilung wird die Lokalisation der Skapula auf dem Thorax betrachtet. Der Angulus inferior sollte auf Höhe von T7/T8 stehen; ist er höher, so steht die Skapula in Elevation. Ist die Margo medialis weiter als ca. 5–6 cm von der WS entfernt, so resultiert eine Skapula-ABD. Es liegt ein echter Schulterhochstand vor.
Hinweis: Auch Abweichungen des Rumpfes (Rumpf-LATFLEX, -ROT, -Shift, -FLEX) haben Auswirkungen auf die Skapulastellung in Form eines reaktiven Schulterhochstandes. Der Patient zeigt eine Skapula-ELEV/-ABD rechts.

Funktionstest: Skapula-Drehung
Bei der aktiven Schulter-Flexion zeigt der Patient einen Skapula-Vorlauf rechts. Die Schulter-IRO,- ADD, -EXT sind zum Schutz der kontrakten Skapula-ELEV/-ABD möglicherweise hyperton tendomyotisch geschaltet und können nicht optimal exzentrisch arbeiten.
Weitere mögliche Funktionstests:
- Schulter-ARO: Der Patient zeigt eine eingeschränkte ARO rechts.
- TH5-Wippen: Der Patient zeigt eine Steifigkeit in der mittleren und unteren BWS und eine eingeschränkte Schultergürtel-Retroposition.

Therapeutische Maßnahmen zur Behandlung der Skapula-Elevatoren/-Abduktoren

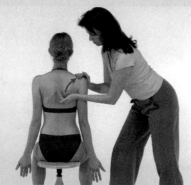

1

AEK
ASTE P: Der Patient stabilisiert die AH zusätzlich über die Schulter-ARO.
ASTE T: Stand neben dem Patienten
G: Die dorsale Hand befindet sich mit der Kleinfingerseite unter dem Angulus inferior. Die ventrale Hand befindet sich vor dem Korakoid/Humeruskopf.
D: Der Patient bewegt aktiv in die Skapula-DEPR/-ADD, indem er den Thorax hebt und die Schulter-ARO verstärkt. Der Therapeut bewegt die Skapula gegen den Widerstand des Patienten in die ELEV/ABD. Unter der Bewegung vermindert der Patient die Schulter-ARO.

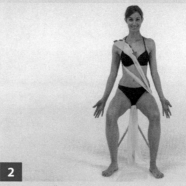

2

Theraband-Übung
W: Das Theraband wird in einer Schlaufe von dorsal um die Schulter gelegt, diagonal vor dem Körper gespannt und unter dem Oberschenkel der Gegenseite fixiert.
D: Der Patient führt eine Skapula-DEPR/-ADD gegen das Theraband aus, lässt sich dann durch den Zug des Bandes in das Funktionsüberwiegen der Skapula-ELEV/-ABD hineinziehen und bremst die Bewegung ab.
AWM bei AEK/TB: Rumpf-ROT, -FLEX

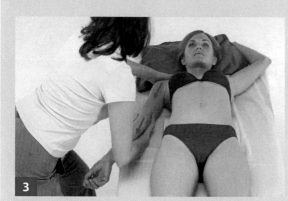

3

Funktionelle Schüttelung
ASTE P: RL, Nullstellung im Schultergelenk, der Ellenbogen ist gestreckt und in Nullstellung bzgl. Unterarm-PRON/-SUP.
ASTE T: seitlich neben der Bank, auf Höhe des Beckens
G: Die proximale Hand befindet sich von kranial auf der Schulter. Die distale Hand umgreift von medial ellenbogennah den Oberarm.
D: Die Impulse werden mit kleinen Bewegungsausschlägen und hoher Frequenz in die Skapula-DEPR gegeben. Die Maßnahme wird mit zunehmender Skapula-DEPR durchgeführt.

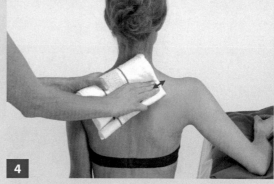

4

Heiße Rolle
ASTE P: Sitz oder BL, der Arm wird in ca. 45° Schulter-ABD gelagert. Der Unterarm befindet sich in Nullstellung bzgl. Unterarm-PRON und -SUP, die Hand ist in Funktionsstellung.
D: Die Anwendung erfolgt entweder direkt auf den OGE oder in Verbindung mit einer Quermassage im Bereich der betroffenen Muskulatur (auf dem Foto: M. trapezius, Pars descendens).

5

5.4.2   Schulter-Innenrotatoren (Schulter-IRO)

Diagnostik der Schulter-Innenrotatoren

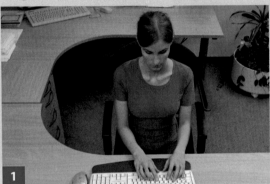

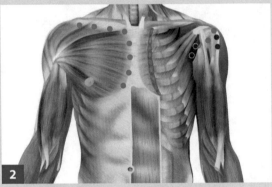

Anamnese und Diagnose
Funktionsüberwiegen: monotone statische oder dynamische Tätigkeiten der Schulter-IRO
- Beruf: PC-Arbeit, Zahnarzt, Kassiererin etc.
- Sport: Radfahren, Rudern etc.
- Freizeit/Alltag: Lesen, Handwerken, Haushalt etc.

Mögliche Diagnosen bei Störfaktoren im Bereich der Schulter-IRO: Schulter-Arm-Syndrom, PHS, Impingement
Hinweis: Störfaktoren im Bereich der Schulter-IRO können Ursache für verschiedene entfernte Schmerzsyndrome des Bewegungssystems sein (Störfaktor entfernt).

Inspektionsbefund: Schulter-Innenrotatoren
- M subscapularis
- M. pectoralis major
- M. biceps brachii
- M. deltoideus, Pars clavicularis
- M. teres major
- M. latissimus dorsi
- M. coracobrachialis

Häufige Lokalisation muskulärer Überlastungsödeme (OGE):
- unterhalb der Klavikula ●
- Sternum ●
- Proc. coracoideus ○
- Achselhöhle ●
- Tubercula minus und majus ●
- Sulcus intertubercularis ●
- Margo lateralis der Skapula
- dorsaler Beckenkamm

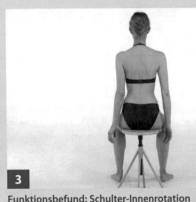

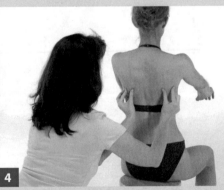

Funktionsbefund: Schulter-Innenrotation
Die Abduktions-Adduktions-Achse des Schultergelenks stellt den proximalen Zeiger zur Beurteilung der Gelenkstellung dar, die Flexions-Extensions-Achse des Ellenbogengelenks den distalen Zeiger. Bei Rotationsnullstellung sollten diese einen 90°-Winkel ergeben. Ist dieser Winkel nach vorne kleiner, so resultiert eine Schulter-IRO, ist er größer, eine Schulter-ARO.
Hinweis: Eine Rumpf-ROT und Schultergürtel-PROTR können eine Schulter-IRO vortäuschen oder verstärken.
Der Patient zeigt eine Schulter-IRO rechts.

Funktionstest: Skapula-Drehung
Bei der Skapula-Drehung zeigt sich ein Vorlauf rechts, da die Schulter-IRO den skapulohumeralen Winkel nicht optimal freigeben und so die Skapula vorzeitig in die Skapula-Rotation mitziehen.
Weitere mögliche Funktionstests:
- Schulter-Außenrotation: Der Patient zeigt rechts eine eingeschränkte und/oder schmerzhafte Schulter-ARO.
- Gang: Der Patient zeigt einen verkürzten vorderen Armpendel rechts und eine verkürzte vordere Schritthälfte links.
- TH5-Wippen: Der Patient zeigt eine Steifigkeit in der mittleren/unteren BWS und eine eingeschränkte Schultergürtel-Retroposition.

Therapeutische Maßnahmen zur Behandlung der Schulter-Innenrotatoren

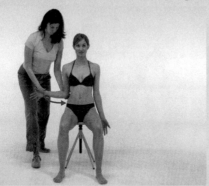

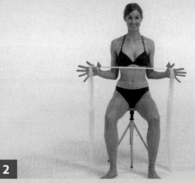

1

AEK
ASTE P: Der Arm befindet sich in Nullstellung der Schulter mit 90° Ellenbogen-FLEX, Nullstellung bzgl. Unterarm-PRON/-SUP, die Hand ist in Funktionsstellung.
ASTE T: Stand seitlich hinter dem Patienten
G: Die proximale Hand umfasst locker den Ellenbogen, die distale Hand befindet sich dorsalseitig am distalen Unterarm.
D: Der Patient bewegt aktiv und ohne Widerstand endgradig in die Schulter-ARO.
Der Therapeut bewegt den Arm gegen den Widerstand des Patienten in die Schulter-IRO.

2

Theraband-Übung
W: Das Theraband wird mit der Standard-Handwickelung fixiert.
D: Der Patient führt eine endgradige Schulter-ARO gegen das Theraband aus, lässt sich dann durch den Zug des Bandes in das Funktionsüberwiegen der Schulter-IRO hineinziehen und bremst die Bewegung ab.
Hinweis: Die Übung kann ein- oder beidseitig durchgeführt werden.
AWM bei AEK/TB: Schulter-ABD, Ellenbogen-FLEX, dorsaler Überhang; Rumpf-ROT, -LATFLEX, - Shift bei einseitigem Üben

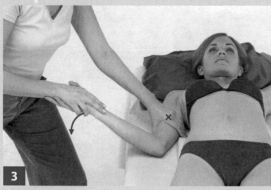

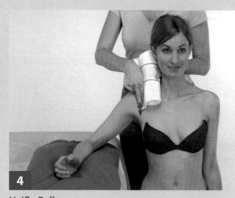

3

Funktionelle Schüttelung
ASTE P: RL (oder Sitz), Nullstellung der Schulter mit 90° Ellenbogen-FLEX, das Handgelenk ist in Funktionsstellung stabilisiert. Der Oberarm des Patienten befindet sich auf der Behandlungsbank oder auf dem Oberschenkel des Therapeuten.
ASTE T: seitlich neben der Bank
G: Die proximale Hand fixiert den Oberarm. Die distale Hand umgreift das Handgelenk.
D: Die Impulse werden mit kleinen Bewegungsausschlägen und hoher Frequenz in die Schulter-ARO gegeben. Die Maßnahme wird mit zunehmender Schulter-ARO durchgeführt.
Hinweis: Es können unterschiedliche Abduktionsgrade des Schultergelenks eingestellt werden.

4

Heiße Rolle
ASTE P: Der Arm ist ca. 45° abduziert. Der Unterarm ist in Nullstellung bzgl. PRON/SUP und die Hand ist in Funktionsstellung gelagert.
Alternative ASTE P: Rückenlage oder Bauchlage
D: Die heiße Rolle wird zuerst auf den kurzen eingelenkigen Muskeln durchgeführt: M. subscapularis, M. deltoideus (Pars clavicularis), M. pectoralis major, M. teres major.
Die Anwendung erfolgt entweder direkt auf den OGE oder in Verbindung mit einer Quermassage im Bereich der betroffenen Muskulatur (auf dem Foto: M. pectoralis major).

5

5.4.3   Schulter-Adduktoren (Schulter-ADD)

Diagnostik der Schulter-Adduktoren

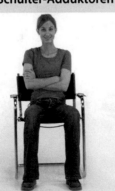

1

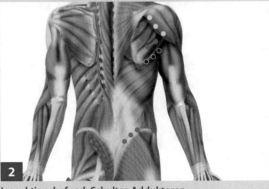

2

Anamnese und Diagnose
Funktionsüberwiegen: monotone statische oder dynamische
Tätigkeiten der Schulter-ADD
- Beruf: Kassiererin, Fließbandarbeiter, Schreiner
- Sport: Schach, Fahrradfahren (Triathlon)
- Alltag: Bügeln, Sitz mit verschränkten Armen
**Mögliche Diagnosen bei Störfaktoren im Bereich der
Schulter-ADD:** Impingement, PHS, Schulterschmerzen,
Rückenschmerzen
Hinweis: Störfaktoren im Bereich der Schulter-ADD können
Ursache für verschiedene entfernte Schmerzsyndrome des
Bewegungssystems sein (Störfaktor entfernt).

Inspektionsbefund: Schulter-Adduktoren
▣ Schulter-Innenrotatoren (S. 130), zusätzlich
- M. teres minor
- M. deltoideus, Pars spinalis
- M. infraspinatus
- M. triceps brachii, Caput longum
Häufige Lokalisation muskulärer Überlastungsödeme (OGE):
▣ Schulter-Innenrotatoren (S. 130), zusätzlich
- dorsale Schulter
- Fossa infraspinata ●
- Margo lateralis der Skapula ●
- dorsaler Beckenkamm ●

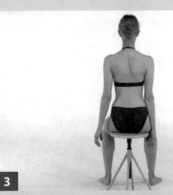

3

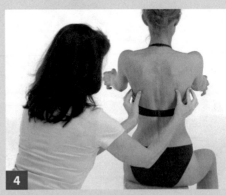

4

Funktionsbefund: Schulter-Adduktion
Der Therapeut steht hinter dem Patienten. Zur Beurteilung
der Schulter-ADD wird die Längsachse des Oberarms betrachtet. Sie sollte im Lot sein. Weicht die Längsachse nach innen
ab, so resultiert eine Schulter-ADD.
Hinweis: Diese Abweichung ist in der korrigierten Körperhaltung nicht immer zu erkennen, da der Patient aufgefordert
wurde, die Arme neben dem Körper hängen zu lassen. Es
müssen Informationen aus der Anamnese und der habituellen
Haltung hinzugezogen werden.
Der Patient zeigt eine Schulter-ADD rechts.

Funktionstest: Skapula-Drehung
Der Patient zeigt einen Skapula-Vorlauf rechts.
Können die Schulter-ADD nicht optimal exzentrisch arbeiten,
so bremsen sie die Armhebung und führen bei der Schulter-
Flexion zu einem vorzeitigen Mitlaufen der Skapula.
Weitere mögliche Funktionstests:
- Arm-Elevation: Der Patient zeigt eine eingeschränkte Arm-
  Elevation rechts.
- Gang: Der Patient zeigt einen verkürzten vorderen
  Armpendel rechts.
- TH5-Wippen: Der Patient zeigt eine Steifigkeit in der mittle-
  ren und unteren BWS sowie eine eingeschränkte Schulter-
  gürtel-Retroposition.

Therapeutische Maßnahmen zur Behandlung der Schulter-Adduktoren

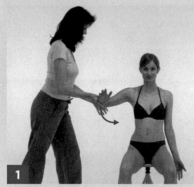

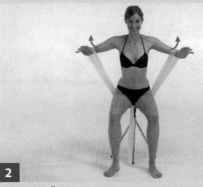

AEK
ASTE P: Der Arm befindet sich in Nullstellung der Schulter mit 90° Ellenbogen-FLEX, Nullstellung bzgl. Unterarm-PRON/-SUP und die Hand ist in Funktionsstellung.
ASTE T: Stand neben dem Patienten
G: Die proximale Hand legt sich von lateral an den distalen Oberarm, die distale Hand umfasst handgelenksnah von dorsal den Unterarm.
D: Der Patient bewegt in der Skapula-Ebene aktiv in die Schulter-ABD (max. 90°). Der Therapeut bewegt den Oberarm gegen den Widerstand des Patienten in die Schulter-ADD.
AWM: Rumpf-LATFLEX, Skapula-ELEV

Theraband-Übung
W: Das Theraband wird halbiert gehalten, die andere Hand nimmt das Band bei 2/3 der Bandlänge und führt die Hände zusammen. Zwei Schlaufen sind entstanden.
Das Band wird auf den Stuhl gelegt, die Schlaufen hängen rechts und links herunter. Der Patient setzt sich auf die Kreuzungsstelle und legt die Schlaufen flächig um die Ellenbogen.
D: Der Patient führt eine Schulter-ABD gegen das Theraband aus, lässt sich dann durch den Zug des Bandes in das Funktionsüberwiegen der Schulter-ADD hineinziehen und bremst die Bewegung ab.

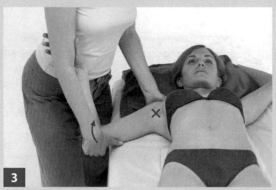

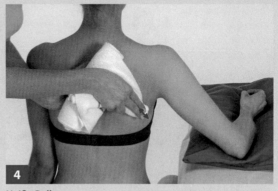

Funktionelle Schüttelung
ASTE P: RL, 90° Ellenbogen-FLEX und Nullstellung bzgl. Unterarm-PRON/-SUP.
ASTE T: seitlich neben der Bank, auf Höhe der Schulter
G: Die proximale Hand liegt von kranial auf der Schulter des Patienten, um den Schultergürtel zu stabilisieren. Die distale Hand umgreift den Oberarm im Untergriff.
D: Die Impulse werden mit kleinen Bewegungsausschlägen und hoher Frequenz in die Schulter-ABD gegeben. Die Maßnahme wird mit zunehmender Schulter-ABD durchgeführt.

Heiße Rolle
ASTE P: Sitz, der Arm wird in ca. 45° ABD gelagert. Der Unterarm ist in Nullstellung bzgl. Unterarm-PRON/-SUP und die Hand ist in Funktionsstellung gelagert.
D: Die heiße Rolle wird zuerst auf den kurzen eingelenkigen Muskeln durchgeführt: M. subscapularis, M deltoideus (Partes clavicularis und spinalis), M. pectoralis, M. teres major, M. teres minor, M. infraspinatus.
Die Anwendung erfolgt entweder direkt auf den OGE oder in Verbindung mit einer Quermassage im Bereich der betroffenen Muskulatur (auf dem Foto: M. teres major und M. teres minor).

5.4.4 Schulter-Abduktoren (Schulter-ABD)

Diagnostik der Schulter-Abduktoren

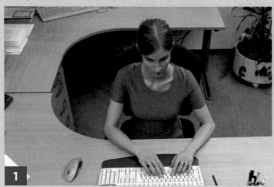

1

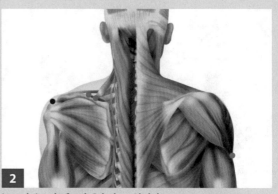

2

Anamnese und Diagnose
Funktionsüberwiegen: monotone statische oder dynamische Tätigkeiten der Schulter-ABD
- Beruf: Schreibtischtätigkeit, Zahnarzt, Friseur
- Sport: Tanzen, Fahrradfahren (Mountainbike)
- Freizeit/Alltag: Handarbeit, Wäsche aufhängen

Mögliche Diagnosen bei Störfaktoren im Bereich der Schulter-ABD: Impingement, PHS, Schulterschmerz
Hinweis: Störfaktoren im Bereich der Schulter-ABD können Ursache für verschiedene entfernte Schmerzsyndrome des Bewegungssystems sein (Störfaktor entfernt).

Inspektionsbefund: Schulter-Abduktoren
- M. deltoideus
- M. supraspinatus

Häufige Lokalisation muskulärer Überlastungsödeme (OGE):
- Fossa supraspinata ●
- Tuberculum majus ●
- Tuberositas deltoidea ●

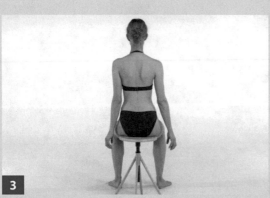

3

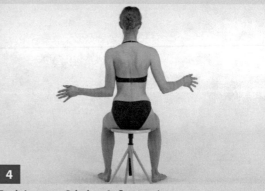

4

Funktionsbefund: Schulter-Abduktion
Der Therapeut steht hinter dem Patienten. Zur Beurteilung der Schulter-ABD wird die Längsachse des Oberarms betrachtet. Sie sollte im Lot sein. Weicht die Längsachse nach außen ab, so resultiert eine Schulter-ABD.
Hinweis: Diese Abweichung ist in der korrigierten Körperhaltung nicht immer zu erkennen, da der Patient aufgefordert wurde, die Arme neben dem Körper hängen zu lassen. Es müssen Informationen aus der Anamnese und der habituellen Haltung hinzugezogen werden.
Der Patient zeigt eine Schulter-ABD rechts.

Funktionstest: Schulter-Außenrotation
Bei der aktiven Schulter-ARO zeigt der Patient eine verminderte Außenrotation rechts. Die Schulter-IRO sind zum Schutz der kontrakten Schulter-ABD möglicherweise hyperton tendomyotisch geschaltet und können nicht optimal exzentrisch arbeiten.
Weitere mögliche Funktionstests:
- TH5-Wippen: Der Patient zeigt eine Steifigkeit in der mittleren und unteren BWS sowie eine eingeschränkte Schultergürtel-Retroposition.

Therapeutische Maßnahmen zur Behandlung der Schulter-Abduktoren

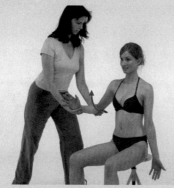

1

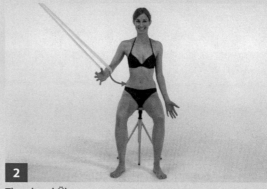

2

AEK

ASTE P: Der Arm befindet sich in Nullstellung der Schulter mit 90° Ellenbogen-FLEX, Nullstellung bzgl. Unterarm-PRON/-SUP und die Hand ist in Funktionsstellung.

ASTE T: Stand neben dem Patienten

G: Die proximale Hand legt sich von medial an den Ellenbogen, die distale Hand umfasst handgelenksnah von palmar den Unterarm des Patienten.

D: Der Patient bewegt aktiv in die Schulter-ADD.
Der Therapeut bewegt den Oberarm gegen den Widerstand des Patienten in der Skapula-Ebene in die Schulter-ABD (max. 90°).

Theraband-Übung

W: Das Theraband wird flächig um den proximalen Unterarm gelegt und beide Bandenden extern an einer Tür/Regal o. Ä. fixiert.

D: Der Patient führt eine Schulter-ADD gegen das Theraband aus, lässt sich dann durch den Zug des Bandes in das Funktionsüberwiegen der Schulter-ABD hineinziehen und bremst die Bewegung ab.

AWM bei AEK/TB: Skapula-ELEV, Schulter-PROTR, Rumpf-LAT-FLEX

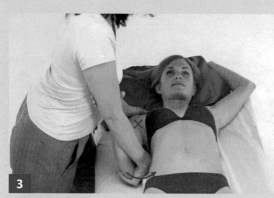

3

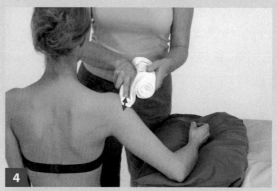

4

Funktionelle Schüttelung

ASTE P: RL, 90° Ellenbogen-FLEX und Nullstellung bzgl. Unterarm-PRON/-SUP

ASTE T: seitlich neben der Bank

G: Die proximale Hand liegt von kranial auf der Schulter des Patienten, um den Schultergürtel zu stabilisieren. Die distale Hand umgreift den Oberarm im Untergriff.

D: Die Impulse werden mit kleinen Bewegungsausschlägen und hoher Frequenz in die Schulter-ADD gegeben. Die Maßnahme wird mit zunehmender Schulter-ADD durchgeführt.

Heiße Rolle

ASTE P: RL oder Sitz. Der Arm wird in ca. 45° ABD gelagert. Der Unterarm ist in Nullstellung bzgl. Unterarm-PRON/-SUP und die Hand ist in Funktionsstellung gelagert.

D: Die Anwendung erfolgt entweder direkt auf den OGE oder in Verbindung mit einer Quermassage im Bereich der betroffenen Muskulatur (auf dem Foto: M. deltoideus).

5.4.5   Horizontale Schulter-Adduktoren (horizontale Schulter-ADD)

Diagnostik der horizontalen Schulter-Adduktoren

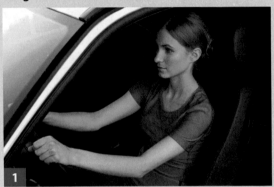

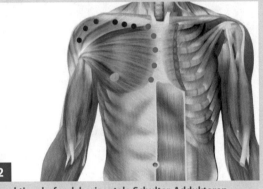

Anamnese und Diagnose
Funktionsüberwiegen: monotone statische oder dynamische Tätigkeiten der horizontalen Schulter-ADD
- Beruf: Taxifahrer, Verkäuferin, Kassiererin
- Sport: Kraftsport, Handball, Volleyball
- Freizeit/Alltag: Handarbeit, Haushalt etc.

Mögliche Diagnosen bei Störfaktoren im Bereich der horizontalen Schulter-ADD: Rückenschmerzen, BWS-Syndrom, Schulterschmerzen, PHS.

Hinweis: Störfaktoren im Bereich der horizontalen Schulter-ADD können Ursache für verschiedene entfernte Schmerzsyndrome des Bewegungssystems sein (Störfaktor entfernt).

Inspektionsbefund: horizontale Schulter-Adduktoren
- M. pectoralis major
- M. coracobrachialis
- M. biceps brachii, Caput breve
- M. deltoideus, Pars clavicularis

Häufige Lokalisation muskulärer Überlastungsödeme (OGE):
- Vorderseite der Schulter ●
- Unterrand der Klavikula ●
- SCG ●
- Sternum ●
- Proc. coracoideus

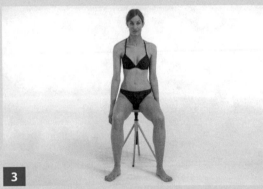

Funktionsbefund: horizontale Adduktion der Schulter
Die horizontale ADD der Schulter geht immer mit einer Skapula-ELEV/-ABD und Protraktion des Schultergürtels einher. Steht die Margo medialis weiter als ca. 5–6 cm von der WS entfernt und liegt eine Vertiefung der Fossa infraclaviculare vor, so resultiert eine horizontale ADD der Schulter.
Hinweis: Der Patient zeigt eine horizontale ADD der Schulter rechts.

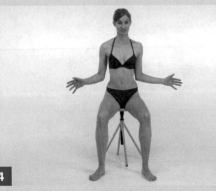

Funktionstest: Schulter-Außenrotation
Bei der aktiven Schulter-ARO zeigt der Patient eine verminderte Außenrotation rechts. Die Schulter-IRO sind zum Schutz der kontrakten horizontalen Schulter-ADD möglicherweise hyperton tendomyotisch geschaltet und können nicht optimal exzentrisch arbeiten.

Weitere mögliche Funktionstests:
- Skapula-Drehung: Der Patient zeigt einen Skapula-Vorlauf rechts.
- TH5-Wippen: Der Patient zeigt eine Steifigkeit in der mittleren und unteren BWS sowie eine eingeschränkte Schultergürtel-Retroposition.

Therapeutische Maßnahmen zur Behandlung der horizontalen Schulter-Adduktoren

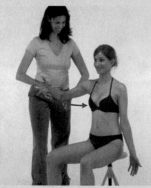

1

AEK
ASTE P: Der Arm ist ca. 80° abduziert, der Ellenbogen ist flektiert und in leichter Supinationsstellung, die Hand ist in Funktionsstellung.
ASTE T: Stand seitlich/hinter dem Patienten
G: Die proximale Hand umfasst den distalen Oberarm, die distale Hand unterstützt den Unterarm handgelenksnah.
D: Der Patient bewegt aktiv ohne Widerstand in die horizontale ABD der Schulter. Der Therapeut bewegt den Unterarm gegen den Widerstand des Patienten bis 45° in die horizontale ADD der Schulter. Die letzte AEK durchläuft den gesamten Bewegungsweg in die horizontale ADD.

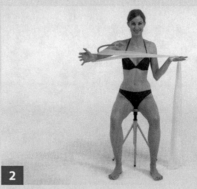

2

Theraband-Übung
W: Das Theraband wird als Schlaufe um den Ellenbogen gelegt und mit der Gegenhand durch die Standard-Handwickelung fixiert.
D: Der Patient führt eine endgradige horizontale ABD der Schulter gegen das Theraband aus, lässt sich dann durch den Zug des Bandes in das Funktionsüberwiegen der horizontalen ADD der Schulter hineinziehen und bremst die Bewegung ab.
AWM bei AEK/TB: Skapula-ELEV, Schulter-PROTR, Rumpf-ROT

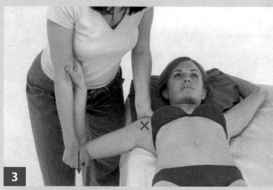

3

Funktionelle Schüttelung
ASTE P: RL, ca. 80° Arm-ABD und Rotationsnullstellung sowie 90° Ellenbogen-FLEX
ASTE T: seitlich neben der Bank, auf Höhe des Kopfes
G: Die proximale Hand liegt von kranial auf der Schulter, um den Schultergürtel zu stabilisieren. Die distale Hand umgreift den Oberarm im Untergriff.
D: Die Impulse werden mit kleinen Bewegungsausschlägen und hoher Frequenz in die horizontale ABD der Schulter gegeben. Die Maßnahme wird mit zunehmender horizontaler ABD der Schulter durchgeführt.

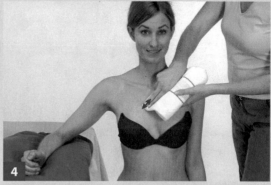

4

Heiße Rolle
ASTE P: Sitz, der Arm wird in ca. 45° ABD gelagert. Der Unterarm befindet sich in Nullstellung bzgl. Unterarm-PRON/-SUP und die Hand ist in Funktionsstellung.
D: Die Anwendung erfolgt entweder direkt auf den OGE oder in Verbindung mit einer Quermassage im Bereich der betroffenen Muskulatur (auf dem Foto: M. pectoralis major).

5.4.6   Schulter-Tiefrotatoren (Schulter-TIEFROT)

Diagnostik der Schulter-Tiefrotatoren

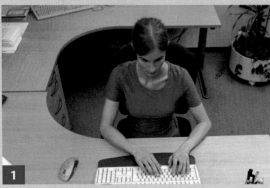

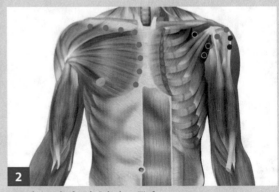

Anamnese und Diagnose
Funktionsüberwiegen: monotone statische oder dynamische Tätigkeiten der Schulter-TIEFROT
- Beruf: Schreibtischtätigkeit, Zahnarzt, Friseur
- Sport: Kanufahren
- Freizeit/Alltag: Handarbeiten, Haushalt etc.

Mögliche Diagnosen bei Störfaktoren im Bereich der Schulter-TIEFROT: Impingement, PHS, Schulterschmerzen
Hinweis: Störfaktoren im Bereich der Schulter-TIEFROT können Ursache für verschiedene entfernte Schmerzsyndrome des Bewegungssystems sein (Störfaktor entfernt).

Inspektionsbefund: Schulter-Tiefrotatoren
- M subscapularis (◧ Abb.)   · M. teres major
- M. pectoralis major (◧ Abb.)   · M. latissimus dorsi
- M. deltoideus, Pars clavicularis (◧ Abb.)
- M. biceps brachii (◧ Abb.)

Häufige Lokalisation muskulärer Überlastungsödeme (OGE):
- unterhalb der Klavikula ●   · Tubercula minus und majus ●
- SCG ●   · Sulcus intertubercularis ●
- Sternum ●   · Margo lateralis der Skapula
- Achselhöhle ●   · dorsaler Beckenkamm
- Proc. coracoideus ○

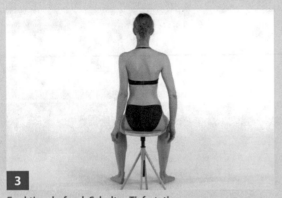

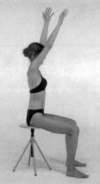

Funktionsbefund: Schulter-Tiefrotation
Die Beurteilung der Schulter-TIEFROT erfolgt wie die Beurteilung der Schulter-Innenrotation (◧ S. 130). Der Patient zeigt zusätzlich eine Abweichung in die Schulter-ABD.
Hinweis: Diese Abweichung ist nicht immer im Funktionsbefund zu ermitteln, da der Patient aufgefordert wurde, die Arme neben dem Körper hängen zu lassen. Es müssen Informationen aus der Anamnese und der habituellen Haltung hinzugezogen werden.
Der Patient zeigt eine Abweichung der Schulter-TIEFROT rechts.

Funktionstest: Arm-Elevation
Bei der aktiven Arm-Elevation zeigt der Patient eine verminderte Elevation rechts. Die Schulter-EXT sind zum Schutz der kontrakten Schulter-TIEFROT möglicherweise hyperton tendomyotisch geschaltet und können nicht optimal exzentrisch arbeiten.
Weitere mögliche Funktionstests:
- Skapula-Drehung: Der Patient zeigt einen Skapula-Vorlauf rechts.
- TH5-Wippen: Der Patient zeigt eine Steifigkeit in der mittleren und unteren BWS sowie eine eingeschränkte Schultergürtel-Retroposition.

Therapeutische Maßnahmen zur Behandlung der Schulter-Tiefrotatoren

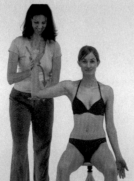

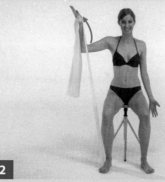

1

AEK
ASTE P: ca. 80° Arm-ABD, 90° Ellenbogen-FLEX, leichte Unterarm-SUP sowie Funktionsstellung der Hand
ASTE T: Stand seitlich hinter dem Patienten
G: Die proximale Hand befindet sich distal am Oberarm und unterstützt diesen, die distale Hand liegt dorsal distal am Unterarm des Patienten.
D: Der Patient bewegt aktiv ohne Widerstand in die Schulter-HOCHROT.
Der Therapeut bewegt den Unterarm gegen den Widerstand des Patienten bis zur Horizontalen in die Schulter-TIEFROT.

2

Theraband-Übung
W: Das Theraband wird standardmäßig um die Hand gewickelt und unter dem gleichseitigen Fuß fixiert.
D: Der Patient führt in ca. 80° Schulter-ABD eine Hochrotation gegen das Theraband aus, lässt sich dann durch den Zug des Bandes in das Funktionsüberwiegen der Tiefrotation hineinziehen und bremst die Bewegung ab.
AWM bei AEK/TB: Skapula-ELEV, Schulter-PROTR, Rumpf-FLEX

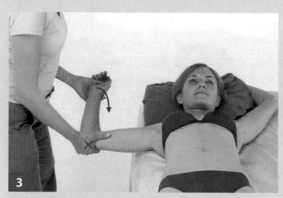

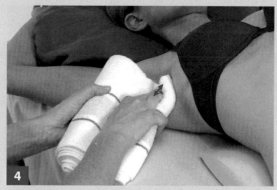

3

Funktionelle Schüttelung
ASTE P: RL (oder Sitz), der Oberarm des Patienten liegt auf der Behandlungsbank auf, die Schulter befindet sich in ca. 80° ABD. Der Ellenbogen ist 90° flektiert und in Nullstellung bzgl. Unterarm-PRON/-SUP.
ASTE T: seitlich neben der Bank, auf Höhe der Schulter
G: Die proximale Hand stabilisiert den Oberarm. Die distale Hand umgreift das Handgelenk des Patienten.
D: Die Impulse werden mit kleinen Bewegungsausschlägen und hoher Frequenz in die Schulter-HOCHROT gegeben. Die Maßnahme wird mit zunehmender Schulter-HOCHROT durchgeführt.

4

Heiße Rolle
ASTE P: RL, der Arm wird in ELEV/ABD/ARO gelagert. Der Unterarm ist in Nullstellung bzgl. Unterarm-PRON/-SUP und die Hand ist in Funktionsstellung gelagert.
Alternative ASTE P: Bauchlage oder Sitz
D: Die heiße Rolle wird zuerst auf den kurzen eingelenkigen Muskeln durchgeführt: M. subscapularis, M deltoideus (Pars clavicularis), M. pectoralis, M. teres major.
Die Anwendung erfolgt entweder direkt auf den OGE oder in Verbindung mit einer Quermassage im Bereich der betroffenen Muskulatur (auf dem Foto: M. subscapularis).

5

5.4.7   Schulter-Extensoren (Schulter-EXT)

Diagnostik der Schulter-Extensoren

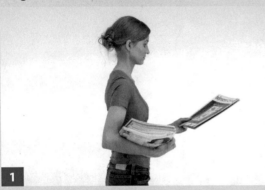

1

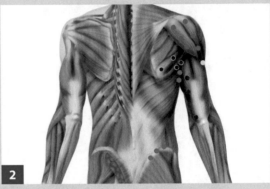

2

Anamnese und Diagnose
Funktionsüberwiegen: monotone statische oder dynamische Tätigkeiten der Schulter-EXT
- Beruf: Postbote, Hebe- und Tragetätigkeiten
- Sport: Joggen, Rudern, Skilanglauf
- Freizeit/Alltag: Gehen an Stützen

Mögliche Diagnosen bei Störfaktoren im Bereich der Schulter-EXT: Impingement, PHS, Schulterschmerzen, Rückenschmerzen
Hinweis: Störfaktoren im Bereich der Schulter-EXT können Ursache für verschiedene entfernte Schmerzsyndrome des Bewegungssystems sein (Störfaktor entfernt).

Inspektionsbefund: Schulter-Extensoren
- M. deltoideus, Pars spinalis
- M. latissimus dorsi
- Mm. teretis major und minor
- M. triceps brachii, Caput longum

Häufige Lokalisation muskulärer Überlastungsödeme (OGE):
- dorsale Schulter ●
- Tuberositas deltoidea
- Margo lateralis der Skapula ●
- dorsale Wand der Achselhöhle ●
- dorsaler Oberarm ●
- dorsaler Beckenkamm ●

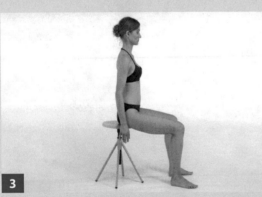

3

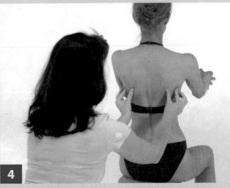

4

Funktionsbefund: Schulter-Extension
Der Therapeut steht in Verlängerung der Spina scapulae. Zur Beurteilung der Schulter-EXT wird die Längsachse des Oberarms betrachtet. Sie sollte im Lot stehen. Weicht die Längsachse nach hinten ab, so resultiert eine Schulter-EXT.
Hat der Patient ein Funktionsüberwiegen der Ellenbogen-FLEX, so können diese den Oberarm aus dem Lot in eine Schulter-EXT schieben.
Hinweis: Es müssen Informationen aus der Anamnese mitberücksichtigt werden.
Der Patient zeigt eine Schulter-EXT rechts.

Funktionstest: Skapula-Drehung
Der Patient zeigt einen Skapula-Vorlauf rechts.
Können die Schulter-EXT nicht optimal exzentrisch arbeiten, so bremsen sie die Armhebung und führen bei der Schulter-Flexion zu einem vorzeitigen Mitlaufen der Skapula.
Weitere mögliche Funktionstests:
- Arm-Elevation: Der Patient zeigt eine eingeschränkte Arm-Elevation rechts.
- Gang: Der Patient zeigt einen verkürzten vorderen Armpendel rechts.
- TH5-Wippen: Der Patient zeigt eine Steifigkeit in der mittleren und unteren BWS sowie eine eingeschränkte Schultergürtel-Retroposition.

Therapeutische Maßnahmen zur Behandlung der Schulter-Extensoren

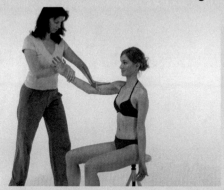

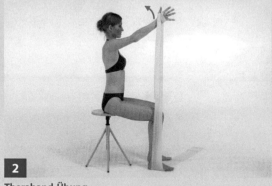

1

AEK
ASTE P: Der Arm befindet sich in Nullstellung der Schulter mit leicht flektiertem Ellenbogen, Nullstellung bzgl. Unterarm-PRON/-SUP und die Hand ist in Funktionsstellung.
ASTE T: Stand neben dem Patienten
G: Die proximale Hand befindet sich ventral am distalen Oberarm, die distale Hand umfasst den Unterarm handgelenksnah.
D: Der Patient bewegt aktiv ohne Widerstand in die Schulter-FLEX. Der Therapeut bewegt den Arm gegen den Widerstand des Patienten in die Schulter-EXT.

2

Theraband-Übung
W: Das Theraband wird standardmäßig um die Hand gewickelt und unter dem gleichseitigen Fuß des Patienten fixiert.
D: Der Patient führt eine Schulter-FLEX gegen das Theraband aus, lässt sich dann durch den Zug des Bandes in das Funktionsüberwiegen der Schulter-EXT hineinziehen und bremst die Bewegung ab.
AWM bei AEK/TB: Skapula-ELEV, Schulter-PROTR, Rumpf-ROT, - FLEX.

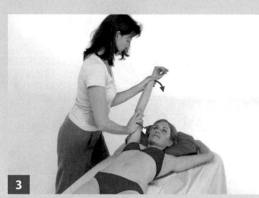

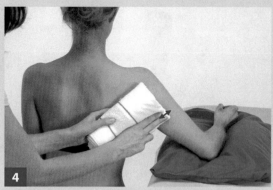

3

Funktionelle Schüttelung
ASTE P: RL, Nullstellung im Schultergelenk, leichte Ellenbogen-FLEX und Nullstellung bzgl. Unterarm-PRON/-SUP
ASTE T: seitlich neben der Bank, auf Höhe der Schulter
G: Die proximale Hand befindet sich dorsal am distalen Oberarm. Die distale Hand umgreift und stabilisiert den Unterarm.
D: Die Impulse werden mit kleinen Bewegungsausschlägen und hoher Frequenz in die Schulter-FLEX gegeben. Die Maßnahme wird mit zunehmender Schulter-FLEX durchgeführt.

4

Heiße Rolle
ASTE P: Sitz, der Arm wird in ca. 45° ABD gelagert. Der Unterarm ist in Nullstellung bzgl. Unterarm-PRON/-SUP und die Hand ist in Funktionsstellung gelagert.
D: Die heiße Rolle wird zuerst auf den kurzen eingelenkigen Muskeln durchgeführt: M. deltoideus (Pars spinalis), M. teres major, M. teres minor.
Die Anwendung erfolgt entweder direkt auf den OGE oder in Verbindung mit einer Quermassage im Bereich der betroffenen Muskulatur (auf dem Foto: M. triceps brachii).

5.5 Persistierende Störfaktoren am Ellenbogen

5.5.1 Ellenbogen-Flexoren (Ellenbogen-FLEX)

Diagnostik der Ellenbogen-Flexoren

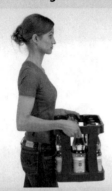

1

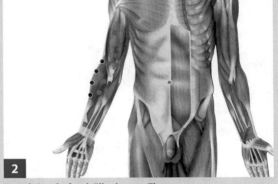

2

Anamnese und Diagnose
Funktionsüberwiegen: monotone statische oder dynamische
Tätigkeiten der Ellenbogen-FLEX
- Beruf: Schreibtischtätigkeit, Heben, Tragen
- Sport: Kraftsport, Rudern
- Freizeit/Alltag: Handarbeit, Haushalt etc.
Mögliche Diagnosen bei Störfaktoren im Bereich der
Ellenbogen-FLEX: Epikondylitis, Schulterschmerzen
Hinweis: Störfaktoren im Bereich der Ellenbogen-FLEX kön-
nen Ursache für verschiedene entfernte Schmerzsyndrome
des Bewegungssystems sein (Störfaktor entfernt).

Inspektionsbefund: Ellenbogen-Flexoren
- M. biceps brachii
- M. brachialis
- M. brachioradialis
- M. extensor carpi radialis longus
- M. pronator teres, Caput longum
Häufige Lokalisation muskulärer Überlastungsödeme (OGE):
- ventraler, distaler Oberarm ●
- Ellenbogenbeuge
- Radialseite des Unterarms ●
- Palmarseite des Unterarms ●

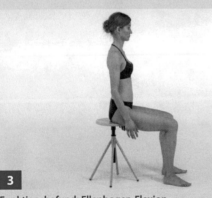

3

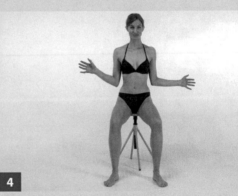

4

Funktionsbefund: Ellenbogen-Flexion
Zur Beurteilung steht der Therapeut seitlich des Patienten. Die
Längsachse des Oberarms stellt den proximalen Zeiger, die
Längsachse des Unterarms den distalen Zeiger dar.
Physiologisch ist der Ellenbogen bei hängendem Arm leicht
flektiert (10–15°). Ist dieser Winkel größer, so resultiert eine
Ellenbogen-FLEX.
Hinweis: Hat der Patient ein Funktionsüberwiegen der
Schulter-EXT, so resultiert reaktiv eine Ellenbogen-FLEX. Daher
sollten Informationen aus der Anamnese mitberücksichtigt
werden.
Der Patient zeigt eine Ellenbogen-FLEX rechts.

Funktionstest: Schulter-Außenrotation
Bei der aktiven Schulter-ARO zeigt der Patient eine verminderte Außenrotation rechts. Die Schulter-IRO sind zum Schutz der
kontrakten Ellenbogen-FLEX möglicherweise hyperton tendomyotisch geschaltet und können nicht optimal exzentrisch
arbeiten.
Weitere mögliche Funktionstests:
- Skapula-Drehung: Der Patient zeigt einen Skapula-Vorlauf
  rechts.
- TH5-Wippen: Der Patient zeigt eine Steifigkeit in der mittleren und unteren BWS sowie eine eingeschränkte Schultergürtel-Retroposition.

Therapeutische Maßnahmen zur Behandlung der Ellenbogen-Flexoren

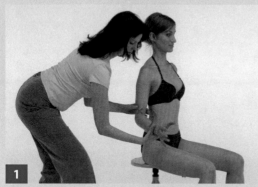

1

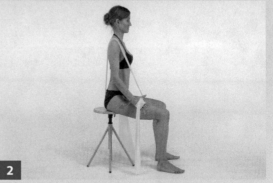

2

AEK
ASTE P: Der Arm befindet sich in Nullstellung der Schulter, Nullstellung bzgl. Unterarm-PRON/-SUP und die Hand ist in Funktionsstellung.
ASTE T: Stand seitlich hinter dem Patienten
G: Die proximale Hand befindet sich dorsal am distalen Oberarm, die distale Hand umfasst von ulnar den distalen Unterarm des Patienten.
D: Der Patient bewegt aktiv ohne Widerstand in die Ellenbogen-EXT. Der Therapeut bewegt den Unterarm gegen den Widerstand des Patienten in die Ellenbogen-FLEX.

Theraband-Übung
W: Das Theraband wird standardmäßig um die Hand gewickelt, über die gleichseitige Schulter gelegt, diagonal über den Rücken gespannt und unter dem gegenüberliegenden Gesäß fixiert.
D: Der Patient führt eine endgradige Ellenbogen-EXT gegen das Theraband aus, lässt sich dann durch den Zug des Bandes in das Funktionsüberwiegen der Ellenbogen-FLEX hineinziehen und bremst die Bewegung ab.
AWM bei AEK/TB: Schulter-EXT, -FLEX

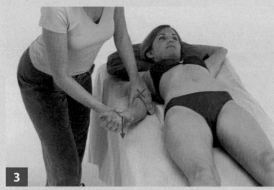

3

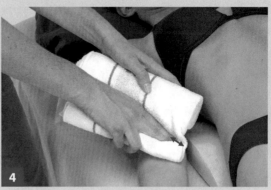

4

Funktionelle Schüttelung
ASTE P: RL (oder Sitz), Nullstellung der Schulter, der Oberarm des Patienten liegt auf der Behandlungsbank auf.
ASTE T: seitlich neben der Bank
G: Die proximale Hand stabilisiert den Oberarm von ventral. Die distale Hand umgreift das Handgelenk des Patienten von dorsal.
D: Die Impulse werden mit kleinen Bewegungsausschlägen und hoher Frequenz in die Ellenbogen-EXT gegeben. Die Maßnahme wird mit zunehmender Ellenbogen-EXT durchgeführt.

Heiße Rolle
ASTE P: RL (oder Sitz), der Oberarm wird gelagert und befindet sich so weit in Außenrotation, dass die heiße Rolle ausgeführt werden kann.
D: Die Anwendung erfolgt entweder direkt auf den OGE oder in Verbindung mit einer Quermassage im Bereich der betroffenen Muskulatur (auf dem Foto: M. biceps brachii).

5.5.2 Unterarm-Pronatoren (Unterarm-PRON)

Diagnostik der Unterarm-Pronatoren

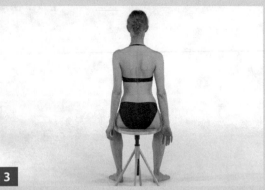

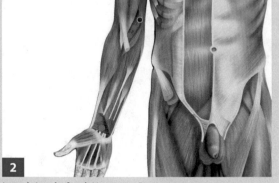

Anamnese und Diagnose
Funktionsüberwiegen: monotone statische oder dynamische Tätigkeiten in Unterarm-PRON
- Beruf: PC-Arbeit, Kassiererin etc.
- Sport: Radfahren, Rudern etc.
- Freizeit/Alltag: Malen, Sticken, Hausarbeit etc.

Mögliche Diagnosen bei Störfaktoren im Bereich der Unterarm-PRON: Epikondylitis, Ellenbogen-, Unterarm-schmerzen
Hinweis: Störfaktoren im Bereich der Unterarm-PRON können Ursache für verschiedene entfernte Schmerzsyndrome des Bewegungssystems sein (Störfaktor entfernt).

Inspektionsbefund: Unterarm-Pronatoren
- M. pronator teres
- M. pronator quadratus

Häufige Lokalisation muskulärer Überlastungsödeme (OGE):
- kaudal/medial des Epicondylus medialis ●
- Volarseite des Unterarms ●
- distales, volares Viertel des Unterarms ●

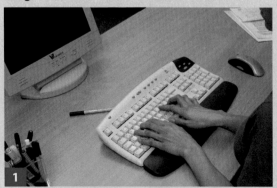

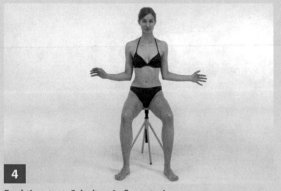

Funktionsbefund: Unterarm-Pronation
Die Flexions-Extensions-Achse des Ellenbogengelenks stellt den proximalen Zeiger zur Beurteilung der Gelenkstellung dar, die Flexions-Extensions-Achse des Handgelenks den distalen Zeiger. Bei Ponations-/Supinations-Nullstellung sollten diese einen 90° Winkel ergeben. Ist dieser Winkel nach innen kleiner, so resultiert eine Unterarm-PRON, ist er größer, eine Unterarm-SUP.
Hinweis: Eine Rumpf-ROT, Schultergürtel-PROTR und Schulter-IRO können eine Unterarm-PRON vortäuschen oder verstärken.
Der Patient zeigt eine Unterarm-PRON rechts.

Funktionstest: Schulter-Außenrotation
Bei der aktiven Schulter-ARO zeigt der Patient eine verminderte Außenrotation rechts. Die Schulter-IRO sind zum Schutz der kontrakten Unterarm-PRON möglicherweise hyperton tendomyotisch geschaltet und können nicht optimal exzentrisch arbeiten.
Weitere mögliche Funktionstests:
- Skapula-Drehung: Der Patient zeigt einen Skapula-Vorlauf rechts.
- TH5-Wippen: Der Patient zeigt eine Steifigkeit in der mittleren und unteren BWS sowie eine eingeschränkte Schultergürtel-Retroposition.

Therapeutische Maßnahmen zur Behandlung der Unterarm-Pronatoren

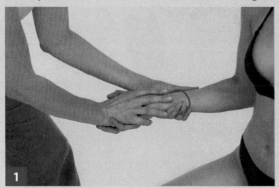

1

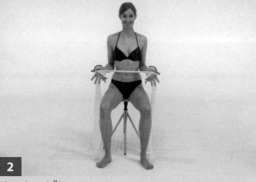

2

AEK
ASTE P: Der Arm befindet sich in Nullstellung der Schulter mit 90° Ellenbogen-FLEX und die Hand ist in Funktionsstellung.
ASTE T: Stand vor dem Patienten
G: Die proximale Hand umgreift von radial-dorsal den distalen Unterarm, die distale Hand greift in die Handfläche und stabilisiert das Handgelenk.
D: Der Patient bewegt aktiv ohne Widerstand endgradig in die Unterarm-SUP.
Der Therapeut bewegt den Unterarm gegen den Widerstand des Patienten in die Unterarm-PRON. Der Widerstand sollte ausschließlich über den Radius erfolgen.

Theraband-Übung
W: Das Theraband wird mit der Standard-Handwickelung fixiert.
D: Der Patient führt eine endgradige Unterarm-SUP gegen das Theraband aus, lässt sich dann durch den Zug des Bandes in das Funktionsüberwiegen der Unterarm-PRON hineinziehen und bremst die Bewegung ab.
Hinweis: Die Übung kann ein- oder beidseitig durchgeführt werden.
AWM bei AEK/TB: Schulter-ABD, -ARO oder -IRO, Ulnarduktion der Hand; Rumpf-LATFLEX bei einseitigem Üben

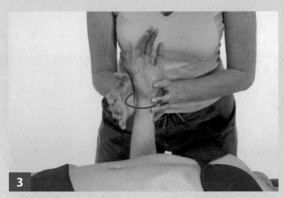

3

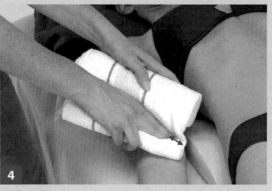

4

Funktionelle Schüttelung
ASTE P: RL (oder Sitz), Nullstellung der Schulter mit 90° Ellenbogen-FLEX, das Handgelenk ist in Funktionsstellung stabilisiert. Der Oberarm des Patienten liegt auf der Behandlungsbank auf.
ASTE T: seitlich neben der Bank
G: Die Handfläche der proximalen Hand befindet sich ulnar/dorsalseitig am Unterarm und Handgelenk. Die distale Hand umgreift den Radius und das Handgelenk von radial/volar.
D: Die Impulse werden mit kleinen Bewegungsausschlägen und hoher Frequenz in die Unterarm-SUP gegeben. Die Maßnahme wird mit zunehmender Unterarm-SUP durchgeführt.

Heiße Rolle
ASTE P: RL (oder Sitz), der Unterarm befindet sich so weit in Supination, dass die heiße Rolle ausgeführt werden kann. Die Hand befindet sich in Funktionsstellung.
D: Die Anwendung erfolgt entweder direkt auf den OGE oder in Verbindung mit einer Quermassage im Bereich der betroffenen Muskulatur (auf dem Foto: M. pronator teres).

5.6 Persistierende Störfaktoren an der Hand

5.6.1 Palmarflexoren der Hand (Palmar-FLEX)

Diagnostik der Palmarflexoren der Hand

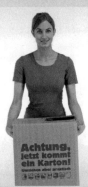

1

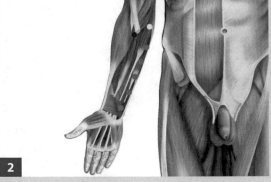

2

Anamnese und Diagnose
Funktionsüberwiegen: monotone statische oder dynamische Tätigkeiten der Palmar-FLEX der Hand
- Beruf: Schreiben bei Linkshändern, Heben
- Sport: Karate, Boxen
- Freizeit/Alltag: Handarbeiten, Klavier-/Geigespielen etc.

Mögliche Diagnosen bei Störfaktoren im Bereich der Palmar-FLEX: Epikondylitis, Ellenbogen-, Unterarmschmerzen
Hinweis: Störfaktoren im Bereich der Palmar-FLEX können Ursache für verschiedene entfernte Schmerzsyndrome des Bewegungssystems sein (Störfaktor entfernt).

Inspektionsbefund: Palmarflexoren
- Mm. flexores carpi radialis und ulnaris
- M. palmaris longus
- M. flexor pollcis longus
- Mm. flexores digitorum profundus und superficialis
- M. abductor pollicis longus

Häufige Lokalisation muskulärer Überlastungsödeme (OGE):
- Volarseite des Unterarms
  - radiale Begrenzung: M. pronator teres ●
  - ulnare Begrenzung: Margo posterior der Ulna ●
  - proximale Begrenzung: Epicondylus medialis ○
  - distale Begrenzung: Handgelenk ●

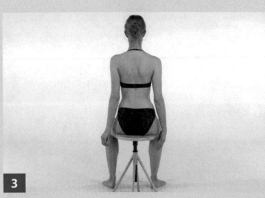

3

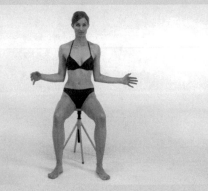

4

Funktionsbefund: Plamar-Flexion
Zur Beurteilung steht der Therapeut hinter dem Patienten. Die Längsachse des Unterarms stellt den proximalen Zeiger, die Metakarpalen der Hand stellen den distalen Zeiger dar. Bei einer physiologischen Funktionsstellung der Hand zeigt der distale Zeiger leicht nach dorsal.
Stehen die Zeiger auf einer Linie oder steht der distale Zeiger nach palmar, so liegt eine Palmar-FLEX der Hand vor.
Hinweis: Der Patient zeigt eine Palmar-FLEX der rechten Hand.

Funktionstest: Schulter-Außenrotation
Bei der aktiven Schulter-ARO zeigt der Patient eine verminderte Außenrotation rechts. Die Schulter-IRO sind zum Schutz der kontrakten Palmar-FLEX möglicherweise hyperton tendomyotisch geschaltet und können nicht optimal exzentrisch arbeiten.
Weitere mögliche Funktionstests:
- Skapula-Drehung: Der Patient zeigt einen Skapula-Vorlauf rechts.
- TH5-Wippen: Der Patient zeigt eine Steifigkeit in der mittleren und unteren BWS sowie eine eingeschränkte Schultergürtel-Retroposition.

5

Therapeutische Maßnahmen zur Behandlung der Palmarflexoren der Hand

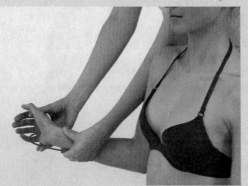

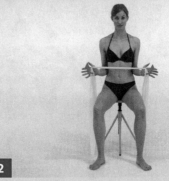

1

AEK
ASTE P: Der Arm befindet sich in Nullstellung der Schulter mit ca. 90° Ellenbogen-FLEX sowie in Nullstellung bzgl. Unterarm-PRON/-SUP.
ASTE T: Stand neben dem Patienten
G: Die proximale Hand stabilisiert mit lumbrikalem Griff von palmar den distalen Unterarm des Patienten, die distale Hand umfasst von dorsal die Mittelhand im lumbrikalen Griff.
D: Der Patient bewegt aktiv ohne Widerstand endgradig in die Dorsal-EXT der Hand. Der Therapeut bewegt die Hand gegen den Widerstand des Patienten in die Palmar-FLEX.

2

Theraband-Übung
W: Das Theraband wird mit der „Standard-Handwickelung" fixiert.
D: Der Patient führt eine endgradige Dorsal-EXT der Hand gegen das Theraband aus, lässt sich dann durch den Zug des Bandes in das Funktionsüberwiegen der Palmar-FLEX hinein-ziehen und bremst die Bewegung ab.
AWM bei AEK/TB: Unterarm-PRON, Schulter-IRO, -ARO, -ABD

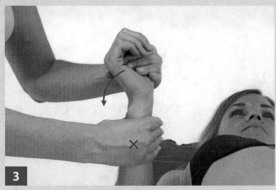

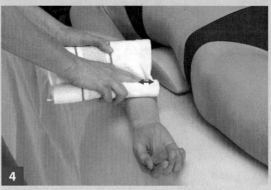

3

Funktionelle Schüttelung
ASTE P: RL (oder Sitz), Nullstellung der Schulter, 90° Ellen-bogen-FLEX, der Oberarm des Patienten liegt auf der Behandlungsbank auf.
ASTE T: seitlich neben der Bank, auf Höhe des Ellenbogens
G: Die proximale Hand stabilisiert den Unterarm. Die distale Hand umgreift die Mittelhand des Patienten von ulnar oder radial.
D: Die Impulse werden mit kleinen Bewegungsausschlägen und hoher Frequenz in die Dorsal-EXT der Hand gegeben. Die Maßnahme wird mit zunehmender Dorsal-EXT der Hand durchgeführt.

4

Heiße Rolle
ASTE P: RL (oder Sitz), der Unterarm befindet sich so weit in Supination, dass die heiße Rolle ausgeführt werden kann. Die Hand befindet sich in Funktionsstellung.
D: Die Anwendung erfolgt entweder direkt auf den OGE oder in Verbindung mit einer Quermassage im Bereich der betrof-fenen Muskulatur (auf dem Foto: Palmar-Flexoren)

5

5.6.2 Ulnarduktoren der Hand

Diagnostik der Ulnarduktoren der Hand

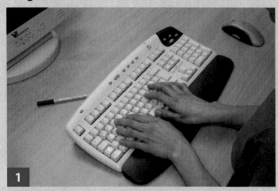

1

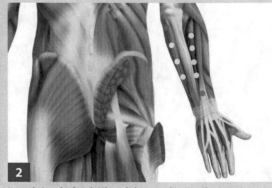

2

Anamnese und Diagnose
Funktionsüberwiegen: monotone statische oder dynamische Tätigkeiten der Ulnarduktoren der Hand
- Beruf: Schreiben auf der Tastatur, bes. Laptop
- Sport: Radfahren
- Freizeit/Alltag: Klavier-/Geigespielen, Bügeln

Mögliche Diagnosen bei Störfaktoren im Bereich der Ulnarduktoren: Schmerzen im Bereich des Handgelenks, Unterarmschmerzen
Hinweis: Störfaktoren im Bereich der Ulnarduktoren können Ursache für verschiedene entfernte Schmerzsyndrome des Bewegungssystems sein (Störfaktor entfernt).

Inspektionsbefund: Ulnarduktoren der Hand
- M. flexor carpi ulnaris
- M. extensor carpi ulnaris
- M. extensor digiti minimi

Häufige Lokalisation muskulärer Überlastungsödeme (OGE):
- Ulnarseite des Unterarms
  - proximale Begrenzung: Epicondylus medialis ●
  - distale Begrenzung: ulnares Handgelenk ●

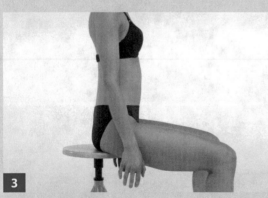

3

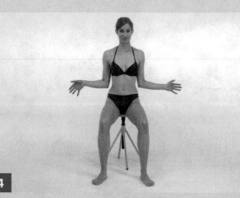

4

Funktionsbefund: Ulnarduktion
Zur Beurteilung steht der Therapeut seitlich des Patienten. Die Längsachse des Unterarms stellt den proximalen Zeiger, die Längsachse der Mittelhand den distalen Zeiger dar.
Bei einer physiologischen Handstellung liegen beide Zeiger auf einer Linie. Ist dieser Winkel nach dorsal kleiner, so liegt eine Ulnarduktion der Hand vor.
Hinweis: Der Patient zeigt eine Ulnarduktion der Hand rechts.

Funktionstest: Schulter-Außenrotation
Bei der aktiven Schulter-ARO zeigt der Patient eine verminderte Außenrotation rechts. Die Schulter-IRO sind zum Schutz der kontrakten Ulnarduktoren möglicherweise hyperton tendomyotisch geschaltet und können nicht optimal exzentrisch arbeiten.
Weitere mögliche Funktionstests:
- Skapula-Drehung: Der Patient zeigt einen Skapula-Vorlauf rechts
- TH5-Wippen: Der Patient zeigt eine Steifigkeit in der mittleren und unteren BWS sowie eine eingeschränkte Schultergürtel-Retroposition.

Therapeutische Maßnahmen zur Behandlung der Ulnarduktoren der Hand

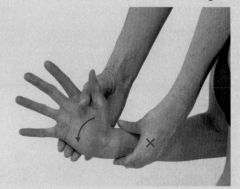

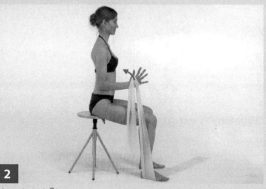

1

AEK
ASTE P: Der Arm befindet sich in Nullstellung der Schulter mit 90° Ellenbogen-FLEX, in Nullstellung bzgl. Unterarm-PRON/-SUP sowie in Funktionsstellung der Hand.
ASTE T: Stand neben dem Patienten
G: Die proximale Hand befindet sich palmar am distalen Unterarm, die distale Hand umfasst die Mittelhand von dorsal.
D: Der Patient bewegt aktiv ohne Widerstand endgradig in die Radialduktion der Hand. Der Therapeut bewegt die Hand gegen den Widerstand des Patienten in die Ulnarduktion.

2

Theraband-Übung
W: Das Theraband wird standardmäßig um die Hand gewickelt und gleichseitig unter der Ferse fixiert.
D: Der Patient führt eine endgradige Radialduktion der Hand gegen das Theraband aus, lässt sich dann durch den Zug des Bandes in das Funktionsüberwiegen der Ulnarduktion der Hand hineinziehen und bremst die Bewegung ab.
AWM bei AEK/TB: Palmar-FLEX der Hand

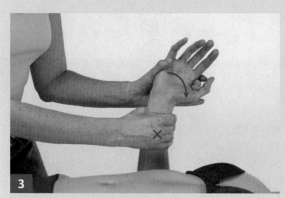

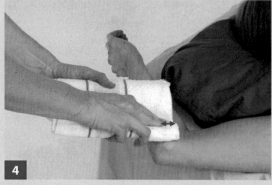

3

Funktionelle Schüttelung
ASTE P: RL (oder Sitz), Nullstellung der Schulter mit 90° Ellenbogen-FLEX. Der Oberarm des Patienten liegt auf der Behandlungsbank auf.
ASTE T: seitlich neben der Bank, auf Höhe des Beckens
G: Die proximale Hand stabilisiert den Unterarm. Die distale Hand umgreift die Mittelhand des Patienten von dorsal.
D: Die Impulse werden mit kleinen Bewegungsausschlägen und hoher Frequenz in die Radialduktion der Hand gegeben. Die Maßnahme wird mit zunehmender Radialduktion der Hand durchgeführt.

4

Heiße Rolle
ASTE P: RL mit eleviertem Arm, der Unterarm wird so weit in Supination auf der Behandlungsbank gelagert, dass die heiße Rolle ausgeführt werden kann. Die Hand befindet sich in Funktionsstellung.
D: Die Anwendung erfolgt entweder direkt auf den OGE oder in Verbindung mit einer Quermassage im Bereich der betroffenen Muskulatur (auf dem Foto: Ulnarduktoren).

5.6.3 Finger-Flexoren D2–D5 (Finger-FLEX)

Diagnostik der Finger-Flexoren D2–D5

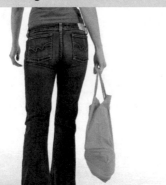

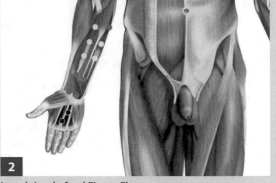

1

Anamnese und Diagnose

Funktionsüberwiegen: monotone statische oder dynamische Tätigkeiten der Finger-FLEX D2–D5
- Beruf: Tragen, Hebe- und Schreibarbeiten
- Sport: Radfahren, Rudern, Tennis etc.
- Freizeit/Alltag: Garten-/Hausarbeit, Stricken

Mögliche Diagnosen bei Störfaktoren im Bereich der Finger-FELX: Karpaltunnelsydrom, Epikondylitis, Ellenbogen-, Unterarmschmerzen

Hinweis: Störfaktoren im Bereich der Finger-FLEX können Ursache für verschiedene entfernte Schmerzsyndrome des Bewegungssystems sein (Störfaktor entfernt).

2

Inspektionsbefund Finger-Flexoren
- Mm. flexores digitorum superficialis und profundus
- Mm. interossei palmares und dorsales
- M. flexor digiti minimi brevis

Häufige Lokalisation muskulärer Überlastungsödeme (OGE):
- Volarseite des Unterarms
  - proximale Begrenzung: Epicondylus medialis ●
  - distale Begrenzung: Handgelenk ●
- zwischen den Metakarpalen (volar bei Finger-EXT sichtbar) ●

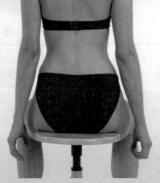

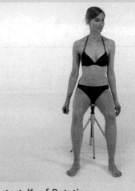

3

Funktionsbefund: Finger-Flexion

In Funktionsstellung der Hand mit leichter Dorsal-EXT des Handgelenks befinden sich die Finger in einer leichten Flexionsstellung.

Wird die Dorsal-EXT der Hand aufgehoben, strecken sich die Finger physiologisch (funktionelle Handöffnung). Sind die Finger bei aufgehobener Dorsal-EXT der Hand nur leicht flektiert oder sind sie bei einer physiologischen Dorsal-EXT zu stark flektiert, so liegt eine Kontraktur der Finger-FLEX vor.

Hinweis: Der Patient zeigt eine verstärkte Finger-FLEX rechts.

4

Funktionstest: Kopf-Rotation

Bei der aktiven Kopf-Rotation zeigt der Patient eine verminderte Rotation nach links. Die Kopf-ROT rechts sind zum Schutz der kontrakten Finger-FLEX über die Daumen-Atlas-Schlinge möglicherweise hyperton tendomyotisch geschaltet und können nicht optimal exzentrisch arbeiten.

Weitere mögliche Funktionstests:
- Arm-Elevation: Der Patient zeigt eine verminderte Arm-Elevation rechts.
- TH5-Wippen: Der Patient zeigt eine Steifigkeit in der mittleren und unteren BWS sowie eine eingeschränkte Schultergürtel-Retroposition.

Therapeutische Maßnahmen zur Behandlung der Finger-Flexoren D2–D5

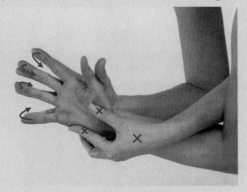

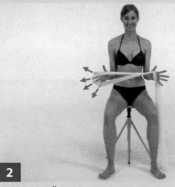

1

AEK

ASTE P: Der Arm befindet sich in Nullstellung der Schulter mit ca. 90° Ellenbogen-FLEX sowie Nullstellung bzgl. Unterarm-PRON/-SUP und leichter Dorsal-EXT.

ASTE T: Stand neben dem Patienten

G: Die proximale Hand stabilisiert im Gabelgriff von palmar das Handgelenk, die Finger der distalen Hand legen sich von dorsal auf die gestreckten und abduzierten Finger D2–D5.

D: Der Patient bewegt aktiv endgradig ohne Widerstand in die Finger-EXT/-ABD.

Der Therapeut bewegt die Finger gegen den Widerstand des Patienten in die Finger-FLEX/-ADD (erst MTP, PIP dann DIP).

2

Theraband-Übung

W: Das Theraband wird flächig über Knöchel und Finger der locker geschlossenen Hand (D2–D5) gelegt, beide Enden werden mit der anderen Hand standardmäßig fixiert.

D: Der Patient führt eine endgradige Finger-EXT/-ABD gegen das Theraband aus, lässt sich dann durch den Zug des Bandes in das Funktionsüberwiegen der Finger-FLEX/-ADD hineinziehen und bremst die Bewegung ab.

AWM bei AEK/TB: Palmar-FLEX der Hand, Schulter-IRO/-ABD.

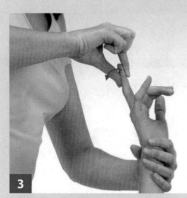

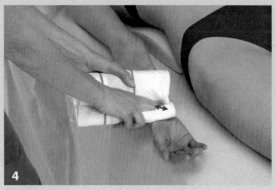

3

Funktionelle Schüttelung

ASTE P: RL (oder Sitz), Nullstellung der Schulter mit 90° Ellenbogen-FLEX. Der Oberarm des Patienten liegt auf der Behandlungsbank auf.

ASTE T: seitlich des Patienten

G: Die Hand des Patienten wird mit einer Hand in Funktionsstellung stabilisiert. Die andere Hand umgreift die Finger an der Mittel-/Endphalanx.

D: Die Impulse werden einzeln an jedem Finger mit kleinen Bewegungsausschlägen und hoher Frequenz in die Finger-EXT gegeben. Die Maßnahme wird mit zunehmender Finger-EXT durchgeführt.

4

Heiße Rolle

ASTE P: RL (oder Sitz), der Unterarm befindet sich so weit in Supination, dass die heiße Rolle ausgeführt werden kann. Die Hand ist in Funktionsstellung gelagert.

D: Die Anwendung erfolgt entweder direkt auf den OGE oder in Verbindung mit einer Quermassage im Bereich der betroffenen Muskulatur (auf dem Foto: Finger-Flexoren).

5

5.6.4   Finger-Adduktoren (Finger-ADD)

Diagnostik der Finger-Adduktoren

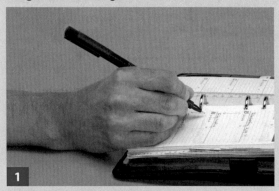

1

Anamnese und Diagnose
Funktionsüberwiegen: monotone statische oder dynamische Tätigkeiten der Finger-ADD
- Beruf: Hebe- und Tragetätigkeiten, Schreiben
- Sport: alle Sportarten mit Greiffunktion
- Freizeit/Alltag: Handarbeiten, Arbeiten in der Werkstatt etc.

Mögliche Diagnosen bei Störfaktoren im Bereich der Finger-ADD: Karpaltunnelsydrom, Hand- und Unterarmschmerzen, Epikondylitis
Hinweis: Störfaktoren im Bereich der Finger-ADD können Ursache für verschiedene entfernte Schmerzsyndrome des Bewegungssystems sein (Störfaktor entfernt).

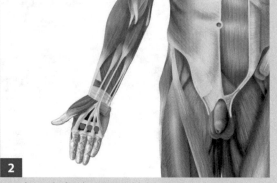

2

Inspektionsbefund: Finger-Adduktoren
- Mm. lumbricales
- Mm. interossei palmares

Häufige Lokalisation muskulärer Überlastungsödeme (OGE):
- volarseitig zwischen den Metakarpalen ●

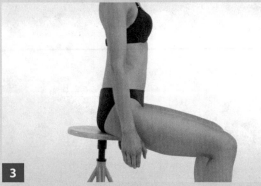

3

Funktionsbefund: Finger-Adduktion
In Funktionsstellung der Hand befinden sich die Finger in leichter Flexion und geringer Abduktion.
Von der Seite betrachtet sollten die Finger sich nicht berühren und in einem Abstand von mehreren Millimetern stehen.
Hinweis: Der Patient zeigt eine Finger-ADD rechts.

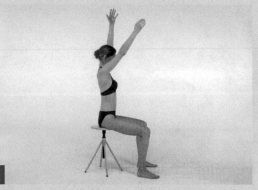

4

Funktionstest: Arm-Elevation
Bei der aktiven Arm-Elevation zeigt der Patient eine verminderte Elevation rechts. Die Schulter-EXT, -IRO, -ADD sind zum Schutz der kontrakten Finger-ADD möglicherweise hyperton tendomyotisch geschaltet und können nicht optimal exzentrisch arbeiten.

Weitere mögliche Funktionstests:
- Skapula-Drehung: Der Patient zeigt einen Skapula-Vorlauf rechts.
- TH5-Wippen: Der Patient zeigt eine Steifigkeit in der mittleren/unteren BWS sowie eine eingeschränkte Schultergürtel-Retroposition.

Therapeutische Maßnahmen zur Behandlung der Finger-Adduktoren

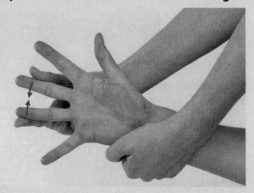

1

AEK
ASTE P: Der Arm befindet sich in Nullstellung der Schulter, mit 90° Ellenbogen-FLEX, Nullstellung bzgl. Unterarm-PRON/-SUP sowie leichter Dorsal-EXT der Hand, die Finger sind extendiert.
ASTE T: Stand neben dem Patienten
G: Die proximale Hand umfasst von ulnar/palmar das Handgelenk, die Finger der distalen Hand legen sich seitlich auf die abduzierten Finger des Patienten.
D: Der Patient bewegt aktiv ohne Widerstand endgradig in die Finger-ABD. Der Therapeut bewegt je zwei Finger gegen den Widerstand des Patienten in die Finger-ADD.

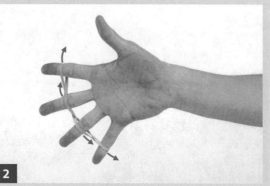

2

Theraband-Übung
W: Ein Haushaltsgummi wird gekreuzt um die Finger D2 bis D5 gelegt.
D: Der Patient führt mit extendierten Fingern eine endgradige Finger-ABD gegen das Gummiband aus, lässt sich dann durch dessen Zug in das Funktionsüberwiegen der Finger-ADD hineinziehen und bremst die Bewegung ab.
AWM bei AEK/TB: Palmar-FLEX

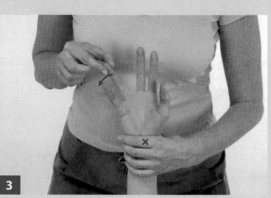

3

Funktionelle Schüttelung
ASTE P: RL (oder Sitz), Nullstellung der Schulter, mit 90° Ellenbogen-FLEX. Der Oberarm des Patienten liegt auf der Behandlungsbank auf.
ASTE T: seitlich des Patienten
G: Die proximale Hand stabilisiert das Handgelenk in Funktionsstellung. Die distale Hand umgreift seitlich einen Finger des Patienten.
D: Die Impulse werden mit kleinen Bewegungsausschlägen und hoher Frequenz in die Finger-ABD gegeben. Die Maßnahme wird mit jedem Finger einzeln durchgeführt.

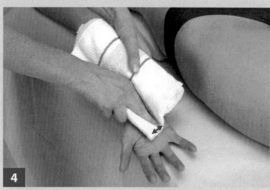

4

Heiße Rolle
ASTE P: RL (oder Sitz), der Unterarm wird auf der Behandlungsbank gelagert. Die Hand befindet sich in Funktionsstellung.
D: Die Anwendung erfolgt von palmar und von dorsal entweder direkt auf den OGE oder in Verbindung mit einer Quermassage im Bereich der betroffenen Muskulatur (auf dem Foto: Mm. interossei palmares und Mm. lumbricales).

5.6.5   Daumen-Opposition (Daumen-OPP)

Diagnostik der Daumen-Opposition

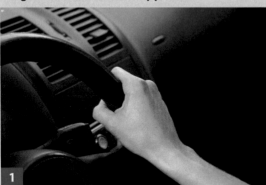

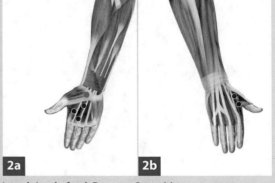

Anamnese und Diagnose
Funktionsüberwiegen: monotone statische oder dynamische
Tätigkeiten der Daumen-OPP
- Beruf: PC-Arbeit mit der Maus, handwerkliche Tätigkeiten
- Sport: alle Sportarten mit Greiffunktion
- Freizeit/Alltag: Stricken, Geige-/Gitarrespielen, Autofahren
**Mögliche Diagnosen bei Störfaktoren im Bereich der
Daumen-OPP:** Handgelenksschmerzen, Unterarmschmerzen,
Epikondylitis
Hinweis: Störfaktoren der Daumen-OPP können Ursache für
entfernte Schmerzsyndrome des Bewegungssystems sein
(Störfaktor entfernt).

Inspektionsbefund: Daumen-Opposition
- M. opponens pollicis
- M. adductor pollicis
- Mm. flexores pollicis longus und brevis
Häufige Lokalisation muskulärer Überlastungsödeme (OGE):
- volarer Thenarballen ●
- volar zwischen den Metakarpalen I–III ●
- dorsal zwischen den Metakarpalen I–II ●

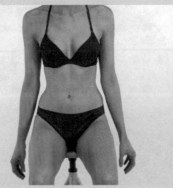

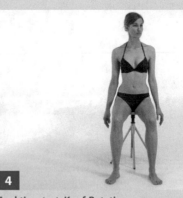

Funktionsbefund: Daumen-Opposition
Bei einer physiologischen Daumenstellung in leichter
Reposition steht der Daumen (von der Seite betrachtet) radial
von D2, so dass eine Lücke zwischen dem Daumen und D2
entsteht. Von vorne betrachtet steht er in palmarer Abduktion, so dass eine ovale Öffnung zu erkennen ist.
Hinweis: Liegt eine Kontraktur der Daumen-OPP vor, so ist
dieser Abstand von der Seite nicht zu erkennen. Von vorne
betrachtet nähert sich der Daumen dem Kleinfinger an, die
ovale Öffnung verschmälert sich.
Der Patient zeigt eine Daumen-OPP rechts.

Funktionstest: Kopf-Rotation
Bei der aktiven Kopf-Rotation zeigt der Patient eine vermin-
derte Rotation nach links. Die Kopf-Rotatoren nach rechts sind
zum Schutz der kontrakten Daumen-OPP über die Daumen-
Atlas-Schlinge möglicherweise hyperton tendomyotisch
geschaltet und können nicht optimal exzentrisch arbeiten.
Weitere mögliche Funktionstests:
- Arm-Elevation: Der Patient zeigt eine verminderte Arm-
  Elevation rechts.
- TH5-Wippen: Der Patient zeigt eine Steifigkeit in der mittle-
  ren und unteren BWS sowie eine eingeschränkte
  Schultergürtel-Retroposition.

Therapeutische Maßnahmen zur Behandlung der Daumen-Opposition

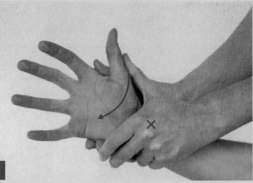

1

AEK
ASTE P: Der Arm befindet sich in Nullstellung der Schulter mit 90° Ellenbogen-Flex, Nullstellung bzgl. Unterarm-PRON/-SUP sowie leichter Dorsal-EXT der Hand.
ASTE T: Stand neben dem Patienten
G: Die distale Hand stabilisiert von ulnar das Handgelenk, der Daumen der proximalen Hand legt sich auf den Daumen und wenn möglich auf das Metakarpale I des Patienten.
D: Der Patient bewegt aktiv endgradig ohne Widerstand in die Daumen-Reposition. Der Therapeut bewegt den Daumen gegen den Widerstand des Patienten in die Daumen-OPP.

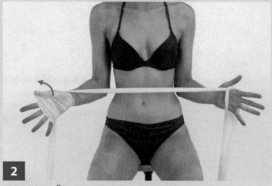

2

Theraband-Übung
W: Das Theraband wird in drei Schritten gewickelt:
    1. Standard-Handwickelung
    2. Der Daumen wird in Opposition eingewickelt.
    3. Wickelung um das Handgelenk
D: Der Patient führt eine endgradige Daumen-Reposition gegen das Theraband aus, lässt sich dann durch den Zug des Bandes in das Funktionsüberwiegen der Daumen-OPP hineinziehen und bremst die Bewegung ab.
AWM bei AEK/TB: Palmar-FLEX, Finger-FLEX, Unterarm-PRON, Schulter-IRO/-ABD

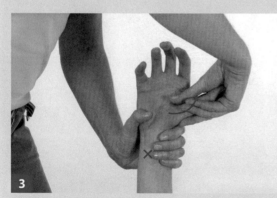

3

Funktionelle Schüttelung
ASTE P: RL (oder Sitz), Nullstellung der Schulter, mit 90° Ellenbogen-FLEX. Der Oberarm des Patienten liegt auf der Behandlungsbank auf.
ASTE T: seitlich des Patienten
G: Die proximale Hand stabilisiert das Handgelenk in Funktionsstellung. Die distale Hand greift proximal den Daumen des Patienten.
D: Die Impulse werden mit kleinen Bewegungsausschlägen und hoher Frequenz in die Daumen-Reposition gegeben. Die Maßnahme wird mit zunehmender Daumen-Reposition durchgeführt.

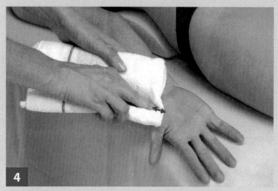

4

Heiße Rolle
ASTE P: RL (oder Sitz), der Unterarm wird in Supination gelagert, die Hand befindet sich in Funktionsstellung.
D: Die Anwendung erfolgt entweder direkt auf den OGE oder in Verbindung mit einer Quermassage im Bereich der betroffenen Muskulatur (auf dem Foto: Daumenballenmuskulatur).

5

5.6.6 Daumen-Kleinfinger-Opposition (Daumen-Kleinfinger-OPP)

Diagnostik der Daumen-Kleinfinger-Opposition

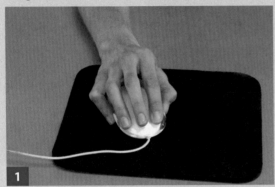

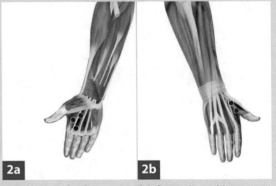

Anamnese und Diagnose
Funktionsüberwiegen: monotone statische oder dynamische Tätigkeiten der Daumen-Keinfinger-OPP
- Beruf: PC-Arbeit mit der Maus, Handwerker
- Sport: Handball, Frisbeespielen
- Freizeit/Alltag: Geigespielen, Handy-Benutzung

Mögliche Diagnosen bei Störfaktoren im Bereich der Daumen-Keinfinger-OPP: Hand-, Unterarmschmerzen, Epikondylitis
Hinweis: Störfaktoren im Bereich der Daumen-Keinfinger-OPP können Ursache für verschiedene entfernte Schmerzsyndrome des Bewegungssystems sein (Störfaktor entfernt).

Inspektionsbefund: Daumen-Kleinfinger-Opposition
- M. opponens pollicis
- M. adductor pollicis
- Mm. flexores pollicis longus und brevis
- Mm. interossei palmares
- M. opponens digiti minimi

Häufige Lokalisation muskulärer Überlastungsödeme (OGE):
- Thenarballen volar ●
- volar zwischen den Metakarpalen I–III ●
- dorsal zwischen den Metakarpalen I–II ●
- Kleinfingerballen ●

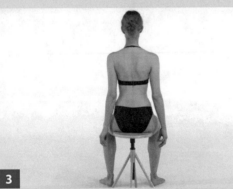

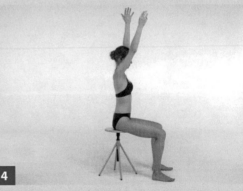

Funktionsbefund: Daumen-Kleinfinger-Opposition
Bei einer physiologischen Daumenstellung in leichter Reposition steht der Daumen, von der Seite betrachtet, radial von D2, so dass eine Lücke zwischen dem Daumen und D2 entsteht. Von vorne betrachtet steht er in palmarer Abduktion, so dass eine ovale Öffnung zu erkennen ist.
Hinweis: Liegt eine Kontraktur der Daumen-OPP vor, so ist dieser Abstand von der Seite nicht zu erkennen.
Der Patient zeigt eine Daumen-OPP rechts. Drehen sich gleichsam Metakarpale V und D5 zur Hohlhand, so steht D5 in Opposition.

Funktionstest: Arm-Elevation
Bei der aktiven Arm-Elevation zeigt der Patient eine verminderte Elevation rechts. Die Schulter-EXT, -IRO sind zum Schutz der kontrakten Daumen-Kleinfinger-OPP möglicherweise hyperton tendomyotisch geschaltet und können nicht optimal exzentrisch arbeiten.
Weitere mögliche Funktionstests:
- Skapula-Drehung: Der Patient zeigt einen Skapula-Vorlauf rechts.
- TH5-Wippen: Der Patient zeigt eine Steifigkeit in der mittleren und unteren BWS sowie eine eingeschränkte Schultergürtel-Retroposition.

Therapeutische Maßnahmen zur Behandlung der Daumen-Kleinfinger-Opposition

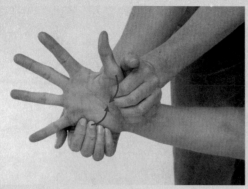

1

AEK
ASTE P: Der Arm befindet sich in Nullstellung der Schulter, mit 90° Ellenbogen-FLEX, in Nullstellung bzgl. Unterarm-PRON/ -SUP sowie in leichter Dorsal-EXT der Hand.
ASTE T: Stand neben dem Patienten
G: Die Hände legen sich von dorsal um die Daumen- und Kleinfingerseite der Hand des Patienten.
D: Der Patient öffnet die Hand und spreizt die Finger. Der Therapeut bewegt Metakarpale I/D1 und Metakarpale V/D5 auf einer Kreisbahn gegen den Widerstand des Patienten zueinander.

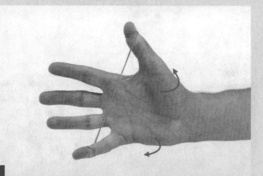

2

Theraband-Übung
W: Ein Haushaltsgummi wird um die Finger D1 und D5 gelegt.
D: Der Patient öffnet die Hand und spreizt die Finger ab, lässt sich durch den Zug des Bandes in das Funktionsüberwiegen der Daumen-Kleinfinger-OPP hineinziehen und bremst die Bewegung ab.
AWM bei AEK/TB: Palmar-FLEX, Finger-FLEX, Unterarm-PRON

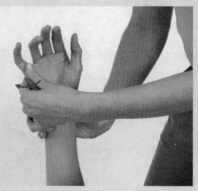

3

Funktionelle Schüttelung
ASTE P: RL (oder Sitz), Nullstellung der Schulter, mit 90° Ellenbogen-FLEX. Der Oberarm des Patienten liegt auf der Behandlungsbank auf.
ASTE T: seitlich des Patienten
G: Die proximale Hand stabilisiert das Handgelenk in Funktionsstellung. Die distale Hand greift proximal den Daumen/Kleinfinger des Patienten.
D: Die Impulse werden mit kleinen Bewegungsausschlägen und hoher Frequenz in die Daumen-Reposition/Kleinfinger-ABD gegeben. Die Maßnahme wird mit zunehmender Daumen-Reposition/Kleinfinger-ABD durchgeführt.

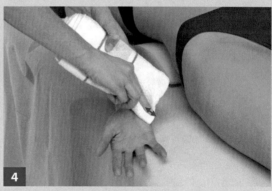

4

Heiße Rolle
ASTE P: RL (oder Sitz), der Unterarm wird in Supination gelagert, die Hand befindet sich in Funktionsstellung.
D: Die Anwendung erfolgt entweder direkt auf den OGE oder in Verbindung mit einer Quermassage im Bereich der betroffenen Muskulatur (auf dem Foto: Kleinfingerballenmuskulatur).

5.7   Persistierende Störfaktoren an der Hüfte

5.7.1   Hüft-Adduktoren/-Innenrotatoren (Hüft-ADD/-IRO)

Diagnostik der Hüft-Adduktoren/-Innenrotatoren

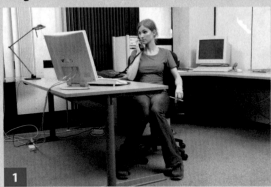

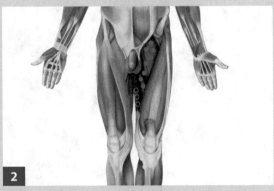

Anamnese und Diagnose
Funktionsüberwiegen: monotone statische oder dynamische
Tätigkeiten der Hüft-ADD/-IRO
- Beruf: sitzende Tätigkeiten mit adduzierten, innenrotierten
  Hüften
- Sport: Joggen, Rudern, Radfahren
- Freizeit/Alltag: habituelles Sitzen auf dem Sofa, Stuhl etc.
**Mögliche Diagnosen bei Störfaktoren im Bereich der Hüft-
ADD/-IRO:** Leisten-, und Hüftschmerzen, Schmerzen am late-
ralen Oberschenkel
Hinweis: Störfaktoren im Bereich der Hüft-ADD/-IRO können
Ursache für entfernte Schmerzsyndrome am Bewegungs-
system sein (Störfaktor entfernt).

Inspektionsbefund: Hüft-Adduktoren/-Innenrotatoren
- M. pectineus
- Mm. adductores longus, brevis und magnus
- M. gracilis
- M. tensor fasciae latae
Häufige Lokalisation muskulärer Überlastungsödeme (OGE):
- Trigonum femorale mediale ●
- medialer Oberschenkel ●
- Pes anserinus superficialis
- lateral der Spina iliaca anterior superior ●

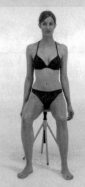

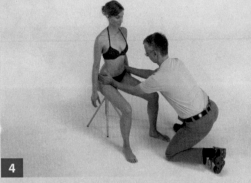

Funktionsbefund: Hüft-Adduktion/-Innenrotation
Zur Beurteilung der Hüft-ADD/-IRO wird die Stellung der
Ober- und Unterschenkellängsachsen betrachtet. Im Sitz sollte
die Hüfte in leichter ABD/ARO (entsprechend dem Grad der
Beckenkippung) und die Unterschenkellängsachse vertikal
stehen.
Sind die Oberschenkel zu stark adduziert und zeigen die
Unterschenkellängsachsen nach schräg unten-außen, so
resultiert eine Hüft-ADD/-IRO.
Hinweis: Der Patient zeigt eine Hüft-ADD/-IRO links.

Funktionstest: Becken-Rotation
Beim Test der Becken-Rotation zeigt der Patient eine eingeschränkte Becken-Rotation rechts. Die Hüft-IRO/-ADD links
sind kontrakt, können nicht optimal exzentrisch arbeiten und
schränken die Becken-Rotation nach rechts ein.
Weitere mögliche Funktionstests:
- TH5-Wippen: Der Patient zeigt eine Steifigkeit in der unteren
  und mittleren LWS sowie eine eingeschränkte Beckenkippung.
- Hüft-Flexionstest: Der Patient zeigt eine eingeschränkte
  Hüft-ABD/-ARO links.

Therapeutische Maßnahmen zur Behandlung der Hüft-Adduktoren/-Innenrotatoren

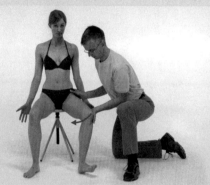

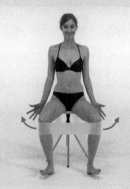

AEK
ASTE P: patientenangepasste AH, der Fuß wird in Dorsal-EXT/PRON gehalten.
ASTE T: Kniestand seitlich des/vor dem Patienten
G: Die eine Hand liegt lateral am distalen Oberschenkel, die andere an der SIAS. Wird die AEK beidseitig durchgeführt, werden beide Hände lateral an den distalen Oberschenkel gelegt.
D: Der Patient bewegt aktiv ohne Widerstand in die Hüft-ABD/-ARO. Der Therapeut bewegt die Oberschenkel des Patienten gegen Widerstand in die Hüft-ADD/-IRO.
Hinweis: Die Maßnahme sollte nur in einem Bewegungs-umfang durchgeführt werden, in dem der Patient die Becken-kippung halten kann.

Theraband-Übung
W: Die Beine werden parallel gestellt. Das Theraband wird unterhalb der Knie flächig vor die Unterschenkel gelegt, um die Unterschenkel nach hinten gezogen, unter den Ober-schenkeln gekreuzt und unter dem Gesäß fixiert.
D: Der Patient führt einseitig oder beidseitig eine Hüft-ABD/-ARO gegen das Theraband aus, lässt sich dann durch den Zug des Bandes in das Funktionsüberwiegen der Hüft-ADD/-IRO hineinziehen und bremst die Bewegung ab.
AWM bei AEK/TB: Beckenaufrichtung, Rumpf-FLEX (bei beid-seitiger AEK/TB), Rumpf-ROT (bei einseitiger AEK/TB)

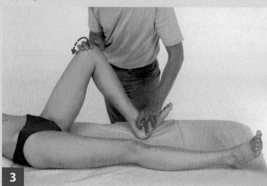

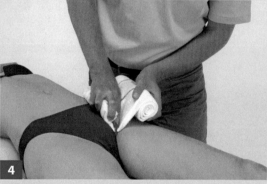

Funktionelle Schüttelung
ASTE P: patientenangepasste Rückenlage, das zu behandeln-de Bein wird angestellt. Der Fuß wird in Dorsal-EXT/PRON gehalten.
ASTE T: seitlich neben der Bank, auf Höhe des Unterschenkels
G: Die proximale Hand befindet sich lateral/ventral am Knie. Die distale Hand umgreift das Sprunggelenk und stabilisiert den Fuß und das Bein.
D: Die Impulse werden mit kleinen Bewegungsausschlägen und hoher Frequenz in die Hüft-ABD/-ARO gegeben. Die Maßnahme wird mit zunehmender Hüft-ABD/-ARO durchge-führt.

Heiße Rolle
ASTE P: patientenangepasste Rückenlage, das zu behandeln-de Bein wird etwas mehr in Hüft-FLEX, -ABD, -ARO gelagert.
D: Die Anwendung erfolgt entweder direkt auf den OGE oder in Verbindung mit einer Quermassage im Bereich der betrof-fenen Muskulatur (auf dem Foto: M. pectineus).

5.7.2   Hüft-Abduktoren/-Außenrotatoren (Hüft-ABD/-ARO)

Diagnostik der Hüft-Abduktoren/-Außenrotatoren

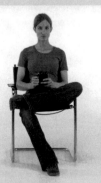

1

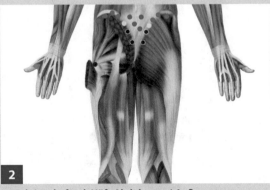

2

Anamnese und Diagnose
Funktionsüberwiegen: monotone statische oder dynamische Tätigkeiten der Hüft-ABD/-ARO
- Beruf: sitzende Tätigkeiten mit abduzierten, außenrotierten Hüften
- Sport: Reiten, Karate, Volleyball etc.
- Freizeit/Alltag: habituelles Sitzen auf dem Sofa, Stuhl etc.
Mögliche Diagnosen bei Störfaktoren im Bereich der Hüft-ABD/-ARO: Leisten- und Hüftschmerzen
Hinweis: Störfaktoren im Bereich der Hüft-ABD/-ARO können Ursache für entfernte Schmerzsyndrome am Bewegungssystem sein (Störfaktor entfernt).

Inspektionsbefund: Hüft-Abduktoren/-Außenrotatoren
- Mm. glutei maximus, medius und minimus (◘ Abb.)
- M. piriformis (◘ Abb.)   - Mm. gemelli (◘ Abb.)
- M. quadratus femoris (◘ Abb.)   - M. iliopsoas
- M. sartorius
- Mm. obturatorii externus und internus (◘ Abb.)
Häufige Lokalisation muskulärer Überlastungsödeme (OGE):
- Crista iliaca ●   - ISG-Bereich ●
- Sakrum ●   - Trochanterspitze ●
- Spina iliaca posterior superior ○
- Spina iliaca anterior superior

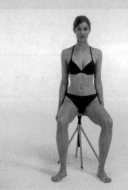

3

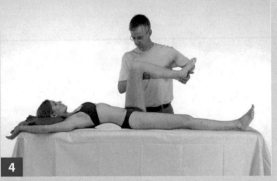

4

Funktionsbefund: Hüft-Abduktion/-Außenrotation
Zur Beurteilung der Hüft-ABD/-ARO wird die Stellung der Ober- und Unterschenkellängsachsen betrachtet. Im Sitz sollte die Hüfte in leichter ABD/ARO (entsprechend dem Grad der Beckenkippung sein) und die Unterschenkellängsachse vertikal stehen.
Sind die Oberschenkel zu stark abduziert und zeigen die Unterschenkel nach schräg unten-innen, so resultiert eine Hüft-ABD/-ARO.
Hinweis: Der Patient zeigt eine Hüft-ABD/-ARO links.

Funktionstest: Hüft-Flexionstest
Beim Hüft-Flexionstest zeigt der Patient eine eingeschränkte Hüft-ADD und -IRO. Die Hüft-ABD/-ARO sind kontrakt, können nicht optimal exzentrisch arbeiten und schränken die Bewegung in die Hüft-ADD/-IRO ein.
Weitere mögliche Funktionstests:
- Becken-Rotation: Der Patient zeigt eine eingeschränkte Becken-Rotation links.
- Gang: Der Patient zeigt eine zu breite Spurbreite.
- TH5-Wippen: Der Patient zeigt eine Steifigkeit in der unteren und mittleren LWS sowie eine eingeschränkte Beckenkippung.

Therapeutische Maßnahmen zur Behandlung der Hüft-Abduktoren/-Außenrotatoren

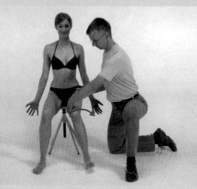

1

AEK
ASTE P: patientenangepasste AH, der Fuß wird in Dorsal-EXT/PRON gehalten.
ASTE T: Kniestand seitlich des/vor dem Patienten
G: Die eine Hand liegt medial am distalen Oberschenkel, die andere an der SIAS. Wird die AEK beidseitig durchgeführt, werden beide Hände medial an den distalen Oberschenkel gelegt.
D: Der Patient bewegt aktiv ohne Widerstand in die Hüft-ADD/-IRO. Der Therapeut bewegt die Oberschenkel des Patienten gegen Widerstand in die Hüft-ABD/-ARO.
Hinweis: Die Maßnahme sollte nur in einem Bewegungsumfang durchgeführt werden, in dem der Patient die Beckenkippung halten kann.

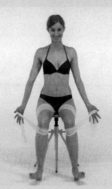

2

Theraband-Übung
W: Der Patient sitzt auf der Mitte des Bandes, so dass sich beide Enden zwischen den Oberschenkeln befinden. Die Enden werden von innen über die Oberschenkel nach außen, dann von hinten-innen um die Unterschenkel nach außen geführt und mit der „Standard-Handwickelung" fixiert.
D: Der Patient führt eine Hüft-ADD/-IRO gegen das Theraband aus, lässt sich dann durch den Zug des Bandes in das Funktionsüberwiegen der Hüft-ABD/-ARO hineinziehen und bremst die Bewegung ab.
AWM bei AEK/TB: Beckenaufrichtung, Rumpf-ROT (bei einseitiger AEK/TB).

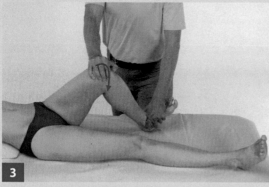

3

Funktionelle Schüttelung
ASTE P: patientenangepasste Rückenlage, das zu behandelnde Bein wird angestellt. Der Fuß wird in Dorsal-EXT/PRON gehalten.
ASTE T: seitlich neben der Bank, auf Höhe des Unterschenkels
G: Die proximale Hand befindet sich lateral/ventral am Knie. Die distale Hand umgreift das Sprunggelenk und stabilisiert den Fuß und das Bein.
D: Die Impulse werden mit kleinen Bewegungsausschlägen und hoher Frequenz in die Hüft-ADD/-IRO gegeben. Die Maßnahme wird mit zunehmender Hüft-ADD/-IRO durchgeführt.

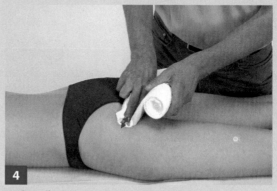

4

Heiße Rolle
ASTE P: patientenangepasste Bauchlage
D: Die Anwendung erfolgt entweder direkt auf den OGE oder in Verbindung mit einer Quermassage im Bereich der betroffenen Muskulatur (auf dem Foto: M. gluteus maximus)

5.7.3 Hüft-Innenrotatoren bei extendierter Hüfte (Hüft-IRO)

Diagnostik der Hüft-Innenrotatoren bei extendierter Hüfte

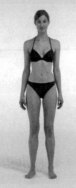

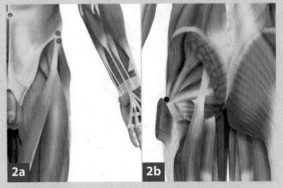

1 **2a** **2b**

Anamnese und Diagnose
Funktionsüberwiegen: monotone statische oder dynamische Tätigkeiten der Hüft-IRO
- Beruf: stehende Tätigkeiten mit habituell innenrotierten Hüften
- Sport: Laufsport, Karate, Kraulschwimmen etc.
- Alltag: habitueller Stand, z. B. in der Küche, Werkstatt
Mögliche Diagnosen bei Störfaktoren im Bereich der Hüft-IRO: Hüftschmerzen, Schmerzen im Bereich des Gesäßes
Hinweis: Störfaktoren im Bereich der Hüft-IRO können Ursache für entfernte Schmerzsyndrome des Bewegungssystems sein (Störfaktor entfernt).

Inspektionsbefund: Hüft-Innenrotatoren
- M. tensor fasciae latae
- Mm. glutei medius (vorderer Anteil) und minimus
Häufige Lokalisation muskulärer Überlastungsödeme (OGE):
- ventrale Crista iliaca ●
- lateral der Spina iliaca anterior superior ●
- Trochanterspitze ●

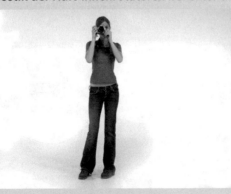

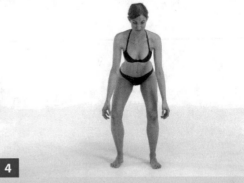

3 **4**

Funktionsbefund: Hüft-Innenrotation
Zur Beurteilung der Hüft-IRO wird die Stellung der Oberschenkel betrachtet. Physiologisch besteht im Hüftgelenk eine, durch die Beckenkippung eingeleitete, leichte Hüft-ABD/-ARO. Die Kniescheiben zeigen dabei leicht nach außen. Zeigen die Kniescheiben im Stand oder Gang nach vorne oder innen, so liegt eine Hüft-IRO bei extendierter Hüfte vor.
Hinweis: Der Patient zeigt eine Hüft-IRO links.

Funktionstest: Bücken
Beim Bücken in AH zeigt der Patient eine eingeschränkte Fähigkeit, sich tief bücken zu können.
Das Bücken erfolgt mit zunehmender Hüft-FLEX, -ABD und -ARO. Sind die Hüft-IRO kontrakt, richten sie mit zunehmender Hüft-FLEX rücklaufend bremsend das Becken auf.
Weitere mögliche Funktionstests:
- Becken-Rotation: Der Patient zeigt eine eingeschränkte Becken-ROT rechts.
- Gang: Der Patient zeigt einen verkürzten Schritt links.
- TH5-Wippen: Der Patient zeigt ein Steifigkeit in der unteren und mittleren LWS sowie eine eingeschränkte Beckenkippung.

Therapeutische Maßnahmen zur Behandlung der Hüft-Innenrotatoren

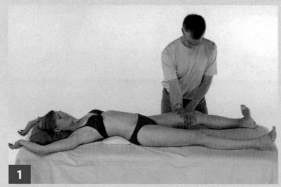

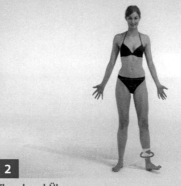

1

AEK
ASTE P: patientenangepasste Rückenlage, die Füße werden in Dorsal-EXT/PRON gezogen.
ASTE T: Der Therapeut steht seitlich der Behandlungsbank.
G: Der Therapeut umfasst flächig mit beiden Händen den distalen Oberschenkel des Patienten.
D: Der Patient bewegt aktiv ohne Widerstand in die Hüft-ARO. Der Therapeut dreht den Oberschenkel des Patienten gegen Widerstand in die Hüft-IRO.
Hinweis: Die Maßnahme kann auch im Stand durchgeführt werden.

2

Theraband-Übung
W: Das Theraband wird mit einem Ende so um den distalen Unterschenkel gewickelt, dass der Zug in die Hüft-IRO geht. Im Stand erfolgt die Fixation unter dem gegenüberliegenden Fuß. In Rückenlage erfolgt die Wickelung um den Oberschenkel und wird mit der anderen Hand durch die „Standard-Handwickelung" fixiert.
D: Der Patient zieht den Fuß in Dorsal-EXT/PRON und führt eine Hüft-ARO gegen das Theraband aus, lässt sich dann durch den Zug des Bandes in das Funktionsüberwiegen der Hüft-IRO hineinziehen und bremst die Bewegung ab.
AWM bei AEK/TB: Becken-EXT, Becken-ROT

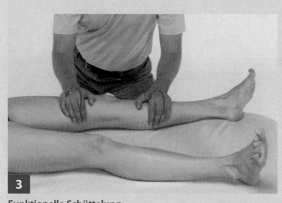

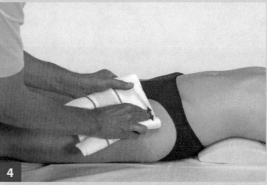

3

Funktionelle Schüttelung
ASTE P: patientenangepasste Rückenlage
ASTE T: seitlich neben der Bank, auf Höhe des Knies
G: Die proximale Hand befindet sich am distalen Oberschenkel, die distale Hand umgreift am Unterschenkel.
D: Das Bein wird über die Behandlungsbank „gerollt". Die Impulse werden mit kleinen Bewegungsausschlägen und hoher Frequenz in die Hüft-ARO gegeben. Die Maßnahme wird mit zunehmender Hüft-ARO durchgeführt.

4

Heiße Rolle
ASTE P: patientenangepasste Rückenlage
D: Die Anwendung erfolgt entweder direkt auf den OGE oder in Verbindung mit einer Quermassage im Bereich der betroffenen Muskulatur (auf dem Foto: M. tensor fasciae latae).

5.7.4 Hüft-Außenrotatoren bei extendierter Hüfte (Hüft-ARO)

Diagnostik der Hüft-Außenrotatoren bei extendierter Hüfte

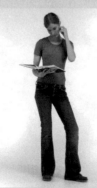

1

Anamnese und Diagnose
Funktionsüberwiegen: monotone statische oder dynamische Tätigkeiten der Hüft-ARO
- Beruf: stehende Tätigkeiten mit habituell außenrotierten Hüften
- Sport: Fußball, Turnen, Ballett, Volleyball
- Alltag: habituelle Haltung z. B. im Haushalt, in der Werkstatt etc.

Mögliche Diagnosen bei Störfaktoren im Bereich der Hüft-ARO: Hüftschmerzen, Schmerzen im Bereich der Leiste
Hinweis: Störfaktoren im Bereich der Hüft-ARO können Ursache für entfernte Schmerzsyndrome des Bewegungssystems sein (Störfaktor entfernt).

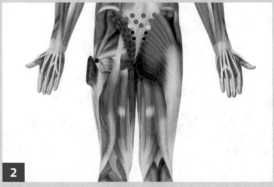

2

Inspektionsbefund: Hüft-Außenrotatoren
- Mm. glutei maximus und medius (dorsale Fasern, ◘ Abb.)
- M. piriformis (◘ Abb.) · M. quadratus femoris (◘ Abb.)
- Mm. obturatorii externus und internus (◘ Abb.)
- M. sartorius · Mm. gemelli (◘ Abb.)

Häufige Lokalisation muskulärer Überlastungsödeme (OGE):
- Crista iliaca ● · Trochanter major ●
- Sakrum ● · Spina iliaca anterior superior
- Spina iliaca posterior superior
- ISG-Bereich ●

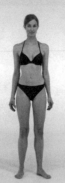

3

Funktionsbefund: Hüft-Außenrotation
Zur Beurteilung der Hüft-ARO wird die Stellung der Beine betrachtet. Im Stand stehen die Hüftgelenke, bedingt durch eine von proximal eingeleitete Beckenkippung, in einer physiologischen leichten ABD/ARO. Die Kniescheiben zeigen dabei leicht nach außen.
Zeigen die Kniescheiben im Stand oder Gang deutlich nach außen, so liegt eine Hüft-ARO vor.
Hinweis: Der Patient zeigt eine Hüft-ARO links.

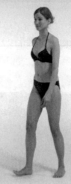

4

Funktionstest: Gang
Im Gang zeigt der Patient einen verkürzten Schritt rechts. Da beim Schritt rechts eine Hüft-IRO links erforderlich ist, können kontrakte Hüft-ARO links den Schritt rechts verkleinern.
Weitere mögliche Funktionstests:
- Becken-Rotation: Der Patient zeigt eine eingeschränkte Becken-ROT links.
- TH5-Wippen: Der Patient zeigt eine Steifigkeit in der unteren und mittleren LWS sowie eine eingeschränkte Beckenkippung.

Therapeutische Maßnahmen zur Behandlung der Hüft-Außenrotatoren

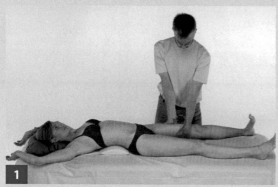

1

AEK

ASTE P: patientenangepasste Rückenlage, die Füße werden in Dorsal-EXT/PRON gezogen.

ASTE T: Der Therapeut steht seitlich der Behandlungsbank.

G: Der Therapeut umfasst flächig mit beiden Händen den distalen Oberschenkel des Patienten.

D: Der Patient bewegt aktiv ohne Widerstand in die Hüft-IRO. Der Therapeut dreht den Oberschenkel gegen Widerstand des Patienten in die Hüft-ARO.

Hinweis: Die Maßnahme kann auch im Stand durchgeführt werden.

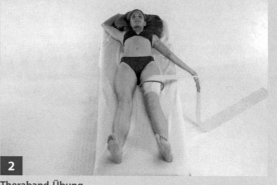

2

Theraband-Übung

W: Das Theraband wird mit einem Ende so um den Oberschenkel gewickelt, dass der Zug in die Hüft-ARO geht und wird mit der „Standard-Handwickelung" fixiert.

Hinweis: Im Stand erfolgt die Wickelung um den distalen Unterschenkel mit externer Fixation (z. B. an einer Sprossenwand).

D: Der Patient zieht den Fuß in Dorsal-EXT/PRON und führt eine Hüft-IRO gegen das Theraband aus, lässt sich dann durch den Zug des Bandes in das Funktionsüberwiegen der Hüft-ARO hineinziehen und bremst die Bewegung ab.

AWM bei AEK/TB: Becken-EXT, Becken-ROT

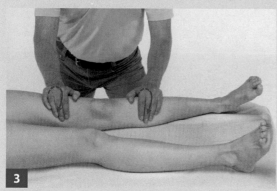

3

Funktionelle Schüttelung

ASTE P: patientenangepasste Rückenlage

ASTE T: seitlich neben der Bank, auf Höhe des Knies

G: Die proximale Hand befindet sich am distalen Oberschenkel, die distale Hand umgreift den Unterschenkel.

D: Das Bein wird über die Behandlungsbank „gerollt". Die Impulse werden mit kleinen Bewegungsausschlägen und hoher Frequenz in die Hüft-IRO gegeben. Die Maßnahme wird mit zunehmender Hüft-IRO durchgeführt.

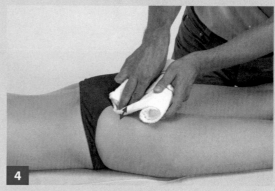

4

Heiße Rolle

ASTE P: patientenangepasste Bauchlage

D: Die Anwendung erfolgt entweder direkt auf den OGE oder in Verbindung mit einer Quermassage im Bereich der betroffenen Muskulatur (auf dem Foto: M. piriformis).

5.7.5 Hüft-Abduktoren bei extendierter Hüfte (Hüft-ABD)

Diagnostik der Hüft-Abduktoren bei extendierter Hüfte

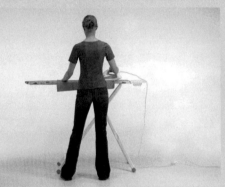

1

Anamnese und Diagnose
Funktionsüberwiegen: monotone statische oder dynamische Tätigkeiten der Hüft-ABD
- Beruf: Bauarbeiter (Heben/Tragen)
- Sport: Inlineskaten, Karate, Volleyball
- Freizeit/Alltag: habituelle Haltung im Stand, z. B. bei Arbeiten im Garten, Haushalt, in der Werkstatt, etc.
Mögliche Diagnosen bei Störfaktoren im Bereich der Hüft-ABD: Hüftschmerzen, Schmerzen im Bereich der Leiste
Hinweis: Störfaktoren im Bereich der Hüft-ABD können Ursache für entfernte Schmerzsyndrome des Bewegungssystems sein (Störfaktor entfernt).

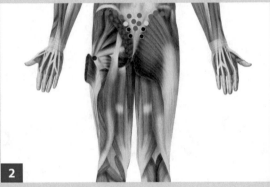

2

Inspektionsbefund: Hüft-Abduktoren
- Mm. glutei maximus, medius und minimus (◧ Abb.)
- M. piriformis (◧ Abb.)
- M. sartorius
- M. tensor fasciae latae (◧ Abb.)
Häufige Lokalisation muskulärer Überlastungsödeme (OGE):
- Crista iliaca ●
- Sakrum ●
- Spina iliaca posterior superior ○
- ISG-Bereich ●
- Trochanter major ●
- Spina iliaca anterior superior

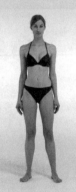

3

Funktionsbefund: Hüft-Abduktion
Zur Beurteilung der Hüft-ABD wird die Stellung der Beinachsen und die Spurbreite betrachtet. Physiologisch sollten im Stand die Beine in einer leichten Hüft-ABD/-ARO (entsprechend dem Grad der Beckenkippung) stehen, so dass die Fersen hüft- bis beckenbreit auseinander stehen. Ist die Spurbreite vergrößert, oder lässt der Patient bei physiologischer Spurbreite die gleiche Beckenseite sinken (Hüft-ABD von proximal), so resultiert eine Hüft-ABD.
Hinweis: Der Patient zeigt eine Hüft-ABD links.

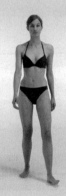

4

Funktionstest: Gang
Im Gang zeigt der Patient eine für das Gangtempo inadäquate, zu große Spurbreite.
Weitere mögliche Funktionstests:
- Hüft-Flexionstest: Der Patient zeigt eine eingeschränkte Hüft-ADD links.
- Becken-Rotation: Der Patient zeigt eine eingeschränkte Becken-ROT links.
- TH5-Wippen: Der Patient zeigt eine Steifigkeit in der unteren und mittleren LWS sowie eine eingeschränkte Beckenkippung.

Therapeutische Maßnahmen zur Behandlung der Hüft-Abduktoren

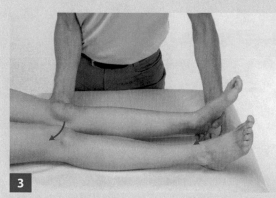

1

AEK
ASTE P: patientenangepasste Rückenlage, die Füße werden in Dorsal-EXT/PRON gezogen.
ASTE T: Der Therapeut steht seitlich der Behandlungsbank.
G: Der Therapeut legt seine proximale Hand flächig von medial an den distalen Oberschenkel des Patienten. Die distale Hand unterstützt den Unterschenkel distal oder umfasst bei Knieschmerzen den Unterschenkel im „Wiegegriff".
D: Der Patient bewegt aktiv ohne Widerstand in die Hüft-ADD. Der Therapeut zieht das Bein gegen Widerstand des Patienten in die Hüft-ABD.

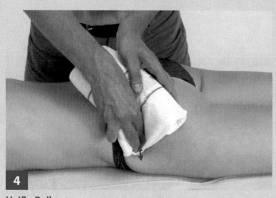

2

Theraband-Übung
W: Das Theraband wird mit einer Schlaufe um den distalen Unterschenkel gelegt. Die beiden Bandenden werden extern lateral an einem Regal/einer Sprossenwand o. Ä. fixiert.
D: Der Patient zieht den Fuß in Dorsal-EXT/PRON und führt eine Hüft-ADD gegen das Theraband aus, lässt sich dann durch den Zug des Bandes in das Funktionsüberwiegen der Hüft-ABD hineinziehen und bremst die Bewegung ab.
Hinweis: Diese Theraband-Übung kann im Stand oder in Rückenlage durchgeführt werden.
AWM bei AEK/TB: LWS-LATFLEX, Becken-ROT

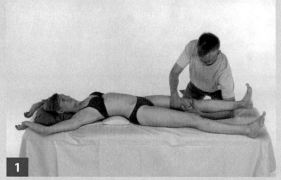

3

Funktionelle Schüttelung
ASTE P: patientenangepasste Rückenlage, der Fuß wird in Dorsal-EXT/PRON stabilisiert.
ASTE T: seitlich neben der Bank, auf Höhe des Unterschenkels
G: Die proximale Hand befindet sich von dorsal am distalen Oberschenkel, die distale Hand unterstützt von dorsal den Fuß oder umfasst bei Knieschmerzen den Unterschenkel im „Wiegegriff".
D: Das Bein wird parallel zur Behandlungsbank bewegt. Die Impulse werden mit kleinen Bewegungsausschlägen und hoher Frequenz in die Hüft-ADD gegeben. Die Maßnahme wird mit zunehmender Hüft-ADD durchgeführt.

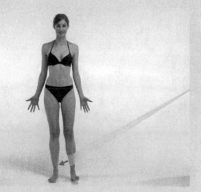

4

Heiße Rolle
ASTE P: patientenangepasste Bauchlage
D: Die Anwendung erfolgt entweder direkt auf den OGE oder in Verbindung mit einer Quermassage im Bereich der betroffenen Muskulatur (auf dem Foto: M. gluteus medius).

5

5.7.6 Hüft-Adduktoren bei extendierter Hüfte (Hüft-ADD)

Diagnostik der Hüft-Adduktoren bei extendierter Hüfte

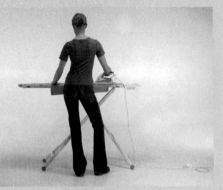

1

Anamnese und Diagnose
Funktionsüberwiegen: monotone statische oder dynamische
Tätigkeiten der Hüft-ADD
- Beruf: stehende Tätigkeiten mit adduzierten Beinen oder
  abgesunkenem Becken
- Sport: Joggen, Kraulschwimmen etc.
- Alltag: habituelle Haltung im Stand, z. B. bei Arbeiten in der
  Werkstatt, im Haushalt etc.
**Mögliche Diagnosen bei Störfaktoren im Bereich der Hüft-
ADD:** Hüftschmerzen, Schmerzen seitlich am Oberschenkel
Hinweis: Störfaktoren im Bereich der Hüft-ADD können
Ursache für entfernte Schmerzsyndrome des Bewegungs-
systems sein (Störfaktor entfernt).

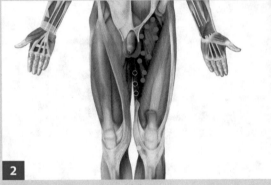

2

Inspektionsbefund: Hüft-Adduktoren
- M. pectineus
- M. adductor longus
- M. gracilis
- M. adductor brevis
- M. adductor magnus
Häufige Lokalisation muskulärer Überlastungsödeme (OGE):
- Trigonum femorale mediale ●
- medialer Oberschenkel ●
- Pes anserinus superficialis

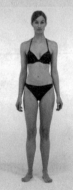

3

Funktionsbefund: Hüft-Adduktion
Zur Beurteilung der Hüft-ADD wird die Stellung der Beinachsen und die Spurbreite betrachtet. Physiologisch sollten
im Stand die Hüften in einer leichten ABD/ARO (entsprechend
dem Grad der Beckenkippung) stehen, so dass die Fersen
hüft- bis beckenbreit auseinander stehen.
Ist die Spurbreite verkleinert, oder lässt der Patient bei physiologischer Spurbreite die gegenüberliegende Beckenseite
sinken (Hüft-ADD von proximal), so resultiert eine Hüft-ADD.
Der Patient zeigt eine Hüft-ADD links.

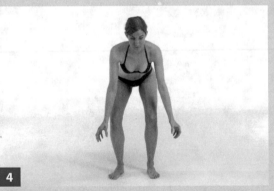

4

Funktionstest: Bücken
Beim Bücken in AH zeigt der Patient eine eingeschränkte
Fähigkeit, sich tief zu bücken. Das Bücken erfolgt mit zunehmender Hüft-FLEX, -ABD und -ARO. Sind die Hüft-IRO kontrakt, richten sie mit zunehmender Hüft-FLEX rücklaufend
bremsend das Becken auf.
Weitere mögliche Funktionstests:
- Gang: Der Patient zeigt ein Trendelenburg-Zeichen links
  aufgrund hypoton tendomyotisch geschalteter Hüft-ABD.
- TH5-Wippen: Der Patient zeigt eine Steifigkeit in der mittleren und unteren LWS sowie eine eingeschränkte Beckenkippung.

Therapeutische Maßnahmen zur Behandlung der Hüft-Adduktoren

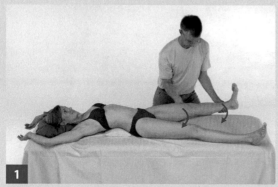

1

AEK
ASTE P: patientenangepasste Rückenlage, die Füße werden in Dorsal-EXT/PRON gezogen.
ASTE T: Der Therapeut steht seitlich der Behandlungsbank.
G: Der Therapeut legt seine proximale Hand flächig von lateral an den distalen Oberschenkel des Patienten. Die distale Hand unterstützt den Unterschenkel oder umfasst bei Knieschmerzen den Unterschenkel im Wiegegriff.
D: Der Patient bewegt aktiv ohne Widerstand in die Hüft-ABD. Der Therapeut drückt das Bein gegen den Widerstand des Patienten in die Hüft-ADD.

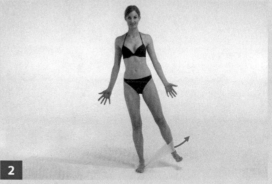

2

Theraband-Übung
W: Das Theraband wird als Schlaufe um den distalen Unterschenkel gelegt und unter dem anderen Fuß (Ferse) fixiert.
D: Der Patient zieht den Fuß in Dorsal-EXT/PRON und führt eine Hüft-ABD gegen das Theraband aus, lässt sich dann durch den Zug des Bandes in das Funktionsüberwiegen der Hüft-ADD hineinziehen und bremst die Bewegung ab.
Hinweis: Diese Theraband-Übung kann in Rückenlage oder im Stand durchgeführt werden.
AWM bei AEK/TB: LWS-LATFLEX, Rumpf-LATFLEX, Becken-ROT

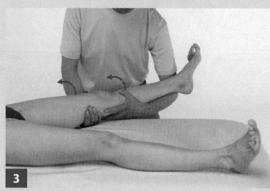

3

Funktionelle Schüttelung
ASTE P: patientenangepasste Rückenlage, der Fuß wird in Dorsal-EXT/PRON stabilisiert.
ASTE T: seitlich neben der Bank, auf Höhe des Unterschenkels
G: Die proximale Hand befindet sich von dorsal am distalen Oberschenkel, die distale Hand unterstützt den Fuß oder umfasst bei Knieschmerzen den Unterschenkel im Wiegegriff.
D: Das Bein wird parallel zur Behandlungsbank bewegt. Die Impulse werden mit kleinen Bewegungsausschlägen und hoher Frequenz in die Hüft-ABD gegeben. Die Maßnahme wird mit zunehmender Hüft-ABD durchgeführt.

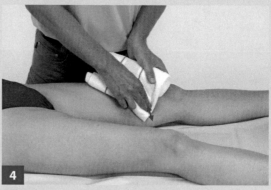

4

Heiße Rolle
ASTE P: patientenangepasste Rückenlage
D: Die Anwendung erfolgt entweder direkt auf den OGE oder in Verbindung mit einer Quermassage im Bereich der betroffenen Muskulatur (auf dem Foto: M. adductor magnus).

5.7.7 Hüft-Flexoren (Hüft-FLEX)

Diagnostik der Hüft-Flexoren

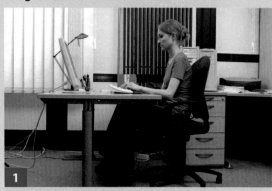

1

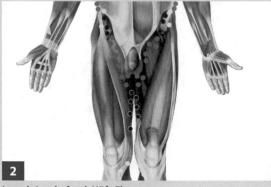

2

Anamnese und Diagnose
Funktionsüberwiegen: monotone statische oder dynamische Tätigkeiten der Hüft-FLEX
- Beruf: Kraftfahrer, Taxifahrer, sitzende Berufe
- Sport: Radsport, Rudern etc.
- Freizeit/Alltag: Sitzen am PC/vor dem TV, Schlafposition etc.
Mögliche Diagnosen bei Störfaktoren im Bereich der Hüft-FLEX: Hüft-, Leisten- und Rückenschmerzen
Hinweis: Störfaktoren im Bereich der Hüft-FLEX können Ursache für verschiedene entfernte Schmerzsyndrome des Bewegungssystems sein (Störfaktor entfernt).

Inspektionsbefund: Hüft-Flexoren
- M. iliopsoas (◻ Abb.)   - M. rectus femoris (◻ Abb.)
- M. sartorius (◻ Abb.)   - M. tensor fasciae latae (◻ Abb.)
- M. glutei medius (ventrale Fasern) und minimus
- alle Adduktoren bei extendierter Hüfte außer M. adductor magnus (◻ Abb.)
Häufige Lokalisation muskulärer Überlastungsödeme (OGE):
- Crista iliaca (ventral/lateral) ●
- Spina iliaca anterior superior und inferior
- unterhalb des Leistenbandes ●
- Trigonum femorale mediale ●
- medialer Oberschenkel ●
- Pes anserinus superficialis ○

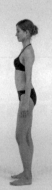

3

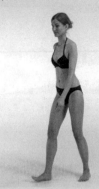

4

Hüft-Flexion
Zur Beurteilung der Hüft-FLEX wird die Stellung des Beckens und der Oberschenkellängsachse im Stand betrachtet. Physiologisch sollte im Stand mit gekipptem Becken eine leichte Hüft-FLEX (vom proximalen Hebel) vorhanden sein. Weiterlaufend ergibt sich nach kranial eine thorakolumbale Lordose. Zeigt der Patient im Stand eine Verschiebung des Beckens nach dorsal (Becken-FLEX) oder zeigt die Oberschenkellängsachse nach unten-vorne, ist die Hüfte zu stark flektiert.
Hinweis: Der Patient zeigt eine verstärkte Hüft-FLEX links.

Funktionstest: Gang
Im Gang zeigt der Patient einen verkürzten Schritt rechts, da die Hüft-FLEX links nicht optimal exzentrisch arbeiten können.
Weitere mögliche Funktionstests:
- Hüft-Flexionstest: Der Patient zeigt eine Einschränkung in die Hüft-EXT.

Therapeutische Maßnahmen zur Behandlung der Hüft-Flexoren

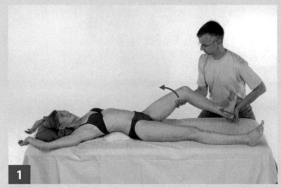

1

AEK
ASTE P: patientenangepasste Rückenlage, die Füße werden in Dorsal-EXT/PRON gezogen.
ASTE T: Der Therapeut steht seitlich der Behandlungsbank.
G: Der Therapeut legt seine proximale Hand flächig von dorsal unter den distalen Oberschenkel des Patienten. Die distale Hand umgreift die Ferse von kaudal.
D: Der Patient bewegt aktiv in die Hüft-EXT (bei endgradig eingeschränkter Hüft-EXT im Überhang). Der Therapeut drückt das Bein gegen den Widerstand des Patienten in die Hüft-FLEX.

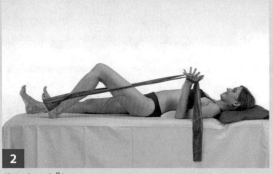

2

Theraband-Übung
W: Das Theraband (evtl. ein stärkeres Band!) wird unter die Fußsohle gelegt, über dem Fußrücken gekreuzt und mit gebeugter Hüfte und gebeugtem Knie standardmäßig um beide Hände gewickelt.
D: Der Patient stabilisiert die Arme in Schulter-ARO und Ellenbogen-FLEX. Der Fuß wird in Dorsal-EXT/PRON gezogen. Der Patient führt eine Hüft-EXT und Knie-EXT (Ferse bleibt auf der Bank) gegen das Theraband aus, lässt sich dann durch den Zug des Bandes in das Funktionsüberwiegen der Hüft-FLEX hineinziehen und bremst die Bewegung ab.
AWM bei AEK/TB: Beckenaufrichtung, Becken-ROT

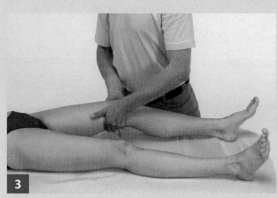

3

Funktionelle Schüttelung
ASTE P: patientenangepasste Rückenlage, das Knie ist evtl. aufgrund der kontrakten Hüft-FLEX unterlagert.
ASTE T: seitlich neben der Bank, auf Höhe des Unterschenkels
G: Die Hände befinden sich von lateral bzw. medial am distalen Oberschenkel.
D: Die Impulse werden mit kleinen Bewegungsausschlägen und hoher Frequenz in die Hüft-EXT gegeben. Die Maßnahme wird mit zunehmender Hüft-EXT durchgeführt. Ist die Hüft-EXT endgradig eingeschränkt, wird die Maßnahme im Überhang durchgeführt. Eine Hand liegt dabei unter dem dorsalen Oberschenkel, die andere stabilisiert den Fuß.

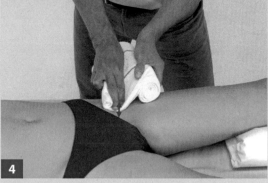

4

Heiße Rolle
ASTE P: patientenangepasste Rückenlage
D: Die Anwendung erfolgt entweder direkt auf den OGE oder in Verbindung mit einer Quermassage im Bereich der betroffenen Muskulatur (auf dem Foto: M. rectus femoris).

5.8   Persistierende Störfaktoren am Knie

5.8.1   Knie-Flexoren (Knie-FLEX)

Diagnostik der Knie-Flexoren

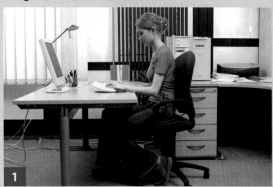

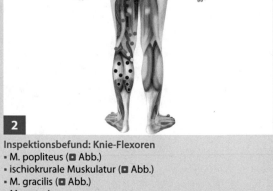

Anamnese und Diagnose
Funktionsüberwiegen: monotone statische oder dynamische Tätigkeiten der Knie-FLEX
- Beruf: Fliesenleger, Gärtner, sitzende Berufe
- Sport: Radsport, Rudern, Schach etc.
- Freizeit/Alltag: Sitzen am PC/vor dem TV, Schlafposition etc.

Mögliche Diagnosen bei Störfaktoren im Bereich der Knie-FLEX: Chondropathia patellae, Patellasehnensyndrom, Achillodynie
Hinweis: Störfaktoren im Bereich der Knie-FLEX können Ursache für verschiedene entfernte Schmerzsyndrome des Bewegungssystems sein (Störfaktor entfernt).

Inspektionsbefund: Knie-Flexoren
- M. popliteus (◘ Abb.)
- ischiokrurale Muskulatur (◘ Abb.)
- M. gracilis (◘ Abb.)
- M. sartorius
- M. gastrocnemius (◘ Abb.)

Häufige Lokalisation muskulärer Überlastungsödeme (OGE):
- Tuber ischiadicum ●
- dorsaler Oberschenkel ●
- Fibulaköpfchen ●
- Pes anserinus superficialis und profundus ○
- dorsaler Unterschenkel ●

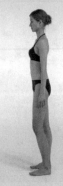

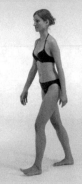

Funktionsbefund: Knie-Flexion
Zur Beurteilung der Knie-FLEX wird die Stellung der Beinachsen im Sitz und Stand betrachtet. Physiologisch sollte im Sitz die Ferse unter dem Knie stehen. Zieht der Patient in der AH die Füße immer wieder nach hinten, so könnte eine Kontraktur der Knie-FLEX vorliegen. Im Stand resultiert eine Knie-FLEX, wenn Oberschenkel- und Unterschenkellängsachse nicht in Verlängerung stehen.
Hinweis: Zusätzlich müssen Informationen aus der Anamnese und der habituellen Haltung hinzugezogen werden.
Der Patient zeigt eine Knie-FLEX links.

Funktionstest: Gang
Im Gang zeigt der Patient einen verkürzten Schritt links, da die Knie-FLEX nicht optimal exzentrisch arbeiten können.
Weitere mögliche Funktionstests:
- Becken-Rotation: Der Patient zeigt eine eingeschränkte Becken-ROT rechts.
- TH5-Wippen: Der Patient zeigt eine Steifigkeit in der unteren und mittleren LWS sowie eine eingeschränkte Beckenkippung, sofern die Knie-FLEX über hyperton tendomyotisch geschaltete Becken-EXT geschützt werden.

Therapeutische Maßnahmen zur Behandlung der Knie-Flexoren

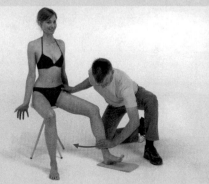

1

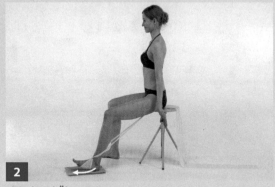

2

AEK
ASTE P: patientenangepasste AH, der Fuß der betroffenen Seite steht auf einem Tuch und wird in Dorsal-EXT/PRON gezogen.
ASTE T: Der Therapeut befindet sich seitlich vor dem Patienten.
G: Der Therapeut legt seine proximale Hand zur Kontrolle der Beckenkippung an die SIAS. Die distale Hand umfasst von ventral sprunggelenksnah den Unterschenkel.
D: Der Patient bewegt aktiv in die Knie-EXT. Der Therapeut drückt den Unterschenkel gegen Widerstand des Patienten in die Knie-FLEX.

Theraband-Übung
W: Die Mitte des Therabandes wird unter die Fußsohle gelegt und über dem Fußrücken gekreuzt. Beide Bandenden werden gespannt und unter dem Gesäß fixiert.
D: Der Patient führt eine Knie-EXT gegen das Theraband aus. Ab 90° Knie-FLEX wird der Fuß in Dorsal-EXT/PRON gezogen, die Ferse rutscht auf dem Boden nach vorne. Dann lässt sich der Patient durch den Zug des Bandes in das Funktionsüberwiegen der Knie-FLEX hineinziehen und bremst die Bewegung ab.
AWM bei AEK/TB: Becken-ROT, Beckenaufrichtung

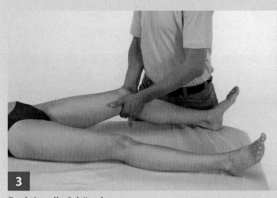

3

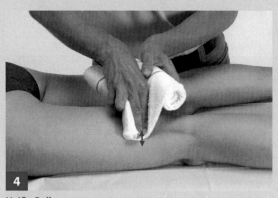

4

Funktionelle Schüttelung
ASTE P: patientenangepasste Rückenlage, das Knie wird evtl., aufgrund der kontrakten Knie-FLEX, unterlagert.
ASTE T: seitlich neben der Bank, auf Höhe des Unterschenkels
G: Beide Hände befindet sich von lateral bzw. medial am Knie.
D: Die Impulse werden mit kleinen Bewegungsausschlägen und hoher Frequenz in die Knie-EXT gegeben. Die Maßnahme wird mit zunehmender Knie-EXT durchgeführt.

Heiße Rolle
ASTE P: patientenangepasste Bauchlage
D: Die heiße Rolle wird zuerst auf den kurzen eingelenkigen Muskeln durchgeführt (M. popliteus und M. biceps femoris, Caput breve).
Die Anwendung erfolgt entweder direkt auf den OGE oder in Verbindung mit einer Quermassage im Bereich der betroffenen Muskulatur (auf dem Foto: M. biceps femoris, Caput breve).

5

5.8.2   Knie-Innenrotatoren (Knie-IRO)

Diagnostik der Knie-Innenrotatoren (Knie-IRO)

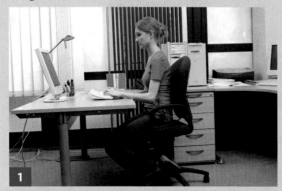

1

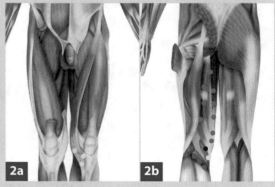

2a   2b

Anamnese und Diagnose
Funktionsüberwiegen: monotone statische oder dynamische
Tätigkeiten der Knie-IRO
- Beruf: Fliesenleger etc.
- Sport: Reiten, Radfahren (Klickpedale), Karate
- Freizeit/Alltag: habituelle Sitzhaltung in Knie-IRO z. B. am
  PC/vor dem TV
**Mögliche Diagnosen bei Störfaktoren im Bereich der Knie-
IRO:** Chondropathia patellae, Meniskusläsion, Knieschmerzen
Hinweis: Störfaktoren im Bereich der Knie-IRO können
Ursache für entfernte Schmerzsyndrome des Bewegungs-
systems sein (Störfaktor entfernt).

Inspektionsbefund: Knie-Innenrotatoren
- M. popliteus
- M. semitendinosus
- M. semimembranosus
- M. gracilis
- M. sartorius
Häufige Lokalisation muskulärer Überlastungsödeme (OGE):
- Pes anserinus superficialis
- Pes anserinus profundus ●
- Innenseite des Oberschenkels ●
- proximaler dorsaler Unterschenkel (M. popliteus) ●

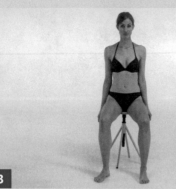

3

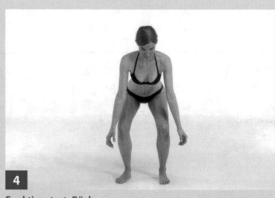

4

Funktionsbefund: Knie-Innenrotation
Zur Beurteilung der Gelenkstellung stellt die Längsachse des
Oberschenkels den proximalen Zeiger, das Metatarsale II den
distalen Zeiger dar. In Rotationsnullstellung stehen beide
Zeiger in Verlängerung. Zeigt die Fußspitze (Metatarsale II)
mehr nach innen, so resultiert eine Knie-IRO.
Hinweis: Bei der Beurteilung ist zu beachten, dass Störfak-
toren im Bereich des Fußes vorliegen können, die eine Knie-
IRO scheinbar verstärken (Supination) oder eine Rotations-
nullstellung (Pronation) vortäuschen.
Der Patient zeigt eine Knie-IRO links.

Funktionstest: Bücken
In AH zeigt der Patient eine eingeschränkte Fähigkeit, sich tief
bücken zu können. Die Hüft-ADD, -IRO, -EXT links sind zum
Schutz der kontrakten Knie-IRO möglicherweise hyperton ten-
domyotisch geschaltet und können nicht optimal exzentrisch
arbeiten. Rücklaufend bremsend wird das Becken aufgerichtet.
Weitere mögliche Funktionstests:
- Becken-Rotation: Der Patient zeigt eine eingeschränkte
  Becken-ROT rechts.
- Arm-Elevation: Der Patient zeigt eine eingeschränkte Arm-
  Elevation rechts.
- TH5-Wippen: Der Patient zeigt eine Steifigkeit in der unteren
  und mittleren LWS sowie eine eingeschränkte Beckenkippung.

Therapeutische Maßnahmen zur Behandlung der Knie-Innenrotatoren

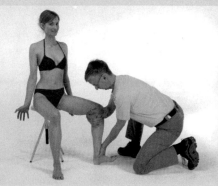

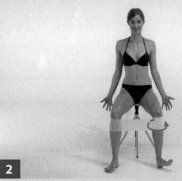

1

AEK
ASTE P: patientenangepasste AH, der Fuß der betroffenen Seite wird in Dorsal-EXT/PRON gezogen.
ASTE T: Der Therapeut befindet sich vor dem Patienten.
G: Der Therapeut legt seine proximale Hand von dorsal um den proximalen Unterschenkel. Die distale Hand umgreift die Maleolengabel.
D: Der Patient bewegt aktiv in die Knie-ARO. Der Therapeut drückt den Unterschenkel gegen Widerstand des Patienten in die Knie-IRO.

2

Theraband-Übung
W: Das Theraband wird mit einem Ende so um den proximalen Unterschenkel gewickelt, dass es in die Knie-IRO zieht. Das Band wird straff um den anderen proximalen Unterschenkel gezogen und unter dem Gesäß fixiert.
D: Der Fuß der betroffenen Seite wird in Dorsal-EXT/PRON gezogen. Der Patient führt eine Knie-ARO gegen das Theraband aus, lässt sich dann durch den Zug des Bandes in das Funktionsüberwiegen der Knie-IRO hineinziehen und bremst die Bewegung ab.
AWM bei AEK/TB: Hüft-ADD, -ABD, Fuß-SUP

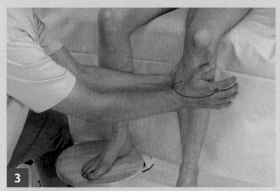

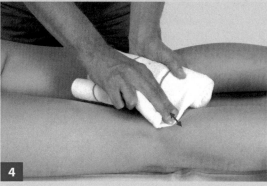

3

Funktionelle Schüttelung
ASTE P: patientenangepasste AH auf der Behandlungsbank, das zu behandelnde Bein hängt frei herunter.
ASTE T: Der Therapeut sitzt vor dem Patienten.
G: Beide Hände umgreifen von lateral und medial das Tibiaplateau oder die Maleolengabel und stabilisieren gleichzeitig das untere Sprunggelenk.
D: Die Impulse werden mit kleinen Bewegungsausschlägen und hoher Frequenz in die Knie-ARO gegeben. Die Maßnahme wird mit zunehmender Knie-ARO durchgeführt.

4

Heiße Rolle
ASTE P: patientenangepasste Bauch- und Rückenlage
D: Die heiße Rolle wird zuerst auf den kurzen eingelenkigen Muskeln durchgeführt (M. popliteus). Die Anwendung erfolgt entweder direkt auf den OGE oder in Verbindung mit einer Quermassage im Bereich der betroffenen Muskulatur (auf dem Foto: M. popliteus).

5.9   Persistierende Störfaktoren am Fuß

5.9.1   Eversion und Inversion des Kalkaneus

Diagnostik der Eversion und Inversion des Kalkaneus

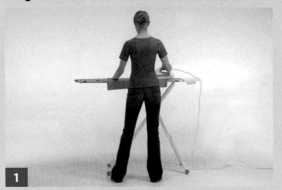

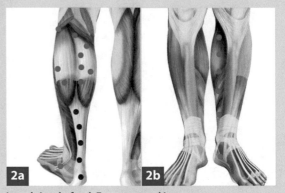

Anamnese und Diagnose
Funktionsüberwiegen: monotone statische oder dynamische Tätigkeiten in Eversion/Inversion
▪ Beruf, Sport und Freizeitaktivitäten in vorwiegend stehender Position. Häufig in Verbindung mit abgesunkenen Quer- und Längswölbungen.
Mögliche Diagnosen bei Störfaktoren im Bereich der Eversion/Inversion: Pronations-/Supinationstraumen, Chondropathia patellae
Hinweis: Störfaktoren im Bereich der Eversion/Inversion können Ursache für verschiedene entfernte Schmerzsyndrome des Bewegungssystems sein (Störfaktor entfernt).

Inspektionsbefund: Eversoren und Inversoren

Eversion:
▪ M. peroneus longus
▪ M. peroneus brevis

Inversion:
▪ M. tibialis posterior
▪ M. flexor hallucis longus
▪ M. gastrocnemius
▪ M. flexor digitorum

Häufige Lokalisation muskulärer Überlastungsödeme (OGE):

Eversion:
▪ Caput fibulae ●
▪ lateraler Unterschenkel ●
▪ dorsal/kaudal des Malleolus lateralis ●

Inversion:
▪ dorsaler und v. a. medialer Unterschenkel ●
▪ Achillessehne ●, Fußsohle
▪ dorsal/kaudal des Malleolus medialis ●

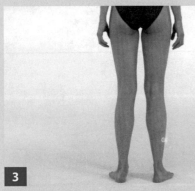

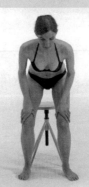

Funktionsbefund: Eversion
Zur Beurteilung der Eversion/Inversion wird der Verlauf der Achillessehne und die Belastung des Kalkaneus im Stand betrachtet. In Eversions-/Inversionsnullstellung sollte die Achillessehne vertikal verlaufen und der Kalkaneus gleichmäßig belastet werden.
Verläuft die Achillessehne nach kaudal-lateral und wird der Innenrand des Kalkaneus vermehrt belastet, so resultiert eine Eversion. Bei einem Verlauf nach kaudal-medial mit Belastung des Kalkaneusaußenrandes resultiert eine Inversion.
Hinweis: Der Patient zeigt eine Eversion links.

Funktionstest: ADL Aufstehen/Hinsetzen
Der Patient zeigt während des Bewegungsablaufs des Aufstehens/Hinsetzens eine Eversion.
Weitere mögliche Funktionstests:
▪ Gang: Der Patient zeigt während der Standbeinphase eine verstärkte Eversion, da die Belastung im Einbeinstand erhöht ist.
▪ TH5-Wippen: Der Patient zeigt eine Steifigkeit in der unteren und mittleren LWS sowie eine eingeschränkte Beckenkippung.

Therapeutische Maßnahmen zur Behandlung der Eversion und Inversion des Kalkaneus

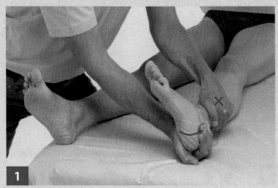

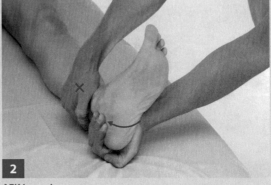

AEK Eversion
ASTE P: patientenangepasste RL (oder patientenangepasste AH im Sitz, so dass der betroffene Unterschenkel frei hängt).
ASTE T: seitlich vor dem Patienten
G: Der Therapeut umgreift mit der distalen Hand den Kalkaneus von medial/dorsal. Die proximale Hand stabilisiert den Unterschenkel von lateral/ventral.
D: Der Patient bewegt den Fuß aktiv in die Inversion/Supination. Der Therapeut drückt den Kalkaneus gegen Widerstand des Patienten in Eversion.
Hinweis: Die Maßnahme kann als „Eigen-AEK" anstatt einer Theraband-Übung durchgeführt werden.

AEK Inversion
ASTE P: patientenangepasste RL (oder patientenangepasste AH im Sitz, so dass der betroffene Unterschenkel frei hängt).
ASTE T: seitlich vor dem Patienten
G: Der Therapeut umgreift mit der distalen Hand den Kalkaneus von lateral/dorsal. Die proximale Hand stabilisiert den Unterschenkel von medial/ventral.
D: Der Patient bewegt den Fuß aktiv in die Eversion/Pronation. Der Therapeut drückt den Kalkaneus gegen den Widerstand des Patienten in Inversion.
Hinweis: Die Maßnahme kann als „Eigen-AEK" anstatt einer Theraband-Übung durchgeführt werden.

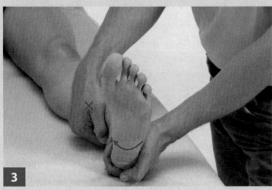

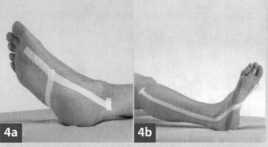

Funktionelle Schüttelung
ASTE P: patientenangepasste RL (oder patientenangepasste AH im Sitz, so dass der betroffene Unterschenkel frei hängt).
ASTE T: seitlich neben dem Patienten
G: Gleicher Griff wie bei der AEK, so dass der Kalkaneus aus seinem Funktionsüberwiegen hinaus bewegt werden kann.
D: Die Impulse werden mit kleinen Bewegungsausschlägen und hoher Frequenz entweder in die Inversion (◘ Abb.) oder Eversion gegeben und mit zunehmender Inversion bzw. Eversion durchgeführt.

Tape der Kalkaneus-Schlinge
Es werden zwei Anker medial der Achillessehne und kaudal des Fibulaköpfchens gesetzt. Ein Tape (M. flexor hallucis longus) wird vom Metatarsalköpfchen I ausgehend entlang der medialen Fußsohle angebracht. Es verläuft unterhalb des Malleolus medialis und endet am distalen Unterschenkel auf dem Anker. Die Achillessehne wird ausgespart (◘ Abb. 4a). Das zweite Tape (M. peroneus longus) verläuft von der Basis des Metatarsale I quer unter dem Fuß, um das Kuboid und zieht hinter dem lateralen Malleolus über den lateralen Unterschenkel zum lateralen Anker (◘ Abb. 4b). Zur Fixation der Tapes werden zwei weitere Anker angebracht.

5

5.9.2   Plantarflexoren/Supinatoren (Plantar-FLEX/SUP)

Diagnostik der Plantarflexoren/Supinatoren

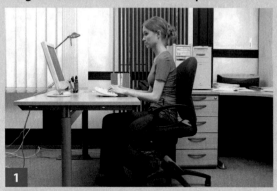

1

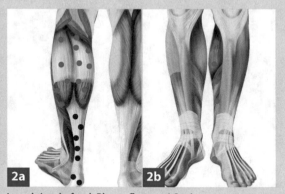

2a   2b

Anamnese und Diagnose
Funktionsüberwiegen: monotone statische oder dynamische Tätigkeiten in Plantar-FLEX/SUP
- Beruf: sitzende Berufe mit Plantar-FLEX/SUP
- Sport: Joggen, Tennis, Volleyball, Ballett etc.
- Freizeit/Alltag: Sitz mit Plantar-FLEX/SUP, Tragen von Absatzschuhen, Gehen mit parallel gestellten Füßen
Mögliche Diagnosen bei Störfaktoren im Bereich der Plantar-FLEX/SUP: Supinationstrauma, Chondropathia patellae, Knieschmerz
Hinweis: Störfaktoren im Bereich der Plantar-FLEX/SUP können Ursache für verschiedene entfernte Schmerzsyndrome des Bewegungssystems sein (Störfaktor entfernt).

Inspektionsbefund: Plantarflexoren/-Supinatoren
- M. gastrocnemius
- M. tibialis posterior
- M. flexor digitorum longus
- M. flexor hallucis longus
Häufige Lokalisation muskulärer Überlastungsödeme (OGE):
- dorsaler und v. a. medialer Unterschenkel ●
- Achillessehne ●
- dorsal/kaudal des Malleolus medialis ●
- Fußsohle

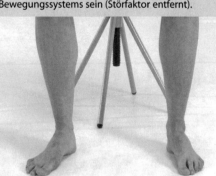

3

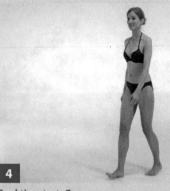

4

Funktionsbefund: Plantar-Flexion/Supination
Zur Beurteilung der Plantar-FLEX/SUP wird die Unterschenkel-längsachse und die 3-Punkte-Belastung des Fußes betrachtet. In Nullstellung sollte der Unterschenkel senkrecht stehen und eine gleichmäßige Belastung auf Ferse, Großzeh- und Kleinzehballen vorhanden sein.
Besteht kein oder wenig Großzehkontakt, steht der Fuß parallel oder zeigt der Unterschenkel bei Kontakt des Kleinzehballens nach unten/außen, so resultiert eine Supination. Schiebt der Patient in AH den Fuß nach vorne, so liegt eine Plantar-FLEX vor.
Hinweis: Der Patient zeigt eine Plantar-FLEX/SUP links.

Funktionstest: Gang
Der Patient zeigt einen verkürzten Schritt rechts, da die Supinatoren links in der Abrollphase nicht optimal exzentrisch arbeiten können.
Weitere mögliche Funktionstests:
- Becken-Rotation: Der Patient zeigt eine eingeschränkte Becken-ROT rechts.
- Aufstehen/Hinsetzen: Der Patient zeigt ein Abweichen der Beinachse links nach medial, da die Hüft-ADD/-IRO zum Schutz der kontrakten Plantar-FLEX/SUP möglicherweise hyperton tendomyotisch geschaltet sind.
- TH5-Wippen: Der Patient zeigt eine Steifigkeit in der unteren und mittleren LWS sowie eine eingeschränkte Beckenkippung.

Therapeutische Maßnahmen zur Behandlung der Plantarflexoren/Supinatoren

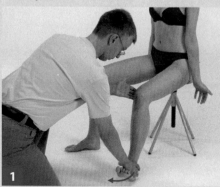

1

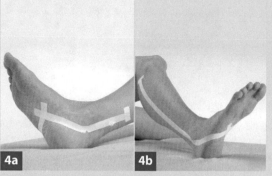

2

AEK
ASTE P: patientenangepasste AH, die Ferse steht zur
Vergrößerung des Bewegungsausmaßes etwas weiter vorne.
ASTE T: vor dem Patienten
G: Der Therapeut legt seine proximale Hand zur Kontrolle
medial an das Knie. Die distale Hand legt sich sprunggelenks-
nah flächig auf den Fußrücken, so dass der Kleinfinger auf
Metatarsale V aufliegt.
D: Der Patient bewegt den Fuß aktiv in die Dorsal-EXT/PRON
Der Therapeut drückt den Fuß gegen den Widerstand des
Patienten in die Plantar-FLEX/SUP.

Theraband-Übung
W: Die Füße stehen hüftbreit, die Vorfüße sind hochgezogen.
Das Theraband wird so über die Vorfüße gelegt, dass sich die
eine Hälfte des Bandes auf und die andere unter den Füßen
befindet. Die Füße werden gesenkt und die Fersen gehoben.
Das Band wird überkreuzt und unter den Fersen fixiert. Die
Bandenden werden festgehalten und die Beinachsen einge-
stellt.
D: Der Patient führt eine Dorsal-EXT/PRON gegen das Thera-
band aus, lässt sich dann durch den Zug des Bandes in das
Funktionsüberwiegen der Plantar-FLEX/SUP hineinziehen und
bremst die Bewegung ab.
AWM bei AEK/TB: Hüft-ADD/-ABD

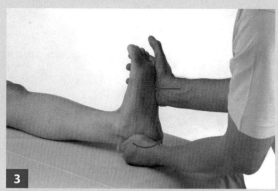

3

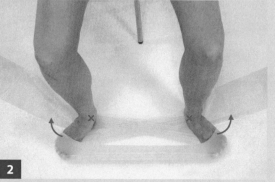

4a   **4b**

Funktionelle Schüttelung
ASTE P: patientenangepasste Rückenlage
ASTE T: Stand am Fußende
G: Die proximale Hand umgreift den Kalkaneus. Die distale
Hand befindet sich mit dem Daumenballen am lateralen
Vorfuß des Patienten.
D: Die Impulse werden gleichzeitig über einen Zug am
Kalkaneus (Dorsal-EXT) und Schub über den lateralen Vorfuß
(PRON) ausgeführt. Sie erfolgen mit kleinen Bewegungsaus-
schlägen und hoher Frequenz in die Dorsal-EXT/PRON und
werden mit zunehmender Dorsal-EXT/PRON durchgeführt.

Tape des funktionellen Steigbügels
Es werden zwei Anker medial der Achillessehne und kaudal
des Fibulaköpfchens angelegt. Ein Tape (M. tibilalis posterior)
verläuft von der Mitte der Fußsohle, um den medialen Fußrand, hinter dem Malleolus medialis und endet medial am
distalen Unterschenkel auf dem Anker (◘ Abb. 4a). Das zweite
Tape (M. peroneus longus) verläuft von der Basis des Metatarsale I quer unter dem Fuß, um das Kuboid und zieht
unter/hinter dem lateralen Malleolus über den lateralen
Unterschenkel zum lateralen Anker (◘ Abb. 4b).
Praxistipp: Ggf. wird ein „Zwischenanker" hinter den Malle-
olen platziert. Zur Fixation der Tapes werden zwei weitere
Anker angebracht.

5

5.9.3   Zehen-Extensoren im Grundgelenk (Zehen-EXT)

Diagnostik der Zehen-Extensoren im Grundgelenk

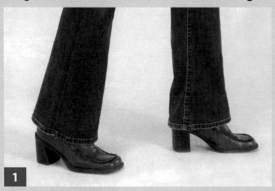

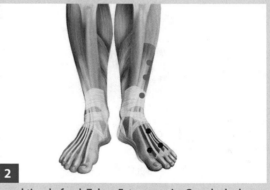

Anamnese und Diagnose
Funktionsüberwiegen: monotone statische oder dynamische
Tätigkeiten in Zehen-EXT im Grundgelenk
- Beruf: Tragen von Absatzschuhen (z. B. Büroangestellte etc.)
- Sport: Skilanglauf (klassisch), Turnen
- Freizeit/Alltag: habituelles Tragen ungesunder Schuhmode
**Mögliche Diagnosen bei Störfaktoren im Bereich der Zehen-
EXT:** Fußschmerzen, Morton-Neuralgie
Hinweis: Störfaktoren im Bereich der Zehen-EXT können
Ursache für verschiedene entfernte Schmerzsyndrome des
Bewegungssystems sein (Störfaktor entfernt).

Inspektionsbefund: Zehen-Extensoren im Grundgelenk
- Mm. extensores digitorum longus und brevis
- Mm. extensores hallucis longus und brevis
Häufige Lokalisation muskulärer Überlastungsödeme (OGE):
- ventraler Unterschenkel ●
- lateraler Fußrücken (Mm. extensores digitorum longus und
  brevis und M. extensor hallucis brevis) ●

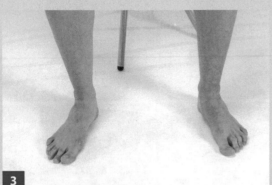

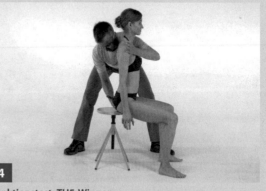

Funktionsbefund: Zehen-Extension Grundgelenke II–V
Zur Beurteilung der Zehenstellung werden die Metatarsalia
und die Grundphalanx betrachtet. Neurophysiologisch sind
die Grundgelenke II–V leicht extendiert. Die Zehen liegen
flächig und gleichmäßig auf. Ist die vordere Querwölbung
abgesunken, so befinden sich die Grundgelenke in einer EXT.
Hinweis: Häufig geht die Zehen-EXT im Grundgelenk mit
einer Zehen-FLEX im Mittel- und Endgelenk einher (Krallenzehen). Die Zehen liegen nicht flächig auf.
Der Patient zeigt eine Zehen-EXT in den Grundgelenken II–V,
links stärker als rechts.

Funktionstest: TH5-Wippen
Der Patient zeigt eine Steifigkeit in der unteren und mittleren
LWS sowie eine eingeschränkte Beckenkippung.
Da die Zehen-EXT im Grundgelenk II–V häufig mit der – durch
Kontraktur der Fuß-SUP verursachten – Absenkung der vorde-
ren Querwölbung einhergeht, kann der muskuläre Schutz
über hyperton tendomyotisch geschaltete Becken-EXT organi-
siert werden.
Weitere mögliche Funktionstests:
- Becken-Rotation: Der Patient zeigt eine eingeschränkte
  Becken-ROT rechts.

Therapeutische Maßnahmen zur Behandlung der Zehen-Extensoren im Grundgelenk

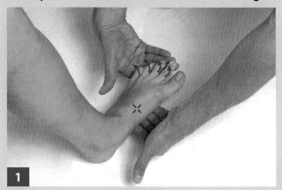

1

AEK

ASTE P: patientenangepasste AH, der Fuß wird etwas vorgesetzt.

ASTE T: Kniestand vor dem Patienten

G: Die mediale Hand stabilisiert den Fuß retrokapital. Der Zeigefinger legt sich quer unter die Grundphalanx II–V. Der Daumenballen kann die Zehen zusätzlich von oben schienen.

D: Der Patient bewegt die Zehen aktiv in die FLEX der Grundgelenke. Der Therapeut drückt die Zehen gegen Widerstand des Patienten in die EXT der Grundgelenke.

Hinweis: Aufgrund der Beugeebene wird die Maßnahme mit dem Hallux isoliert durchgeführt. Dafür werden die Handgriffe getauscht.

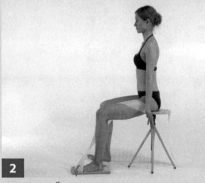

2

Theraband-Übung

W: Der Fuß wird flächig auf das Band gestellt. Das vordere Bandende wird von medial um das Knie gezogen und von außen unter dem Gesäß fixiert.

D: Der Patient führt eine Zehen-FLEX im Grundgelenk gegen das Theraband aus, lässt sich dann durch den Zug des Bandes in das Funktionsüberwiegen der Zehen-EXT im Grundgelenk hineinziehen und bremst die Bewegung ab.

AWM bei AEK/TB: Zehen-FLEX im Mittel- und Endgelenk, Fuß-SUP

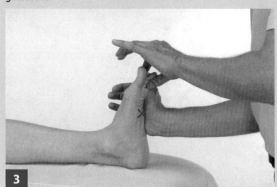

3

Funktionelle Schüttelung

ASTE P: patientenangepasste Rückenlage

ASTE T: Stand am Fußende

G: Die proximale Hand stabilisiert von lateral den Fuß in Nullstellung. Die distale Hand umgreift jeweils einen Zeh des Patienten an der Grundphalanx.

D: Die Impulse werden mit kleinen Bewegungsausschlägen und hoher Frequenz in die Zehen-FLEX der Grunggelenke gegeben und mit zunehmender FLEX durchgeführt.

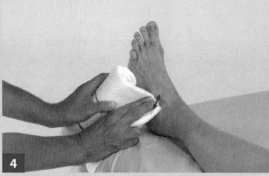

4

Heiße Rolle

ASTE P: patientenangepasste Rückenlage

D: Die Anwendung erfolgt entweder direkt auf den OGE oder in Verbindung mit einer Quermassage im Bereich der betroffenen Muskulatur (auf dem Foto: kurze Zehen-Extensoren).

5.9.4 Zehen-Flexoren (Zehen-FLEX)

Diagnostik der Zehen-Flexoren

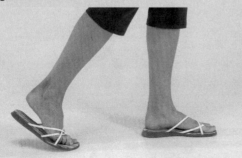

1

Anamnese und Diagnose
Funktionsüberwiegen: monotone statische oder dynamische Tätigkeiten in Zehen-FLEX
- Beruf: Tragen von offenen Schuhen (z. B. Bademeister, Pflegepersonal etc.)
- Sport: Klettern, Ballett, Turnen etc.
- Freizeit/Alltag: Tragen zu kleiner/enger/offener oder zu hoher Schuhe

Mögliche Diagnosen bei Störfaktoren im Bereich der Zehen-FLEX: Fuß-/Wadenschmerzen, Morton-Neuralgie
Hinweis: Störfaktoren im Bereich der Zehen-FLEX können Ursache für verschiedene entfernte Schmerzsyndrome des Bewegungssystems sein (Störfaktor entfernt).

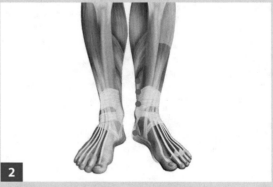

2

Inspektionsbefund: Zehen-Flexoren
- Mm. flexores digitorum longus und brevis
- Mm. flexores hallucis longus und brevis
- M flexor digiti minimi brevis

Häufige Lokalisation muskulärer Überlastungsödeme (OGE):
- distaler medialer Unterschenkel ●
- dorsal/kaudal des Malleolus medialis ●
- Fußsohle bis zu den Zehen

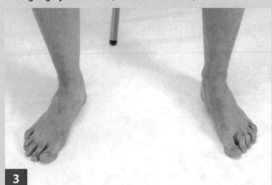

3

Funktionsbefund: Zehen-Flexion
Zur Beurteilung der Zehenstellung werden die Metatarsalia sowie die Grund-, Mittel- und Endphalanx betrachtet. Neurophysiologisch sind die Grundgelenke leicht extendiert, die Mittel- und Endgelenke befinden sich in Nullstellung. Die Zehen liegen flächig und gleichmäßig auf. Sind Mittel- und Endgelenke flektiert, so liegen die Zehen nicht flächig auf (Hammerzehen).
Hinweis: Bei Krallenzehen geht die Zehen-FLEX im Mittel- und Endgelenk mit einer Zehen-EXT im Grundgelenk einher. Bei beiden Zehenfehlstellungen ist eine Schwielenbildung auf den Zehen zu sehen.
Der Patient zeigt eine Zehen-FLEX links.

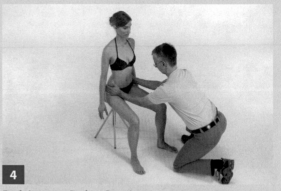

4

Funktionstest: Becken-Rotation
Der Patient zeigt eine eingeschränkte Becken-ROT rechts. Die Hüft-IRO/-ADD links sind zum Schutz der kontrakten Zehen-FLEX möglicherweise hyperton tendomyotisch geschaltet und können nicht optimal exzentrisch arbeiten.
Weitere mögliche Funktionstests:
- Gang: Der Patient zeigt einen verkürzten Schritt rechts.
- TH5-Wippen: Der Patient zeigt eine Steifigkeit in der unteren und mittleren LWS sowie eine eingeschränkte Becken-kippung.

Therapeutische Maßnahmen zur Behandlung der Zehen-Flexoren

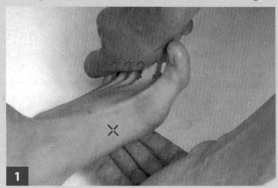

1

AEK
ASTE P: patientenangepasste AH, der Fuß wird etwas vorgesetzt.
ASTE T: Kniestand vor dem Patienten
G: Die mediale Hand stabilisiert den Fuß retrokapital. Die laterale Hand legt sich mit dem Daumenballen auf die Zehen 2–5.
D: Der Patient bewegt aktiv in die Zehen-EXT. Der Therapeut drückt die Zehen gegen den Widerstand des Patienten in die FLEX des Mittel- und Endgelenks.
Hinweis: Aufgrund der Beugeebene wird die Maßnahme mit dem Hallux isoliert durchgeführt. Dafür werden die Handgriffe getauscht.

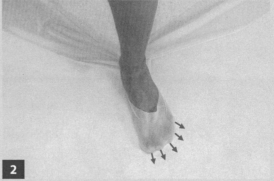

2

Theraband-Übung
W: Der Vorfuß wird hochgezogen. Das Theraband wird quer über die flektierten Zehen gelegt, so dass sich 1/3 des Bandes über und 2/3 des Bandes unter den Zehen befinden. Anschließend wird der Vorfuß gesenkt und das Band überkreuzt unter der Ferse fixiert.
D: Der Patient führt eine Zehen-EXT gegen das Theraband aus, indem er die Zehen über den Boden nach vorne schiebt. Dann lässt er sich durch den Zug des Bandes in das Funktionsüberwiegen der Zehen-FLEX hineinziehen und bremst die Bewegung ab.
AWM bei AEK/TB: Plantar-FLEX/SUP

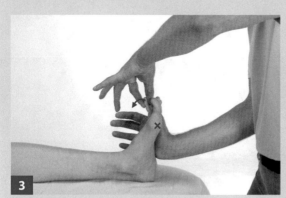

3

Funktionelle Schüttelung
ASTE P: patientenangepasste Rückenlage
ASTE T: Stand am Fußende
G: Die proximale Hand stabilisiert von lateral den Fuß in Nullstellung. Die distale Hand umgreift jeweils einen Zeh des Patienten.
D: Die Impulse werden mit kleinen Bewegungsausschlägen und hoher Frequenz in die Zehen-EXT gegeben und mit zunehmender Zehen-EXT durchgeführt.

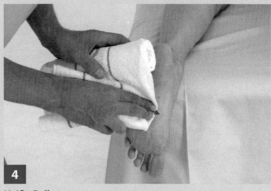

4

Heiße Rolle
ASTE P: patientenangepasste Bauchlage
D: Die Anwendung erfolgt entweder direkt auf den OGE oder in Verbindung mit einer Quermassage im Bereich der betroffenen Muskulatur (auf dem Foto: kurze Zehen-Flexoren).

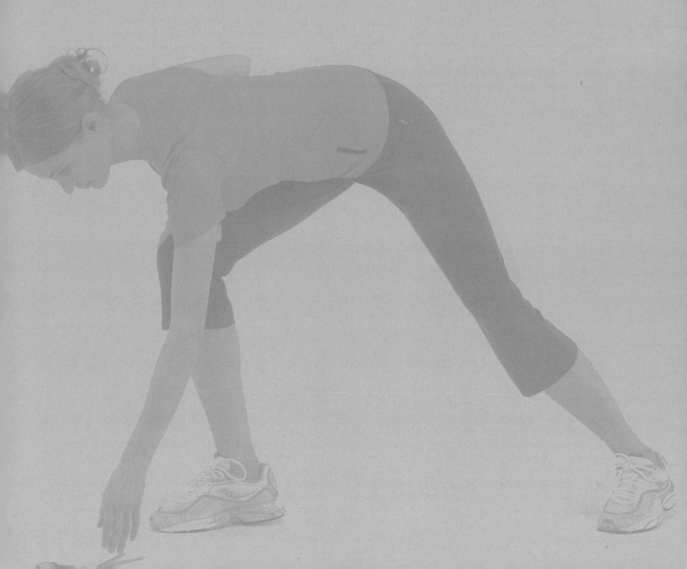

Globale Behandlung persistierender Störfaktoren

6.1   Brügger-Grundübungen (BGÜ)

BGÜ 1: Ventrale Schultergürtel- und Rumpfmuskulatur

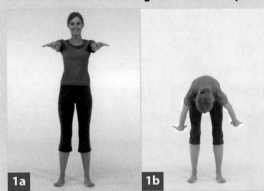

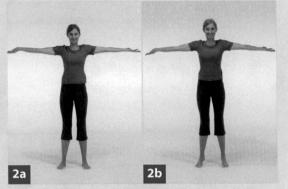

ASTE
Der Patient steht in AH (Spurbreite beckenbreit), die Arme befinden sich in 90° FLEX, der Thorax ist gehoben.
D: Die Arme schwingen in die EXT/IRO, der Thorax senkt sich (leichte Rumpf-FLEX), die Beine werden leicht gebeugt, Programm der BH. Dann erfolgt der Armschwung nach vorne in die Schulter-FLEX, horizontale ABD/ARO, Unterarm-SUP und Dorsal-EXT der Hände. Durch die Thoraxhebung findet eine Gewichtsverlagerung nach vorne statt, so dass reaktiv der Zehenstand ausgelöst wird.

ESTE
Die Arme befinden sich in maximaler horizontaler ABD und ARO, die Unterarme in SUP, die Hände in Dorsal-EXT. Der Thorax ist gehoben und die WS gestreckt, Programm der AH. Die Füße sind plantarflektiert.
Ziel: Förderung der thorakolumbalen Streckung (besonders der Thoraxhebung); Lösen der Kontrakturen der Schulter-PROTR/-IRO/-ADD; Rumpf-FLEX
Fehler: Dorsaler Überhang durch eine mangelnde Gewichtsverlagerung nach vorne. Der Thorax wird durch eine aktive statt reaktive Plantar-FLEX nach hinten/oben gehoben.

BGÜ 2: Ventrale Rumpf- und Schultermuskulatur

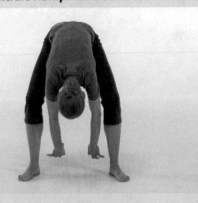

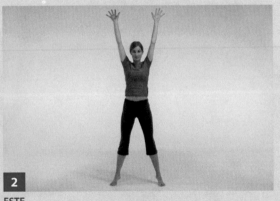

ASTE
Der Patient steht in AH (Spurbreite > beckenbreit), die Arme befinden sich in 90° FLEX, der Thorax ist gehoben.
D: Die Arme schwingen durch die Beine in die EXT/IRO, der Thorax senkt sich (Rumpf-FLEX), die Beine werden leicht gebeugt, Programm der BH. Dann erfolgt der Armschwung nach vorne in die Schulter-FLEX und WS-EXT, die Handflächen zeigen nach vorne. Durch die Thoraxhebung und WS-EXT findet eine Gewichtsverlagerung nach ventral statt, so dass reaktiv der Zehenstand ausgelöst wird.

ESTE
Die Arme befinden sich in 180° FLEX. Der Thorax ist gehoben, die WS gestreckt, Programm der AH. Die Füße sind plantarflektiert.
Ziel: Förderung der thorakolumbalen Streckung (besonders der Thoraxhebung); Lösen der Kontrakturen der Rumpf-FLEX, Schulter-IRO/-ADD/-EXT
Fehler: Durch eine Unterarm-SUP wird der Thorax rücklaufend nach hinten/oben gehoben. Es entsteht ein dorsaler Überhang. Eine mangelnde Gewichtsverlagerung nach vorne oder eine aktive statt reaktive Plantarflexion kann ebenfalls zum dorsalen Überhang führen.

BGÜ 3: Rumpf-Lateralflexoren und Schultermuskulatur

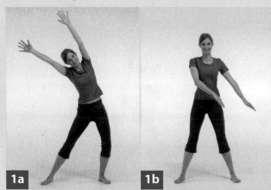

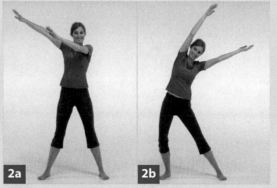

ASTE
Der Patient steht in AH (Spurbreite > beckenbreit), Rumpf-LATFLEX nach rechts unter Beibehaltung der thorakolumbalen Streckung, die Arme befinden sich in 180° FLEX, das linke Knie- und Hüftgelenk in leichter FLEX.
D: Die Arme bewegen sich kreisförmig über die linke Seite nach unten und über die rechte Seite wieder nach oben. Der Rumpf führt eine LATFLEX nach links aus. Das linke Bein geht in EXT, das rechte wird in Knie- und Hüftgelenk leicht flektiert. Der Bewegungsablauf wird in beide Richtungen durchgeführt und endet entgegengesetzt des Funktionsüberwiegens.

ESTE
Die Arme befinden sich in 180° FLEX, der Rumpf befindet sich in LATFLEX nach links (unter Beibehaltung der thorakolumbalen Streckung). Das rechte Hüft- und Kniegelenk sind leicht flektiert.
Ziel: Förderung der Rumpf-LATFLEX bei thorakolumbaler Streckung und der Hüft-ABD; Lösen von Kontrakturen der Rumpf-LATFLEX, Schulter-IRO/-ADD/-EXT und Hüft-ADD
Fehler: Es entsteht keine harmonische Rumpf-LATFLEX. Das falsche Bein wird gebeugt. Es wird eine Becken- oder Rumpf-ROT durchgeführt.

BGÜ 4: Rumpf-Rotatoren

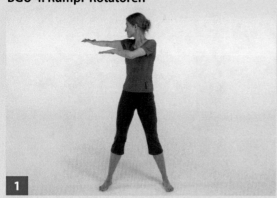

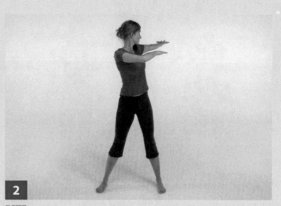

ASTE
Der Patient steht in AH (Spurbreite > beckenbreit), der rechte Arm befindet sich in horizontaler ABD/ARO mit Unterarm-SUP, der linke Arm in horizontaler ADD/IRO mit Ellenbogen-FLEX und Unterarm-PRON. Der Thorax ist gehoben, Rumpf und Kopf sind nach rechts rotiert, der Blick ist auf die rechte Hand gerichtet.
D: Die Arme schwingen in 90° ABD/ARO mit Unterarm-SUP des linken Arms und in horizontaler ADD/IRO mit Ellenbogen-FLEX und PRON des rechten Arms nach vorne und nach links. Rumpf und Kopf werden nach links rotiert. Der Blick folgt der hinteren Hand. Der Bewegungsablauf wird in beide Richtungen durchgeführt und endet entgegengesetzt des Funktionsüberwiegens.

ESTE
Stand (Spurbreite > beckenbreit), der linke Arm befindet sich in horizontaler ABD/ARO mit Unterarm-SUP. Der rechte Arm ist in horizontaler ADD/IRO mit Ellenbogen-FLEX und Unterarm-PRON. Der Thorax ist gehoben, Rumpf und Kopf sind nach links rotiert, der Blick ist auf die linke Hand gerichtet.
Ziel: Förderung der Rumpf-ROT bei thorakolumbaler Streckung; Lösen von Kontrakturen der Rumpf-ROT und der Schulter-PROTR/-IRO/-ADD
Fehler: Der Kopf wird nicht mit in die Rotation genommen. Es findet keine harmonische Rotation unter Beibehaltung der aufrechten Haltung statt.

6.2 Brügger-Walking

Reaktiver und therapeutischer Armpendel

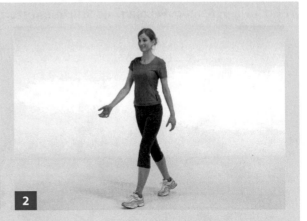

Durchführung und Anwendungsmöglichkeiten
Der reaktive Armpendel erfolgt ab einem Gangtempo von ca. 110 Schritten/Min. Je höher das Gangtempo und je größer die Schritte, umso größer ist der erzeugte reaktive Armpendel. Eine Temposteigerung/Schrittlängenvergrößerung kann bei Schulterpatienten therapeutisch genutzt werden, da das Schultergelenk reaktiv besser durchbewegt wird.
Ein beschleunigter Armpendel vergrößert die Schrittlänge, wodurch eine Kontraktur der Hüft-FLEX, -ARO, -IRO, Knie-FLEX, Fuß-SUP und Zehen-FLEX behandelt werden kann.

Der therapeutische Armpendel wird zur Behandlung funktioneller Kontrakturen und muskulärer Überlastungsödeme eingesetzt. Beim vorderen Armpendel (unter 45°) wird eine leichte Schulter-ARO und/oder Unterarm-SUP und/oder Finger-EXT durchgeführt. Es kommt zu rücklaufenden fördernden Impulsen auf den Rumpf und somit auch auf die untere Extremität.
Hinweis: Der therapeutische Armpendel kann z. B. einseitig beschleunigt werden, um den kontralateralen Schritt zu vergrößern und eine Kontraktur der ipsilateralen Hüft-Flex und Fuß-Sup zu beseitigen.

Brügger-Walking mit Theraband

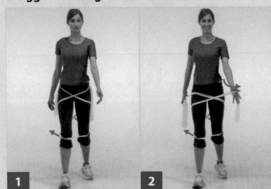 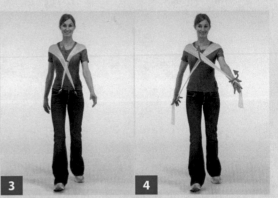

Kombi-Wickelung Beine/Arme
W: Das Theraband wird mittig vor die proximalen Unterschenkel gelegt. Die Bandenden umwickeln je einen Unterschenkel, so dass das Theraband von hinten unter dem quer verlaufenden Theraband wieder nach vorne kommt. Beide Bandenden werden nun wieder nach hinten gezogen, dort gekreuzt, nach vorne geführt und gekreuzt, noch einmal nach hinten geführt, gekreuzt und seitlich unter dem angelegten Theraband fixiert (☐ Abb. 1).
Hinweis: Alternativ können die Bandenden mit der „Standard-Handwickelung" fixiert werden, so dass der Armpendel verstärkt fazilitiert wird (☐ Abb. 2).

Rumpf-Wickelung ohne/mit Handwickelung
W: Das Theraband wird mittig durch die dorsalen Gürtelschlaufen gezogen, es wird hinten gekreuzt und flächig über die Schultern geführt. Vorne wird es wiederum gekreuzt, durch die ventralen Gürtelschlaufen gezogen und in die Hosentasche gesteckt. Durch das ventrale Kreuz wird die Thoraxhebung stimuliert (☐ Abb. 3).
Hinweis: Alternativ können die Bandenden mit der „Standard-Handwickelung" fixiert werden, so dass der Armpendel verstärkt fazilitiert wird (☐ Abb. 4). Durch diese Wickelung können speziell Störfaktoren der oberen Extremität behandelt werden.

6.3 Globale Theraband-Übungen

Kleine und große Theraband-Kombi-Wickelung

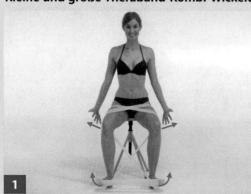

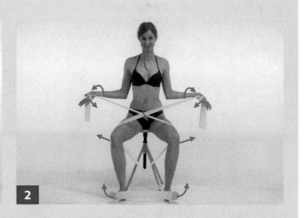

Wickelung und Durchführung
W: Bei der kleinen Theraband-Kombi-Wickelung stehen die Füße hüftbreit auseinander, die Vorfüße werden hochgezogen. Das Theraband wird so über die Vorfüße gelegt, dass die Hälfte des Bandes auf den Füßen, die andere Hälfte unter den Füßen liegt. Die Vorfüße werden gesenkt und die Fersen gehoben. Das Theraband wird über Kreuz unter den Füßen durchgezogen, auf Höhe der Unterschenkel gekreuzt und von außen um die Oberschenkel gelegt, vor dem Körper ebenfalls gekreuzt und die Enden unter dem jeweiligen Gesäß fixiert.

W: Bei der großen Theraband-Kombi-Wickelung wird das Theraband nicht unter dem Gesäß, sondern mit der „Standard-Handwickelung" fixiert.
D: Der Patient führt eine Dorsal-EXT/PRON der Füße und eine Hüft-ABD/-ARO gegen das Theraband aus. Bei der großen Kombi-Wickelung wird gleichzeitig eine Dorsal-EXT der Hände, Unterarm-SUP, Schulter-ARO und Rumpf-EXT gegen das Band durchgeführt.
Der Patient lässt sich dann durch den Zug des Bandes in sein Funktionsüberwiegen hineinziehen.

Theraband-Kombi-Wickelung im Stand

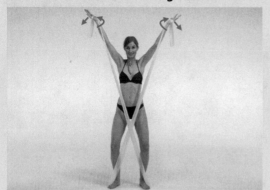

Wickelung und Durchführung
W: Der Patient steht auf der Mitte des Therabandes. Das Band wird vor dem Körper überkreuzt und mit der „Standard-Handwickelung" fixiert.
D:
- Rumpf: mit 90° Schulter-FLEX in die Rumpf-Rot, mit 180° Schulter-FLEX in die Rumpf-LATFLEX bewegen
- Obere Extremität: Arme in die Schulter-FLEX/-ABD/-ARO mit Unterarm-SUP und Dorsal-EXT der Handgelenke bewegen (◘ Abb.)
Hinweis: Alternativ können die „Walking-Wickelungen" verwendet werden (◘ links).

Theraband-Kombi-Wickelung Rumpf-OE

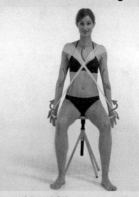

Wickelung und Durchführung
W: Der Patient sitzt mittig auf dem Band, es wird hinten gekreuzt und flächig über die Schultern geführt. Vorne wird es wiederum gekreuzt und mit der „Standard-Handwickelung" fixiert.
D: Der Patient bewegt die Arme in Schulter-ADD und -ARO und in die Ellenbogen-EXT und -SUP, das Band wird straffer. Nun streckt er sich gegen das Theraband bis zu seiner patientenangepassten AH, lässt sich durch den Zug des Bandes in das Funktionsüberwiegen der Rumpf-FLEX, Schulter-ABD und -IRO, Ellenbogen-FLEX und -PRON hineinziehen und bremst die Bewegung ab.

6.4   Activities of daily living (ADL)

Erarbeitung der aufrechten Körperhaltung

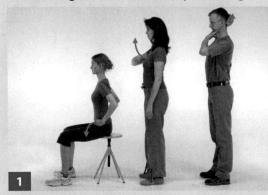

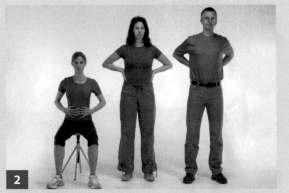

1

Erarbeitung der Primärbewegungen

Taktile Hilfen:
- BK →: Die Fingerkuppen werden ventral/kaudal der SIAS gelegt und ein leichter Druck in die BA ← ausgeübt.
- TH ↑: Die Fingerkuppen einer Hand liegen auf dem unteren Drittel des Sternum und üben einen leichten Druck in die TH-Senkung aus.
- INKL: Eine Hand übt am Hinterkopf eine Minitraktion aus. Die ventrale Hand schiebt den Unterkiefer nach dorsal/kaudal.

Kontrollpunkte: Bei optimaler Ausführung sitzt der Patient auf dem vorderen Teil des Tuber und erreicht seine max. Körpergröße.

2

Physiologische Bauchatmung

Taktile Hilfen: Die Hände werden flächig auf die unterschiedlichen Anteile des BMV gelegt (ventral, lateral, dorsal). Bei der Inspiration soll sich die Bauchdecke gegen die Hände bewegen, wodurch das Zwerchfell aktiviert wird. Durch bewusste Bauchatmung bekommt der gesamte BMV mit jedem Atemzug Impulse zur exzentrischen Kontraktion. Störfaktoren werden abgebaut und der funktionelle Synergismus zwischen dem Zwerchfell und dem BMV gefördert.

Praxistipp: Zur Erleichterung kann zunächst in RL, später im Sitz und Stand geübt werden (Stellreflexe).

Erarbeitung der auslaufenden Extremitätenbewegungen

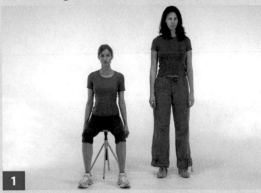

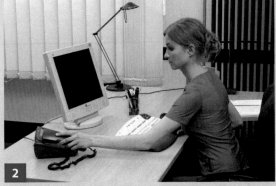

1

Physiologische Fuß-Beinachsenstellung

Durch die BK → entsteht eine Hüft-FLEX/-ABD/-ARO. Der Grad der ABD resultiert aus der Fähigkeit zur BK →.

Im Sitz: Die Fersen stehen unter den Kniegelenken, die Füße stehen ganz auf (gleichmäßige 3-Punkte-Belastung von Kleinzeh-, Großzehballen und Ferse). Werden die Beine „locker gelassen", sollten sie weder nach innen noch außen fallen.

Im Stand: Die Füße stehen kontextspezifisch hüft- bis beckenbreit in Parallel- oder Schrittstellung und haben eine gleichmäßige 3-Punkte-Belastung. Die Fußspitzen zeigen leicht nach außen.

2

Erarbeitung der Schultergürtelkontrolle

Durch die Thoraxhebung gleitet der Schultergürtel in die Retroposition. Dort soll er bei dynamischen Rumpf- und Armbewegungen stabilisiert werden. Das Greifen nach vorne oder oben sollte mit gehobenem Thorax stattfinden und der Schultergürtel darf dabei nicht hochgezogen werden.

Hinweis: Zur Eigenkontrolle kann eine Hand auf die Schulter der Gegenseite gelegt werden, um eine Protraktion bewusst wahrzunehmen und somit zu verhindern.

Zur Verdeutlichung des Bewegungsablaufs kann das Theraband als Führungswiderstand eingesetzt werden.

Sitzdynamik

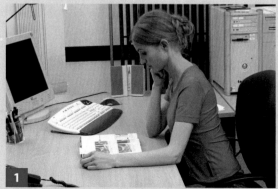

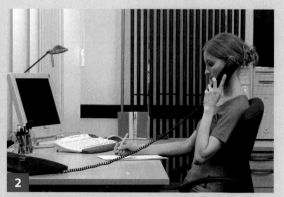

Vordere Sitzhaltung (Schreiben, Lesen etc.)
Bei der vorderen Sitzhaltung findet eine Oberkörpervorlage unter Beibehaltung der AH statt. Die Bewegung erfolgt in den Hüftgelenken.
Taktile Hilfe: kann in der Leiste oder am Sternum (◨ ADL 1) gegeben werden. Vorstellungshilfe: „Das Sternum wandert nach vorne über den Schreibtisch."
AWM: Häufig wird im BKA kompensiert und/oder das obere Kopfgelenk rekliniert.
Praxistipp: Zur Abgabe des Körpergewichts eignet sich das Abstützen der Hände auf dem Oberschenkel, der Unterarme/Ellenbogen auf dem Tisch oder des Bauchs an der Tischkante.

Hintere Sitzhaltung (Arbeiten am PC, Telefonieren, Autofahren etc.)
Da freies Sitzen über einen längeren Zeitraum kaum möglich ist, muss der Patient die Möglichkeit haben, sich anzulehnen. Dafür sollte er zuerst mit dem Gesäß auf dem Stuhl ganz nach hinten rutschen und sich erst dann anlehnen.
Praxistipp: Zur Unterstützung der thorakolumbalen Lordose kann ein Lendenkissen eingesetzt werden. Das Kissen sollte max. vom Sakrum bis zum Unterrand der Skapulae reichen (ansonsten Gefahr der Schulter-Protraktion). Die Höhe des Kissens richtet sich nach der thorakolumbalen Streckfähigkeit des Patienten.

Bewegungssektor

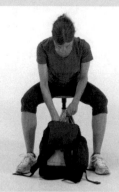

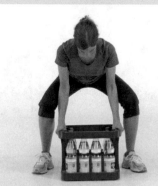

Bewegungssektor im Sitz
Der Bewegungssektor im Sitz wird seitlich durch die Oberschenkel- und Fußlängsachsen begrenzt. Der Bewegungssektor entspricht dem Raum, in dem sich der Patient unter Beibehaltung der aufrechten Körperhaltung bewegen kann. Bewegungen außerhalb des Bewegungssektors führen durch die WS-LATFLEX und -ROT zwangsläufig zur WS-FLEX.
Hinweis: Zur Vermeidung von Fehlbelastungen muss der Bewegungssektor durch eine veränderte Stellung der Beinachsen im Raum an die jeweilige Tätigkeit angepasst werden.

Bewegungssektor im Stand
Im Stand resultiert der Bewegungssektor ebenfalls aus der Stellung der Beinachsen (Fußlängsachse) im Raum. Vorneigen, Bücken und Heben von Gegenständen unter Beibehaltung der thorakolumbalen Lordose sind nur in diesem Sektor möglich. Im Stand kann der Sektor leicht durch Schrittvariationen verändert werden.
Hinweis: Zur Verdeutlichung des Bewegungsablaufs kann das Theraband als Führungswiderstand eingesetzt werden.
Im Sitz und Stand wird darauf geachtet, dass die Beinachsen korrekt eingestellt und die 3-Punkte-Belastung der Füße beibehalten wird.

Aufstehen/Hinsetzen

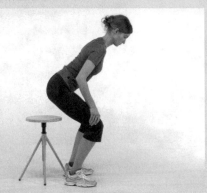

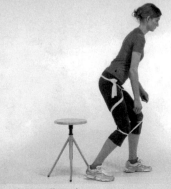

1 Füße auf gleicher Höhe

Der Bewegungsübergang vom Sitz zum Stand sollte unter Beibehaltung der aufrechten Körperhaltung erfolgen. Die Oberkörpervorlage findet durch eine Hüft-Flexion statt. Sobald sich der Körperschwerpunkt über der Unterstützungsfläche der Füße befindet, steht der Patient unter Beibehaltung der physiologischen Fuß-Beinachsen auf.

AWM: entsprechen denen der vorderen Sitzhaltung
Praxistipp: Zur Erleichterung kann sich der Patient mit außenrotierten Schultern auf dem Oberschenkel abstützen.
Taktile Hilfen: am Sternum und T5 erleichtern den Bewegungsablauf.

2 Aus der Schrittstellung heraus

Der gleiche Bewegungsübergang kann aus einer Schrittstellung der Beine ausgeführt werden. Dafür wird ein Fuß weiter nach hinten zum Stuhl gezogen. Das Aufstehen aus der Schrittstellung wird erleichtert, da der Körperschwerpunkt schneller über die Unterstützungsfläche kommt. Im Weiteren kann es kontextspezifisch zum anschließenden Gehen eingesetzt werden.

Hinweis: Zur Verdeutlichung der Fuß-Beinachsenstellung während des Bewegungsübergangs kann das Theraband mit der Kombi-Wickelung (◘ S. 189) eingesetzt werden.

Bücken

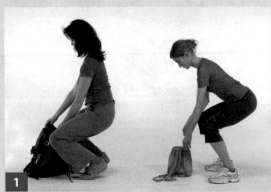

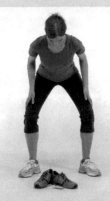

1 Vertikaler versus horizontalerer Bücktyp

Beim vertikalen Bücktyp (Oberkörper vertikal, ++ Knie-FLEX) ist der Lastarm in Bezug auf die Kniegelenke und somit der Kraftaufwand des M. quadriceps größer als beim horizontaleren Bücktyp (++ Oberkörpervorlage, weniger Knie-FLEX). Somit resultiert ein erhöhter retropatellarer Druck mit unphysiologischen Bildungsreizen. Die BK → kann aufgrund der starken Hüft-Flexion nicht stabilisiert werden. Die erhöhte Vorfußbelastung führt zum Absinken der Fußquerwölbungen. Es wird, abhängig von der Rumpflänge und der Beweglichkeit, der horizontalere Bücktyp (Mischtyp) bevorzugt.

2 Mischtyp

Die Spurbreite wird kontextspezifsch an die Tätigkeit angepasst. Je schwerer die zu hebende Last ist, je tiefer gebückt wird und je statischer die Bückaktivität ist, desto größer ist die Spurbreite. Der in AH stabilisierte Rumpf wird mit einer Hüft-FLEX/-ABD/-ARO und Knie-FLEX nach vorne geneigt.

AWM: BA ← mit Kyphosierung der WS, eine ++ WS-EXT im BKA und/oder eine Hüft-ADD/-IRO
Taktile Hilfen: sind Impulse am Sternum, an den lateralen Oberschenkeln oder am Tuber.
Hinweis: Das Theraband kann als Führungswiderstand eingesetzt werden.

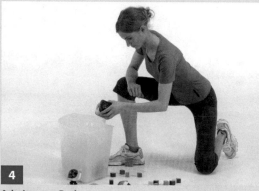

3a **3b**

Bücken in Schrittstellung

Das Bücken kann auch in Schrittstellung durchgeführt werden. Die physiologisch eingestellten Fuß-Beinachsen bestimmen den Bewegungssektor, in dem unter Beibehaltung der aufrechten Körperhaltung gebückt werden kann (◧ Abb. 3a).

Praxistipp: Zur Abgabe von Körpergewicht kann sich der Patient z. B. auf dem eigenen Oberschenkel abstützen.

Hinweis: Bei leichten Lasten kann das Bücken aus der Fortbewegung heraus im Einbeinstand erfolgen. Der Patient stützt sich mit stabilisiertem Rumpf und eingestellter Fuß-Beinachse auf dem Oberschenkel ab und setzt das andere Bein als Gegengewicht ein (◧ Abb. 3b).

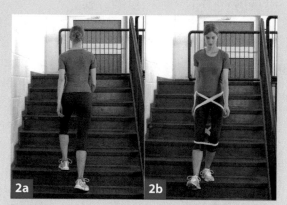

4

Arbeiten am Boden

Für längeres Arbeiten am Boden eignen sich der Knie- und der Einbeinkniestand. Der thorakolumbal stabilisierte Rumpf wird durch eine Oberkörpervorlage (Hüft-FLEX) nach vorne geneigt. Die Hüften sollten in ARO eingestellt sein (Fuß des knieenden Beins zeigt nach innen), um eine Hüft-FLEX/-ABD und rücklaufend fördernd die BK → zu ermöglichen.

Praxistipp: Zur Abgabe des Körpergewichts können der Unterarm auf dem Oberschenkel oder die Hand am Boden aufgestützt werden.

Zur Schonung der Knie eignen sich Knieschützer oder ein Kissen, welches unter die Knie gelegt wird.

Fortbewegung

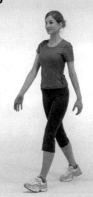

1

Gang

Das Gehen sollte mit dynamisch stabilisiertem Rumpf in aufrechter Körperhaltung erfolgen. Die TH ↑ bewirkt eine Verlagerung des Körperschwerpunktes nach vorne, so dass der Schritt reaktiv ausgelöst wird. Das Abrollen erfolgt von der lateralen Ferse über die Sohle zum Großzeh. Die Fußspitzen zeigen bei korrekt eingestellten Fuß-Beinachsen leicht nach außen.

Taktile Hilfe: Die Finger können am unteren Drittel des Sternum platziert werden. Ebenso kann die Handfläche am Hinterkopf eine Minitraktion durchführen.

Vorstellungshilfe: „Anstreben der max. Körpergröße".

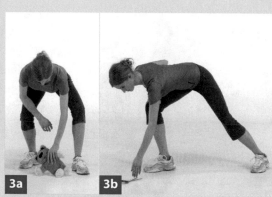

2a **2b**

Treppe

Beim Treppauf- oder Bergaufgehen sollte eine leichte Oberkörpervorlage (Hüft-FLEX) eingenommen werden, um den Körperschwerpunkt über die wechselnde Unterstützungsfläche zu bringen; die Kniebelastung wird reduziert (Verkleinerung des Lastarms für das Kniegelenk). Die bewusste Beschleunigung und Vergrößerung des Armpendels erleichtert das Treppauf- und Bergaufgehen.

Hinweis: Der Einsatz des Therabandes dient zur Verdeutlichung der physiologischen Fuß-Beinachsenstellung während des Bewegungsablaufs und als funktionelles Beinachsentraining.

6

Tragen

1

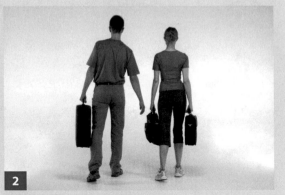

2

Tragen vor dem Körper
Gegenstände, die angehoben oder getragen werden, sollten zur Reduktion des Lastarms möglichst nah am Körper gehalten werden. Somit ist die benötigte zuggurtende Kraft des M. erector trunci am geringsten. Um die WS axial zu belasten, sollte außer beim Bücken auch beim Heben und Tragen darauf geachtet werden, dass das Becken gekippt und der Thorax gehoben ist. Der Schultergürtel wird somit in Retroposition stabilisiert.
Vorsicht: Bei schwereren Gegenständen besteht die Gefahr, in den dorsalen Überhang zu kommen.

Tragen seitlich
Einseitiges Tragen von Gewichten löst eine Biegebeanspruchung der WS in die LATFLEX aus. Um das Gleichgewicht zu halten, müssen die Lateralflexoren der Gegenseite eine Zuggurtung durchführen. Als Folge können funktionelle Kontrakturen und muskuläre Überlastungsödeme entstehen. Die Druckbelastung der Bandscheiben ist erhöht, da sowohl das zu tragende Gewicht als auch die kontrahierte Muskulatur eine Kompression ausübt. Werden die Gewichte verteilt und beidseitig getragen, reduziert sich die aufzubringende Kraft und somit die Druckbelastung der Bandscheibe.

Schlafpositionen

1

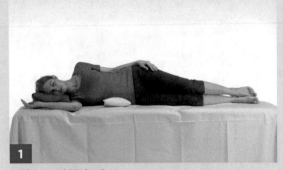

2

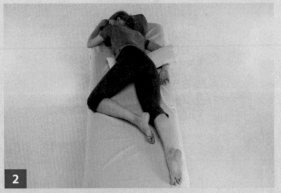

Seitlage und Rückenlage
Als Schlafposition sollte die „Embryo-Haltung" vermieden werden, da so viele aktuelle Kontrakturen unterhalten werden. In der SL sollte die WS thorakolumbal gestreckt sein. Dazu dürfen die Hüften nicht >90° gebeugt werden.
Praxistipp: Zur Vermeidung einer LATFLEX der WS kann die Taille mit einem Lumbalkissen und der Kopf mit einem flexiblen Kopfkissen unterlagert werden. (Die Schultern werden ausgespart.) Die RL kann, wie in ▶ Kap. 4.2.1, S. 80 f. beschrieben, optimiert werden. Allerdings sollten die Arme neben dem Körper gelagert werden.

Bauchseitlage und Bauchlage
In der BL ist die WS gestreckt. Zur Vermeidung einer starken HWS-Rotation eignet sich ein flexibles Kopfkissen, welches in Keilform modelliert, die HWS derotiert und die zervikothorakale Streckung unterstützt. Die Beine sind leicht abduziert, die Arme können entweder in Elevation neben dem Kopf oder alternativ neben dem Körper gelagert werden.
Praxistipp: In der Bauchseitlage kann zur Vermeidung der LWS-LATFLEX zusätzlich die Taille unterlagert werden. Das angewinkelte Bein sollte nicht mehr als 90° im Hüftgelenk flektiert sein, um rücklaufende Impulse für die Beckenkippung zu vermeiden (◻ Abb. 2).

Befund und Behandlungsbeispiel

7.1 Diagnostik und Therapie

Die Befundaufnahme, die Dokumentation des Befundes und der Beginn der Therapie werden hier exemplarisch anhand eines, in der Praxis häufig vorkommenden, Krankheitsbildes vorgestellt.

Eine 23 Jahre alte Patientin mit Diagnose „Thoracic outlet-Syndrom" klagt über akut aufgetretene Kribbelparästhesien der rechten Hand, teilweise bis zur Schulter. Sie treten bei der Elevation im Sitz, in RL oder in SL links auf (◘ Befundbogen, S. 199).

7.1.1 Befundaufnahme und Dokumentation

Die Befundaufnahme wurde, wie in ► Kap. 3 beschrieben, durchgeführt. Im Rahmen der sozialen Anamnese wurden zur Bestimmung der Funktionsquantität, Funktionsqualität und der Funktionsüberwiegen im Alltag häufig vorkommende Haltungs- und Bewegungsprogramme des Patienten analysiert (◘ Abb 1, 2) und im Befundbogen notiert. Die klinische Anamnese (◘ Befundbogen, S. 199) konnte mit Hilfe eines vorher ausgefüllten Patientenfragebogens beschleunigt werden. Aus Zeitgründen wurden zunächst die Muskelgruppen, die in der Anamnese ein Funktionsüberwiegen zeigten, auf Kontrakturen und muskuläre Überlastungsödeme inspiziert/palpiert und die Ergebnisse

in das Patientenschema (◘ S. 199) eingetragen. Da die Patientin in diesem Fallbeispiel im Alltag überwiegend sitzt, wurde die Analyse der habituellen und korrigierten Haltung im Sitz durchgeführt (◘ Abb 1a, b u. 2a, b, S. 198) und im Befundbogen (◘ S. 200) dokumentiert. Aufgrund der Symptomatik mussten neurologische Tests (Überprüfen der Sensibilität, Reflexe, Muskelkraft und Nervengleittests (◘ Abb. 4, S. 198) als Funktionstests hinzugezogen werden. Um Funktionsstörungen zu analysieren, wählte der Therapeut das TH5-Wippen (◘ Abb. 3, S. 198), die Skapula-Drehung und die Beckenrotation. Die Ergebnisse wurden im Befundbogen (◘ S. 200) dokumentiert.

7.1.2 Interpretation des Befundes

Interpretation der Anamnese

Informationen aus der Anamnese weisen auf Störungsursachen hin, die primär aus einer Fehlbelastung des Bewegungssystems in der Belastungshaltung während der Alltagsaktivitäten resultieren: monoton statische Belastung des Rumpfes und der proximalen Komponenten (Gelenke und Muskeln) der oberen und unteren Extremität (außer im Sport: monoton dynamisch). Dies kann zu funktionellen Kontrakturen in folgenden Muskelfunktionsgruppen führen: Kopf-REKL, Rumpf-FLEX, Becken-EXT, horizontale Schulter-ADD, Schulter-IRO, Hüft-ADD, Knie-IRO und Plantar-FLEX/SUP.

Soziale Anamnese

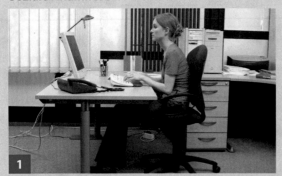

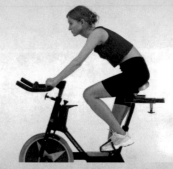

Analyse der beruflichen Tätigkeiten
Haltung: 100% sitzend, Tätigkeiten am Computer (80%)
(◘ Abb.) oder Schreiben mit der Hand (20%); Rechtshänderin
- **Rumpf:** monoton statische Aktivität der Kopf-REKL, der Rumpf-FLEX und Becken-EXT
- **OE:** monoton statische Aktivität der horizontalen ADD der Schulter, Schulter-IRO, Unterarm-PRON, Palmar-FLEX, Ulnarduktoren, Daumen-OPP rechts (beim Schreiben); monoton dynamische Aktivität der Finger-FLEX
- **UE:** monoton statische Aktivität der Hüft-ADD, Knie-IRO links > rechts und Plantar-FLEX/SUP links > rechts

Analyse der sportlichen Tätigkeiten
Haltung: 90% Spinning im Sitz, 10% im Stand
- **Rumpf:** monoton statische Aktivität der Kopf-REKL, der HWS-EXT, der Rumpf-FLEX und der Becken-EXT
- **OE:** monoton statische Aktivität der horizontalen ADD der Schulter, Schulter-IRO, Dorsal-EXT der Hand, der Radialduktoren, der Finger-FLEX und der Daumen-OPP
- **UE:** monoton statische Aktivität der Hüft-ADD und Knie-IRO; monoton dynamische Aktivität der Hüft-EXT, -FLEX und Knie-FLEX, -EXT

Die distalen Komponenten der oberen Extremität (Finger-FLEX rechts > links, Daumen-OPP rechts > links) werden monoton dynamisch beansprucht. Neben dem Entstehen funktioneller Kontrakturen wird die Entwicklung muskulärer Überlastungsödeme gefördert. Die zum Schutz der Distorsionstraumen (◘ klin. Vorgeschichte → Befundbogen) ausgelösten ATMR könnten zusätzlich Kontrakturen und muskuläre Überlastungsödeme der Plantar-FLEX/SUP und Knie-IRO links nach sich gezogen haben. Der Hinweis, dass eine Schuhinnenranderhöhung (◘ Hilfsmittel → Befundbogen) getragen wird, unterstützt diese Vermutung.

Der Schutz für die oben genannten, möglichen Kontrakturen und OGE wird über das Bewegungsmuster der Belastungshaltung organisiert: Alle Muskelfunktionsgruppen, die die BH unterstützen, werden hyperton, alle, die die AH unterstützen, hypoton tendomyotisch geschaltet. Dies könnte den zeitweise thorakolumbal auftretenden Schmerz (◘ weitere Beschwerden → Befundbogen) erklären, welcher sich als Kontraktionsschmerz der hypoton tendomyotisch geschalteten Rumpf-Extensoren äußert. Es handelt sich um einen Aktionsschmerz bei Rumpfstreckung, da an den kontrakten Muskeln gezogen wird und sich somit die Nozizeptorenaktivität erhöht. Der subkortikal organisierte Schutz reicht nicht mehr aus.

Der Hinweis, dass ein heißes Bad Linderung bringt, deutet ebenfalls auf muskuläre Störfaktoren hin. Die akut aufgetretenen Parästhesien des rechten Arms könnten durch eine Kompression des Plexus brachialis bedingt sein. Ursächlich wird eine Kontraktur oder hypertone Tendomyose der horizontalen Schulter-ADD (Mm. pectorales major und minor) vermutet.

Bei der intensiven Spinningstunde nach längerer Trainingspause kann es aufgrund mangelnder Beinkraft zur schnelleren Ermüdung und somit kompensatorisch zu einem verstärkten Einsatz der Finger- und Rumpf-Flexoren gekommen sein, welcher zur Einlagerung von muskulären Überlastungsödemen führte. Die horizontalen Schulter-ADD rechts werden hyperton tendomyotisch geschaltet und komprimieren den Plexus bei der Elevation des Arms. Auch in Seitlage links können der erhöhte Muskeltonus und das einwirkende Gewicht des rechten Arms eine Kompression des Plexus brachialis auslösen.

Interpretation des Inspektionsbefundes
Transitorische Störfaktoren (◘ Befundbogen, S. 199):
- Die enge Jeans verhindert die Beckenkippung und kann zu funktionellen Kontrakturen der Rumpf-FLEX und Becken-EXT führen.

- Die mangelnde Beinfreiheit am Arbeitsplatz fördert das Entstehen von Kontrakturen der Hüft-ADD.
- Die Haltung auf dem Spinningrad unterstützt die Entstehung der genannten Kontrakturen ebenso.

Persistierende Störfaktoren (◘ Befundbogen, S. 199):
- Die Blinddarmnarbe erweist sich als unauffällig und gut verschieblich.
- Starke muskuläre Überlastungsödeme (OGE) befinden sich im Bereich der Finger-FLEX rechts > links, Daumen-OPP rechts und in den Rumpf-FLEX. Diese könnten einen Schutz durch hyperton tendomyotisch geschaltete horizontale Schulter-ADD rechts erfordern, wodurch sie eine Kompression des Plexus brachialis verursachen. Die leichten OGE in den Knie-IRO links könnten aufgrund der monoton statischen Haltung im Beruf und beim Spinning entstanden sein. Sie könnten sich jedoch auch reaktiv aus einer hypertonen Tendomyose (zum Schutz der beim Distorsionstrauma entstandenen Störfaktoren) entwickelt haben.
- Ein stark erhöhter Tonus der Rumpf-FLEX und der horizontalen Schulter-ADD weist auf funktionelle Kontrakturen oder hypertone Tendomyosen hin.

Analyse des Funktionsbefundes
- Die stärkste Abweichung am Rumpf in der korrigierten Haltung ist die Rumpf-FLEX aufgrund der mangelnden Thoraxhebung (◘ Abb. 2a, b; S. 198). Alle anderen Rumpfabweichungen der habituellen Haltung können gut auskorrigiert werden. In der korrigierten Haltung fallen im Bereich der oberen Extremität v. a. Abweichungen der rechten Hand (Finger-FLEX, Daumen-OPP) auf, wobei die Finger-FLEX am meisten überwiegt (◘ Abb. 2a, b; S. 198).
- Die horizontale ADD der Schulter ist nicht so auffällig, dass diese Muskeln zum Schutz anderer Störfaktoren hyperton tendomyotisch geschaltet sind.
- Im Bereich der unteren Extremität fallen v. a. die Abweichungen des linken Knies auf. Dies weist auf Kontrakturen der Knie-IRO hin. Die Abweichungen bestätigen die bereits im Inspektionsbefund vermuteten Störfaktoren in der diagonalen Muskelschlinge rechts oben – links unten.

Interpretation der Funktionstests
- Der Skapula-Vorlauf rechts kann durch hyperton tendomyotisch geschaltete Schulter-IRO rechts ent-

stehen, welche die Kontrakturen und muskulären Überlastungsödeme der Finger-FLEX und Daumen-OPP rechts schützen. Ebenso können sie (zum Schutz der Störfaktoren der linken unteren Extremität) über die diagonale Muskelschlinge rechts oben – links unten hyperton tendomyotisch geschaltet sein.

— Die eingeschränkte Beckenrotation nach rechts kann ihre Ursache in kontrakten Becken-ROT nach links oder Hüft-ADD links haben. Ebenso könnten diese hyperton tendomyotisch geschaltet sein, um Störfaktoren der distalen linken unteren Extremität oder der rechten oberen Extremität zu schützen.

— Die schlechte Beweglichkeit der mittleren und unteren BWS und die stark eingeschränkte Schultergürtel-Retroposition (beim TH5-Wippen) deuten ebenfalls auf starke Störfaktoren im Rumpf und der oberen Extremität hin (◧ Abb. 3).

— Durch die unauffälligen neurologischen Befunde bzgl. Sensibilität, Muskelkraft und Reflexe kann eine Irritation der Nervenwurzeln ausgeschlossen werden. Die mangelnde Nervengleitfähigkeit des N. medianus könnte (neben der Kompression durch die horizontalen ADD) ebenfalls durch Kontrakturen oder muskuläre Überlastungsödeme der Finger-FLEX begründet sein. Der Test nach Wright (Auftreten der Symptome bei Elevation) ist positiv und spricht für eine Kompression des Plexus brachialis, welche durch eine Kontraktur oder hypertone Tendomyose der rechten horizontalen ADD der Schulter ausgelöst wird (◧ Abb. 4 u. Befundbogen).

Festlegung der vermutlichen Störfaktoren

Die Störfaktoren befinden sich v. a. in der diagonalen Muskelschlinge rechte obere – linke untere Extremität. Muskuläre Überlastungsödeme und funktionelle Kontrakturen liegen v. a. in der rechten Hand (die Finger-FLEX sind stärker betroffen als die Daumen-OPP) und in den Rumpf-FLEX vor.

Aufgrund der stärkeren Abweichungen in der Fingerstellung im Funktionsbefund scheint die Extremitätenkomponente in der Staffelung Vorrang vor der Rumpfkomponente zu haben. Im Weiteren liegen mäßig starke muskuläre Überlastungsödeme und funktionelle Kontrakturen der Knie-IRO links und geringe funktionelle Kontrakturen der Kopf-REKL, Becken-EXT, Becken-ROT links, horizontalen Schulter-ADD rechts, Schulter-IRO beidseits, Finger-FLEX links, Hüft-ADD beidseits, Knie-IRO rechts und der Plantar-FLEX/SUP links > rechts vor.

Transitorische Störfaktoren, die zu enge Jeans, Innenranderhöhung in den Schuhen, geringe Beinfreiheit unter dem Schreibtisch und die Konstruktion des Spinning-Rades unterhalten das Vorhandensein der persistierenden Störfaktoren.

Funktionsbefund

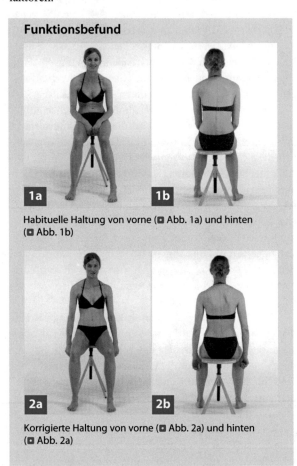

Habituelle Haltung von vorne (◧ Abb. 1a) und hinten (◧ Abb. 1b)

Korrigierte Haltung von vorne (◧ Abb. 2a) und hinten (◧ Abb. 2a)

Funktionstests

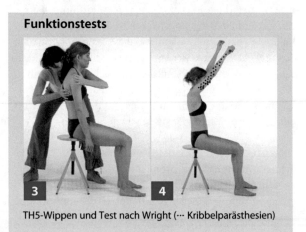

TH5-Wippen und Test nach Wright (⋯ Kribbelparästhesien)

Befundbogen

Datum der Befundaufnahme: xx.xx.xxxx

Name des Therapeuten: xxxxxxx

Soziale Anamnese

Nachname: Mustermann

Geburtsdatum: 07.02.1983

Tel.-Nr.priv./gesch.: xxxxx/xxxxx

Beruf: Beamtin im mittleren Dienst; 38,5 h/Wo

Hobby: Chatten/Surfen im Internet, 0,5 h/d, am Wochenende auch bis zu 2 h

Funktionsquantität: Sitz

Vorname: Maria

Größe: 1,68 m   **Gewicht:** 52 kg

Adresse: xxxxxxxxxxxxxxx

Sport: Spinning, 3–4 x/Wo, 1–2 h

Alltagsaktivitäten: Autofahren, 70 km tgl. zur Arbeit Hausarbeit ca. 0,5–1 h/d

Funktionsqualität: • Rumpf: monoton statisch
• OE: Schulter, Ellenbogen monoton statisch; Hand, Finger monoton dynamisch
• UE: überwiegend monoton statisch (außer Sport)

Funktionsüberwiegen: • Rumpf: Kopf-REKL, Rumpf-FLEX, Becken-EXT
• OE: horizontale ADD der Schulter, Schulter-IRO, Finger-FLEX rechts > links, Daumen-OPP rechts > links
• UE: Hüft-ADD, Knie-IRO links > rechts, Plantar-FLEX/SUP links > rechts

Klinische Anamnese

Diagnose: Thoracic outlet-Syndrom

Behandelnder Arzt: xxxxxxxxxx

Ärztliche Befunde: Röntgen: altersentsprechend unauffällig

Schmerzanamnese

Hauptbeschwerden: Vor zwei Wochen intensive Spinning-Trainingseinheit (2 h) nach längerer Trainingspause: seitdem Kribbeln und Einschlafgefühl der ganzen Hand rechts bei der Arm-Elevation, nachts in Rückenlage mit eleviertem rechten Arm oder in Seitlage links, teilweise Einschlafen des gesamten Arms. Durch Schütteln des Arms können die Kribbelparästhesien reduziert werden.

Weitere Beschwerden: Zeitweise auftretende, ziehende Schmerzen im thorakolumbalen Übergangsbereich, seit 4 Jahren (Anfang der Berufsausbildung); Streckung schmerzt, ein heißes Bad bringt Linderung.

Klinische Vorgeschichte

Frühere Beschwerden: Ø

Verletzungen/Frakturen: Von 1995–1999 Volleyball gespielt: öfters Distorsionstraumen mit Gelenkerguss links; durch Kühlung, Hochlagerung und Ruhe behandelt; keine bleibenden Beschwerden

Operationen: 1993 Blinddarm-Operation, keine bleibenden Beschwerden

Begleiterkrankungen: Ø

Hilfsmittel: Einlagen mit einer Innenranderhöhung

Bisherige Therapien/Medikamente: Extensionstherapie der HWS (in der orthopädischen Praxis) → keine Linderung der Beschwerden

Inspektions- und Palpationsbefund

Transitorischen Störfaktoren: Kleidung: enge Jeans   Arbeitsplatzverhältnisse: unter dem Schreibtisch geringe Beinfreiheit

Persistierende Störfaktoren:

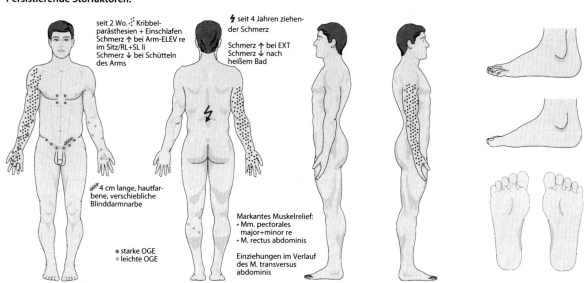

seit 2 Wo. Kribbel-parästhesien + Einschlafen
Schmerz ↑ bei Arm-ELEV re im Sitz/RL/SL li
Schmerz ↓ bei Schütteln des Arms

seit 4 Jahren ziehen-der Schmerz

Schmerz ↑ bei EXT
Schmerz ↓ nach heißem Bad

4 cm lange, hautfar-bene, verschiebliche Blinddarmnarbe

● starke OGE
● leichte OGE

Markantes Muskelrelief:
• Mm. pectorales major+minor re
• M. rectus abdominis

Einziehungen im Verlauf des M. transversus abdominis

Funktionsbefund

ASTE	Habituelle Haltung	Korrigierte Haltung
Rumpf	REKL +++ TH ↓ +++ BA ← ++(+) Andere Abweichungen am Rumpf: Rumpf-ROT links, Rumpf-Shift rechts, BE-ROT links	INKL – TH ↑ – – BK → – Andere Abweichungen am Rumpf: BE-ROT links **Stärkste Auffälligkeit?** Rumpf-FLEX (PB TH)
Obere Extremität	Skapula-ELEV/-ABD re > li horizontale ADD der Schulter re > li Schulter-IRO und -ADD re/li Ellenbogen-FLEX, Unterarm-PRON re/li Finger-FLEX bds., Daumen-OPP rechts	Skapula-ELEV/-ABD re horizontale ADD der Schulter re Schulter-IRO re/li Finger-FLEX re > li Daumen-OPP re **Stärkste Auffälligkeit?** Hand re
Untere Extremität	Hüft-ADD/-IRO re/li Knie-IRO li > re Plantar-Flex/Sup li > re Senkfuß li > re Sitz- bzw. Standtyp: Add-Typ	Hüft-ADD re/li Knie-IRO li > re Fuß-Sup li > re Senkfuß li > re **Stärkste Auffälligkeit?** Knie li

Funktionstest
TH5-Wippen

Mittlere BWS	0
Untere BWS	0–1
Mittlere LWS	1–2
Untere LWS	1
Beckenkippung	1
Schultergürtel-Retroposition	0–1
Bewegungskompensatorischer Abschnitt?	mittlere LWS

Andere Funktionstests:
- Skapula-Drehung: Vorlauf rechts
- Becken-Rotation: Becken-ROT rechts < Becken-ROT links
- Neurologische Tests (Sensibilität, Muskelkraft, Reflexe): o. B.
- Nervengleittests obere Extremität:
  - Test des N. medianus: rechts positiv
  - Test des Plexus brachialis:
  -- Test nach Adson (Mm. scaleni): negativ
  -- Test nach Eden (kostoklavikulärer Raum): negativ
  -- Test nach Wright (M. pectoralis minor): rechts positiv und Armelevation ist rechts eingeschränkt

Festlegung der vermutlichen Störfaktoren:

Persistierende Störfaktoren: Die Störfaktoren liegen v. a. in der DMS re OE – li UE: starke muskuläre Überlastungsödeme und funktionelle Kontrakturen der Finger-FLEX re, Daumen-OPP re und der Rumpf-FLEX sowie mäßig stark der Knie-IRO li; geringe funktionelle Kontrakturen der Kopf-REKL, Becken-EXT, Becken-ROT li, Schulter-IRO bds., Finger-FLEX li, Hüft-ADD beidseits, Knie-IRO re und Fuß-SUP li > re.

Transitorische Störfaktoren: Kleidung, Innenranderhöhung, Arbeitsplatzsituation, Spinning

Behandlungsverlauf

Datum: xx.xx.xxxx	**Rückmeldung:** ∅				
Arbeitshypothese Grob: Extremitätenbetonung mit Rumpfbeteiligung Fein: Finger-FLEX re – Rumpf-FLEX – Knie-IRO li			**Änderung der Arbeitshypothese** Grob: Rumpfbetonung mit Extremitätenbeteiligung Fein: Rumpf-FLEX – Finger-FLEX re – Knie-IRO li		
Funktionstests **Maßnahmen**	TH5-Wippen	Arm-Elevation	Skapula-Drehung	Korrigierte Haltung	Bemerkung
AEK Finger-FLEX re	–	+	+/– 0	–	Nach 3 Wdh. Schmerz der Agisten
AEK Rumpf-FLEX	+	+	+/– 0	++	Skapula-ELEV/-ABD re reduziert
TB gelb Rumpf-FLEX	+	(+)	+/– 0	(+)	8 Wdh. möglich
AEK Finger-FLEX re	+ (+)	+ (+)	(+)	+	Agisten haben jedoch wenig Kraft
ADL HK über PB Thorax	+/– 0	+/– 0	+/– 0	+/– 0	Häufiger AWM: dorsaler Überhang
ADL Schlafposition RL, SL	+/– 0	+/– 0	+/– 0	+/– 0	Kopf- + Lendenkissen ausgeliehen
Patienten-Info	Zusammenhang zwischen Schmerzort und Schmerzursache erklärt				
Eigenübung	TB gelb Rumpf-FLEX 7 x, 3–4 x/d, HK über PB Thoraxhebung, Schlafpositionen verändern				

Datum: xx.xx.xxxx	Rückmeldung: Das Kribbeln trat nachts wieder auf, jedoch deutlich reduziert. Schmerzen im Rücken waren seitdem nicht wieder da. Schlafpositionen mögl., HK im Alltag fällt noch schwer, TB-Übung durchgeführt				
Arbeitshypothese Grob: Rumpfbetonung mit Extremitätenbeteiligung Fein: Rumpf-FLEX – Finger-FLEX re – Knie-IRO li	**Änderung der Arbeitshypothese** Grob: Fein:				
Funktionstests **Maßnahmen**	TH5-Wippen	Arm-Elevation	Skapula-Drehung	Korrigierte Haltung	**Bemerkung**
TB gelb Rumpf-FLEX	+	+	+/– 0	(+)	12 Wdh. möglich
ADL Sitzdynamik	(+)	+/– 0	+/– 0	+/– 0	
HR Finger-FLEX re	+++	+++	+/– 0	+ (+)	horizontale ADD re ↓
Patienten-Info + Anleitung	Zur Heißwasserapplikation unter dem Wasserhahn				
FS Finger-FLEX re	++	++	+/– 0	+	horizontale ADD re Ø
AEK Knie-IRO li	+ (+)	+/– 0	++	++	v. a. + 3-Punkte-Kontakt am Fuß!
TB weiß Knie-IRO li	+	+/– 0	+	+/– 0	4 Wdh. möglich
Lagerung/Bauchatmung in RL	+	+	+/– 0	+	wird als „sehr" angenehm empfunden
Eigenübungen	Neu: TB gelb Rumpf-FLEX 11 x, 3–4 x/d., Heißwasserapplikation über den ventralen Unterarm und die Handfläche rechts 5–6 x/d, stdl. Schüttelungen der Finger rechts, Kompensationsübung Knie-ARO li, Lagerung/Bauchatmug in RL für 10 min/d, Sitzdynamik am Schreibtisch integrieren				

7.1.3 Behandlung

Erste Behandlungseinheit (30 Minuten)

— Entsprechend der aus dem Befund erstellten Arbeitshypothese: „Extremitätenbetonung mit Rumpfbeteiligung" wird funktionsorientiert mittels einer AEK (Stufe 2) an der oberen Extremität begonnen. In der feinen Arbeitshypothese wird die vermutete Staffelung formuliert: Finger-FLEX re – Rumpf-FLEX – Knie-IRO li.
Die erste Maßnahme, **AEK der Finger-FLEX rechts**, löst teils eine Verschlechterung, teils eine Verbesserung der Funktionstests aus. Die Finger-FLEX sind demnach Störfaktoren, stellen jedoch zusätzlich einen Schutz für andere Störfaktoren dar (z. B. der Daumen-OPP oder der Rumpf-FLEX), welche in der Staffelung vorrangig behandelt werden müssen.

— Die Staffelung der Störfaktoren (feine Arbeitshypothese) wird wie folgt verändert: Rumpf-FLEX – Finger-FLEX re – Knie-IRO li. Dies impliziert die Veränderung der groben Arbeitshypothese in Form einer Rumpfbetonung mit Extremitätenbeteiligung.
Die **AEK der Rumpf-FLEX** verbesserte fast alle Funktionstests. Die reaktive Reduktion der Skapula-ELEV/-ABD rechts und die verbesserte Arm-Elevation (Parästhesien treten später auf) lassen auf eine hypertone Tendomyose der Mm. pectorales major

und minor rechts schließen, welche einen Schutz für die Rumpf-FLEX darstellten.

— Die anschließend durchgeführte **Theraband-Übung der Rumpf-FLEX** (Stufe 3) verbesserte die Funktionstests, so dass die Patientin diese Eigenübung mit sieben Wiederholungen, 3- bis 4-mal/Tag mit dem gelben Theraband durchführen soll. (Den Link zum Download der Eigenübungen finden Sie unter: www.brueggertherapie.com)

— Da die Finger-FLEX weiterhin stark auffällig sind, werden sie mittels einer AEK erneut behandelt. Alle Funktionstests sind nun positiv, so dass die Finger-FLEX als Störfaktor mit Schutzfunktion für die Rumpf-FLEX bestätigt wurden. Die Arm-Elevation verbessert sich, das Kribbeln tritt später und reduziert auf. Dies bestätigt den im Befund vermuteten Verdacht, dass die Mm. pectorales major und minor rechts auch für die Finger-FLEX eine Schutzfunktion in Form einer hypertonen Tendomyose übernommen haben. Die Kompression des Plexus brachialis bei Elevation wurde reduziert. Die reduzierte Kraft der Finger-EXT während der AEK (hypotone Tendomyose) ist ein Hinweis auf einen starken Störfaktor, welcher zunächst mit Maßnahmen aus Stufe 1 zu therapieren ist. Eine Behandlung der Finger-FLEX in der 3. Stufe erscheint zu diesem Zeitpunkt nicht erfolgversprechend.

— Aus Zeitgründen wird die Behandlung der Knie-IRO links auf die nächste Therapiesitzung verschoben. Um die erreichte Streckfähigkeit in die aufrechte Haltung zu übertragen, wird im Rahmen des **ADL** die HK im Sitz, v. a. die **PB Thoraxhebung**, erarbeitet. Das ADL soll die Patientin mit Hilfe von Memorypoints am Bildschirm in ihren beruflichen Alltag integrieren.

— Zur Vermeidung der nächtlichen Kompression wurden die **Schlafpositionen in RL und SL** besprochen und entsprechende Hilfsmittel (flexibles Kopfkissen und Lendenkissen) ausgeliehen.

— Informationen über die bisher diagnostizierten Störfaktoren (Art und Ort), ihre Entstehung und ihre teilweise entfernten, reflektorischen Schutzreaktionen sind nötig, um Patienten zur Durchführung von Eigenübungen zu motivieren.

Zweite Behandlungseinheit (30 Minuten)

— Die **Rückmeldung** der Patientin ist positiv: Rückenschmerzen traten nicht mehr auf. Das nächtliche Kribbeln in den Armen hat sich reduziert. Die Schlafpositionen konnten v. a. in SL gut umgesetzt werden. Die Einnahme der AH im Alltag fällt noch sehr schwer. Die Theraband-Übung wurde regelmäßig durchgeführt.

— Die nach einem kurzen Funktionsbefund gestellte Arbeitshypothese entspricht der ersten Behandlungseinheit. Entsprechend der Staffelung wird mit der **Theraband-Übung der Rumpf-FLEX** begonnen und somit gleichzeitig die Eigenübung überprüft.

— Die nun verbesserte Streckfähigkeit wird in das **ADL „Sitzdynamik"** integriert, welches die Patienten im Beruf bei Schreibtischarbeiten benötigen.

— Da in der ersten Behandlung bei der AEK der Finger-FLEX wenig Kraft vorhanden war, wird eine heiße Rolle (1. Stufe) im Bereich der starken muskulären Überlastungsödeme der **Finger-FLEX rechts** durchgeführt. Die anschließenden Funktionstests sind deutlich besser, so dass die Patientin zur **Eigentherapie (Heißwasserapplikation)** angeleitet wird.

— Als Steigerung der Behandlung wird eine **funktionelle Schüttelung der Finger-FLEX** (Stufe 1–2) durchgeführt. Die Funktionstests verbessern sich ebenfalls.

— Anschließend wird – entsprechend der Arbeitshypothese – die **AEK der Knie-IRO links** durchgeführt. Alle Funktionstests bis auf die Arm-Elevation zeigen eine deutliche Verbesserung, so dass die Steigerung in die 3. Stufe indiziert ist.

— Die **Theraband-Übung der Knie-IRO links** verbessert die Funktionstests teilweise, ist mit vier Wiederholungen jedoch zu wenig effektiv, um als Eigenübung in Frage zu kommen. Stattdessen soll die Patientin Kompensationsbewegungen in die Knie-ARO links durchführen.

— Als globaler Ausstieg wird der Patientin die **patientenangepasste Lagerung in RL** (linker Arm in Schulter-ARO neben dem Körper) mit Bauchatmung gezeigt, um die vorhandenen Störfaktoren selbst therapieren zu können und deren Verschlimmerung entgegenzuwirken. Da sich die Funktionstests noch einmal verbesserten, sollte sie diese Lagerung mindestens zehn Minuten/Tag durchführen. Optimalerweise sollte die Lagerung zur Steigerung der Effektivität vor der Therapie und/oder als Kompensationsmaßnahme nach belastenden Tätigkeiten (Beruf, Sport) durchgeführt werden.

Weitere Behandlungsplanung

— Weiterer Abbau der Störfaktoren der Finger-FLEX rechts und Knie-IRO links, so dass Behandlungen in der 2. (Finger-FLEX) und 3. Stufe möglich werden. Dabei sollten funktionsorientierte Theraband-Übungen zunehmend durch globale ersetzt werden.

— Behandlung der starken muskulären Überlastungsödeme der Daumen-OPP rechts, evtl. auch mit heißer Rolle.

— Behandlung der gering eingeschätzten muskulären Kontrakturen der Kopf-REKL, Becken-EXT, Becken-ROT links, Schulter-IRO bds., Finger-FLEX links, Hüft-ADD bds., Knie-IRO re und Fuß-SUP bds. mittels globaler Maßnahmen der Stufe 2 und 3 (z. B. BGÜ 1, BGÜ 2, BGÜ 3 oder globalen Theraband-Übungen).

— Ausgleich der Funktionsüberwiegen im Alltag durch Lagerung (20–30 min/Tag), Brügger-Grundübungen, Kompensationsübungen, globale Theraband-Übungen und Walking.

— Erlernen und Automatisieren physiologischer Haltungs- und Bewegungsprogramme (HK im Sitz, Sitzpositionen im Beruf und Auto, Sitzdynamik, Schlafpositionen)

— Wenn möglich, Abbau transitorischer Störfaktoren (Empfehlung nicht einengender Hosen, retrokapitale Abstützung statt Innenranderhöhung, Arbeitsplatzberatung: Beinfreiheit vergrößern, Sitzhilfsmittel einsetzen).

Klinische Erscheinungsbilder (= Krankheitsbilder)

8.1   Krankheitsbild versus klinisches Erscheinungsbild

In der klassischen Medizin wird, aufgrund der diagnostizierten subjektiven und objektiven Befunde, eine bestimmte Diagnose („das Krankheitsbild") gestellt. Das Krankheitsbild, beispielsweise eine „Epicondylitis lateralis", beschreibt die Beschwerdesymptomatik des Patienten (Schmerz, Bewegungseinschränkungen, neurologische Störungen etc.). Mit der Benennung des Krankheitsbildes wird meist auch die Krankheitsursache verbunden. Es wird angenommen, dass die Ursachen des lateralen Ellenbogenschmerzes im Bereich der Extensoren der Hand (und der Finger) liegen (Entzündungen, Überbelastungen o. Ä.).

Schmerzort und Schmerzursache, Krankheitsbild und Krankheitsursache werden gleichgestellt und somit die Störungsursache auf die Symptomatik/den Schmerzort fokussiert. Oftmals werden strukturelle Störungen als kausale Faktoren vermutet. Häufig korreliert jedoch der Befund bildgebender Verfahren (MRT, CT, Röntgen etc.) nicht mit den beschriebenen Symptomen, so dass andere Ursachen (z. B. muskuläre Störfaktoren) gefunden werden müssen.

Funktionelle Störungen, welche i. d. R. primär vorhanden sind, lösen durch ihre Schutzreaktionen Schmerzen und andere Symptome aus. Sie können jedoch auf Dauer zu strukturellen Störungen führen, da es durch die organisierten Schutzreaktionen zu Fehl- oder Überbelastungen kommt. Jede Beschwerdesymptomatik erfordert somit eine ganzheitliche Diagnose und Behandlung, um sowohl funktionellen als auch strukturellen Störungen entgegenwirken zu können.

MEMO

Schmerz ist ein Summationsphänomen zeitlicher und örtlicher Nozizeption.

Im Rahmen der Funktionskrankheiten werden nicht Krankheitsbilder benannt, sondern klinische Erscheinungsbilder und Symptome beschrieben (z. B. Schmerzen am lateralen Ellenbogen und eine Einschränkung der Dorsalextension der Hand). Mit der Lokalisation der Symptome wird jedoch keine Krankheitsursache festgelegt.

MEMO

Klinische Erscheinungsbilder unterscheiden sich von klassischen Krankheitsbildern darin, dass sie zwar die Symptome des Patienten benennen, deren Lokalisation jedoch nicht mit der Krankheitsursache gleichsetzen.

Muskuläre Störfaktoren können sich sowohl vor Ort als auch entfernt befinden. In der Regel liegen jedoch mehrere Störfaktoren (multifokale Störfaktoren) vor.

8.2   Lokalisation der Störfaktoren

8.2.1   Störfaktoren vor Ort

Schmerzauslösende Störfaktoren können „schmerzortnah" (hier ellenbogennah) lokalisiert sein. Beispielsweise können Kontrakturen der Finger-Flexoren durch hypoton tendomyotisch geschaltete Finger-Extensoren oder Dorsalextensoren der Hand geschützt werden. Der Patient verspürt bei Ansteuerung dieser Funktionen einen Kontraktionsschmerz im Bereich des lateralen Ellenbogens.

8.2.2   Störfaktoren entfernt

Liegen Störfaktoren im Bereich der Schulter, des Rumpfes, des anderen Arms oder der unteren Extremität vor, so wird durch die ausgelöste Nozizeptorenaktivität ein Schutzprogramm des NSB gestartet. Die Finger- und Handmuskulatur wird entweder über eine Muskelschlinge oder über das Bewegungsmuster der Belastungshaltung (rücklaufende, weiterlaufende und auslaufende Bewegungsimpulse) in die Schutzreaktion involviert. Die ursächlichen Störfaktoren liegen ellenbogenfern. Es ergeben sich die im Folgenden beschriebenen möglichen Schutzreaktionen.

Schutz über die Muskelschlinge der oberen Extremität

Liegen bei einem Patienten mit der Diagnose „Epicondylitis lateralis" z. B. Kontrakturen der Schulter-Innenrotatoren vor, so können sie über auslaufende Bewegungen (Schulter-IRO – Ellenbogen-FLEX – Unterarm-PRON – Palmar-FLEX) durch eine hypertone Tendomyose der Palmarflexoren geschützt werden. Die Dorsalextensoren der Hand werden entsprechend hypoton tendomyotisch geschaltet. Wird diese Muskulatur aktiviert, kann die Bewegung/Anspannung als schmerzhaft empfunden werden (◘ Abb. 1).

Schutz über die diagonale Muskelschlinge

Zeigt der Patient muskuläre Störfaktoren im Bereich der Plantarflexoren/Supinatoren der Gegenseite, können diese über die diagonale Muskelschlinge (Plantar-FLEX/SUP, Knie-IRO, Hüft-ADD/-IRO, Becken- und Rumpf-ROT der gleichen Seite – Schulter-PROTR, Schulter-IRO, Ellenbogen-FLEX, Unterarm-PRON und Palmar-FLEX der Gegenseite) durch eine hypertone Tendomyose der Palmarflexoren geschützt werden.

Die Dorsalextensoren werden hypoton tendomyotisch geschaltet und können bei ihrer Aktivierung schmerzhaft werden. Alle Funktionen der unteren Extremität der Gegenseite, die die Belastungshaltung unterstützen, können über diesen Weg geschützt werden (◘ Abb. 2).

Schutz über das Bewegungsprogramm der Belastungshaltung

Werden im Befund die Hauptstörfaktoren in Funktionen des gleichseitigen Beins ermittelt, z. B. kontrakte Zehen-Flexoren, können diese über das Bewegungsprogramm der BH (Plantar-FLEX/SUP, Knie-FLEX, Becken-EXT, Rumpf-FLEX, Schulter-PROTR, Schulter-IRO, Ellenbogen-FLEX, Unterarm-PRON und Palmar-FLEX der gleichen Seite) und ebenso durch eine hypertone Tendomyose der Finger-Flexoren sowie eine hypotone Tendomyose der Finger-Extensoren geschützt werden. Alle Funktionen, die die Belastungshaltung unterstützen, können über diesen Weg geschützt werden. (◘ Abb. 3)

Das Ziel der Therapie besteht darin, Störfaktoren am gesamten Bewegungssystem zu reduzieren und somit die Gesamtnozizeption zu senken. Reflektorisch ausgelöste Schutzmechanismen sind dann nicht mehr notwendig, die hyperton- und hypoton geschaltete Muskulatur „normalisiert" sich wieder und die Schmerzhaftigkeiten des Patienten lassen nach oder verschwinden.

MEMO

Patienten mit muskulären und strukturellen Störfaktoren können durch Beseitigung der muskulären Störfaktoren eine Beschwerdereduktion bis Schmerzfreiheit erfahren, da die Gesamtnozizeption gesenkt wird.

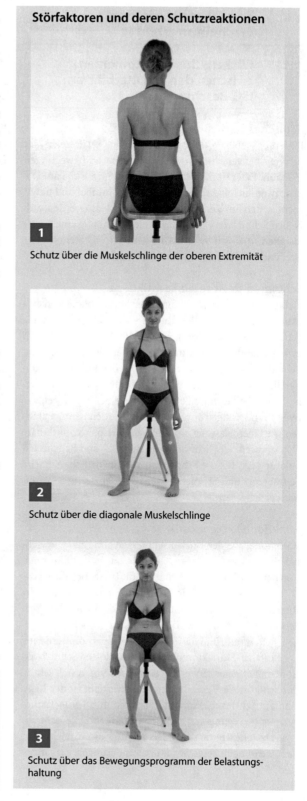

Störfaktoren und deren Schutzreaktionen

1
Schutz über die Muskelschlinge der oberen Extremität

2
Schutz über die diagonale Muskelschlinge

3
Schutz über das Bewegungsprogramm der Belastungshaltung

8.3 Top 10 der klinischen Erscheinungsbilder

8.3.1 Rückenschmerz, Schmerzen zwischen den Schulterblättern, ISG-Beschwerden

Klinisches Erscheinungsbild

Patienten geben oft diffuse Schmerzen im Bereich des Rückens bei verschiedensten Stellungen und Bewegungen (Flexion, Extension, Rotation), aber auch in Ruhe an. Die Beschwerden lokalisieren sich thorakal, lumbal und treten nicht selten in Verbindung mit ISG-Beschwerden auf. Neben Schmerzen empfinden Patienten häufig eine Kraftlosigkeit, die sich v. a. bei langem Sitzen, Stehen oder bückenden Aktivitäten bemerkbar macht.

Schulmedizinische Diagnostik

Neben der Funktionsprüfung werden bei Patienten mit akuten oder chronischen Rückenschmerzen i. d. R. bildgebende Verfahren (Röntgen, CT, MRT) durchgeführt, um evtl. vorhandene strukturelle Veränderungen (Frakturen, Fehlbildungen, Spondylarthrosen, Osteochondrosen, Spondylolisthesis, degenerative Veränderung der Bandscheibe/Bandscheibenvorfall etc.) zu erkennen. Sind degenerative Veränderungen ausgeschlossen, werden häufig Faktoren wie Überbelastung, muskulärer Hartspann, muskuläre Dysbalancen oder Schwäche der Rücken- und Bauchmuskulatur o. Ä. für die Schmerzen verantwortlich gemacht. Schmerzort und Schmerzursache werden somit topografisch gleichgesetzt.

Funktionelle Diagnostik

Funktionell werden Rückenschmerzen ohne einen ursächlichen Bezug auf lokale Strukturen betrachtet. Die Summation der Nozizeptorenaktivität ergibt sich jedoch durch das Vorhandensein multipler Störfaktoren im Bereich des Rumpfes und der Extremitäten. Zusätzlich wird die Nozizeption durch die in der BH vorhandenen Biegespannungen, Scherkräfte und die eingeengte Körperhöhle erhöht.

Bestehen Störfaktoren mit den ausgelösten Schutzreaktionen über einen längeren Zeitraum, können sich sekundär strukturelle Veränderungen entwickeln. In der Regel sind zunächst muskuläre Störfaktoren und Fehlbelastungen des Bewegungssystems Ursachen für Rückenschmerzen. Das effektivste Therapieergebnis kann erreicht werden, wenn noch keine Strukturveränderungen vorhanden sind.

Funktionelle Betrachtung

Schmerzen zwischen den Schulterblättern/ thorakale Schmerzen

Durch die Belastungshaltung oder monotone Aktivität der Schultergürtel-Protraktoren und Schulter-Adduktoren/ -Innenrotatoren im Beruf, beim Sport, Hobby und bei Alltagsaktivitäten kommt es zu funktionellen Kontrakturen und muskulären Überlastungsödemen (OGE) in den aufgeführten Muskelfunktionsgruppen (**Störfaktor vor Ort**).

Die dorsale Muskulatur, die Skapula-Depressoren/Adduktoren, Wirbelsäulen-Extensoren) werden reflektorisch hypoton tendomyotisch geschaltet. Streckt sich der Patient oder hebt er die Arme, so wird die Muskulatur angesteuert, die den Schultergürtel in die Retroposition zieht und stabilisiert. Der Patient verspürt einen Kontraktionsschmerz der hypoton tendomyotisch geschalteten Muskulatur.

Liegen funktionelle Kontrakturen oder andere Störfaktoren im Bereich der oberen oder unteren Extremitäten oder des Rumpfes vor (**Störfaktor entfernt**), so können die Schultergürtel-Protraktoren und Schulter-Adduktoren/-Innenrotatoren zum Schutz hyperton tendomyotisch, die dorsale Muskulatur entsprechend hypoton tendomyotisch geschaltet werden. Der Patient verspürt die gleiche Schmerzsymptomatik.

Lumbale Schmerzen

Durch eine lang andauernde Haltung in Rumpf-Flexion oder durch monotone Aktivität der Rumpf-Flexoren oder -Rotatoren, besonders beim Sport (z. B. Sit-ups beim Kraftsport, Rudern etc.), kommt es zu funktionellen Kontrakturen und muskulären Überlastungsödemen (OGE v. a. im Bereich der Symphyse, Leisten, Beckenkämme und Rippenbögen) in den angenäherten oder überlasteten Muskelfunktionsgruppen (**Störfaktor vor Ort**). Die Rumpf-Extensoren und -Rotatoren zur Gegenseite werden zum Schutz hypoton tendomyotisch geschaltet.

Liegen Störfaktoren im Bereich der Extremitäten vor (**Störfaktor entfernt**), so können die Rumpf-Flexoren über eine hypertone Tendomyose in ein Schutzgeschehen involviert werden (**Bewegungsmuster der Belastungshaltung**). Die Rumpf-Extensoren werden entsprechend hypoton tendomyotisch geschaltet. Der Patient verspürt bei Ansteuerung dieser Funktion einen Kontraktionsschmerz, welcher evtl. mit einer Kraftlosigkeit einhergeht.

In der Therapie wird dem Patienten vermittelt, dass aufrechtes Sitzen und Stehen physiologisch und günstiger ist. Häufig wird jedoch eine Überkorrektur durchgeführt, so dass genau diese Haltung den Patienten Schmerzen bereitet und spontan die Belastungshaltung wieder eingenommen wird. Daher sollte in der Behandlung die Instruktion einer schmerzfreien, patientenangepassten „Haltungskorrektur" immer mit der Reduktion der entsprechenden Störfaktoren kombiniert werden, um auf Dauer eine optimalere Haltung zu erreichen.

ISG-Beschwerden

In der Belastungshaltung resultiert ein starkes dorsales Drehmoment des Beckens. Durch die gleichzeitige Thoraxsenkung mit Flexion der Wirbelsäule bestehen ventrale Drehmomente der Wirbelsäule. Die gegenläufigen Drehmomente treffen sich im Bereich der kaudalen Wirbelsäule und des ISG. Es kommt zu einer hohen Belastung der Bandscheibe, außerdem findet eine Nutationsbewegung des Sakrum gegen das Ilium statt. Die gegenläufigen Drehimpulse werden von den Bandstrukturen des ISG registriert. Übersteigt diese Zugspannung das physiologische Maß, so wird die Fehlbelastung nozizeptiv registriert. Bei entsprechend hohem nozizeptivem Input des gesamten Körpers wird sie als Schmerz empfunden.

Im Weiteren ist zu beachten, dass sich im Bereich des ISG die Sehnen einiger muskulärer Strukturen treffen. So haben im Bereich des ISG neben den Rückenstreckern Anteile des M. gluteus maximus (Becken-Extensor) und des M. latissimus dorsi (Schulter-Adduktor, -Innenrotator, -Extensor) ihren Ursprung. Sind diese Muskelfunktionen über eine ATMR in ein Schutzgeschehen involviert, so kann es zu reflektorischen Schmerzhaftigkeiten in diesem Bereich kommen. Der ursächliche Auslöser der Schmerzen liegt entfernt. Dies wird durch die klinische Beobachtung gestützt, dass eine lokale Behandlung des ISG oft nur kurzzeitige Beschwerdelinderung bringt. Nur eine den gesamten Körper betreffende Diagnostik und eine kausale Behandlung der multiplen Störfaktoren, inklusive Schulung der aufrechten Haltung und Bewegung, kann dauerhaft zu positiven Ergebnissen führen.

Reaktion des Körpers auf persistierende Störfaktoren

Bestehen Störfaktoren im Bereich des Rumpfes und entfernt über längere Zeit, so kann es zu Veränderungen der Strukturen kommen (◘ Bandscheibenvorfall, S. 208 ff. etc.).

Befund und Therapie

Multifokale Störfaktoren des Bewegungssystems können die in ◘ Tab. 8.1 aufgeführten Befunde auslösen, welche im Rahmen der Diagnostik erfasst werden.

◘ Tab. 8.1. Mögliche Befunde bei Rückenschmerzen, Schmerzen zwischen den Schultern und ISG-Beschwerden

Anamnese	• Haltungs- und Bewegungsschmerz bei der aktiven Rumpf-EXT, -ROT, -LATFLEX beim langen Sitzen und Stehen, beim Heben, Tragen und Bücken • Bewegungseinschränkung und Kraftlosigkeit
Inspektionsbefund	• **Störfaktor vor Ort:** muskuläre Überlastungsödeme der Schulter-PROTR, -ADD, -IRO und im Bereich der Rumpf-FLEX, -ROT, -LATFLEX • **Störfaktor entfernt:** muskuläre Überlastungsödeme im Bereich der oberen und unteren Extremität (Die ATMR wird über die Schultergürtel- und Rumpffunktionen organisiert.)
Funktionsbefund	• Beckenaufrichtung und Thoraxsenkung mit Schultergürtel-PROTR, Rumpf-ROT, -LATFLEX • Schulter-IRO mit -ABD oder -ADD • weitere Abweichungen der gleichseitigen oberen Extremität, am Rumpf und der unteren Extremität
Funktionstests	• TH5-Wippen: eingeschränkte Beckenkippung und Thoraxhebung, verminderte Schultergürtel-Retroposition • Arm-Elevation/Schulter-Außenrotation: Einschränkung auf beiden Seiten

In der Therapie werden Störfaktoren im Bereich des Rumpfes (vor Ort) und an den Extremitäten (entfernt) abgebaut, um die Gesamtnozizeption zu senken. Biomechanische Fehlbelastungen werden somit vermieden und die Strukturen physiologisch belastet.

Die Behandlung hat folgende Schwerpunkte:

- Lagerung als Eigentherapie und vorbereitende Maßnahmen, die Lagerung wird patientenangepasst mit Wärmeträgern auf den jeweiligen Kontrakturen und muskulären Überlastungsödemen (Schulter-PROTR, -IRO, Rumpf-FLEX, -ROT und -LATFLEX) durchgeführt.
- Erarbeitung der patientenangepassten Haltung im Sitz und Stand
- Beseitigung der Störfaktoren vor Ort (Schulter-PROTR, -IRO, -Rumpf-FLEX, -ROT und -LATFLEX) und entfernt (der oberen und unteren Extremität). Dies erfolgt entsprechend der Arbeitshypothese und des 3-Stufen-Modells unter Berücksichtigung der Staffelung der Störfaktoren mit funktionsorientierten oder globalen Maßnahmen.
- Besonders intensiv sollte im Rahmen des ADL auf die Erarbeitung der Primärbewegungen, der Rumpfdynamik mit stabilisiertem Oberkörper und die Schultergürtelkontrolle geachtet werden.

— Arbeitsplatzberatung
— Kompensationsübungen, um nicht zu beeinflussenden Funktionsüberwiegen im Beruf und Alltag entgegenzuwirken.

8.3.2   Lumbaler Bandscheibenvorfall

Klinisches Erscheinungsbild

Je nach Lokalisation und Ausprägung des prolabierten Gewebes und in Abhängigkeit von der Größe des Spinalkanals, kann es durch die Kompression des Myelon (Rückenmarks) zu Rückenschmerzen kommen. Wird eine Nervenwurzel komprimiert, kann es zur Störung der Sensibilität im betroffenen Dermatom (Hypästhesie, Parästhesie, Dysästhesie, Anästhesie), der Motorik (Abschwächung bis Ausfall der Kennmuskeln) und zur Abschwächung bis hin zum Ausfall der entsprechenden Reflexe kommen. Meist treten sie in Verbindung mit ausstrahlenden Schmerzen (radikuläre Schmerzen) in das betroffene Dermatom auf.

Ausstrahlende Schmerzen können auch ohne neurologische Ausfallerscheinungen vorhanden sein und verstärken sich häufig beim Husten, Pressen und Niesen. Bei einer Kauda-Symptomatik können zusätzlich Blasen- und Mastdarmstörungen auftreten. Klinisch fallen Bewegungseinschränkungen der Wirbelsäule in diejenigen Richtungen auf, die die Nervenwurzel stärker komprimieren. Meist zeigt der Patient im akuten Stadium eine Ausgleichsskoliose, um die betroffene Nervenwurzel zu entlasten. In der Anamnese geben Patienten häufig rezidivierende Rückenschmerzen mit wechselnder Intensität an.

Schulmedizinische Diagnostik

Bei Patienten mit einer Verdachtsdiagnose „Bandscheibenvorfall" werden neben den neurologischen Untersuchungen bildgebende Verfahren (MRT, CT) durchgeführt. Korreliert der strukturelle Befund mit den neurologischen Untersuchungsergebnissen, so kann davon ausgegangen werden, dass der Vorfall die Ursache für die Symptomatik des Patienten ist.

Funktionelle Diagnostik

Im Rahmen der funktionellen Diagnostik wird analysiert, welche Haltungs- und Bewegungsmuster der Patient durchführt, warum es zur Fehl- und Überbelastung der Bandscheibe und letztlich zum Bandscheibenvorfall gekommen ist. Bei ausstrahlenden Schmerzen wird überprüft, ob sie auf eine echte Nervenwurzelkompression hinweisen, oder ob ein peripherer Nerv durch extra- und/oder intraneurale Störungen komprimiert wird (▶ Kap. 8.3.10, S. 228).

Im Weiteren muss bedacht werden, dass ausstrahlende Schmerzen auch bei rein muskulären Störungen anzutreffen sind. Dies ist v. a. dann bedeutend, wenn über bildgebende Verfahren keine Befunde aufgedeckt werden konnten. Brügger definierte diese radikulär anmutenden Schmerzen, die nicht durch eine radikuläre Problematik bedingt sind, als **„pseudoradikuläres Syndrom"**.

Patienten mit einer durch Bandscheibenvorfall bedingten radikulären Symptomatik haben i. d. R. jedoch zusätzlich weitere muskuläre Störfaktoren im gesamten Bewegungssystem, welche den nozizeptiven Input erhöhen.

Ursachen für einen lumbalen Bandscheibenvorfall

Durch eine permanente Belastungshaltung ist die Ernährungssituation im zentralen Anteil der Bandscheibe infolge mangelnder Bewegung und reduzierter Osmoseprozesse herabgesetzt. Durch die Beckenaufrichtung und Flexion der lumbalen Wirbelsäule kommt es zusätzlich zu einer ungünstigen Ernährungssituation der dorsalen Bandscheibenanteile. Dort findet die Ernährung vaskulär über Arterien statt, die durch dorsale, längsverlaufende Bänder der Wirbelsäule ziehen.

Eine ständige Flexion der Wirbelsäule bedeutet eine Verlängerung der Bänder. Dies führt zur Kompression der Arterien und somit zur Minderdurchblutung der dorsalen Anteile der Bandscheibe. Die Kollagensynthese ist herabgesetzt, wodurch es zur Degeneration der dorsalen Anteile kommen kann.

Die Bandscheibe bekommt ihre Festigkeit durch den scherengitterartigen Verlauf ihrer kollagenen Fasern. Diese benötigen Zug als neurophysiologischen Bildungsreiz. Durch die Anordnung der Fasern sind Bewegungen in alle Richtungen nötig, um den adäquaten Bildungsreiz zu gewährleisten. In einer monotonen Belastungshaltung werden die dorsalen kollagenen Fasern dauerhaftem massiven Zug ausgesetzt. Diese pathophysiologischen Bildungsreize stellen eine maximale strukturelle Belastung dar, durch die es mit der Zeit zum Riss einzelner Fasern kommt. Eine schlechte Ernährungssituation mit herabgesetzter Kollagensynthese begünstigt diesen Prozess zusätzlich. Anteile des Nucleus pulposus werden durch Flexions- und Rotationsbewegungen nach dorsal und lateral gedrückt, wodurch es zu einem „Derangement interne" bis hin zu einer Vorwölbung oder gar zu einem Bandscheibenvorfall kommen kann.

Schnelle Flexions-/Rotationsbewegungen in Verbindung mit dem Heben von Lasten können über die ausgelöste Spannungserhöhung eine Schädigung der kollagenen Fasern im Faserring nach sich ziehen (Verhebetraumata). Besonders gefährdet sind Patienten, deren Bandscheiben aufgrund einer schlechten Ernährungssituation und einwirkender pathophysiologischer Bildungsreize bereits Mikrotraumen aufweisen.

Befund und Therapie

Liegen keine deutlichen neurologischen Ausfälle vor, wird zunächst konservativ behandelt. Im Rahmen des Brügger-Konzepts basieren Befund (◻ Tab. 8.2) und Therapie eines lumbalen Bandscheibenvorfalls auf zwei Säulen:

— Es muss diagnostiziert werden, ob die ausstrahlenden Beschwerden auf eine Nervenwurzelkompression zurückzuführen sind. In diesem Fall muss das vorgefallene Bandscheibengewebe **(Störfaktor vor Ort)** möglichst ventralisiert werden, um die Kompression der Nervenwurzel zu reduzieren.

— Im Weiteren gilt es herauszufinden, welche funktionellen Ursachen (Kontrakturen, muskuläre Überlastungsödeme etc.) im gesamten Bewegungssystem zum Bandscheibenvorfall führten und welche muskulären Störfaktoren zusätzlich für die Auslösung der Symptomatik verantwortlich sind **(multifokale Störfaktoren)**.

In der Therapie wird zum einen das nach dorsal vorgefallene Bandscheibenmaterial ventralisiert. Parallel dazu werden die Störfaktoren abgebaut, die zum Bandscheibenvorfall geführt haben. Bei einigen Patienten mit der Diagnose „Bandscheibenvorfall" kann eine deutliche Beschwerdereduktion schon dadurch erreicht werden, dass multiple muskuläre Störfaktoren beseitigt werden. Die Gesamtnozizeption sinkt, die Nozizeptorenaktivität wird nicht mehr als Schmerz wahrgenommen. Dies ist v. a. bei Patienten zu beobachten, bei denen das prolabierte Bandscheibenmaterial schlecht zu ventralisieren ist (z. B. Sequesterbildung).

Ventralisation des Bandscheibengewebes

Eine Zurückverlagerung des vorgefallenen Gewebes kann nur über eine Extension des Segmentes erfolgen. Jede Flexionsbewegung führt zu einer dorsalen Segmentöffnung, das Material wird nach dorsal gedrückt. Der Patient empfindet subjektiv häufig die Flexion der Wirbelsäule als angenehm (Stufenbett-Lagerung), da es durch die Flexion zu einer Vergrößerung des Foramen intervertebrale kommt und somit der Spinalnerv weniger komprimiert wird.

Zur Schmerzbehandlung im akuten Zustand ist diese Lagerung dann anzuwenden, wenn sie als symptomlindernd empfunden wird. Zur Ventralisation des Bandscheibenmaterials ist die Stufenbettlagerung jedoch nicht geeignet, da sich das Material nicht zurückverlagern kann. Um

◻ **Tab. 8.2.** Mögliche Befunde bei einem lumbalen Bandscheibenvorfall	
Anamnese	▪ Bewegungsschmerzen der Wirbelsäule in unterschiedliche Richtungen ▪ Rückenschmerzen und/oder evtl. radikuläre Schmerzen ▪ evtl. sensible und/oder motorische Ausfallerscheinungen ▪ Blasen-, Mastdarmstörungen
Inspektionsbefund	▪ muskuläre Überlastungsödeme in den Rumpf-FLEX, Becken-EXT, u. a. ▪ muskuläre Überlastungsödeme an der oberen und unteren Extremität (Die ATMR wird über Rumpf- u. Beckenfunktionen organisiert.)
Funktionsbefund	▪ Ausweichskoliose ▪ Abweichung in die Becken-EXT, Rumpf-FLEX und weitere Rumpfabweichungen ▪ Abweichungen an der oberen und unteren Extremität in unterschiedlicher Stärke und Lokalisation, abhängig von der ausgelösten ATMR und weiterer multifokalen Störfaktoren
Funktionstests	▪ TH 5-Wippen: Rückstoß-Phänomen (wenn es durch die WS-EXT zur Kompression der neuralen Strukturen durch das prolabierte Gewebe kommt) ▪ Nervengleittests (Lasègue, Bragad, Slump-Test): auffällig ▪ neurologische Tests (Sensibilität, Reflexe, Kennmuskeln): auffällig

das Bandscheibenmaterial zu ventralisieren, wird der Patient in Bauchlage mit mehreren kleinen Kissen unter dem Bauch gelagert. Die Beine sind leicht abduziert, die Füße ragen über das Ende der Bank hinaus. Die Wirbelsäule befindet sich in einer mehr oder minder starken Flexionsstellung. Es sollte so wenig wie möglich und so viel wie nötig unterlagert werden, so dass der Patient schmerzfrei liegt.

Erarbeitung der Beckenkippung mit weiterlaufender Extension der LWS

Die Erarbeitung der Beckenkippung mit weiterlaufender Extension der LWS kann durchgeführt werden, wenn die Extension der Wirbelsäule als symptomlindernd empfunden wird (festgestellt durch den **Lordosierungstest** in Rückenlage mit ausgestreckten Beinen: mittels thorakolumbal appliziertem Handtuch extendiert der Therapeut die Wirbelsäule). In der patientenangepassten Bauchlage übt der Therapeut eine Traktion auf das Becken aus. Dabei greift er von dorsal um den Beckenkamm, die Fingerkuppen befinden sich ventral/kaudal der SIAS.

Im zweiten Schritt wird das Becken leicht in die Aufrichtung gezogen (das Segment wird unter Traktion geöffnet, es entsteht ein Unterdruck im Segment). Der Patient wird nun aufgefordert, unter Beibehaltung der Traktion (seitens des Therapeuten) das Becken zu kippen. Der Patient sollte die Beckenkippung mit Extension der Wirbelsäule so kaudal wie möglich einleiten, so dass das betroffene Segment geschlossen wird. Diese Bewegung fällt den Patienten oft schwer und sollte mehrfach geübt werden. Durch die Extensionsbewegung der Wirbelsäule unter Traktion erfährt das Bandscheibengewebe eine Sogwirkung und kann in das Segment zurückgleiten und, sofern der Patient im Alltag nicht weiterhin flektiert, auch gehalten werden.

Diese Maßnahme sollte keine weiteren Schmerzen und neurologischen Symptome auslösen. Ihre Effizienz kann gesteigert werden, wenn der Therapeut das betroffene Segment zusätzlich, über einen einseitigen Zug nach kaudal (LATFLEX), seitlich öffnet. Die komprimierte Nervenwurzel wird noch stärker entlastet. Unter Traktion zieht der Patient nun das Becken erst seitlich hoch (Segment lateral schließen), dann bewegt er in die Beckenkippung mit WS-EXT (Segment dorsal schließen).

Je mehr Bandscheibenmaterial zurückverlagert wurde, desto besser kann sich der Patient strecken. Die Kissen unter dem Bauch des Patienten können nach und nach abgebaut werden. Die Bauchlagerung mit entsprechenden Kissen sollte der Patient stündlich als Eigenübung durchführen.

Funktionelle Push-ups

Funktionelle Push-ups können durchgeführt werden, wenn der Patient ohne Unterlagerung auf dem Bauch liegen kann und die Beckenkippung mit weiterlaufender Extension als symptomlindernd empfunden wurde.

Bei funktionellen Push-ups befindet sich der Patient in Bauchlage, die Beine sind abduziert, die Füße hängen über die Bank hinweg, die Unterarme liegen seitlich vor oder neben den Schultern. Der Patient führt unter Traktion und gegen einen Führungswiderstand (durch den Therapeuten) die Beckenkippung aus, so dass die Extension der Wirbelsäule von kaudal eingeleitet wird. Anschließend übt er mit den Unterarmen einen Zug nach kaudal aus (Eigentraktion) und hebt dadurch den Oberkörper an, so dass eine Extension der Wirbelsäule von kranial eingeleitet wird. Die Bewegung ist spätestens dann beendet, wenn die SIAS von der Unterlage abheben und/oder die Bewegung nur im BKA stattfindet und nicht nach kaudal weiterläuft.

Im Weiteren wird das Bewegungsausmaß durch die Schmerzsymptomatik begrenzt. Durch die Extension der Wirbelsäule von kaudal und kranial wird das Bandscheibenmaterial ventralisiert. Verlagern sich die Symptome in die Peripherie, so ist die Maßnahme kontraindiziert. Der

Patient sollte diese Maßnahme mehrfach am Tag, im optimalen Fall stündlich, abhängig von der Bewegungsqualität und der Kraft, mit wenigen Repititionen anwenden. Jede der durchgeführten Maßnahmen wird mit Funktionstests überprüft. Liegt der Patient in Rückenlage, sollte er so weit wie möglich thorakolumbal unterlagert werden (gefaltetes Handtuch, unterschiedlich starke Lendenkissen), um ein Rezidiv zu vermeiden.

Abbau weiterer Störfaktoren

Um zu gewährleisten, dass das zurückverlagerte Bandscheibengewebe nicht wieder vorfällt (Rezidivgefahr), müssen Störfaktoren am Rumpf und an den Extremitäten abgebaut und pathophysiologische Bewegungsmuster in neurophysiologische umgewandelt werden.

Daher sind neben der Bandscheibenbehandlung folgende Maßnahmen erforderlich:

- Reduktion von weiteren Störfaktoren vor Ort und entfernt anhand des 3-Stufen-Modells
- Patientenangepasste Lagerung in RL und BL
- Haltungskorrektur, um die Vermehrung des prolabierten Gewebes und ein Rezidiv zu vermeiden
- Erlernen und Automatisieren der aufrechten Haltung und Bewegung im Rahmen des ADL
- Brügger-Walking zur Förderung der Durchblutung und der Synthese der kollagenen Fasern in der Bandscheibe
- Brügger-Grundübungen, um physiologisch formative Bildungsreize für die kollagenen Fasern der Bandscheibe zu setzen (nicht in der akuten Phase)
- Arbeitsplatzberatung: ergonomische Anordnung der Arbeits- und Hilfsmittel, Beratung bzgl. Sitzmöbeln oder -hilfsmitteln; Das Aufzeigen von Ausgleichsbewegungen während der Arbeit (z. B. Kompensations-Übungen, BGÜ, Theraband-Übungen) sollte Bestandteil der Arbeitsplatzberatung sein.

8.3.3   Kopf- und HWS-Schmerzen, Globus-Syndrom, Kieferschmerzen

Klinisches Erscheinungsbild

Patienten, die über einen längeren Zeitraum am PC arbeiten oder andere sitzende Tätigkeiten ausführen, klagen häufiger über Verspannungen im Nacken-Schulter-Bereich. Oft gehen diese Probleme mit Kopfschmerzen einher, je nach Aktivität wechseln die Symptome. Schluckbeschwerden oder Kieferschmerzen werden i. d. R. in der Anamnese aufgedeckt und selten in einem direkten Zusammenhang mit anderen Schmerzsyndromen des Bewegungssystems gesehen.

Schulmedizinische Diagnostik

Bei Patienten mit HWS- und Kiefer-Beschwerden werden Funktionsprüfungen und ggf. neurologische Tests sowie bildgebende Verfahren durchgeführt, um mögliche degenerative Veränderungen und damit strukturelle Ursachen (Bandscheibenvorfall, knöcherne Veränderungen, Spondyl- und Unkarthrosen etc.) zu erkennen.

Kopfschmerzen und Schluckbeschwerden werden meist symptomatisch behandelt, da häufig kein ausreichend morphologisches Korrelat erkennbar ist, welches für die Beschwerden verantwortlich sein könnte. Daher ist die funktionelle Diagnostik von hoher Bedeutung. Vom funktionell bedingten Kopfschmerz sind die Migräne und der vasomotorische Kopfschmerz abzugrenzen, auf die in diesem Rahmen nicht näher eingegangen werden kann.

Funktionelle Diagnostik

Berufsspezifische oder habituelle Haltungs- und Bewegungsmuster des Patienten können zu Kontrakturen und muskulären Überlastungsödemen führen. Im Rahmen der funktionellen Diagnostik wird analysiert, welche Störfaktoren ursächlich für die aktuelle Beschwerdesymptomatik des Patienten verantwortlich sein können.

Funktionelle Betrachtung

Die HWS-umgebende Muskulatur hat die Aufgabe, den Kopf in aufrechter Haltung zu positionieren, in allen Stellungen zu stabilisieren und ihm die notwendige Mobilität zu verleihen. Dies setzt einen gut abgestimmten funktionellen Synergismus zwischen der die HWS ventral und dorsal umgebenden Muskulatur voraus. Liegen in diesem Bereich Störungen vor oder werden die HWS- und Kopffunktionen in ein Schutzgeschehen involviert, so kann es zu verschiedenen Symptomen kommen.

Kopf- und HWS-Schmerzen

In einer monotonen Belastungshaltung neigen die Reklinatoren des Kopfes (kurze Nacken-Extensoren) und die HWS-Extensoren aufgrund ihrer angenäherten Position zur funktionellen Kontraktur. Die kurzen Nacken-Extensoren (Mm. recti capitis posteriores minor und major, Mm. obliqui capitis superior und inferior) bremsen das Bewegungsprogramm der Inklination schneller als die kontrakten langen Nacken-Extensoren. Daher werden die langen Nacken-Extensoren (M. trapezius, Pars descendens; M. levator scapulae) zusätzlich hyperton tendomyotisch

geschaltet, um die kurzen Extensoren zu schützen (**Störfaktor vor Ort**). Der Patient verspürt eine schmerzhaft muskuläre Steifigkeit (Verspannung) der hyperton tendomyotisch geschalteten Muskulatur, wenn sie sich (z. B. bei Einnahme der AH) verlängern soll. Ist der M. trapezius, Pars descendens reflektorisch in das Schutzgeschehen involviert, so können die Schmerzen über den Hinterkopf bis nach vorne ausstrahlen. Kontrakturen der kurzen Nacken-Extensoren können ebenfalls funktionell bedingte Kopfschmerzen auslösen.

Im Weiteren kommt es durch die BH und die damit verbundene Reklination und HWS-Extension (oder Ventraltranslation des Kopfes) zu einer Verlagerung des Schwerpunktes des Kopfes nach ventral. Die extensorisch wirkenden Muskeln müssen mehr Kraft aufbringen, um den Kopf zu stabilisieren. Durch die monotone Arbeit gegen das ventrale Drehmoment kann es zur Einlagerung von muskulären Überlastungsödemen (OGE) kommen. Dadurch besteht die Gefahr, dass die A. vertebralis im Trigonum arteria vertebralis komprimiert wird. Da diese neben dem Kleinhirn auch das Innenohr versorgt, kann es durch Kompression zu funktionellen Kopfschmerzen, funktionell bedingtem Schwindel und Tinnitus kommen. Neben der A. vertebralis können die OGE auch den N. suboccipitalis und den N. occipitalis major (sie treten zwischen den Wirbelbögen von C0/C1 und C1/C2 nach dorsal aus) komprimieren und die gleichen klinischen Erscheinungsbilder auslösen.

Die kurzen und langen Nacken-Extensoren können jedoch auch reflektorisch hyperton tendomyotisch geschaltet sein, um andere Störfaktoren zu schützen (**Störfaktor entfernt**). So können Störfaktoren am Rumpf (z. B. kontrakte Rumpf-Flexoren), strukturelle Störungen (Reizzustände an ACG, SCG, Facettengelenken etc.) oder muskuläre Störfaktoren der oberen und unteren Extremität über das Bewegungsprogramm der BH durch hypertone Nacken-Extensoren geschützt werden.

Globus hystericus-Syndrom

Die ventrale Halsmuskulatur besteht aus der tiefen, kurzen, prävertebralen Muskulatur, die eine Inklination der oberen Kopfgelenke und eine Flexion der HWS durchführt. Weiterhin zählen dazu die oberflächlichen supra- und infrahyalen Muskeln (Zungenbeinmuskulatur), welche die gleiche Funktion haben und zusätzlich das Zungenbein bewegen sowie stabilisieren. Gemeinschaftlich sind sie für die Stabilisation und Bewegung von HWS und Kopf verantwortlich. Sind die Nacken-Extensoren kontrakt (**Störfaktor vor Ort**) oder hyperton tendomyotisch geschaltet (**Störfaktor ent-**

fernt), so werden die prävertebralen, supra- und infrahyalen Muskeln reflektorisch hypoton tendomyotisch geschaltet. Durch die Herabsetzung der Infrastruktur in diesem Gebiet können muskuläre Überlastungsödeme (OGE) entstehen, da die Muskeln im Rahmen von Schluck- und Kaubewegungen weiterhin aktiviert werden. Patienten geben an, beim Schlucken ein Fremdkörper- und Kloßgefühl im Hals zu verspüren.

Schluckbeschwerden entstehen auch häufig infolge von HWS-, Bandscheiben- oder Schilddrüsen-Operationen mit ventralem Zugang. Aufgrund der lagerungsbedingten Überstreckung während der Operation kann es durch den starken Zug an der supra- und infrahyalen Muskulatur zu Zerreißungen der Sarkomere und damit zum Entstehen posttraumatischer Ödeme kommen. Außerdem stellt die Narbe häufig einen nicht zu unterschätzenden Störfaktor dar. Da im MRT und CT meistens keine strukturellen Veränderungen festzustellen sind, wird dieses Phänomen in der klassischen Medizin als „Globus hystericus" bezeichnet.

Kieferschmerzen

In der aufrechten Körperhaltung ist der Kiefer locker geschlossen. In der Belastungshaltung wird die supra- und infrahyale Muskulatur verlängert und zieht, aufgrund ihres Ursprungs am Unterkiefer, diesen nach kaudal und translatiert ihn nach dorsal (Mundöffnung). Um den Mund geschlossen zu halten, müssen die Kiefer-Adduktoren monoton aktiviert werden, wodurch es auf Dauer zur Einlagerung von muskulären Überlastungsödemen kommen kann. Mögliche Folgen sind Gesichtsschmerzen (M. masseter = Kiefer-Adduktor) und lateral lokalisierte Kopfschmerzen (M. temporalis = Kiefer-Adduktor). Durch die Dorsaltranslation des Unterkiefers werden die Kiefergelenke unphysiologisch belastet, was dort sekundär zu Strukturveränderungen führen kann.

Kontrakturen und mechanische Überlastungsödeme der Kiefer-Adduktoren können Ursache für das Phänomen des Zähneknirschens sein. Durch eine funktionelle Kontraktur der Kiefer-Adduktoren kommt es zu einem verstärkten Druck der Zähne aufeinander. In der Regel wird beim Kauen eine Kieferseite bevorzugt (Mahlbewegungsseite). Dadurch kommt es zur einseitigen Arbeit der Kiefermuskulatur, welche auf Dauer kontrakt wird oder OGE einlagert und somit schmerzhaft werden kann.

Befund und Therapie

Störfaktoren, die für Kopf-, HWS- und Kieferschmerzen verantwortlich sind, können im Bereich der HWS- und Kopfregion liegen. Sie können sich aber ebenso im Bereich des Rumpfes und der Extremitäten befinden. Die globale Diagnostik kann die in ◘ Tab. 8.3 aufgeführten Befunde zeigen.

◘ **Tab. 8.3.** Mögliche Befunde bei Kopf- und HWS-Schmerzen, Globus-Syndrom und Kieferschmerzen	
Anamnese	• Kopfschmerzen mit Verspannungen im Schulter-Nackenbereich • Schluckbeschwerden • Kieferschmerzen, Zähneknirschen
Inspektionsbefund	• **Störfaktor vor Ort:** muskuläre Überlastungsödeme in den Kopf-REKL, HWS-EXT, der ventralen Halsmuskulatur, den Kiefer-ADD • **Störfaktor entfernt:** muskuläre Überlastungsödeme am Rumpf, der oberen und unteren Extremität (Die ATMR wird über die HWS-Funktionen organisiert.)
Funktionsbefund	• ausgeprägte Belastungshaltung • Becken-EXT, Rumpf-FLEX, Kopf-REKL. HWS-EXT, Skapula-ELEV/-ABD • weitere Abweichungen am Rumpf, der unteren und oberen Extremität
Funktionstests	• TH5-Wippen: Steifigkeit in der mittleren BWS, eingeschränkte Schultergürtel-Retroposition • Arm-Elevation und -Außenrotation: beidseits eingeschränkt

Im Rahmen der Therapie müssen die Störfaktoren vor Ort (Kopf- und HWS-Bereich) und entfernt (Rumpf und Extremitäten) abgebaut werden, um die Gesamtnozizeption zu senken.

Die Behandlung hat folgende Schwerpunkte:

— Vorbereitende Maßnahmen: Die Lagerung wird patientenangepasst mit Wärmeträgern auf den jeweiligen Kontrakturen und muskulären Überlastungsödemen durchgeführt (Kopf-REKL, HWS-EXT, HWS-FLEX, Kiefer-ADD, Rumpf-FLEX etc.).
— Haltungskorrektur, um die Strukturen der HWS und der Kiefergelenke physiologisch zu belasten
— Beseitigung der Störfaktoren vor Ort (Kopf-REKL, HWS-EXT, HWS-FLEX, Kiefer-ADD) und entfernt (z. B. Rumpf-FLEX, Skapula-ELEV etc.); entsprechend der Arbeitshypothese und des 3-Stufen-Modells unter Berücksichtigung der Staffelung der Störfaktoren

— Besonders intensiv sollte im Rahmen des ADL auf die Korrektur der Sitzhaltung geachtet werden.
  Im Weiteren sollten Bewegungsabläufe wie das dynamische Sitzen, die Stabilisation des Rumpfes in der Dynamik und die Schultergürtelkontrolle erarbeitet und automatisiert werden.
— Arbeitsplatzberatung
— Kompensationsübungen, um nicht zu vermeidenden Funktionsüberwiegen im Beruf und Alltag entgegenzuwirken.

8.3.4 Schleudertrauma

Klinisches Erscheinungsbild
Bei einem akuten Schleudertrauma geben Patienten, abhängig von der Art der Verletzung und der durch den NSB ausgelösten ATMR, unterschiedliche Symptome und klinische Erscheinungsbilder an. Häufig sind es Kopf- und Nackenschmerzen, welche sich in Ruhe oder bei verschiedenen Bewegungen der HWS äußern. Die Schmerzen gehen oft mit Bewegungseinschränkungen und/oder einem Instabilitätsgefühl sowie einer Kraftlosigkeit einher. Neben HWS-Beschwerden klagen Patienten über schnelle Ermüdbarkeit, Konzentrationsstörungen, kognitive Defizite wie Merkfähigkeitsstörungen, Orientierungsstörungen, erhöhte nervöse Erregbarkeit mit depressivem Verhalten, Übelkeit und Erbrechen, Tinnitus, Schwindel, Schulter-Arm-Schmerzen, Rückenschmerzen und andere Syndrome.

Bleiben die persistierenden Störfaktoren bestehen, gerät der Patient in einen Teufelskreis aus reflektorisch organisierten tendomyotischen Schutzgeschehen und sich daraus entwickelnden reaktiven Störfaktoren, die wiederum geschützt werden. Da die Symptomatik häufig erst ein bis mehrere Tage nach dem Trauma auftritt, wird das Schleudertrauma oft bagatellisiert. Nicht selten haben Patienten mit rezidivierenden Beschwerden am Bewegungssystem in der Vorgeschichte ein Schleudertrauma erlitten, welches nie behandelt wurde.

Schulmedizinische Diagnostik
Um mögliche strukturelle Veränderungen (Frakturen, Weichteilverletzungen, Bandverletzungen, Bandscheibenvorfall etc.) bei Patienten mit akutem Schleudertrauma zu erkennen, werden neben der neurologischen Funktionsprüfung auch bildgebende Verfahren (Röntgen, CT, MRT etc.) angewandt. Häufig ist jedoch kein ausreichend morphologisches Korrelat erkennbar, welches kausal für die komplexen Beschwerden des Patienten verantwortlich sein

könnte. Daher ist die funktionelle Diagnostik von großer Bedeutung.

Funktionelle Diagnostik
Zur genauen Analyse des Verletzungshergangs wird zunächst erfragt, ob es sich um ein dorsales (Heckkollision) oder ein ventrales Stoßtrauma (Auffahrkollision) handelt. Bei einer **dorsalen Krafteinwirkung** wird der Stoß vom Heck des Fahrzeugs über die Rückenlehne auf den Rumpf übertragen. Die Beschleunigung des Fahrzeugs und des Rumpfes erfolgt nach vorne. Zunächst bleibt der Kopf, auf den keine direkte Kraft einwirkt, entsprechend der Trägheit im Raum stehen. Da sich der Rumpf und die HWS unter dem Kopf nach vorne bewegen, kommt es in der ersten Phase zu einer Hyperextensionsbewegung in der unteren HWS und einer Hyperflexionsbewegung in der oberen HWS. In der 2. Phase kommt es durch den ligamentären und muskulären Zug an der Schädelbasis zum „Peitschenhieb" mit Hyperextension der gesamten HWS, bis der Kopf an der Kopfstütze anschlägt. Es resultieren enorme Zug- und Druckbeanspruchungen auf sämtliche Strukturen der HWS. Durch den Aufprall wird der Kopf wieder nach vorne in eine Hyperflexion der HWS beschleunigt (Brügger 1980).

Bei einer **ventralen Krafteinwirkung** wird das Fahrzeug durch ein stehendes oder sich ebenfalls bewegendes Hindernis abgebremst. Entsprechend der Beschleunigung nach vorne bewegen sich Rumpf und Kopf solange nach vorne, bis der Rumpf durch den Sicherheitsgurt abgebremst wird. Der Kopf bewegt sich weiter nach ventral, bis er von ligamentären und muskulären Strukturen abgebremst wird oder das Kinn auf dem Brustbein aufschlägt. Es resultiert eine starke Flexion der HWS. Durch die dorsal liegenden elastischen Strukturen der HWS wird der Kopf wieder nach hinten gezogen (Barnsley et al. 2002).

Funktionelle Betrachtung
In der Praxis handelt es sich selten um isolierte Flexions- oder Extensionsverletzungen. Häufig kommen Rotationsverletzungen dazu. Entscheidend ist die Stellung des Kopfes und Rumpfes während des Aufpralls und die Aufprallgeschwindigkeit während der Krafteinwirkung. Generell wirken bei einem Auffahrunfall auf alle Strukturen erhöhte Zug-, Druck-, Biege- und Torsionsspannungen ein.

Flexionstrauma
Durch ein Flexionstrauma kann es zu folgenden Verletzungen kommen:

— Posttraumatische Ödeme und Einblutungen im Bereich der kontrakten kurzen Nacken-Extensoren. Durch das Vorhandensein von Propiozeptoren haben sie Verbindung zu den Vestibulariskernen und somit Einfluss auf die Stell- und Haltereflexe sowie auf die Gleichgewichtssituation. Verletzungen dieser Strukturen können einen Schwankschwindel hervorrufen. Ebenso können die A. vertebralis, der N. suboccipitalis und der N. occipitalis major komprimiert werden, wodurch Tinnitus, Schwindel und Kopfschmerzen ausgelöst werden können.

— Mikrotraumen bis zu kompletten Bandabrissen mit entsprechenden Luxationen und Instabilitäten der HWS

— Protrusionen/Prolaps (meist C5/C6 und C4/C5)

— Wirbelfrakturen mit Schädigung des Rückenmarks

— Luxationen oder Blockierungen der Facettengelenke

Im Rahmen der ATMR können beispielsweise Störfaktoren der Nacken-Extensoren über Funktionen der Schulter oder des Rumpfes geschützt werden (**Schutz über das Muster der Belastungshaltung**). Der Patient erfährt einen Kontraktionsschmerz der hypoton tendomyotisch geschalteten Schulter-Außenrotatoren und Rumpf-Extensoren, wenn diese entgegen ihrer Schutzfunktion aktiviert werden.

Extensionstrauma

Durch ein Extensionstrauma können verschiedene Strukturen verletzt werden:

— Posttraumatische Ödeme und Einblutungen im Bereich der prävertebralen, infra- und suprahyalen Muskulatur und der kranialen Thoraxheber. Die Bewegung des Zungenbeins ist durch die verletzte Muskulatur gestört, wodurch Schluckbeschwerden entstehen können. Die Patienten geben ein Kloßgefühl im Hals an. Ebenso kann die Kaubewegung schmerzhaft werden.

— Überdehnung der kontrakten Rumpf-Flexoren mit Einlagerung von posttraumatischen Ödemen v. a. im Bereich der Symphyse und der Rippenbögen. Störfaktoren der Rumpf-Flexoren können über Funktionen der HWS geschützt werden (Schutz über das Muster der Belastungshaltung). Der Patient erfährt einen Verlängerungsschmerz der hyperton tendomyotisch geschalteten HWS-Extensoren bei Flexion des Kopfes oder hat Schluckbeschwerden aufgrund der hypoton tendomyotisch geschalteten supra- und infrahyalen Muskulatur.

— Interartikuläre Frakturen, Dens axis-Fraktur mit Querschnittssymptomen

— Bandverletzungen

Weitere Verletzungen

Da sich die Krafteinwirkung nicht ausschließlich auf die HWS begrenzt, sondern das gesamte Bewegungssystem betrifft, können sich weitere Verletzungen im Bereich des Kiefers, Kopfes, Rumpfes und der Extremitäten ergeben:

— Durch die HWS-Extension mit verbundener Mundöffnung kann es zur Überdehnung des Kapsel-Band-Apparates der Kiefergelenke kommen. Durch eine starke HWS-Flexion mit verstärktem Kieferschluss kann der Diskus komprimiert werden.

— Posttraumatische Ödeme und Einblutungen im Bereich der Interkostalmuskulatur, Rippenfrakturen, mechanische Überlastung mit Reizungen oder Blockaden der Rippenwirbelgelenke und Sternokostalgelenke können zu Brustwandschmerzen, Beklemmungsgefühlen, Angstzuständen und Atemnot führen.

— Verletzungen der oberen Extremität durch eine erhöhte Abstützaktivität: Zerrung und posttraumatische Ödeme der aktivierten Muskulatur der Hand, des Ellenbogens und der Schulter, Stauchung von ACG und SCG und Luxationen im Bereich der Handwurzel (Brügger 1980)

— Verletzungen der unteren Extremität durch den Versuch sich abzustemmen: Zerrung und posttraumatische Ödeme der aktivierten Muskulatur des Fußes, der Knie und der Hüfte. Störfaktoren in diesen Bereichen können durch verschiedene Funktionen über das Muster der Belastungshaltung, aber auch über die diagonale Muskelschlinge geschützt werden und zu unterschiedlichen klinischen Erscheinungsbildern führen.

— Durch eine Hyperextension und Hyperflexion der Wirbelsäule kann es zu einer Verletzung des Nervensystems oder seiner vaskulären Versorgung kommen. Dies zeigt sich in positiv neuromeningealen Tests, z. B. De Klein (A. vertebralis-Test), pathologischen Reflexen (Hoffmann Trömner-Reflex, Babinsky), Nervengleittests und beim Test der Koordination (Finger-Nasen-Versuch).

— Durch das Stoßtrauma kann es zur Rotationsbeschleunigung des Kopfes und aufgrund der Trägheitseigenschaft der Schädelmasse zu einer Kompression und Verformung des Gehirns (v. a. des Frontal-

und Basalhirns) gegen die Schädeldecke kommen (Brügger 1980). Werden die Brückenvenen durch die ausgelöste Zugspannung verletzt, so bildet sich ein subdurales Hämatom.

— Im Weiteren kann es zur Kontusion oder Commotio cerebri im Bereich des Hirnstamms, der Formatio reticularis und im Hypothalamus des Zwischenhirns mit den oben beschriebenen klinischen Erscheinungsbildern kommen.

Reaktion des Körpers auf persistierende Störfaktoren

Je nach Stärke der verletzten Strukturen und der durch den NSB ausgelösten ATMR, können die klinischen Symptome sehr unterschiedlich und komplex sein. Persistieren die Störfaktoren und deren Schutzreaktionen, so lassen sich nach einiger Zeit Ursache, Wirkung und Wechselwirkung häufig nicht mehr voneinander abgrenzen.

Befund und Therapie

Multiple Störfaktoren im Bereich der HWS, am Rumpf und den Extremitäten können die in ◘ Tab. 8.4 aufgeführten klinischen Befunde zeigen.

◘ **Tab. 8.4.** Mögliche Befunde bei einem Schleudertrauma	
Anamnese	• Bewegungseinschränkung und Schmerzen im Bereich der HWS, Kopfschmerzen, Rücken- und Schulterschmerzen • Übelkeit, Tinnitus, Schwindel • Hirnleistungsstörungen • Verringerung der psychischen und physischen Belastbarkeit, erhöhte nervöse Erregbarkeit/Depressionen
Inspektionsbefund	• **Störfaktor vor Ort:** muskuläre Überlastungsödeme der supra- und infrahyalen Muskulatur der Kopf-REKL, HWS-EXT und -ROT • **Störfaktor entfernt:** muskuläre Überlastungsödeme im Bereich des Rumpfes, der oberen und unteren Extremität (Die ATMR wird über die HWS-Funktionen organisiert.)
Funktionsbefund	• Kopf-REKL, HWS-EXT, Kopf-ROT, -LATFLEX, Schultergürtel-PROTR • Schulter-IRO mit -ABD oder -ADD • weitere Abweichungen der oberen Extremität, am Rumpf und der unteren Extremität
Funktionstests	• TH5-Wippen: Steifigkeit in der gesamten WS, eingeschränkte Inklination und verminderte Schultergürtel-Retroposition • Kopf-Rotation: Einschränkung beidseits

In der Therapie werden Störfaktoren im Bereich der HWS und des gesamten Bewegungssystems, die aus dem akuten

Trauma resultieren (vor Ort und entfernt), abgebaut. Im Weiteren werden die Störfaktoren behandelt, die schon vor dem Unfall bestanden haben und nun die Fehlbelastung der Strukturen unterhalten.

Die Behandlung hat folgende Schwerpunkte:

— Tragen einer Halskrause, welche die Einnahme der patientenangepassten aufrechten Haltung zulässt. Sie dient in der Anfangszeit der Vermeidung unkontrollierter Bewegungen. Durch Wärme werden die Regenerationsprozesse unterstützt. Alternativ kann ein Halstuch o. Ä. getragen werden.

— Patientenangepasste Lagerung mit einem flexiblen Kopfkissen (z. B. Hirsespreukissen): Dies ermöglicht eine individuelle Unterstützung von Kopf und Nacken in einer schmerzfreien oder -armen Position.

— Beseitigung der Störfaktoren gemäß des 3-Stufen Modells: Das Ziel sollte sein, die Primärbewegungen gleichmäßig zu verbessern.

— Funktionsorientierte Maßnahmen wie heiße Rolle auf den posttraumatischen Ödemen, funktionelle Schüttelungen und vorsichtig durchgeführte AEK. Sie sollten unter Beachtung der Parameter mit wenig Widerstand und am Bewegungsapparat verteilt durchgeführt werden. In der Akutphase erweisen sich globale Maßnahmen wie z. B. das Brügger-Walking oft verträglicher als funktionsorientierte Maßnahmen.

— Arbeitsplatzberatung: Beratung bzgl. des ergonomischen Arbeitens am Arbeitsplatz und im Alltag. Der Patient sollte regelmäßige Pausen einlegen, statische Arbeiten und Über-Kopf-Arbeiten sowie längeres Arbeiten über Schulterhöhe vermeiden. Zwischendurch sollten entlastende Ausgangsstellungen eingenommen und dynamische Ausgleichsbewegungen durchgeführt werden.

8.3.5 Hüftschmerz

Klinisches Erscheinungsbild

Patienten geben einen Schmerz im Bereich der Leiste und der Hüfte an. Zeitweise strahlt er vom Trochanter bis zum Knie aus. Schmerzen treten anfänglich nur bei Bewegung oder unter starker oder längerer Belastung auf. Später treten sie schon bei kurzzeitiger Belastung im Stand, beim Gehen oder sogar in Ruhe auf. Die Beweglichkeit der betroffenen Hüfte ist in die Hüft-EXT, -ABD und -IRO eingeschränkt und das Gangbild ist entsprechend verändert. Neben der Problematik im Bereich der Hüfte geben Patienten oft weitere Schmerzen im Bereich des Knies oder im Rücken an.

Schulmedizinische Diagnostik

Bei Patienten mit akuten oder chronischen Schmerzen im Bereich der Hüfte wird häufig die Verdachtsdiagnose Koxarthrose gestellt und somit Schmerzort und Schmerzursache gleichgesetzt. Aufgrund der Schmerzen und Bewegungseinschränkungen werden i. d. R. bildgebende Verfahren (Röntgen, CT) durchgeführt, um evtl. vorhandene strukturelle Veränderungen (Gelenkspaltverschmälerungen, Osteosklerose, osteophytäre Anbauten etc.) zu erkennen. Bei einigen Patienten korreliert der Schmerz mit dem Befund der Röntgendiagnostik. Die Praxis zeigt jedoch, dass der Grad der degenerativen Veränderungen häufig nicht mit der Schmerzintensität des Patienten einhergeht. Viele Patienten klagen über Hüftschmerzen, obwohl ihr Röntgenbefund keine Besonderheiten aufweist. Andererseits gibt es auffällige Röntgenbefunde, ohne dass Schmerzen im Bereich der Hüfte angegeben werden (Zufallsbefund).

Somit kann die These aufgestellt werden, dass es neben strukturellen Veränderungen weitere Ursachen für die Entstehung von Hüftschmerzen geben muss. Die häufig primär vorhandenen muskulären Störfaktoren können schmerzhafte Funktionsstörungen im Bereich der Hüfte auslösen, ohne dass strukturelle Veränderungen vorhanden sind. Infolge der damit einhergehenden funktionellen Fehlbelastung des Hüftgelenks kann es über einen langen Zeitraum durch pathophysiologische Bildungsreize sekundär zu strukturellen Veränderungen kommen. Eine durch funktionelle Fehlbelastung ausgelöste Arthrose des Hüftgelenks ist weit häufiger verbreitet als eine idiopathisch bedingte, primäre Koxarthrose. Ebenso sind sekundäre Koxarthrosen, ausgelöst durch nicht vollständig ausgeheilte Hüfterkrankungen (M. Perthes, Hüftkopfnekrosen, Koxitis, rheumatische Erkrankung, Epiphyseolysis capitis femoris, Hüftdysplasie) seltener vorzufinden.

Funktionelle Diagnostik

Im Rahmen der funktionellen Diagnostik wird analysiert, inwiefern Hüftschmerzen funktionelle Ursachen haben und wie sie bei längerem Bestehen zu Strukturveränderungen führen können. Patienten haben in der Regel Hüftschmerzen über einen langen Zeitraum. Sie werden aber meist nicht behandelt, da sie nicht konstant sind und nur unter bestimmten Bewegungen oder Belastungen auftreten. Erste Anzeichen sind:

— Schmerzen bei Belastung am Trochanter (Standbeinphase) oder lateral am Oberschenkel, evtl. mit Ausstrahlungen bis zum Knie. Die Hüft-Abduktoren sind

hypoton tendomyotisch geschaltet und weisen einen reflektorisch bedingten **Kontraktionsschmerz** auf.

— Der Patient gibt beim Aussteigen aus dem Auto, beim Gehen in der Spielbeinphase oder beim Treppensteigen (Hüft-Flexion) Schmerzen im Bereich der Leiste an. Es handelt sich um einen Kontraktionsschmerz der **hypoton tendomyotisch geschalteten Hüft-Flexoren/Beckenkipper.**

Funktionelle Betrachtung

Aufgrund der habituellen Haltung im Alltag, Beruf oder Sport können funktionelle Kontrakturen und muskuläre Überlastungsödeme (OGE) im Bereich der Hüftfunktionen entstehen **(Störfaktor vor Ort)**. Häufig weist der Patient aufgrund monotoner Haltung in der Belastungshaltung kontrakte Becken-Extensoren oder Hüft-Adduktoren auf. Beide Funktionen wirken sich rücklaufend bremsend auf die Beckenkippung aus und drängen das Becken in die Aufrichtung. Die Hüft-Flexoren und Beckenkipper sowie die Hüft-Abduktoren werden zum Schutz der kontrakten Becken-Extensoren und Hüft-Adduktoren hypoton tendomyotisch geschaltet.

Liegen im Weiteren Kontrakturen oder andere Störfaktoren im Bereich des Rumpfes oder der Extremitäten vor, so können die Becken- und Hüftfunktionen ebenfalls in das Schutzgeschehen der ATMR involviert werden. Zeigt der Patient z. B. Kontrakturen im Bereich der Rumpf-Flexoren oder Unterarm-Pronatoren rechts **(Störfaktor entfernt)**, so können diese über gleichseitig hyperton tendomyotisch geschaltete Becken-Extensoren und Hüft-Adduktoren geschützt werden. Der Schutz erfolgt über das **Bewegungsmuster der BH.**

Sind die kontralateralen Hüft- und Beckenfunktionen in das Schutzgeschehen involviert, erfolgt der Schutz über die **diagonale Muskelschlinge**. Da die Hüft-Abduktoren und -Flexoren entsprechend hypoton tendomyotisch geschaltet sind, empfindet der Patient einen „Aktionsschmerz", wenn er eine Hüft-Flexion durchführt (beim Treppensteigen), oder die Hüft-Abduktoren (in der Standbeinphase) aktiviert.

Die vom Patienten häufig beschriebenen „Anlaufschmerzen" können einerseits mit zunehmender Aktivität der Mechanorezeptoren erklärt werden. Andererseits können funktionelle Kontrakturen durch globale Bewegung reduziert werden, wodurch die Nozizeptorenaktivität sinkt. Beide Mechanismen können dafür verantwortlich sein, dass die Nozizeptorenaktivität auf die subkortikale Ebene sinkt. Persistieren diese Schutzreaktionen, so entwickeln sich aus ihnen nach längerer Zeit neue Kontrakturen oder muskuläre Überlastungsödeme, **reaktive Störfaktoren**. Somit liegen multifokale Störfaktoren vor. Diese lösen ihrerseits weitere arthrotendomyotische Reaktionen aus, um diese neu entstandenen muskulären Störfaktoren zu schützen.

Die ATMR, die ausgelöst wird, um primäre oder reaktive Störfaktoren zu schützen, kann unterschiedlich organisiert werden: über das gleichseitige Bein, den Rumpf oder die obere Extremität sowohl ipsilateral (Schutz über das Bewegungsprogramm der BH) als auch kontralateral (Schutz über die diagonale Muskelschlinge). Aus diesem Grund geben Patienten neben den Hüftschmerzen auch häufig Knie-, Rücken-, Schulterschmerzen sowie andere Beschwerden an. Das Bewegungsprogramm wird erheblich modifiziert. Die pathophysiologischen Bewegungsmuster führen zu unphysiologischen Belastungen der Strukturen von Knorpel und Knochen und können sekundär zu Strukturveränderungen (Arthrose u. a. ► Kap. 2.2.1, S. 36 f.) führen.

Reaktion des Körpers auf persistierende Störfaktoren

Befindet sich der Patient, bedingt durch seine Kontrakturen, über einen längeren Zeitraum in der BH, so kommt es durch die Beckenaufrichtung zu Fehlbelastungen des Hüftkopfes und der -pfanne. Es resultieren Druckspannungsspitzen im Bereich des Knorpels und des Knochens am oberen Hüftkopf und am ventralen Pfannendach. Diese Mehr- oder Überbelastung und die daraus resultierende quantitative Veränderung (Regression des Knorpels) kann über einen längeren Zeitraum zu degenerativen Veränderungen (quantitative und qualitative Veränderung im Knorpel und Knochen), d. h. zur Arthrose führen.

Bei einer Fehl- oder Mehrbelastung des Knorpels kann der Körper mit einer erhöhten Synovialproduktion reagieren, um dessen Ernährung zu gewährleisten. Es entsteht ein Gelenkerguss (aktivierte Arthrose). Die Beckenkipper, die zum Schutz der kontrakten Becken-Extensoren hypoton tendomyotisch geschaltet sind, werden nun aktiviert, um eine weitere Beckenaufrichtung und somit eine weitere Fehlbelastung des Knorpels zu vermeiden.

Da multifokale Störfaktoren vorliegen, die eine Beckenkippung mit weiterlaufender thorakolumbaler Lordose unmöglich machen, zieht der Patient das Becken in die Flexion, ohne die Wirbelsäule weiterlaufend harmonisch zu strecken. Es kommt zur extensorischen Kompensation im thorakolumbalen Übergang. Durch die Annäherung und monotone Aktivität entstehen Kontrakturen und muskuläre Überlastungsödeme (OGE) in den Hüft-Flexoren und

Beckenkippern. Der Patient zeigt eine leichte Körpervorlage und Gewichtsverlagerung des Beckens nach dorsal. Die kontrakten Becken-Extensoren müssen sich bei der durchgeführten Becken-Flexion verlängern. Da sie kontrakt sind, können sie dies nicht optimal und nähern sich über ihre Nebenfunktion, die Hüft-Außenrotation (Mm. glutei) und Knie-Flexion (ischiokrurale Muskulatur), wieder an. Der Beckenschiefstand (ausgelöst durch Kontraktur der Hüft-Adduktoren) sowie auch die reaktiv ausgelöste Hüft- und Knie-Flexion führen zu einer scheinbaren Beinlängenverkürzung. Kompensatorisch führt der Patient eine Plantar-Flexion im oberen Sprunggelenk aus.

Befund und Therapie

Aufgrund der Pathogenese, der multifokalen Störfaktoren und der daraus resultierenden Schutzreaktionen, könnten im Rahmen der **Diagnostik** die in ◘ Tab. 8.5, S. 218 aufgeführten Befunde auffällig sein.

Ziel der Therapie ist es, die vorhandenen multifokalen Störfaktoren abzubauen und pathophysiologische Bewegungs- und Haltungsprogramme in neurophysiologische umzuwandeln. Nur so ist eine physiologische Belastung der Strukturen zu gewährleisten.

Die Behandlung hat folgende Schwerpunkte:

- Vorbereitende Maßnahmen, die Lagerung wird patientenangepasst mit Wärmeträgern auf den jeweiligen Kontrakturen und muskulären Überlastungsödemen durchgeführt.
- Instruktion der AH im Sitz und Stand (optimale Belastung und Gewährleistung physiologischer Bildungsreize für das Hüftgelenk und die Wirbelsäule)
- Behandlung der Störfaktoren vor Ort (Hüft-ADD, -IRO, -FLEX, Becken-EXT) und entfernt (z. B. Rumpf-FLEX, Unterarm-PRON usw., entsprechend des 3-Stufen-Modells und der Arbeitshypothese mit funktionsorientierten und globalen Maßnahmen. Liegen strukturelle Störungen im Bereich der Gelenkkapsel vor, so werden diese mitbehandelt.
- Erlernen und Automatisieren physiologischer Haltungs- und Bewegungsprogramme im Rahmen des ADL
- Arbeitsplatzberatung
- Kompensationsübungen entsprechend der vorhandenen muskulären Störfaktoren, um nicht zu vermeidenden Funktionsüberwiegen im Beruf und Alltag entgegenzuwirken.

◘ Tab. 8.5. Mögliche Befunde bei Hüftschmerz

Anamnese	• Bewegungs- und Belastungsschmerzen an der lateralen Hüfte, vom Trochanter beginnend bis zum Knie ausstrahlend (hypotone Tendomyose der Hüft-ABD) oder in der Leiste (hypotone Tendomyose der Hüft-FLEX/Beckenkipper) • später auch Ruheschmerz • eingeschränkte Beweglichkeit (in Hüft-EXT, -ABD, -IRO) • häufig zusätzlich Knie- und Rückenschmerzen
Inspektionsbefund	• **Störfaktor vor Ort:** muskuläre Überlastungsödeme in den Becken-EXT, Hüft-ADD, Hüft-FLEX/Beckenkippern • **Störfaktor entfernt:** muskuläre Überlastungsödeme reaktiv in den Knie-Flex, Plantar-FLEX, am Rumpf und der oberen Extremität (Die ATMR wird über die Hüft- und Beckenfunktionen organisiert.)
Funktionsbefund	• Becken-Flexion ohne weiterlaufende harmonische Lordose mit Extension im BKA • Hüft-FLEX/-ADD/-ARO • Knie-FLEX • Plantar-FLEX • weitere Abweichungen im Rumpf und der oberen Extremitäten

Funktionstests	• Gang:
	  - verkürzte Schrittlänge aufgrund kontrakter Hüft-FLEX, -ARO und -EXT, Knie-FLEX
	  - Trendelenburg- bzw. Duchenne-Zeichen aufgrund hypoton tendomyotisch geschalteter Hüft-ABD (Schutz der kontrakten Hüft-ADD und Reduktion der Hüftbelastung)
	• Hüft-Flexionstest: eingeschränkte Hüft-EXT, -ABD, -IRO
	• Becken-Rotation: Becken-Rotation zur Gegenseite eingeschränkt (kontrakte Hüft-ADD)
	• TH5-Wippen: eingeschränkte Beckenkippung, Steifigkeit in der unteren und mittleren LWS, zu viel Beweglichkeit im BKA

8.3.6   Knieschmerz

Klinisches Erscheinungsbild

Patienten geben häufig diffuse Schmerzen im Bereich des Knies an. Oft sind es Schmerzen, die durch Belastung oder durch bestimmte Bewegungen in unterschiedlichen Winkelgraden ausgelöst werden können. Mal tritt der Schmerz nach längerer Belastung (z. B. längeres Bergabgehen) auf, mal stechend nach einer kleinen (oft rotatorischen) Bewegung unter Belastung.

Schulmedizinische Diagnostik

In der schulmedizinschen Diagnostik wird i. d. R. versucht, die vorhandene Schmerzsymptomatik am Knie einer bestimmten anatomischen Struktur zuzuordnen. Strukturen, die durch symptomauslösende Provokationstests belastet werden, können somit als Ursache der Knieschmerzen angesehen werden. Schmerzort und Schmerzursache sind demnach identisch. Häufig gestellte Diagnosen sind: Chondropathia patellae, Meniskusläsion, Läsionen des Innen- und Außenbandes und Gonarthrose.

Funktionelle Diagnostik

Im Rahmen der Brügger-Therapie werden Schmerzen am Knie ohne einen ursächlichen Bezug zu bestimmten Strukturen betrachtet. Der Schmerz ist ein reflektorisches Schutzgeschehen, häufig zunächst aufgrund von muskulären Störfaktoren, die sich im Bereich des Knies, aber auch entfernt befinden können (Fuß, Rumpf, obere Extremität). Bleiben die Störfaktoren länger bestehen, so kann es sekundär zu strukturellen Veränderungen (Menisken, Ligamente, Knorpel etc.) kommen. Knieschmerzen können somit durch muskuläre Störfaktoren verursacht werden oder in Verbindung mit Strukturveränderungen auftreten. Günstigerweise sollte der therapeutische Einsatz erfolgen, bevor es zu strukturellen Veränderungen kommt.

Funktionelle Betrachtung

Lateraler Knieschmerz

Durch monotone Aktivität der Knie-Innenrotatoren (häufig bei sitzenden Tätigkeiten) wird diese Muskelfunktionsgruppe funktionell kontrakt und lagert evtl. muskuläre Überlastungsödeme ein. Die zum Schutz ausgelöste ATMR unterstützt die Stellung in der Knie-Innenrotation, um nicht an der Kontraktur zu ziehen. Durch die Innenrotation des Knies wird der laterale Meniskus unter dem lateralen Femurkondylus komprimiert. Diese Kompression löst Nozizeption aus. Ist die Gesamtnozizeption im Körper entsprechend hoch, kann der Patient einen Schmerz im Bereich des lateralen Knies verspüren.

Ein gesunder Meniskus ist dieser Belastung gewachsen. Persistieren jedoch Störfaktoren der Knie-Innenrotatoren, so kann die lang andauernde Kompressionsbelastung zu Schädigungen des Meniskus führen. Die Nozizeptorenaktivität steigt um ein Vielfaches an. Die Ursache für die unphysiolgoische Stellung des Kniegelenks und die daraus resultierende degenerative Veränderung des Meniskus liegt in diesem Fall im Bereich der Knie-Innenrotatoren (**Störfaktor vor Ort**). Die „Meniskussymptomatik" ist das **Resultat der funktionellen Fehlbelastung.**

Die gleiche Symptomatik kann auftreten, wenn die Knie-Innenrotatoren in Form einer hypertonen Tendomyose in ein Schutzgeschehen involviert sind. So können kontrakte Zehen-Flexoren oder Fuß-Supinatoren über hyperton tendomyotisch geschaltete Knie-Innenrotatoren geschützt werden. Im Weiteren kann die Knie-Innenrotation z. B. eine Kontraktur der Hüft-Adduktoren der gleichen Seite schützen (**Störfaktor entfernt**).

Über das Muster der BH können Störfaktoren der gleichseitigen oberen Extremität oder der gegenseitigen unteren Extremität sowie Rumpffunktionen geschützt werden (**Schutz über das Bewegungsprogramm der BH**).

Störfaktoren der gegenseitigen oberen Extremität können über die diagonale Muskelschlinge ebenfalls über hyperton tendomyotische Knie-Innenrotatoren geschützt werden (**Schutz über die diagonale Muskelschlinge**).

Zeigt ein Patient einen adduktorischen Sitztyp, so sind die Beinachsen (durch die Koppelung mit der Hüft-Innenrotation) häufig in einer Valgusstellung. Die Valgusstellung des Knies führt zu einer Zugbelastung des Knie-Innenbandes und zu einer Kompressionsbelastung des Außenmeniskus. Beide Faktoren führen zu einer Erhöhung der Nozizeption, wodurch der Patient einen Schmerz im Bereich des lateralen Knies verspüren kann. Auch hier kann eine lang andauernde Kompressionsbelastung zu Schädigungen des Meniskus und des Gelenkknorpels führen.

Die Ursache für die unphysiologische Stellung des Kniegelenks und die daraus resultierende degenerative Veränderung (des Meniskus und Gelenkknopels) liegt hier im Bereich der Hüft-Adduktoren. Die „Schmerzsymptomatik" resultiert aus der lang anhaltenden funktionellen Fehlbelastung. Übernehmen die Hüft-Adduktoren eine Schutzfunktion für Funktionen des Rumpfes, der oberen oder unteren Extremität, so können die gleichen Symptome ausgelöst werden (**Störfaktor entfernt**).

Medialer Knieschmerz

Aufgrund der habituellen Haltung, oder aufgrund von Bewegungsmustern im Beruf, Sport etc., kann ein Patient funktionelle Kontrakturen oder muskuläre Überlastungsödeme im Bereich der Knie-Außenrotatoren entwickeln. Da der mediale Meniskus mit der Tibia fest verbunden ist, kommt es durch die Außenrotation des Knies zur Kompression des Meniskus unter dem medialen Femurkondylus. Die durch erhöhte Druckbelastung ausgelöste Nozizeption kann bei entsprechender Stärke einen Schmerz im Bereich des medialen Knies auslösen.

Bleiben Störfaktoren der Knie-Außenrotatoren über einen längeren Zeitraum bestehen, so kann die permanente Kompressionsbelastung eine Schädigung des Innenmenis-

kus zur Folge haben. Somit sind die kontrakten Knie-Außenrotatoren Ursache für die auf den Meniskus wirkende Fehlbelastung, welche auf Dauer zur degenerativen Veränderung führen kann (**Störfaktor vor Ort**).

Gleiche Beschwerden können auftreten, wenn die Knie-Außenrotatoren in Form einer hypertonen Tendomyose in ein Schutzgeschehen involviert sind (**Störfaktor entfernt**).

Patienten mit abduktorischem Sitztyp zeigen häufig eine Varusstellung der Beinachsen. Die Varusstellung des Knies hat eine Zugbelastung des Knie-Außenbandes und eine Kompressionsbelastung des Innenmeniskus zur Folge. Diese Überbelastung der Strukturen führt zu einer Erhöhung der Nozizeptorenaktivität, die kortikal registriert zu Schmerzen im Bereich des medialen Knies führen kann. Persistiert die Kompressionsbelastung über einen längeren Zeitraum, so kann dies Schädigungen des Meniskus und des Gelenkknorpels nach sich ziehen. Die funktionelle Ursache der erhöhten Nozizeptorenaktivität und der daraus resultierenden Schmerzen sowie der ggf. entstandenen degenerativen Veränderungen liegt im Bereich der Hüft-Abduktoren. Werden die Hüft-Abduktoren in ein arthromukuläres Schutzprogramm für Störfaktoren am Rumpf, der oberen oder unteren Extremität involviert, kann der Patient die gleichen Beschwerden verspüren (**Störfaktor entfernt**).

Patellarer Knieschmerz

Patienten klagen häufig über einen Schmerz im Bereich der Kniescheibe oder über Schmerzen im Bereich der Knie-Extensoren, wenn sie längere Strecken bergab gelaufen oder eine Treppe auf- oder abgestiegen sind. Schulmedizinisch wird ein erhöhter retropatellarer Anpressdruck für diese Symptomatik verantwortlich gemacht. Muskuläre Insuffizienz, Bandlaxität, Knorpelerweichung, kongenitale Fehlbildung im Bereich der Patella oder Mikrotraumen sind häufig genannte Ursachen. Da der Knorpel jedoch nur im Übergangsbereich zum Knochen über Nozizeptoren verfügt, müssen andere Faktoren für die empfundene Symptomatik verantwortlich sein.

Bei schmerzauslösenden Tätigkeiten wird der M. quadriceps angesteuert, um die Kniebewegung exzentrisch und konzentrisch zu führen. Bei flektiertem Knie (Bücken oder Bergabgehen) droht der Femur über die Tibia nach ventral zu gleiten. Damit dies nicht geschieht, wird der M. quadriceps aktiviert, um der Gleitbewegung entgegenzuwirken. Von dorsal können der M. gastrocnemius und der M. popliteus die Gleitbewegung verhindern, indem sie an der hinteren Tibiakante ein Hypomochlion nehmen und somit die Tibia nach ventral schieben und die Femurkondylen relativ nach dorsal ziehen. Durch die erhöhte Aktivität können diese Muskeln Überlastungsödeme einlagern. **(Störfaktor vor Ort)**.

Kommt es durch die verstärkte Aktivität des M. quadriceps beim Treppensteigen oder Bergabgehen zur Kompression der muskulären Überlastungsödeme, so kann der reflektorisch hypoton tendomyotisch geschaltete M. quadriceps einen Kontraktionsschmerz aufweisen.

Ebenso kann ein Patient aufgrund der habituellen Haltungs- oder Bewegungsmuster im Beruf, Sport etc. funktionelle Kontrakturen und muskuläre Überlastungsödeme (OGE) in den Knie-Flexoren und -Innenrotatoren entwickeln (sitzende Tätigkeit, Füße unter den Stuhl gezogen). Die reflektorisch ausgelöste ATMR schaltet die Knie-Extensoren und -Außenrotatoren hypoton tendomyotisch. Der M. quadriceps ist zum Schutz der Knie-Flexoren hypoton tendomyotisch geschaltet, muss jedoch beim Treppensteigen oder Bergabgehen enorme Leistung erbringen, um die Extension zu stabilisieren und das Gleiten der Femurkondylen nach ventral zu verhindern. Sekundär werden durch die herabgesetzte Infrastruktur im M. quadriceps OGE eingelagert. Der Patient verspürt einen Kontraktionsschmerz bei Tonuserhöhung der Knie-Extensoren. Dieser äußert sich häufig im Bereich der Kniescheibe. Das gleiche klinische Erscheinungsbild kann auftreten, wenn die Knie-Extensoren (hypotone Tendomyose) reflektorisch in ein Schutzgeschehen für Störfaktoren am Rumpf oder der oberen Extremität involviert sind **(Störfaktor entfernt)**.

Ist die Nozizeptorenaktivität sehr hoch, so kann es aufgrund der ausgelösten Tonussenkung des M. quadriceps zum Einknicken des Knies bei Belastung kommen (Blockierungseffekt). Dies geschieht insbesondere, wenn bei längerem Bestehen der hypotonen Tendomyose der M. quadriceps zusätzlich atrophiert (reaktive Atrophie).

Reaktion des Körpers auf persistierende Störfaktoren

Befindet sich der Patient, bedingt durch seine Kontrakturen, über einen längeren Zeitraum in einer unphysiologischen Stellung der Knie- und Hüftgelenke, so kommt es durch die Knie-Rotation zur Stellungsänderung der Patella im femoralen Gleitlager. Nur in Rotationsnullstellung hat die Patella eine größtmögliche Kontaktfläche und damit optimale Belastungsfläche zum femoralen Gleitlager. Der retropatellare Anpressdruck ist von zwei Faktoren abhängig: vom Ausmaß der Knie-Flexion und der einwirkenden Gewichtskraft. Je stärker die Knie-Flexion unter einer Bewegung durchgeführt wird (beim vertikalen Bücken

größer als beim horizontalen Bücken), desto höher ist der retropatellare Anpressdruck. Je vertikaler sich der Patient bückt, desto größer ist der Lastarm und somit die aufzubringende Kraft, um das Knie zu stabilisieren. Diese Belastung führt zu Druckspannungsspitzen des Knorpels im Bereich der Patella und des Femur. Sind die Knie-Flexoren kontrakt, so ist die Druckbelastung noch verstärkt.

Ebenso kann eine nicht exakt eingestellte Beinachse (Varus/Valgus, Knie-Rotation) zur unphysiologischen Belastung des retropatellaren Knorpels beitragen. Durch die funktionelle Fehlbelastung kann es aufgrund unphysiologischer Bildungsreize zur Regression des Knorpels und über einen längeren Zeitraum zu degenerativen Veränderungen (Retropatellararthrose) kommen.

Befund und Therapie

Die Lokalisation und Ausprägung der Störfaktoren wird im Rahmen der Diagnostik zusammengefasst. Mögliche Befunde sind in ◘ Tab. 8.6 aufgeführt.

◘ **Tab. 8.6.** Mögliche Befunde bei Knieschmerz	
Anamnese	• lateraler bzw. medialer Knieschmerz bei Bewegung bzw. Belastung • retropatellarer Schmerz und Schmerzen im Bereich der Knie-EXT, v. a. beim Bergabgehen, Treppab- und -aufgehen
Inspektionsbefund	• **Störfaktor vor Ort:** muskuläre Überlastungsödeme der Knie-IRO, bzw. -ARO, der Knie-EXT bzw. -FLEX • **Störfaktor entfernt:** muskuläre Überlastungsödeme im Bereich der Hüft-ADD bzw. -ABD, Zehen-FLEX, der Plantar-FLEX/SUP, am Rumpf und an der oberen Extremität (die ATMR wird über die Kniefunktionen organisiert)
Funktionsbefund	• Ab- oder Adduktionstyp mit rücklaufender Beckenaufrichtung • Hüft-ABD/-ARO oder Hüft-ADD/-IRO, oft mit Knie-IRO oder -ARO • Knie-FLEX • schlechte 3-Punkt-Belastung der Füße (SUP) • weitere Abweichungen am Rumpf und an der oberen und unteren Extremität
Funktionstests	• TH5-Wippen: eingeschränkte Beckenkippung und Steifigkeit in der unteren und mittleren LWS • Bücken: Abweichung der Beinachsen; unphysiologische Fußbelastung

In der Therapie werden die vorhandenen Störfaktoren vor Ort (Kniebereich) und entfernt abgebaut, um die Gesamtnozizeption zu senken.

Die Behandlung hat folgende Schwerpunkte:

- Vorbereitende Maßnahmen: Die Lagerung wird patientenangepasst mit Wärmeträgern auf den jeweiligen Kontrakturen und muskulären Überlastungsödemen durchgeführt
- Haltungskorrektur
- Beseitigung der Störfaktoren vor Ort (Knie-IRO, -ARO, -EXT, -FLEX) und entfernt (Hüft-ADD, -ABD usw.) entsprechend der Arbeitshypothese und des 3-Stufen-Modells mit funktionsorientierten und globalen Maßnahmen.
- Besonders intensiv muss im Rahmen des ADL auf die Korrektur der Fuß-Beinachsen bei verschiedenen Haltungen und Bewegungen eingegangen werden (Stand, Gang, Treppensteigen, Bücken, Aufstehen/Hinsetzen etc.). Die Vermittlung eines Mischtyps zwischen horizontalem und vertikalem Bücken ist zur Vermeidung struktureller Veränderungen retropatellar von besonderer Bedeutung.
- Sind strukturelle Veränderungen vorhanden, müssen diese durch entsprechende Maßnahmen mittherapiert werden.
- Arbeitsplatzberatung
- Kompensationsübungen, um nicht zu verhindernden Funktionsüberwiegen im Beruf und Alltag entgegenzuwirken.

8.3.7 Distorsionstrauma

Klinisches Erscheinungsbild

Beim „Umknicken" des Fußes handelt es sich in der Mehrzahl um Supinations-, seltener um Pronationstraumen. Je nach Schwere der Verletzung kommt es zu Teil- bis Komplettrupturen des lateralen (bzw. medialen) Kapsel-Band-Apparates. Der Patient gibt entsprechende Schmerzen und Bewegungseinschränkungen an. Bei der Befragung in der Anamnese schildern Patienten häufig, dass sie schon mehrfach „umgeknickt" sind. Das Distorsionstrauma wird oft als Bagatellverletzung angesehen und nicht therapeutisch behandelt. Häufig wird erst bei schwereren Verletzungen ärztliche Hilfe eingeholt.

Schulmedizinische Diagnostik

In der klinischen Untersuchung wird eine Fraktur ausgeschlossen und mittels bildgebender Verfahren ermittelt, inwieweit der Kapsel-Band-Apparat beschädigt ist (Aufklappbarkeit/Talusvorschub). Je nach Schweregrad der Verletzung wird das Sprunggelenk teilweise oder komplett immobilisiert. Eine operative Versorgung erfolgt i. d. R. nur bei Rezidivverletzungen.

Funktionelle Diagnostik

Im Rahmen der funktionellen Diagnostik wird analysiert, warum der Patient umgeknickt ist und welche Faktoren das Supinationstrauma begünstigen. Funktionelle Kontrakturen und muskuläre Überlastungsödeme der Füße können mitverantwortlich für diese Verletzungen sein.

Funktionelle Betrachtung

Über die Füße wird das gesamte Körpergewicht abgeleitet. Im Weiteren kann sich der Fuß aufgrund seiner guten Beweglichkeit optimal an den Untergrund anpassen. Voraussetzung der Anpassungsfähigkeit und der Kraftableitung des Fußes ist eine optimale Koordination und Stabilisation der umgebenden Fußmuskulatur (funktioneller Synergismus). Jede unphysiologische Stellungsänderung des Fußes während der Stand- oder Abrollphase führt zum funktionellen Antagonismus und zur verminderten Koordination und Steuerung der Fußmotorik. Aufgrund der habituellen Haltung im Alltag, Beruf oder Sport entstehen funktionelle Kontrakturen und muskuläre Überlastungsödeme (OGE), z. B. im Bereich der Plantarflexoren/Supinatoren, Zehen-Flexoren und der Kleinzehen-Opposition **(Störfaktor vor Ort)**.

Weitere Ursachen für die Stellungsveränderung des Fußes und die sich daraus entwickelnden Kontrakturen sind:

- Das Tragen zu enger Schuhe, welche zur Kontraktur der Großzehen-, Kleinzehen-Adduktoren und Zehen-Flexoren führen. Dies behindert die 2. Abrollphase (Extension) und führt zu Veränderungen des gesamten Gangablaufs.
- An der Ferse offene Schuhe führen zu einer übermäßigen Beanspruchung (OGE) der Zehen-Flexoren. Die Zehen-Extension, welche beim Abrollen des Fußes notwendig ist, ist nur bedingt möglich.
- Schuhe mit Supinationserhöhung an der medialen Schuhseite behindern den physiologischen Wechsel zwischen Pronation und Supination. Die Fuß-Supinatoren sind durch die mediale Erhöhung angenähert und neigen zur Kontraktur. Das Abrollen des Fußes in die Pronation ist nur eingeschränkt möglich.
- Schuhe mit hohen Absätzen führen zur Annäherung und Kontraktur der Plantarflexoren. Das Aufsetzen des Fußes in Dorsalextension/Supination (1. Abrollphase) wird beeinträchtigt.

— Beim Laufen verringert sich die Spurbreite mit zunehmender Geschwindigkeit. Dies führt zur Hüft-Adduktion und Parallelstellung der Füße und somit zu einer Supinationsstellung des Fußes.

Liegen Störfaktoren im Bereich des Rumpfes oder der Extremitäten vor, so können die Fußfunktionen in das Schutzgeschehen der ATMR involviert werden. Daraus resultiert ebenfalls eine unphysiologische Fußstellung. Zeigt der Patient beispielsweise Kontrakturen im Bereich der Rumpf-Flexoren oder im Bereich der Hüft-Adduktoren **(Störfaktor entfernt)**, so können diese über hyperton tendomyotisch geschaltete Plantarflexoren und Supinatoren geschützt werden **(Bewegungsprogramm der Belastungshaltung)**.

Sind die Plantarflexoren oder Supinatoren aufgrund der vorhandenen Störfaktoren kontrakt oder hyperton tendomyotisch geschaltet, so werden die Fuß-Pronatoren entsprechend hypoton tendomyotisch geschaltet. Dies führt dazu, dass der funktionelle Steigbügel (▶ Kap. 2.5, S. 50) nicht mehr optimal arbeitet. Die Fußwölbungen werden nicht mehr ausreichend stabilisiert und es kommt zu deren Absinken. Persistieren Störfaktoren über einen langen Zeitraum, kann es somit funktionell zu Senk-, Spreiz-, oder Plattfüßen kommen. Da der Fuß habituell in einer leichten Supinationsstellung steht und die Pronatoren hypoton tendomyotisch geschaltet sind, besteht die erhöhte Gefahr eines Supinationstraumas.

Pathologie und Schutzreaktion beim leichten Distorsionstrauma

Bei einem leichten Umknicken des Fußes in die Supination werden die Bänder des Sprunggelenks (Ligg. talofibulare anterius und posterius, Lig. calcaneofibulare) auf Zug beansprucht. Ist der Zug zu stark, so wird die übermäßige Beanspruchung des Bandes nozizeptiv registriert. Um den drohenden Schaden zu vermeiden, wird vom NSB ein Schutzprogramm organisiert. Die Pronatoren und Dorsalextensoren werden maximal konzentrisch aktiviert.

Kann der NSB frühzeitig und ausreichend das Schutzprogramm organisieren, wird der Fuß wieder aufgesetzt. Ein Distorsionstrauma wird verhindert, der Betroffene läuft weiter, verspürt aber einen Schmerz meist im lateralen Fußbereich, der beim weiteren Gehen langsam weniger wird oder sogar verschwindet. Durch die maximale konzentrische Kontraktion der Pronatoren und Dorsalextensoren kann es zu muskulären Überlastungsödemen im

Bereich dieser Muskulatur gekommen sein. Da keine Therapie stattfindet, bleiben vorhandene Störfaktoren bestehen bzw. werden verstärkt.

Pathologie und Schutzreaktion beim starken Distorsionstrauma

Je häufiger der Patient umknickt, desto schlechter wird die Meldefunktion der Bänder, da Mikrotraumen in den Bandstrukturen entstehen. Der NSB wird später aktiviert und kann somit erst später das Schutzprogramm starten. Durch die manifestierten Bewegungsprogramme und ausgelösten Schutzreaktionen verstärken sich die Kontrakturen im Bereich der Plantarflexoren und Supinatoren. Ebenso weist die Trauma verhindernde Muskulatur (Dorsalextensoren/Pronatoren) immer stärkere Störfaktoren (muskuläre Überlastungsödeme) auf.

Unter erschwerten Bedingungen (Sport, unebener Untergrund) kann es zum vollständigen Umknicken kommen: Die vorgeschädigten Bandstrukturen melden die Distorsion verspätet. Die Aktivierung der Dorsalextensoren und Pronatoren reicht nicht aus, um das Sprunggelenk zu stabilisieren, die Muskulatur droht zu reißen. Der NSB schaltet diese Muskulatur (bevor sie reißt) hypoton tendomyotisch. Der Patient knickt um und stürzt. Durch die kurzzeitige maximale Kontraktion und anschließende Überdehnung kommt es zum Einreißen der Z-Streifen in den Pronatoren (Mikrotraumen) und damit (neben den vorhandenen muskulären Überlastungsödemen) zur Entstehung posttraumatischer Ödeme. Somit liegen nach dem Trauma massive Störfaktoren sowohl in den Plantarflexoren/Supinatoren (primär), als auch in den Dorsalextensoren/Pronatoren (sekundär) vor. Je nach Stärke des Traumas kann es zu Rupturen von ligamentären Strukturen und Gefäßen kommen. Folgen können massive Einblutungen in Form von Hämatomen und/oder ein Hämarthros sein.

Befund und Therapie

Je nach Stärke und Lokalisation der multifokalen Störfaktoren wird der Patient im Rahmen der Diagnostik Auffälligkeiten in unterschiedlicher Ausprägung zeigen. Mögliche Befunde sind in ◘ Tab. 8.7, S. 223 aufgeführt.

Ziel der Therapie ist es, vorhandene Störfaktoren vor Ort (Fußbereich) und entfernt abzubauen, um die Gesamtnozizeption zu senken. Die Fußstellung im Sitz, Stand und Gang wird optimiert, so dass Rezidivverletzungen vermieden werden können.

◘ Tab. 8.7. Mögliche Befunde bei einem Distorsionstrauma	
Anamnese	• Druck-, Bewegungs- und Belastungsschmerz, eingeschränkte Beweglichkeit, Instabilitätsgefühl im Fuß
Inspektions-befund	• **Störfaktor vor Ort:** muskuläre Überlastungs- und/oder posttraumatische Ödeme in den Plantar-FLEX/SUP, Zehen-FLEX, Kleinzeh-OPP und den Dorsal-EXT/PRON, Hämarthros und Hämatome • **Störfaktor entfernt:** muskuläre Überlastungs-ödeme am Rumpf und der oberen Extremität (Die ATMR wird über die Fußfunktionen organisiert.)
Funktions-befund	• Varus- oder Valgusstellung der Beinachse, oft mit Knie-IRO • Plantar-FLEX/SUP • Inversion des Kalkaneus • Zehen-FLEX • Abflachung der Fußlängs- und Fußquerwölbungen • weitere Abweichungen der unteren Extremität, am Rumpf und an der oberen Extremität
Funktions-tests	• TH5-Wippen: eingeschränkte Beckenkippung und Steifigkeit in der unteren und mittleren LWS • Becken-Rotation: zur Gegenseite eingeschränkt (Die Hüft-ADD sind reflektorisch häufig hyperton tendomyotisch.) • Bücken: Abweichung der Fuß-Beinachsen; unphysiologische Fußbelastung

Die Behandlung hat folgende Schwerpunkte:

— Vorbereitende Maßnahmen: Die Lagerung wird patientenangepasst mit Wärmeträgern auf den jeweiligen Kontrakturen und muskulären Überlastungsödemen durchgeführt. Wärmeträger dürfen erst nach Abbau der Schwellung im traumatisierten Gebiet angewendet werden.

— Haltungskorrektur

— Beseitigung der Störfaktoren vor Ort (Plantar-FLEX/SUP, Zehen-FLEX, Kleinzeh-OPP, Dorsal-EXT/PRON) und entfernt (z. B. Rumpf-FLEX, Hüft-ADD etc.), entsprechend der Arbeitshypothese und des 3-Stufen-Modells unter Berücksichtigung der Staffelung der Störfaktoren:

  ▪ Eis sollte nur in der Akutphase (bis 24 h) innerhalb der ersten 20 Min. angewendet werden, um das Einbluten in das Gewebe zu stoppen. Danach sollte zur Optimierung der Wundheilung keine Kälteanwendung mehr erfolgen. Im Weiteren überwiegen in der Akutphase passive Maßnahmen (Ruhigstellung, Hochlagerung und Kompression).

▪ In der Folgephase (nach 24h) kann in der Leiste, der Kniekehle (auf den Ursprüngen des M. gastrocnemius) und am proximalen Unterschenkel (M. peroneus longus) mit einer heißen Rolle und/oder Ultraschall begonnen werden, um die OGE und posttraumatischen Ödeme abzutransportieren. Nach ca. drei Tagen kann zunehmend distaler behandelt werden.

— Des Weiteren haben sich Maßnahmen wie funktionelle Schüttelungen und leichte AEK im Bereich der Dorsalextensoren/Pronatoren des Fußes und an den Muskeln, welche zum Umknicken geführt haben, als sehr wirkungsvoll erwiesen.

— Funktionelle Fuß-Tapes zur dynamischen Stabilisation des Fußes während der Alltagsbelastungen sind ebenso hilfreich.

— Im weiteren Therapieverlauf sollten funktionsorientierte Maßnahmen zunehmend durch globale ersetzt werden, wobei ein Schwerpunkt auf das ADL mit dem Erarbeiten der physiologischen 3-Punkte-Belastung der Füße und der korrekten Beinachsenstellung während verschiedener Tätigkeiten gelegt werden sollte. Das Walking kann zur Schulung der physiologischen Fuß-Beinachsen in der Fortbewegung genutzt werden.

— Schulung der Propriozeption zur Prävention durch Fuß-Beinachsentraining auf labilen Unterlagen (Pad, Weichbodenmatte, Kreisel usw.)

— Eine retrokapitale Abstützung zur Unterstützung des funktionellen Steigbügels und zum Wiederaufbau der physiologischen Fußwölbungen ist v. a. bei Abflachung der Fußquer- aber auch Längswölbungen sinnvoll.

— Arbeitsplatzberatung, insbesondere Schuhberatung

8.3.8 Schulterschmerz

Klinisches Erscheinungsbild

Viele Patienten beschreiben diffuse Schmerzen im Bereich der Schulter bei verschiedensten Bewegungen in unterschiedlichen Winkelgraden an. Häufig sind es Schmerzen und Bewegungseinschränkungen bei:

— der Schulter-Abduktion:
  ▪ von Beginn an
  ▪ am stärksten bei 80–90° Abduktion
  ▪ bei endgradiger Schulter-Abduktion
— der Schulter-Flexion:
  ▪ im Bereich 60–90°
  ▪ bei endgradiger Schulter-Flexion

Im Weiteren zeigen sich oftmals Schmerzen und Bewegungseinschränkungen bei der Rotation. Vielfach wird über nächtliche Schmerzen berichtet, die das Liegen auf der Schulter unmöglich machen. Die Patienten empfinden in der Regel eine Kraftlosigkeit.

Schulmedizinische Diagnostik

Unterschiedliche Schmerzsymptomatiken werden häufig unter der Sammeldiagnose PHS (Periarthritis humeroscapularis) zusammengefasst. Dies umfasst im weitesten Sinne alle Symptome rezidivierender Entzündungsprozesse im Bereich der Rotatorenmanschette, des M. biceps brachii, der Bursae und der Gelenkkapsel. Je nachdem, welche Struktur am meisten belastet wird oder morphologische Veränderungen zeigt, werden folgende Diagnosen gestellt:

— Impingement (plus Bursitis),
— Tendinitis calcarea,
— Rotatorenmanschettenruptur.

Funktionelle Diagnostik

Funktionell wird das Erscheinungsbild des Schulterschmerzes ohne einen ursächlichen Bezug auf bestimmte Strukturen betrachtet. Die Beschreibung der Symptomatik impliziert keine Festlegung der Krankheitsursache. Oftmals werden die Schmerzen durch multifokale Störfaktoren im Bereich der Extremitäten und des Rumpfes ausgelöst. Bleiben die Störfaktoren jedoch bestehen, so kann es sekundär zu beschriebenen Strukturveränderungen kommen.

Schmerzhaftigkeiten treten mit und ohne Strukturveränderungen auf. In der Regel sind zunächst Funktionsstörungen die Ursache. Der effektivste therapeutische Einsatz erfolgt, bevor es zu Strukturveränderungen gekommen ist.

Funktionelle Betrachtung

Schulterschmerz bei 80–90° Abduktion

Aufgrund einer monotonen Aktivität der Schulter-Abduktoren und -Innenrotatoren (bei Überkopfarbeiten oder bei Schreibtischarbeit durch rücklaufende Bewegungsimpulse der Unterarm-Pronatoren mit flektiertem Ellenbogen) entwickeln diese funktionelle Kontrakturen oder lagern muskuläre Überlastungsödeme ein (**Störfaktor vor Ort**). Die Schulter-Adduktoren und -Außenrotatoren werden reflektorisch hypoton tendomyotisch geschaltet. Bei der Schulter-Abduktion rollt der Humeruskopf nach kranial und muss bei zunehmender Abduktion durch die Aktivität der Schulter-Rotatoren/-Adduktoren (M. infraspinatus, M. teres minor, M. subscapularis und M. biceps brachii) kaudalisiert und zentriert werden. Dadurch wird eine Kompression der Supraspinatussehne und der Bursa subacromialis unter dem Schulterdach vermieden.

Sind diese Muskelfunktionen zum Schutz der kontrakten Schulter-Abduktoren hypoton tendomyotisch geschaltet, so können sie ihrer kaudalisierenden Funktion nicht mehr optimal nachkommen. Bei 80–90° Schulter-Abduktion kommt es zur Kompression der Supraspinatussehne und damit zur Erhöhung der Nozizeptorenaktivität. Um diese Kompression zu vermeiden, werden die Schulter-Abduktoren hypoton tendomyotisch geschaltet. Der Patient erfährt einen Kontraktionsschmerz bei 80–90° Abduktion (evtl. in Verbindung mit einer Kraftlosigkeit). Bei zunehmender Abduktion wird das Tuberculum majus unter dem Schulterdach nach dorsal gezogen. Der subakromiale Raum vergrößert sich wieder, die Supraspinatussehne wird nicht mehr komprimiert. Die Nozizeption sinkt, der Kontraktionsschmerz verringert sich.

Bleiben diese Störfaktoren bestehen und wird die Supraspinatussehne weiter komprimiert, kommt es über einen längeren Zeitraum zum „Impingementsyndrom" oder zur „Bursitis acromialis". Beim Liegen auf der Schulter werden die kontrakten Abduktoren „gedehnt" und die muskulären Überlastungsödeme komprimiert, wodurch sich die Nozizeptorenaktivität erhöht. Im Weiteren ist die Aktivität der Mechanorezeptoren herabgesetzt, so dass die Schmerzen auch nachts verspürt werden.

Schmerz ab Beginn der Schulter-Abduktion

Durch einseitige Haltung oder bei einer monotonen Aktivität der Schulter-Adduktoren und -Innenrotatoren im Beruf, beim Sport, Hobby und bei Alltagsaktivitäten, können sich funktionelle Kontrakturen und muskuläre Überlastungsödeme (OGE) in diesen Muskelfunktionsgruppen entwickeln (**Störfaktor vor Ort**).

Die Schulter-Abduktoren/-Außenrotatoren werden zum Schutz hypoton tendomyotisch geschaltet. Der Patient verspürt bei Ansteuerung dieser Funktionen durch die Arm-Abduktion einen Kontraktionsschmerz, evtl. in Verbindung mit einer Kraftlosigkeit. Im Bereich von 70–100° Abduktion ist der Lastarm und somit die aufzubringende Kraft am größten. Somit verspürt der Patient in diesem Bereich häufig die stärksten Schmerzen.

Sind primär die Innenrotatoren kontrakt und die Schulter-Außenrotatoren zu deren Schutz hypoton tendomyotisch geschaltet, so kann sich der Schmerz ab ca. 90° Abduktion und höher zeigen. Da ab 90° Schulter-Abduktion das Tuberculum majus unter dem Schulterdach nach dorsal gezogen wird, weisen die vermehrt angesteuerten hypoton tendomyotisch geschalteten Schulter-Außenrotatoren einen Kontraktionsschmerz auf.

Schmerz bei endgradiger Schulter-Abduktion

Für die endgradige Schulter-Abduktion muss eine Rumpf-Lateralflexion zur Gegenseite durchgeführt werden. Sind die Rumpf-Lateralflexoren zur gleichen Seite kontrakt, so werden die Schulter-Adduktoren zu deren Schutz hyperton und die Schulter-Abduktoren hypoton tendomyotisch geschaltet **(Störfaktor entfernt)**.

Folgende „entfernte Störfaktoren" können einen Abduktionsschmerz in unterschiedlichen Winkelgraden auslösen:

- Eine Kontraktur der Rumpf-Flexoren kann ihren Schutz durch die Schulter-Adduktoren realisieren. Sie werden hyperton tendomyotisch, die Schulter-Abduktoren entsprechend hypoton tendomyotisch geschaltet **(Schutz über das Bewegungsprogramm der BH)**.
- Eine Kontraktur der Fuß-Supinatoren der Gegenseite kann über die diagonale Muskelschlinge durch eine hypertone Tendomyose der Schulter-Adduktoren geschützt werden. Die Schulter-Abduktoren werden hypoton tendomyotisch geschaltet. Der Patient verspürt bei Ansteuerung dieser Funktion einen Kontraktionsschmerz **(Schutz über die diagonale Muskelschlinge)**.
- Die Schulter-Innenrotatoren können zum Schutz von funktionellen Kontrakturen oder anderen Störfaktoren im Bereich der gleichseitigen oberen Extremität (z. B. der Finger-Flexoren) hyperton tendomyotisch geschaltet werden, die Schulter-Außenrotatoren entsprechend hypoton tendomyotisch **(Schutz über die Muskelschlingen der oberen Extremität)** geschaltet sein.

In vielen Fällen liegen multifokale Störfaktoren vor. Der Befund zeigt sowohl Störfaktoren vor Ort als auch multiple entfernte Störfaktoren, welche zu ihrem Schutz eine ausgeprägte ATMR mit entsprechenden Funktionsstörungen auslösen.

Schulterschmerz zwischen 70–100° Flexion

Bestehen Kontrakturen im Bereich der horizontalen Adduktoren der Schulter **(Störfaktor vor Ort)**, so erhöht sich bei der Schulter-Flexion der Druck in den Sternoklavikulargelenken (SCG). Bei der Schulter-Flexion stabilisiert der M. pectoralis major den Humeruskopf in der Gelenkpfanne (bis ca. 90°). Die durch den M. pectoralis ausgelöste Kompression wird über die Klavikula auf das SCG übertragen. Da der Lastarm im Bereich von 70–100° am größten ist und der Gegenhalt durch die Schultergürtel stabilisie-

rende Muskulatur fehlt (die dorsale Muskulatur ist hypoton tendomyotisch geschaltet), verlagert sich der Schultergürtel nach ventral (Schultergürtel-Protraktion). Der Druck auf das SCG und das ACG verstärkt sich, die Nozizeptorenaktivität erhöht sich. Reicht der subkortikal organisierte Schutz nicht mehr aus, so kann es bei der Schulter-Flexion im Bereich zwischen 60–90° zu Schmerzen kommen. Über 90° Schulter-Flexion verringert sich die Aktivität des M. pectoralis. Die Kompression auf das SCG und ACG lässt nach, ebenso die ausgelöste Nozizeptorenaktivität und der Schmerz.

Liegen funktionelle Kontrakturen oder andere Störfaktoren im Bereich der Extremitäten oder des Rumpfes vor **(Störfaktor entfernt)**, so können die horizontalen Adduktoren der Schulter zum Schutz hyperton tendomyotisch geschaltet werden. Somit erhöhen sie bei der Schulter-Flexion ebenfalls den Druck auf das ACG und SCG. Der Patient hat Schmerzen, die ursächlichen Störfaktoren liegen schulterfern.

Schmerzen bei endgradiger Schulter-Flexion

Zur endgradigen Schulter-Flexion wird eine Rumpf-Extension benötigt. Zeigt der Patient im Befund eine funktionelle Kontraktur und/oder muskuläre Überlastungsödeme im Bereich der Rumpf-Flexoren, so werden die Schulter-Flexoren und Rumpf-Extensoren bei der endgradigen Schulter-Flexion hypoton tendomyotisch geschaltet. Der Patient verspürt bei Ansteuerung einen Kontraktionsschmerz in der Schulter (oder im Rücken). Die Schulter- und Rumpffunktionen können im Weiteren, aufgrund anderer Störfaktoren in den Extremitäten oder des Rumpfes, in ein Schutzgeschehen involviert werden und das gleiche klinische Erscheinungsbild hervorrufen.

Reaktion des Körpers auf persistierende Störfaktoren

Bleiben persistierende Störfaktoren über einen längeren Zeitraum bestehen, kann es aufgrund der Fehl- und Überbelastung und der ausgelösten Schutzreaktionen zu Veränderungen der schulterumgebenden Strukturen kommen. Sind die Schulter-Adduktoren und -Außenrotatoren hypoton tendomyotisch geschaltet, so werden sie den Humeruskopf bei Abduktion und Flexion nicht optimal kaudalisieren. Somit kommt es bei Durchführung dieser Bewegungen zur Kompression der Supraspinatussehne und der Bursa subacromialis unter dem Schulterdach.

Führt der Patient die Bewegung der Schulter-Abduktion und -Flexion trotz des ausgelösten Aktionsschmerzes im Rahmen vieler Alltags- oder Berufssituationen weiterhin durch, so werden die Strukturen weiter komprimiert. Der Patient entwickelt ein „Impingementsyndrom" und/ oder eine „Bursitis subacromialis". Um die mechanische Überbelastung der Supraspinatussehne zu schützen, lagert der Körper zur Stabilisierung der Strukturen Kalksalze in die Sehne ein („Tendinitis calcarea" der Supraspinatusseh- ne). Je größer das Kalkdepot, umso stärker ist das mecha- nische Hindernis bei der Schulter-Flexion und -Abduktion, die Supraspinatussehne kann nicht mehr frei im subacro- mialen Raum gleiten. Die Sehne wird unelastisch und weist eine reduzierte Belastbarkeit auf.

Auch ist die exzentrische und konzentrische Kontrak- tionsfähigkeit der Schulter-Abduktoren reduziert, wenn sich vorhandene muskuläre Überlastungsödeme bindege- webig umwandeln. Unter einer schnellen Maximalbelas- tung (Heben eines schweren Gegenstands, Sturz auf die Hand o. Ä.) kann die Sehne reißen (Rotatorenmanschet- tenruptur).

Befund und Therapie

Die Lokalisation und Ausprägung der Störfaktoren wird im Rahmen der Diagnostik zusammengefasst. Mögliche Befunde sind in ◘ Tab. 8.8 aufgeführt.

◘ Tab. 8.8. Mögliche Befunde bei Schulterschmerz

Anamnese	• Bewegungsschmerz bei der aktiven Abduk- tion und/oder Schulter-Flexion in verschiede- nen Bewegungsabschnitten im Bereich der Schulter-ABD, -FLEX, -ARO oder subakromial • Bewegungseinschränkung und Kraftlosigkeit • nächtlicher Schmerz, besonders beim Liegen auf der betroffenen Schulter
Inspektions- befund	• **Störfaktor vor Ort:** muskuläre Überlastungs- ödeme der Schulter-ADD, bzw. -ABD, und -IRO sowie im Bereich der SCG • **Störfaktor entfernt:** muskuläre Überlastungs- ödeme im Bereich der Unterarm-PRON, Rumpf-FLEX, -LATFLEX und an der unteren Extremität (Die ATMR wird über die Schulter- funktionen organisiert.)
Funktions- befund	• Thoraxsenkung mit auslaufender Schulter- gürtel-PROTR • Schulter-IRO mit -ABD oder -ADD • weitere Abweichungen der gleichseitigen oberen Extremität (z. B. Unterarm-Pronation), des Rumpfes und der unteren Extremität
Funktions- tests	• TH5-Wippen: eingeschränkte Thoraxhebung und Steifigkeit in der mittleren und unteren BWS • Skapula-Drehung: Vorlauf auf der betroffenen Seite • Arm-Elevation, Schulter-Außenrotation: Ein- schränkung auf der betroffenen Seite

In der Therapie werden Störfaktoren im Bereich der Schul- ter (Störfaktor vor Ort), am Rumpf und den Extremitäten (Störfaktor entfernt) abgebaut, um die Gesamtnozizeption zu senken. Biomechanische Fehlbelastungen werden somit reaktiv abgebaut und die Strukturen physiologisch belastet.

Die Behandlung hat folgende Schwerpunkte:

— Vorbereitende Maßnahmen: Die Lagerung wird pati- entenangepasst mit Wärmeträgern auf den jeweiligen Kontrakturen und muskulären Überlastungsödemen (Schulter-Innenrotatoren, -Adduktoren oder -Abduk- toren) durchgeführt.

— Haltungskorrektur im Sitz und Stand

— Beseitigung der Störfaktoren vor Ort (horizontale Adduktoren der Schulter, Schulter-Innenrotatoren, -Ab- oder -Adduktoren) und entfernt (Unterarm- Pronatoren, Rumpf-Lateralflexoren usw.), entspre- chend der Arbeitshypothese und des 3-Stufen-Mo- dells mit funktionsorientierten oder globalen Maß- nahmen. Sind strukturelle Veränderungen vorhanden, müssen diese durch entsprechende Maßnahmen mit- therapiert werden.

— Erarbeiten und Automatisieren physiologischer Hal- tungs- und Bewegungsprogramme; im Rahmen des ADL sollten besonders intensiv die Thoraxhebung und die Schultergürtelkontrolle beübt werden, da nur über die Thoraxhebung der Schultergürtel auslaufend in die Retroposition gleitet.

— Arbeitsplatzberatung

— Kompensationsübungen, um nicht zu beeinflussen- den Funktionsüberwiegen im Beruf und Alltag entge- genzuwirken.

8.3.9   Lateraler Ellenbogenschmerz

Klinisches Erscheinungsbild

Patienten berichten in der Regel von einem Schmerz im Be- reich des Epicondylus lateralis humeri, manchmal auch im Bereich des gesamten dorsalen Unterarms. Die Schmerzen treten bei aktiver Dorsalextension der Hand und beim Faustschluss auf. Funktionell hat diese Bewegung eine hohe Relevanz, da alle Greifaktivitäten und das Tragen von Gegenständen immer mit einer Dorsalextension im Hand- gelenk einhergehen. Neben der Schmerzsymptomatik kla- gen einige Patienten über eine Kraftlosigkeit der Hand bei Alltagsaktivitäten (Das Halten von Gegenständen, wie z. B. einer Kaffeekanne, fällt schwer etc.).

Schulmedizinische Diagnostik

Schulmedizinisch wird von einer Entzündung der sehnigen Ansätze im Bereich der Dorsalextensoren der Hand und/oder der Finger-Extensoren ausgegangen. Meist ist die Schmerzhaftigkeit im Bereich des M. extensor carpi radialis longus am stärksten. Es wird die Diagnose **Epicondylitis radialis oder lateralis** gestellt. Somit wird festgelegt, dass sich im Bereich des Schmerzortes auch die Schmerzursache befindet. Die Diagnose beschreibt die Symptomatik, die mit der Lokalisation der Störungsursache gleichgesetzt wird.

Funktionelle Diagnostik

Unter funktionellen Aspekten wird das klinische Erscheinungsbild des Ellenbogenschmerzes ohne einen ursächlichen Bezug auf eine Muskelfunktionsgruppe betrachtet. Schmerzen am Ellenbogen können ihre Ursache in unterschiedlichen Störfaktoren im Bereich der Extremitäten und des Rumpfes haben. Das Auftreten von Schmerzen bei aktiver Dorsalextension der Hand (auch beim Fausstschluss) gibt einen Hinweis darauf, dass die Dorsalextensoren der Hand hypoton tendomyotisch geschaltet sind (Aktionsschmerz).

Funktionelle Betrachtung

Aufgrund einer monotonen statischen oder dynamischen Aktivität der Finger-Flexoren und/oder Palmarflexoren im Beruf (Tragetätigkeiten, Schreibaktivitäten usw.), beim Sport (Rudern, Tennis etc.), Hobby (Handarbeiten etc.) und bei Alltagsaktivitäten (im Haushalt und Garten), kommt es zu funktionellen Kontrakturen und muskulären Überlastungsödemen (OGE) in diesen Muskelfunktionsgruppen (**Störfaktor vor Ort**).

Die Dorsalextensoren der Hand und/oder die Finger-Extensoren werden zum Schutz hypoton tendomyotisch geschaltet. Der Patient verspürt bei Ansteuerung dieser Funktionen einen Kontraktionsschmerz. Im Funktionsbefund kommt es zu einem Verlust der funktionellen Handstellung.

Da der Patient im Alltag weiterhin häufig Greiftätigkeiten durchführt, werden die hypoton geschalteten Extensoren wiederholt angesteuert. Aufgrund der herabgesetzten Infrastruktur im Bereich der hypoton tendomyotisch geschalteten Finger-Extensoren und Dorsalextensoren der Hand kommt es sekundär ebenso zur Einlagerung von muskulären Überlastungsödemen (OGE) auch in den Extensoren. Über einen längeren Zeitraum können sich diese OGE zusätzlich bindegewebig umbauen (Myogelosen).

Bindegewebige Einlagerungen in der Muskulatur behindern die exzentrische und konzentrische Kontraktionsfähigkeit der Extensoren und stellen strukturelle Kontrakturen dar. Diese reaktiven Störfaktoren erhöhen den nozizeptiven Input. Vermehrte nozizeptive Signale führen dazu, dass bei Aktivität der Finger- und Handmuskulatur (z. B. beim Greifen) der Tonus der Dorsalextensoren der Hand reflektorisch so stark gesenkt wird, dass die angesteuerte Bewegung nicht mehr durchgeführt werden kann. Gegenstände können nicht mehr gehalten werden, der Patient empfindet eine Kraftlosigkeit (Blockierungseffekt).

Liegen Störfaktoren im Bereich der Schulter, des anderen Arms, des Rumpfes oder der unteren Extremität vor (**Störfaktor entfernt**), kann die Finger- und Handmuskulatur in eine vom NSB ausgelöste Schutzreaktion involviert werden. Die ursächlichen Störfaktoren liegen ellenbogenfern. Mögliche Ursachen des Ellenbogenschmerzes können sein:

- Kontrakturen der Daumen-Opposition, diese werden durch die Finger-Flexion geschützt. Die Finger-Flexoren werden hyperton tendomyotisch, die Finger-Extensoren entsprechend hypoton tendomyotisch geschaltet (**Schutz über die Muskelschlingen der oberen Extremität**).
- Kontrakturen der Unterarm-Pronatoren des gleichseitigen Unterarms, diese werden durch eine hypertone Tendomyose der Palmarflexoren geschützt (**Schutz über die Muskelschlingen der oberen Extremität**). Die Dorsalextensoren der Hand werden entsprechend hypoton tendomyotisch geschaltet.
- Kontrakturen der Hüft-Adduktoren der Gegenseite, diese können durch eine hypertone Tendomyose der Palmarflexoren geschützt werden (**Schutz über die diagonale Muskelschlinge**).
- Eine Kontraktur der Hüft-Adduktoren kann über die gleichseitigen Palmarflexoren geschützt werden (**Schutz über das Bewegungsprogramm der BH**). Die Dorsalextensoren der Hand werden hypoton tendomyotisch geschaltet. Der Patient verspürt bei Ansteuerung dieser Funktion einen Kontraktionsschmerz.

Reaktion des Körpers auf persistierende Störfaktoren

Die zum Schutz ausgelöste ATMR bleibt selten auf den Unterarm-Ellenbogen-Bereich begrenzt. In der Regel werden, bedingt durch die funktionelle Koppelung, Funktionen von Rumpf und Extremitäten in den Schutzmechanismus involviert. Dies erfolgt über Muskelschlingen (durch zwei- und mehrgelenkige Muskulatur) und durch rücklaufende sowie auslaufende Bewegungsimpulse. So könnten funktionelle Kontrakturen und muskuläre Überlastungsödeme im Bereich der Finger-Flexoren, durch hypoton tendomyotisch geschaltete Schulter-Außenrotatoren, Schulterschmerzen auslösen.

Über den Schutz der diagonalen Muskelschlinge können die kontralateralen Knie-Außenrotatoren hypoton tendomyotisch geschaltet werden, was zu Knieschmerzen auf der gegenüberliegenden Seite führen kann. Mit der Zeit entwickeln sich aus den ursprünglich hyper- und hypoton tendomyotisch geschalteten Muskeln **reaktive Störfaktoren (Kontrakturen/muskuläre Überlastungsödeme)**, welche ihrerseits komplexe Schutzmechanismen in Gang setzen.

Befund und Therapie

Multifokale Störfaktoren und die daraus resultierenden Schutzreaktionen können zu dem in ◘ Tab. 8.9 aufgeführten Befund führen. Daher ist das Ziel der Therapie, die vorhandenen Störfaktoren vor Ort (Unterarmbereich) und entfernt abzubauen.

◘ Tab. 8.9. Mögliche Befunde bei Ellenbogenschmerz	
Anamnese	• Bewegungs- und Belastungsschmerz am lateralen Ellenbogen und dorsalen Unterarm bei der Dorsalextension und beim Faustschluss (bes. beim Greifen, Tragen etc.) • Kraftlosigkeit der Hand • häufig zusätzlich Schulter- und Nackenschmerzen
Inspektionsbefund	• **Störfaktor vor Ort:** muskuläre Überlastungsödeme der Finger- und Palmar-FLEX, sekundär der Dorsal-EXT • **Störfaktor entfernt:** muskuläre Überlastungsödeme am Rumpf und an der unteren Extremität (Die ATMR wird über die Hand- und Fingerfunktion organisiert.)
Funktionsbefund	• Auflösung der funktionellen Handstellung • Palmar-FLEX • Finger-FLEX/-ADD • Daumen-OPP • weitere Abweichungen im Rumpf und an der oberen und unteren Extremität
Funktionstests	• TH5-Wippen: eingeschränkte Thoraxhebung und Steifigkeit in der mittleren und unteren BWS • Skapula-Drehung: Vorlauf auf der betroffenen Seite (hypertone Schulter-IRO) • Faustschluss: schmerzhaft • Kopfrotation: eingeschränkt zur Gegenseite

Die Behandlung hat folgende Schwerpunkte:

— Vorbereitende Maßnahmen: Die Lagerung wird patientenangepasst mit Wärmeträgern auf den jeweiligen Kontrakturen und muskulären Überlastungsödemen (Finger- und Palmarflexoren, ggf. Finger- und Dorsalextensoren der Hand) durchgeführt.
— Haltungskorrektur entprechend der Funktionsquantität im Alltag
— Beseitigung der Störfaktoren vor Ort (Finger- und Palmar-FLEX, ggf. Finger- und Dorsal-EXT der Hand) und entfernt (z. B. der Daumen-OPP, der Hüft-ADD etc.) entsprechend der Arbeitshypothese und des 3-Stufen-Modells unter Berücksichtigung der Staffelung der Störfaktoren. Als besonders wirksame Maßnahmen im Bereich der Finger- und Palmarflexoren sowie der Dorsalextensoren erweisen sich Hitzeapplikationen in Verbindung mit Quermassage, Ultraschall, Wärmesalben und -pflaster, funktionelle Schüttelungen und AEK. Funktionsorientierte Theraband-Übungen im Bereich der Finger und Hand sollten (wenn durchführbar) ausschließlich mit dem weißen Theraband oder mit einem Haushaltsgummi (im Bereich der Finger) durchgeführt werden.
— Umprogrammieren pathophysiologischer in neurophysiologische Haltungs- und Bewegungsprogramme durch kontextspezifisches ADL
— Arbeitsplatzberatung
— Kompensationsübungen, um nicht zu verhindernden Funktionsüberwiegen im Alltag entgegenzuwirken.

8.3.10 Engpasssyndrome peripherer Nerven

Klinisches Erscheinungsbild

Patienten klagen im Rahmen der Anamnese häufig über ausstrahlende Schmerzen, Sensibilitätsstörungen wie Missempfindungen, Hypästhesien oder über muskuläre Schwächen. Die Symptome sind oftmals bewegungs- oder haltungsabhängig und treten nicht selten nachts stärker als tagsüber auf. Bewegt der Patient die betroffene Extremität, wird die Symptomatik häufig besser.

Schulmedizinische Diagnostik

In der klinischen Untersuchung werden Kennmuskeln, Reflexe und Sensibilität getestet, um zu diagnostizieren, welche Nervenwurzel oder periphere Nerven betroffen sind. Häufig wird die frühzeitige Verdachtsdiagnose eines Bandscheibenvorfalls gestellt. Röntgen, CT, MRT und Messung der Nervenleitgeschwindigkeit werden zur Bestätigung oder Falsifizierung der Verdachtsdiagnose durchgeführt.

Funktionelle Diagnostik

Im Rahmen der funktionellen Diagnostik wird analysiert, welche nervalen Strukturen für die vom Patienten angegebene Symptomatik verantwortlich sind. Im Weiteren wird untersucht, wo es zu einer mechanischen Einengung eines oder mehrerer Nerven gekommen sein könnte und welche Ursachen hierfür vorliegen. Folge einer nervalen Kompression ist eine mangelnde Gleitfähigkeit des Nervs im angrenzenden Gewebe, welche zu einer herabgesetzten Nervenleitgeschwindigkeit mit entsprechender Funktionsstörung des betroffenen Nervs führen kann (sensibel, motorisch, vegetativ).

Funktionelle Betrachtung

Unter neurophysiologischen Bedingungen müssen sich die neuralen Strukturen bei allen Bewegungen von Rumpf und Extremitäten den aktuellen Gelenkstellungen anpassen. Da die Entfernung zwischen Nervenwurzel an der Wirbelsäule und motorischer Endplatte am Muskel je nach Gelenkstellung variiert, muss der Nerv im Gewebe gleiten können. Eine Dehnung des Nervs ist nicht möglich.

Butler (1998) teilt die „Störungen der Mobilität eines Nervs" in zwei Gruppen ein:

- **Extraneurale Störungen**, d. h. Störungen, die von außen auf den Nerv einwirken wie z. B. raumfordernde Prozesse (Bandscheibenvorfall, Tumor, Narbengewebe etc.), Kontrakturen, muskuläre Überlastungsödeme und hypertone Tendomyosen, falsche Lagerung bei Operationen, Gipsschiene etc.
- **Intraneurale Störungen**, dies sind meist entzündliche Prozesse oder Vernarbungen innerhalb des Nervs.

Jede extraneurale Störung führt über einen längeren Zeitraum zu einer intraneuralen Störung. So hat ein Patient nach Nukleotomie häufig noch ausstrahlende Schmerzen. Das prolabierte Bandscheibengewebe ist zwar entfernt, aufgrund der vorherigen Druckbelastung kann sich der Nerv jedoch entzündet haben. Dadurch ist die Nervengleit- und Leitfähigkeit beeinträchtigt.

Unter funktionellen Gesichtspunkten können Kontrakturen oder muskuläre Überlastungsödeme (OGE) dazu führen, dass ein Nerv extraneural mechanisch komprimiert wird (**Störfaktoren vor Ort**). Aber auch zum Schutz hyperton tendomyotisch geschalteter Muskulatur kann die gleiche Symptomatik hervorrufen.

Störfaktoren z. B. der rechten unteren Extremität (**Störfaktor entfernt**) können von Funktionen der linken oberen Extremität geschützt werden (**Schutz über die diagonale Muskelschlinge**). Der Patient empfindet die klinischen Symptome am linken Arm. Ebenso können Störungen z. B. am Rumpf oder der linken unteren Extremität über den gleichseitigen Arm geschützt werden (**Schutz über das Bewegungsprogramm der BH**).

Als Folge der extraneuralen Kompression des Nervs kann es zur Stenose der epineuralen Gefäße oder zur intraneuralen Entzündung kommen. In beiden Fällen kommt es zur Ödembildung im Nerv, welche auf Dauer eine fibrinogene Proliferation nach sich ziehen kann. Sowohl das Ödem als auch die fibrinogene Proliferation komprimieren das Axon, wodurch die Nervengleit- und Leitfähigkeit beeinträchtigt wird. Die ausgelösten neurologischen Symptome sind somit Folge muskulärer Störfaktoren.

Im Folgenden werden häufig vorkommende Engpasssyndrome peripherer Nerven der oberen und unteren Extremität aufgeführt. Beschrieben werden die jeweiligen Nervenverläufe, die motorische und sensible Versorgung sowie mögliche funktionelle und strukturelle Störungen.

Engpasssyndrome der oberen Extremität

Plexus brachialis (C5–T1)

Die ventralen Äste des Plexus brachialis ziehen zusammen mit den Aa. subclavia und brachialis und der V. subclavia durch die hintere Skalenuslücke (Mm. scaleni medius und anterior, 1. Rippe). Vor dem Eintritt in die Achsel verläuft der Plexus unter der Klavikula und passiert die Rückseite des M. pectoralis minor (Übersicht ◘ Tab. 8.10).

◘ Tab. 8.10. Schematische Übersicht Plexus brachialis (C5–T1)	
Symptome bei Kompression	• Parästhesien und Kribbeln in den Fingern bis hin zur ganzen Hand bzw. des Arms, häufig nachts am stärksten • Symptomprovokation durch die Armbewegungen in FLEX/ABD/ARO (v. a. wenn die Arme beim Schlafen in Elevation gelegt werden)
Funktionelle Störungen	• Muskuläre Überlastungsödeme (OGE) im Bereich der Mm. scaleni (durch vermehrten Einsatz der Thoraxaufsatzmuskulatur bei mangelnder Thoraxhebung oder durch max. Kontraktion der Mm. scaleni bei einem Schleudertrauma) • Kontraktur/OGE/hypertone Tendomyose des M.pectoralis minor durch die monotone Schultergürtel-PROTR
Strukturelle Störungen	• Halsrippe • Klavikulafraktur

Aus dem Plexus gehen drei Armnerven hervor: N. radialis, N. ulnaris und N. medianus.

N. radialis (C5–C8)

Der N. radialis verläuft an der dorsalen Achselwand zwischen dem M. subscapularis und den Sehnen des M. latissimus und M. teres major. Spiralförmig zieht er im Sulcus nervus radialis um den Humerus nach ventral-distal. In Höhe des Epicondylus lateralis teilt er sich in den R. profundus (motorisch) und den R. superficialis (sensibel).

Der R. profundus läuft zwischen beiden Supinatorenbäuchen hindurch nach distal. Der R. superficialis zieht entlang des M. brachioradialis nach distal zum Handrücken (Übersicht ◻ Tab. 8.11)

◻ Tab. 8.11. Schematische Übersicht N. radialis (C5–C8)

Motorisch	• Finger-, Hand- und Ellenbogen-Extensoren • M. supinator und M. brachioradialis
Sensibel	• Streckseite Oberarm, Unterarm • Daumen • radialer Handrücken
Symptome bei Kompression	• sensible Störungen und Schmerzen im sensiblen Versorgungsgebiet • Fallhand • Abschwächung bis Parese der Ellenbogen-Extensoren
Funktionelle Störungen	• OGE/Kontrakturen oder hypertone Tendomyosen im Bereich des M. subscapularis, M. latissimus dorsi, M. teres major (Schulter-ADD, -IRO, z. B. durch Tätigkeiten im Gesichtsfeld), im Bereich des M. supinator (Geige spielen, Bedienservice etc.)
Strukturelle Störungen	• Achselstützen • Humerusfraktur • externe Kompression am Oberarm („Parkbanklähmung") • Luxation des Radiusköpfchens

N. ulnaris (C8–T1)

Der N. ulnaris verläuft von der Achselfalte durch den Sulcus bicipitalis zum Ellenbogen, medio-dorsal durch den Sulcus nervi ulnaris und zwischen den Köpfen des M. flexor carpi ulnaris nach distal. Radial des Os pisiforme zieht er durch die Loge de Guyon zur Hohlhand (Übersicht ◻ Tab. 8.12).

N. medianus (C6–T1)

Der N medianus verläuft von der Achselfalte im Sulcus bicipitalis zur Ellenbeuge. Medial der Bizepssehne verläuft er zwischen den Köpfen des M. pronator teres hindurch nach distal. Am distalen Unterarm zieht er zusammen mit den Finger-Flexoren durch den Karpaltunnel zur Hohlhand (Übersicht ◻ Tabelle 8.13).

Da der Karpaltunnel knöchern ist und durch das Retinaculum flexorum eine enge Passage für die Sehnen und den N. medianus bildet, können die dort vorhandenen OGE durch die entstehende Raumforderung den N. medianus komprimieren. Der Patient verspürt die typischen Symptome des „Karpaltunnelsyndroms".

◻ Tab. 8.12. Schematische Übersicht N. ulnaris (C8–T1)

Motorisch	• Hand- und Finger-Flexoren, Mm. interossei, ulnare Mm. lumbricales • Kleinfingermuskulatur u. M. adductor pollicis
Sensibel	• D IV und D V
Symptome bei Kompression	• sensible Störungen und Schmerzen im sensiblen Versorgungsgebiet • Abschwächung bis Parese der Finger-Flexoren • Atrophie der Mm. interossei und des Kleinfingerballens • Krallenhand
Funktionelle Störungen	• OGE/Kontrakturen oder hypertone Tendomyosen der Finger- und Palmar-FLEX der Hand (Hebe- und Tragetätigkeiten)
Strukturelle Störungen	• Frakturen (Ellenbogen-, distale Oberarm-, mediale Kondylusfraktur) • Kompression im Sulcus nervi ulnaris durch Stützen auf den Ellenbogen • Kompression in der Loge de Guyon durch Laufen mit Stützen oder Radfahren

◻ Tab. 8.13. Schematische Übersicht N. medianus (C6–T1)

Motorisch	• Mm. pronator teres und quadratus • Daumenballenmuskulatur (außer M. adductor pollicis), Mm. lumbricales 1 und 2 • Finger-Flexoren D2 und D3 sowie ein Teil der Palmar-Flexoren
Sensibel	• Innenseite des Daumens • Daumenballen • 2.–4. Finger innenseitig • auf der Außenseite im Bereich der Mittel- und Endglieder
Symptome bei Kompression	• Einschlafen der Hände in der Nacht • Schmerzen im Bereich der radialen Finger bis hin zur Brachialgie • Kraftlosigkeit der radialen Finger und des Daumens • Störung der Feinmotorik • Atrophie des Daumenballens • Schwurhand • Sensibilitätsstörung im Versorgungsgebiet • vegetative Störungen
Funktionelle Störungen	• OGE/Kontrakturen oder hypertone Tendomyosen des M. pronator teres (Computerarbeit) sowie der Hand- und Finger-FLEX (Rudern, Mountain-Bike Fahren etc.)
Strukturelle Störungen	• Frakturen (Unterarm und Handgelenk) • raumfordernde Prozesse (Ganglien) • hormonelle Veränderungen (Schwangerschaft)

Engpasssyndrome der unteren Extremität

Die peripheren Nerven der unteren Extremität entspringen dem Plexus lumbalis (L1–L4) und dem Plexus sacralis (L4–S3). Der bedeutsamste Nerv des Plexus lumbalis ist der N. femoralis.

N. femoralis (L2–L4)

Der N. femoralis verläuft zwischen dem M. iliacus und dem M. psoas major durch das kleine Becken zum Leistenband. Mit dem M. iliopsoas unterkreuzt er das Lig. inguinale in der Lacuna musculorum und zieht zur Vorderseite des Oberschenkels (Übersicht ◘ Tab. 8.14).

◘ **Tab. 8.14.** Schematische Übersicht N. femoralis (L2–L4)

Motorisch	• M. iliacus, M. psoas major, M. sartorius, M. quadriceps femoris, M. obturatorius und M. pectineus
Sensibel	• Ventral- und Innenseite des Oberschenkels
Symptome bei Kompression	• Sensibilitätsstörung und Schmerzen im sensiblen Versorgungsgebiet • Schwäche der motorisch versorgten Muskulatur
Funktionelle Störungen	• OGE/Kontrakturen oder hypertone Tendomyosen des M. iliopsoas (Hüft-FLEX), der Rumpf-FLEX (am Lig. inguinale) und des M. pectineus (Hüft-ADD)
Strukturelle Störungen	• Frakturen im Bereich des Beckens und des Femur • Tumore (Psoasabszess)

Aus dem Plexus sacralis entwickelt sich der N. ischiadicus.

N. ischiadicus (L4–S3)

Der N. ischiadicus zieht gemeinsam mit dem M. piriformis durch das Foramen ischiadicus major, wobei er den Muskel durchbohrt oder unterquert. Unter dem M. gluteus maximus und dem M. biceps femoris zieht er weiter nach distal in Richtung Kniekehle (Übersicht ◘ Tab. 8.15).

◘ **Tab. 8.15.** Schematische Übersicht N. ischiadicus (L4–S3)

Symptome bei Kompression	• scharfe, stechende Schmerzen im Bereich der Glutealmuskulatur mit Ausstrahlung in das Bein
Funktionelle Störungen	• Piriformis-Syndrom: OGE/Kontrakturen oder hypertone Tendomyosen im Bereich des M. piriformis (Stand: Hüft-FLEX, -ABD, -ARO; Sitz: Hüft-EXT, -ABD), im Bereich der Hüft-ARO (Abduktorischer Sitztyp)
Strukturelle Störungen	• Frakturen im Bereich des Beckens

Im Bereich der Kniekehle teilt sich der N. ischiadicus in den N. fibularis (N. peroneus) und den N. tibialis.

N. fibularis (N. peroneus)

Der N. fibularis zieht um das Fibulaköpfchen und teilt sich in den N. fibularis profundus und den N. superficialis. Der N. fibularis superficialis verläuft zwischen den Mm. peronei und der Fibula zum Fußrücken. Der N. fibularis profundus zieht in die Extensorenloge am Unterschenkel und nach distal zum Fußrücken (Übersicht ◘ Tab. 8.16).

◘ **Tab. 8.16.** Schematische Übersicht N. fibularis (N. peroneus)

Motorisch	• Dorsalextensoren/Pronatoren • Zehen-Extensoren
Sensibel	• lateraler Unterschenkel • Fußrücken
Symptome bei Kompression	• Sensibilitätsstörung und Schmerzen im sensiblen Versorgungsgebiet • Schwäche der motorisch versorgten Muskulatur • Fußheberschwäche
Funktionelle Störungen	• OGE/Kontrakturen oder hypertone Tendomyosen der Dorsal-EXT/PRON • Zehen-EXT
Strukturelle Störungen	• Frakturen der Fibula • Lagerungsschaden • zu enger Gips

N. tibialis

Von der Kniekehle verläuft der N. tibialis gemeinsam mit den tiefen Zehen-Flexoren unter dem M. soleus und zieht mit dem M. tibialis posterior, M. flexor hallucis longus und M. flexor digitorum longus unter dem Retinaculum flexorum im Tarsaltunnel um den Malleolus medialis zur Fußsohle. Dort spaltet er sich in die Endäste N. plantaris medialis und lateralis auf, welche bis zu den Zehen ziehen (Übersicht ◘ Tab. 8.17, S. 232).

◻ Tab. 8.17. Schematische Übersicht N. tibialis

Motorisch	• Plantarflexoren/Supinatoren • kleine Fußsohlenmuskeln
Sensibel	• mediale und dorsale Seite des Unterschenkels und der Fußsohle
Symptome bei Kompression	• Tarsaltunnel-Syndrom: Schmerzen im Bereich der Fußsohle bes. beim Gehen. Sie verstärken sich bei der Dorsalextension/Pronation. Im weiteren Verlauf kann es zur Parese der kurzen Fußsohlenmuskulatur (Zehengang nicht möglich) und zu Sensibilitätsstörungen im Versorgungsgebiet kommen. • Mortonneuralgie: Brennender Schmerz an der Fußsohle unter Belastung, später auch unter Entlastung. Die physiologische Abrollbewegung ist nicht mehr möglich. Enge und hohe Schuhe können nicht getragen werden.
Funktionelle Störungen	• Tarsaltunnel-Syndrom: Kompression des N. tibialis im Tarsaltunnel durch OGE/Kontrakturen oder hypertone Tendomyosen im Bereich der tiefen Plantar-FLEX/SUP. • Mortonneuralgie: Kompression der Nn. plantares medialis und lateralis im Bereich der Metatarsalköpfchen zwischen dem 2./3. und 3./4. Strahl (verstärkte Spannung der die Metatarsalköpfchen verbindenden Ligamente) durch Abflachen der queren Fußwölbungen. Die Abflachung der Fußwölbungen, insbesondere der vorderen Querwölbung (Spreizfuß), kann eine Folge des funktionellen Antagonismus des Steigbügels aufgrund von Kontrakturen/OGE oder hyperton tendomyotisch geschalteten Plantar-FLEX/SUP und/oder Zehen-FLEX sein.
Strukturelle Störungen	• Tarsaltunnel-Syndrom: z. B. Frakturen der Tibia, des OSG • Mortonneuralgie: z. B. Ganglion

 MEMO

- Engpasssyndrome sollten nicht ausschließlich als lokale Geschehen betrachtet werden. Kontrakturen, OGE und hypertone Tendomyosen sind als mögliche Ursache für eine nervale Kompression anzusehen. Dies impliziert die Erweiterung der Diagnostik auf das gesamte Bewegungssystem.
- Eine muskuläre Störung kann eine neurologische Störung zur Folge haben. Eine neurologische Störung wird immer eine ATMR nach sich ziehen.

Befund und Therapie

Je nach Lokalisation der multifokalen Störfaktoren und der daraus resultierenden Kompression nervaler Strukturen, wird der Patient entsprechende Befunde zeigen (◻ Tab. 8.18).

◻ Tab. 8.18. Mögliche Befunde bei Engpasssyndromen

Anamnese	• ausstrahlende Schmerzen im sensiblen Versorgungsgebiet, Sensibilitätsstörungen, (Kribbelparästhesien, Hypästhesien, etc.) • Abschwächung der Muskulatur bis hin zur kompletten Parese der vom Nerv bzw. Plexus versorgten Muskeln, evtl. vegetative Störungen. • Die klinischen Symptome sind zum Teil haltungs- und bewegungsabhängig.
Inspektionsbefund	• **Störfaktor vor Ort:** muskuläre Überlastungsödeme in den Muskelfunktionsgruppen, die den Nerv direkt komprimieren können • **Störfaktor entfernt:** muskuläre Überlastungsödeme am Rumpf, der unteren und oberen Extremität (Die ATMR wird über die Funktionen organisiert, die den Nerv sekundär über eine hypertone Tendomyose komprimieren.)
Funktionsbefund	• Abweichungen von der Norm entsprechend der Störfaktoren vor Ort und entfernt
Funktionstests	• ULTT; SLR: Nervengleitfähigkeit eingeschränkt • TH5-Wippen: Steifigkeit in der gesamten WS, eingeschränkte Beckenkippung

Ziel der Therapie ist es, vorhandene Störfaktoren, die den Nerv direkt komprimieren, abzubauen. Im Weiteren müssen Störfaktoren behandelt werden, die über die ATMR zu einer Nervenkompression führen.

Die Behandlung hat folgende Schwerpunkte:

- Vorbereitende Maßnahmen: Die Lagerung wird patientenangepasst mit Wärmeträgern auf den jeweiligen Kontrakturen und muskulären Überlastungsödemen durchgeführt.
- Haltungskorrektur
- Beseitigung der Störfaktoren vor Ort und entfernt entsprechend der Arbeitshypothese und des 3-Stufen-Modells unter Berücksichtigung der Staffelung der Störfaktoren mit funktionsorientierten oder globalen Maßnahmen.
- Arbeitsplatzberatung
- Kompensationsübungen, um nicht zu verhindernden Funktionsüberwiegen im Beruf und Alltag entgegenzuwirken.

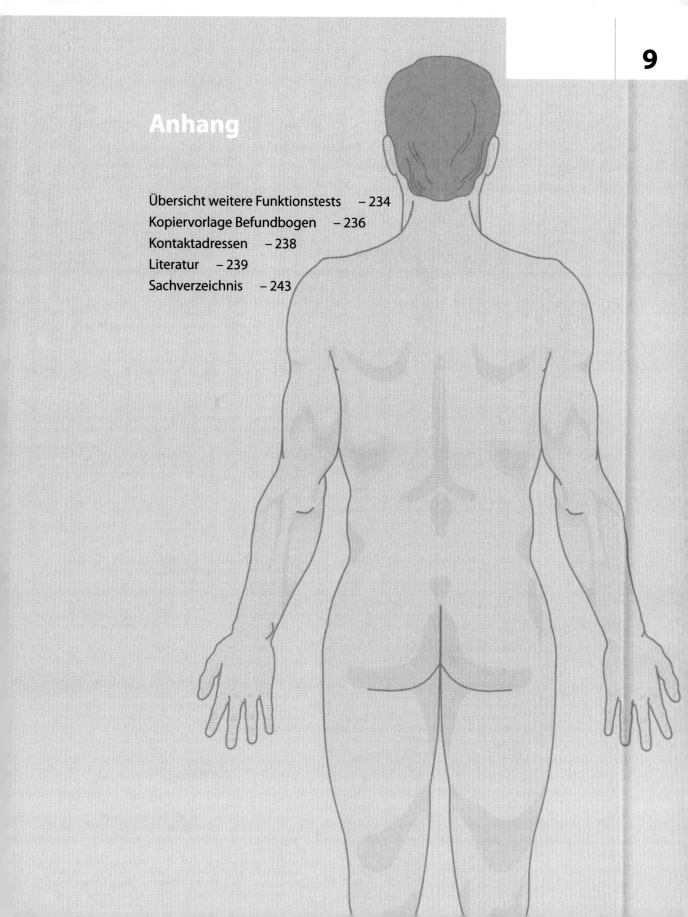

Anhang

◼ **Tab. 9.1** Weitere Funktionstests

Funktionstest	Durchführung	Beurteilung und mögliche Funktionsstörung	
Bauchatmung in Rückenlage, im Sitz oder Stand	▪ Die Beobachtung der Bauchatmung findet ohne Wissen des Patienten statt. ▪ Die unbewusst durchgeführte Atmung wird beobachtet.	▪ Lokalisation: Atembewegung vorwiegend sternal oder sternokostal oder Atembewegung bis zur Symphyse und in die Flanken sichtbar? ▪ Bewegungsquantität: reduzierte Atemexkursion? ▪ Bewegungsqualität: Rigor, Asymmetrien? ▪ Atemfrequenz: erhöht?	
Kopf-Rotation im Sitz oder Stand	▪ Der Patient wird aufgefordert, den Kopf endgradig zu drehen.	▪ Eingeschränkte und/oder schmerzhafte einseitige oder beidseitige Kopf-ROT ▪ auftretende AWM: Kopf-REKL, -LATFLEX, -EXT, -FLEX	
Schulter-Außenrotation in RL, Sitz oder Stand	▪ Der Patient wird aufgefordert, bei 90° Ellenbogen-FLEX beide Arme endgradig in die Schulter-ARO zu bewegen.	▪ eingeschränkte und/oder schmerzhafte Schulter-ARO ▪ auftretende AWM: Schulter-ABD, Ellenbogen-FLEX, dorsaler Überhang; Rumpf-ROT, -LATFLEX, -Shift bei einseitiger Einschränkung	
Arm-Elevation im Sitz oder Stand	▪ Der Patient wird aufgefordert, mit gestrecktem Ellenbogen beide Arme endgradig in die Arm-Elevation zu bewegen.	▪ eingeschränkte und/oder schmerzhafte einseitige oder beidseitige Arm-Elevation ▪ auftretende AWM: Schulter-ABD/-IRO, Ellenbogen-FLEX, Unterarm-PRON, Finger-FLEX, dorsaler Überhang (bei beidseitiger Einschränkung); Rumpf-ROT, -LATFLEX, -Shift (bei einseitiger Einschränkung)	
a. Bücken **b. Aufstehen/ Hinsetzen**	▪ Der Patient wird aufgefordert, sich unter Beibehaltung der patientenangepassten aufrechten Haltung und bei gleichmäßigem Fußsohlenkontakt a. zu bücken b. aufzustehen und hinzusetzen.	▪ eingeschränkte und/oder schmerzhafte Bewegung ▪ auftretende AWM bei zunehmender Hüft-FLEX: eintretende Rumpf-FLEX, Beckenaufrichtung, einseitige oder beidseitige Hüft-ADD/-IRO, Abheben der Ferse (Plantar-FLEX), Fuß-SUP, Innenkantenbelastung der Ferse (Eversion des Kalkaneus), Zehen krallen (Zehen-FLEX)	
Hüft-Flexionstest in Rückenlage	▪ Die distale Hand des Therapeuten greift den Fuß am Kalkaneus und stabilisiert ihn in Funktionsstellung (Dorsal-EXT/PRON). ▪ Die proximale Hand befindet sich in der Kniekehle. ▪ Der Therapeut bewegt das Bein passiv in die Hüft-FLEX, dann zusätzlich in die Hüft- ABD bzw. -ADD (entgegen des Sitztyps) und in die Hüft-ARO bzw. -IRO. ▪ Beim Auftreten einer Spannung, einer AWM oder Schmerz, wird die Bewegung beendet.	▪ eingeschränkte und/oder schmerzhafte Hüft-FLEX, -ABD, -ARO rechts bzw. Hüft-FLEX,- ADD, -IRO rechts und Hüft-EXT der Gegenseite ▪ auftretende AWM: Beckenaufrichtung (bei Hüft-FLEX) Becken-ROT (bei Hüft-ABD, -ADD), LWS-LATFLEX bei Hüft-ARO, -IRO, Hüft-FLEX (des liegenden Beins).	
Gang	▪ Der Patient wird aufgefordert, in habitueller Haltung zügig zu gehen. ▪ Die Gehstrecke sollte eben sein und optimalerweise 20–30 m betragen. ▪ Der Patient sollte geradeaus und keine Kurven gehen. ▪ Das Gangtempo sollte 105-120 Schritte/min betragen, so dass ein reaktiver Armpendel ausgelöst wird. ▪ Der Patient sollte mehrmals auf- und abgehen, während der Therapeut das Gangbild unter folgenden Kriterien betrachtet: 1. Spurbreite 2. Abrollverhalten 3. Schrittlänge 4. Armpendel 5. Rumpfstellung ▪ Hinweis: Der Gang ist aufgrund der Komplexität des Bewegungsprogramms und der zu beobachtenden Kriterien ein sehr anspruchsvoller Funktionstest.	**Zu 1.: Spurbreite** ▪ Neurophysiologie: Bei Gangtempo (120 Schritte/min) berührt die mediale Ferse eine gedachte Linie. ▪ Pathophysiologie: zu schmal (Crossing over) oder zu breit **Zu 2.: Abrollverhalten** ▪ Neurophysiologie: Das Abrollen erfolgt von der lateralen Ferse (Fersenkontakt mit Dorsal-EXT/SUP), über den Sohlenkontakt mit pronatorischer Verwringung (Dorsal-EXT/PRON) zum Großzeh (Abrollphase mit Plantar-FLEX/PRON). Das Abrollverhalten kann auch an den Sohlen häufig getragener Schuhe und an Schwielenbildung der Fußsohle erkannt werden. ▪ Pathophysiologie: a. hörbarer Fersenkontakt in Verbindung mit aktivem Abdrücken b. Abrollen über den 2./3. Strahl oder über die Außenkante des Fußes c. Abrollen über den Großzehenballen medial des Großzehs d. zu frühes Ablösen der Ferse während des Sohlenkontaktes **Zu 3.: Schrittlänge** ▪ Neurophysiologie: Erhöht sich das Gangtempo, so vergrößert sich die Länge des Schrittes. Die Schritte sind gleich lang. ▪ Pathophysiologie: verkürzter Schritt z. B. rechts, reaktiv ist der vordere Armpendel der Gegenseite verkürzt **Zu 4.: Armpendel** ▪ Neurophysiologie: Armpendel entsteht reaktiv bei einem Schrittempo von 105-120 Schritte/min ▪ Pathophysiologie: verminderter vorderer Armpendel, z. B. a. links oder b. bds. Ein verminderter vorderer Armpendel wird häufig durch einen verstärkten Unterarmpendel ersetzt. **Zu 5.: Rumpfstellung** ▪ Neurophysiologie: Beckenkippung, Thoraxhebung, Inklination mit harmonischer thorakolumbaler und zervikothorakaler Streckung ▪ Pathophysiologie: a. BH dorsaler Überhang oder b. Hüft-FLEX durch Oberkörpervorlage	

8

Interpretation (bezogen auf muskuläre Störfaktoren)

- **Störfaktor vor Ort:** Kontraktur/muskuläre Überlastungsödeme der Rumpf-FLEX, - LATFLEX, -ROT, -Shift, LWS-LATFLEX
- **Störfaktor entfernt:** hypertone Tendomyose o. g. Muskeln zum Schutz von Narben in der Bauchmuskulatur oder von Störfaktoren der oberen und unteren Extremität, welche über das Bewegungsprogramm der BH geschützt werden.

- **Störfaktor vor Ort:** Kontraktur/muskuläre Überlastungsödeme der Kopf-ROT
- **Störfaktor entfernt:** Bei eingeschränkter Kopf-ROT nach links:
  - Hypertone Tendomyose der Kopf-ROT rechts (u. a. M. levator scapulae) zum Schutz von muskulären Störfaktoren der rechten oberen Extremität (z. B. der Daumenopposition rechts), welche über die **„Daumen-Atlas-Schlinge"** geschützt werden. Die Daumenoppositon rechts wird über hyperton tendomyotisch geschaltete Unterarm-PRON, Schulter-IRO, und Skapula-ELEV rechts (u. a. M. levator scapulae) organisiert.
  - Hypertone Tendomyose der Kopf-ROT rechts zum Schutz muskulärer Störfaktoren der Rumpf-ROT nach rechts und/oder der unteren Extremität rechts, welche über die diagonale Muskelschlinge links oben – rechts unten geschützt werden.

- **Störfaktor vor Ort:** Kontraktur/muskuläre Überlastungsödeme der Schulter-IRO und/oder der Rumpf-FLEX
- **Störfaktor entfernt:** hypertone Tendomyose der Schulter-IRO zum Schutz von Störfaktoren der gleichseitigen oberen u. unteren Extremität (Bewegungsprogramm der BH) od. bei Einschränkung, z. B. rechts zum Schutz der Rumpf-ROT links od. Störfaktoren der unteren Extremität links (diagonale Muskelschlinge))

- **Störfaktor vor Ort:** Kontraktur/muskuläre Überlastungsödeme der Schulter-EXT, -ADD, -IRO, Rumpf-LATFLEX gleichseitig (bei einseitiger Einschränkung) und/oder der Rumpf-FLEX (bei beidseitiger Einschränkung).
- **Störfaktor entfernt:** hypertone Tendomyose o. g. Muskulatur zum Schutz von Störfaktoren der unteren Extremität gleichseitig (Bewegungsprogramm der BH) oder gegenseitig (diagonale Muskelschlinge)

- **Störfaktor vor Ort:** Kontraktur/muskuläre Überlastungsödeme der Rumpf-FLEX, einseitig oder beidseitig der Becken-EXT (Hüft-EXT), Hüft-ADD/-IRO, Plantar-FLEX/SUP und/oder der Zehen-FLEX
- **Störfaktor entfernt:** hypertone Tendomyose der o. g. Muskulatur zum Schutz von Störfaktoren der oberen Extremität gleichseitig (Bewegungsprogramm der BH) oder gegenseitig (diagonale Muskelschlinge)

- **Störfaktor vor Ort:** Kontraktur/muskuläre Überlastungsödeme der Hüft-EXT, -ADD, -IRO rechts bzw. der Hüft-EXT, -ABD, -ARO rechts bzw. der Hüft-FLEX der Gegenseite
- **Störfaktor entfernt:** hypertone Tendomyose der o. g. Muskeln zum Schutz von Störfaktoren der rechten unteren Extremität, z. B. kontrakte Plantar-FLEX/SUP und der rechten oberen Extremität, z. B. kontrakte Schulter-IRO (Schutz erfolgt über das Bewegungsprogramm der BH) zum Schutz von Störfaktoren der linken oberen Extremität, z. B. kontrakte Unterarm-PRON (Schutz erfolgt über die diagonale Muskelschlinge links oben-rechts unten.)

Zu 1: Spurbreite
- Kontraktur/muskuläre Überlastungsödeme oder hypertone Tendomyose der Hüft-ADD (zu schmale Spur) oder der Hüft-ABD (zu breite Spur)
- Bei einer sehr breiten Spur sollte an neurologische Grunderkrankungen gedacht werden.

Zu 2: Abrollverhalten
- a: dorsal liegende Gewichte durch Kontraktur/muskuläre Überlastungsödeme oder hypertone Tendomyose der Rumpf-FLEX und/oder der Becken-EXT, Überlastung der Plantar-FLEX und Zehen-FLEX durch aktives Abdrücken
- b: Kontraktur/muskuläre Überlastungsödeme oder hypertone Tendomyose der Fuß-SUP, Knie-IRO und/oder der Hüft-IRO
- c. fehlende Zehen-EXT, Fuß-PRON, Knie-EXT und/oder Hüft-IRO am Ende der Standbeinphase durch Kontrakturen/muskuläre Überlastungsödeme oder hypertone Tendomyosen der Zehen-FLEX, Fuß-SUP, Knie-FLEX und/oder der Hüft-ARO
- d. Kontraktur/muskuläre Überlastungsödeme oder hypertone Tendomyose der Plantar-FLEX

zu 3: Schrittlänge
- mangelnde Hüft-Flex, -ARO, Knie-EXT und/oder Dorsal-EXT am Ende der Spielbeinphase rechts aufgrund von Kontrakturen/muskulären Überlastungsödemen oder hypertonen Tendomyosen der Becken-EXT rechts, Hüft-IRO rechts, Knie-FLEX rechts Plantar-FLEX rechts und/oder der Rumpf-ROT nach links
- eingeschränkte Hüft-EXT, -IRO, Knie-EXT, Fuß-PRON und/oder Zehen-EXT am Ende der Standbeinphase links durch Kontrakturen/muskuläre Überlastungsödeme oder hypertone Tendomyosen der Hüft-FLEX links, Hüft-ARO links, Knie-FLEX links, Fuß-SUP links und/oder der Zehen-FLEX links
- Obere Extremität: Störfaktoren, welche einen verkürzten vorderen Armpendel links auslösen

Zu 4: Armpendel
- a. Kontraktur/muskuläre Überlastungsödeme oder hypertone Tendomyose:
  - Schulter: der Schulter-IRO und/oder -EXT links
  - Thorax: Rumpf-ROT nach links
  - Untere Extremität: Störfaktoren, welche einen verkürzten Schritt rechts auslösen.
- b. Kontraktur/muskuläre Überlastungsödeme oder hypertone Tendomyose der Rumpf-FLEX

Zu 5: Rumpfstellung
- Kontraktur/muskuläre Überlastungsödeme oder hypertone Tendomyose
  - a. der Rumpf-FLEX, Becken-EXT, Kopf-REKL und/oder der HWS- EXT
  - b. der Hüft-FLEX und/oder Rumpf-FLEX

Befundbogen

Datum der Befundaufnahme: Name des Therapeuten:

Soziale Anamnese
Nachname: Vorname:
Geburtsdatum::   Größe: Gewicht:
Tel.-Nr.priv./gesch.:   Adresse:
Beruf: Sport:
Hobby: Alltagsaktivitäten:

Funktionsquantität: Funktionsqualität:

Funktionsüberwiegen:

Klinische Anamnese
Diagnose: Behandelnder Arzt:
                                                 Ärztliche Befunde:

Schmerzanamnese
Hauptbeschwerden:

Weitere Beschwerden:

Klinische Vorgeschichte
Frühere Beschwerden: Verletzungen/Frakturen:

Operationen: Begleiterkrankungen:

Hilfsmittel: Bisherige Therapien/Medikamente:

Inspektions- und Palpationsbefund
Transitorischen Störfaktoren:
Persistierende Störfaktoren:

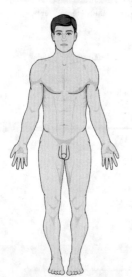
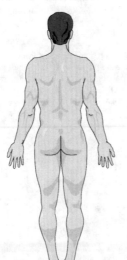
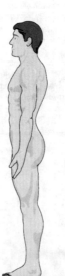
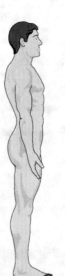
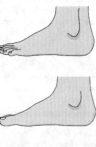
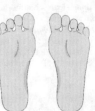

Funktionsbefund

ASTE	Habituelle Haltung	Korrigierte Haltung
Rumpf	REKL TH ↓ BA ← Andere Abweichungen am Rumpf:	INKL TH ↑ BK → Andere Abweichungen am Rumpf:
		Stärkste Auffälligkeit?
Obere Extremität		
		Stärkste Auffälligkeit?
Untere Extremität		
	Sitz- bzw. Standtyp:	Stärkste Auffälligkeit?

Funktionstest
TH5-Wippen

Andere Funktionstests:

Mittlere BWS	
Untere BWS	
Mittlere LWS	
Untere LWS	
Beckenkippung	
Schultergürtel-Retroposition	
Bewegungskompensatorischer Abschnitt?	

Festlegung der vermutlichen Störfaktoren:
Persistierende Störfaktoren:

Transitorische Störfaktoren:

Behandlungsverlauf

Datum:	Rückmeldung:				
Arbeitshypothese Grob: Fein:			Änderung der Arbeitshypothese Grob: Fein:		
Funktionstests					Bemerkung
Maßnahmen					
Eigenübung					

Kontaktadressen

8

Ausbildung zum Brügger-Therapeuten Züricher Konzept

Berliner FortbildungsGemeinschaft (BFG)
Lindenhof Siedlung 6
16547 Birkenwerder (bei Berlin)
Tel. 0 33 03/21 87 94
www.brueggertherapie.com
info@brueggertherapie.com

Kontakt zur Autorin

Geschäftsführerin/Fachliche Leitung BFG
Claudia Koch-Remmele
remmele@brueggertherapie.com

Kontakt zum Autor

Geschäftsführer BFG
Roland Kreutzer
info@brueggertherapie.com

Literatur

Barnsley L, Lord S, Bogduk N (2002) The pathophysiology of whiplash. In: Malanga GA, Nadler SF (Eds.) Whiplash. 42–77. Hanley and Belfus, Philadelphia

Betz U, Bodem F, Eckardt A (2004) Ein neues biomechanisches Modell zur Aufrichtungsbewegung im Sitz. Manuelle Therapie 5: 200–204. Thieme, Stuttgart, New York

Birbaumer N, Schmidt RF (1996) Biologische Psychologie. Springer, Berlin

Bienstein C (Hg.) et al. (1997) Dekubitus. Die Herausforderung für Pflegende. Thieme, Stuttgart

Berliner FortbildungsGemeinschaft (2002) Brügger-Therapie – Züricher Konzept. Kursskript, Ausbildung zum Brügger-Therapeuten. Teil 1–3

Borenstein D (2004) Does Osteoarthritis of the Lumbar Spine Cause Low Back Pain? Current Rheumatology Reports 6: 14–19

Bowsher D (1992) The physiology of stimualtion-produced analgesia. Journal of the British Acupuncture Society IX (2): 58–62

Brügger A (1958) Über die Tendomyose. Dtsch. med. Wochenschr. 24: 1048–1054

Brügger A (1962) Pseudoradikuläre Syndrome. Documenta Geigy, Acta rheumatica 19

Brügger A (1970) Das Sternale Syndrom. Medizinischer Lehrfilm.

Brügger A (1980) Die Erkrankungen des Bewegungsapparates und seines Nervensystems. 2. Auflage. Gustav Fischer, Stuttgart, New York

Brügger A (1986 a) Spektrum der interdisziplinären Grundlagen, physiologische Mechanismen, klinische Symptomatologie und Therapie. Funktionskrankheiten des Bewegungsapparates. Bd 1: 69–132. Gustav Fischer, Stuttgart

Brügger A (1986 b) Was sind Funktionskrankheiten? Was ist Rheuma? Funktionskrankheiten des Bewegungsapparates. Bd. 1: 27–36. Gustav Fischer, Stuttgart

Brügger A (1988 a) Neue Einblicke in die Mechanismen der reflektorischen schmerzhaften Behinderungen der Bewegung oder Einnahme einer bestimmten Körperhaltung. Funktionskrankheiten des Bewegungsapparates. Bd. 2: 11–12. Gustav Fischer, Stuttgart, New York

Brügger A (1988 b) Zur Frage der Wechselbeziehung des lokomotorischen Systems, seiner Infrastruktur und der inneren Organe. Funktionskrankheiten des Bewegungsapparates. Bd. 2: 46–48. Gustav Fischer, Stuttgart, New York

Brügger A (1988 c) Wider das Hohlkreuz- oder die Medizin auf dem Holzweg. Funktionskrankheiten des Bewegungsapparates. Bd. 2: 54–57. Gustav Fischer, Stuttgart, New York

Brügger A (1989) Zentralnervöse und periphernervöse Behinderungen von somatomotorischen Globalbewegungen („Bewegungsmuster") und deren therapeutische Beeinflussung. Zeitschrift für Funktionskrankheiten 3: 87–118. Gustav Fischer, Stuttgart, New York

Brügger A (1993) Kinesiologische Aspekte der Funktionsbehinderungen in Haltung und Bewegung. Funktionskrankheiten des Bewegungsapparates. Bd. 6: 4–18. Gustav Fischer, Stuttgart, Jena, New York

Brügger A (1994) Die Funktionskrankheiten des Bewegungsapparates. Funktionskrankheiten des Bewegungsapparates. Bd. 7, Heft 1: 3–32. Gustav Fischer, Stuttgart, Jena, New York

Brügger A (1996) Gesunde Haltung und Bewegung im Alltag. Brügger-Verlag, Zollikon, Benglen

Brügger A (2000) Lehrbuch der funktionellen Störungen des Bewegungssystems. Brügger-Verlag, Zollikon, Benglen

Brügger A, Rhonheimer C (1965) Pseudoradikuläre Syndrome des Stammes. Huber, Bern, Stuttgart, Wien

Butler DS (1998) Mobilisation des Nervensystems. 2. Auflage. Springer, Berlin, Heidelberg, New York, London, Paris, Tokio, Hongkong, Barcelona, Budapest

Craig AD, Bushnell MC, Zhang ET, Blomqvist A (1994) A thalamic nucleus specific for Pain and temperature sensation. Nature 372: 770–773

Craig AD (2000) The functional anatomy of lamina I and its role in post-stroke central pain. Progress in Brain Research 129: 138–151

Ewing CL, King AL, Prasad P (1972) Structural considerations of the human vertebral column under and Gz Impact Acceleration. J. Aircraft 9: 84–90

Fields HL, Basbaum AL (1989) Endogenous pain control mechanisms. In: Wall PD, Melzack R (Hg) (1989) Textbook of Pain. Kap.11: 206–217. 2. Auflage. Churchill Livingstone, Edinburgh, London, Melbourne, New York

Fields HL, Heinricher MM (1985) Anatomy and physiology of a nociceptive modulatory system. Phil. Trans. R. Soc. Lond. B. 308: 361–374

Field T, Ironson G, Scafidi F, Nawrocki T, Goncalves A, Burman I, Pickens J, Fox N, Schanberg S, Kuhn C (1996) Massage therapy reduces anxiety and enhances EEG pattern of alertness and math computations. Int. J. Neuroscience 86 (3–4): 197–205

Földi M, Kubik S (2002) Lehrbuch der Lymphologie. 5. Auflage. Urban und Fischer, Stuttgart, New York

Frauenknecht X, Wirth-Kreuzig A (1992) Das Pflegebett. Z. Krankenpflege 46: 79–82

Gentile AM Skill (1987) Acquisition: Action, Movement and Neuromotor Process. In: Catt JH, Sheperd RB (1987) Movement Science. Foundation for Physical Therapy in Rehabilitation. Aspen Press, Rochville, Maryland

Grillner S (1975) Locomotion in vertebrates: central mechanisms and reflex interaction. Physiol. Rev. 55: 247–304

Grillner S, Wallen P (1985) Central Pattern Generators for movement, with special reference to vertebrates. Annu. Rev. Neurosci. 8: 233–261

Grillner S, Wallen P, Viana di Prisco G (1990) Cellular network underlying locomotion as revealed in a lower vertebrate mode: Transmitters, membrane properties, circuitry and simulation. Cold Spring Harbour Symp. Quant. Biol. 55: 779–789

Grillner S, Matsushima T (1991) The neural network underlying locomotion in Lamprey – synaptic and cellular mechanisms. Neuron 7: 1–15

Harkema SJ (2001) Neural Plasticity after Human Spinal Cord Injury: Application of Locomotor Training to the Rehabilitation of Walking. Review. The Neuroscientist 7 (5): 455–468

Heppelmann B, Herbert MK, Schaible HG, Schmidt RF (1987) Morphological and physiological characteristics of the innervation of cats normal and arthritic knee joint. In: Pubols LS, Sessle BJ, Liss AR, Alan R Liss (1987) Effects of injury in trigeminal and spinal somatosensory system. New York: 19–27

Kahle W, Leonhardt H, Platzer W (1975) Bewegungsapparat. Thieme, Stuttgart

Kahle W (1991) Taschenatlas der Anatomie, Bd. 3. Nervensystem und Sinnesorgane. 6. Auflage. Thieme, Stuttgart, New York

Kandel ER, Schwartz JH (1995) Neurowissenschaften. 354–357, 532–540. Spektrum Akademischer Verlag, Heidelberg, Berlin, Oxford

Kapandji IA (1984) Funktionelle Anatomie der Gelenke. Bd. 1. Obere Extremität. Enke, Stuttgart

Kapandji IA (1985 a) Funktionelle Anatomie der Gelenke. Bd. 2. Untere Extremität. Enke, Stuttgart

Kapandji IA (1985 b) Funktionelle Anatomie der Gelenke. Bd. 3. Rumpf und Gelenke. Enke, Stuttgart

Käser L (1991 a) Physiologische Grundlagen der Funktionskrankheiten. Funktionskrankheiten des Bewegungsapparates. Bd. 5: 8–29. Gustav Fischer, Stuttgart, New York,

Käser L (1991 b) Zur Pathophysiologie der Funktionskrankheiten. Funktionskrankheiten des Bewegungsapparates. Bd. 5: 30–50. Gustav Fischer, Stuttgart, New York

Käser L (1997) Die Aussagen zur Pathoneurophysiologie der Bewegung im Konzept der Funktionskrankheiten – im Lichte des gegenwärtigen Wissenstandes. Funktionskrankheiten des Bewegungsapparates. Bd. 8, Heft 1: 29–35. Gustav Fischer, Jena, Stuttgart, Lübeck, Ulm

Kolster BC (2006) Massage. 2. Auflage. Springer, Heidelberg

Leonard CT (1998) The Neuroscience of Human Movement. Mosby Year-Book. Chapter 7. St. Louis

Lindel K (2006) Muskeldehnung. Springer, Heidelberg

Maskill DW (2000) Sensorische Rezeptoren. In: van den Berg F (Hg) (2000) Organsysteme verstehen und beeinflussen. Angewandte Physiologie. Bd. 2. Kap. 7: 381–383 Thieme, Stuttgart

Mc Ardle WD et al. (1996) Exercise Physiology. Williams and Wilkins, Baltimore

Melzack R (1974) Psychological Concepts and Methods for the Control of Pain. In: Advances in Neurology 4. Raven Press, New York

Melzack R (1986) Neurophysiological foundations of pain. In: Sternbach RA (Hg) (1986) The psychology of pain. Raven Press, New York

Melzack R, Wall PD (1962) On the nature of cutaneus sensory mechanisms. Brain 85: 331–356

Melzack R, Wall PD (1965) Pain Mechanisms. A New Theory. Science: 150, 971–979

Melzack R, Wall PD (1991) The Challenge of Pain. 2. Edition (reprinted). Chapter 11. Penguin, London

Obolenskaja AJ, Goljanitzki JA (1927) Die seröse Tendovaginitis in der Klinik und im Experiment. Dtsch. Z. Chir. 201: 388–399

Rasch PJ, Morehouse LE (1957) Effect of Static and Dynamic Exercises on Muscular Strength and Hypertrophy. J. Appl. Physiol. 11: 29–34

Rees H, Roberts MHT (1989) Activation of cells in the anterior pretectal nucleus by dorsal column stimulation in the rat. J. Physiol. 417: 375–388

Rock CM (1993) Das „Zahnrad-Modell" (Brügger) und die Bedeutung der Primärbewegungen mit deren weiterlaufenden Bewegungen. Funktionskrankheiten des Bewegungsapparates. Bd. 6: 55–58. Gustav Fischer, Stuttgart, Jena, New York

Rock CM (1994) Extendieren – Die Bedeutung der thorakolumbalen Lordose für die Behandlung des Lumbalsyndroms aus der Sicht der Funktionskrankheiten nach Dr. med. Alois Brügger. Z. KG. 2: 156–162

Rock CM (1999) Reflektorische Funktionsstörungen der Halswirbelsäule. In: Funke EM (Hg) (1999) Physiotherapie an der Halswirbelsäule. Kap. 3: 39–66. Urban und Fischer, München, Jena

Rock CM (2003) Einfluss der Haltung auf den Beckenboden. Physiopraxis: 22–25

Rock CM et al. (1996) Funktioneller Thera-Band-Grundkurs. Kursskript

Rock CM et al. (1998) Lagerung in aufrechter Körperhaltung als wichtiger Bestandteil des Brügger-Konzeptes. Funktionskrankheiten des Bewegungsapparates. Bd. 8, Heft 2:101–111. Gustav Fischer, Jena, Stuttgart, Lübeck, Ulm

Rock CM, Petak-Krueger S (1998) Agistisch-exzentrische Kontraktionsmaßnahmen gegen Funktionsstörungen des Bewegungssystems. Brügger-Verlag, Zollikon, Benglen

Rock CM, Petak-Krueger S (2000) Thera-Band Grund-Übungen. Brügger-Verlag, Zollikon, Benglen

Sale D, Mac Dougall D (1981 a) Specificity in strength training: a review for the coach and athlete. Can. J. Appl. Sport. Sci. Jun. 6 (2): 87–92

Sale D, Mac Dougall D (1981 b) Continuous vs. interval training: a review for the athlete and the coach. Can. J. Appl. Sport. Sci. Jun. 6 (2): 93–7

Salo P (1999) The role of joint innervation in the pathogenesis of arthritis. Canadien Journal of Surgery 42: 91–100

Sapsford RR, Richardson CA et al. (2001) Co-activation of the abdominal and pelvic floor muscles during voluntary exercises. Neurourol. Urodyn. 20: 31–42

Sato A, Schmidt RF (1973) Somatosympathetic reflexes: Afferent fibers, central pathways, discharge characteristics. Physiol. Rev. 53 (4): 916–947

Schultz RA, Miller DC, Kerr CS, Micheli L (1984) Mechanoreceptors in Human Cruciate Ligaments. A Histological Study. J. Bone Joint Surg. 66 A No 7: 1072–1076

Sidall PJ, Cousins MJ (1998) Introduction to pain mechanisms. In: Cousins MJ, Bridenbaugh PO (1989) Neuronal Blockade in Clinical Anesthesia and Management of Pain. 3. Auflage. Lippincott-Raven, Philadelphia

Schmidt RF (1987) Grundriß der Neurophysiologie. 6. Auflage. Springer, Berlin, Heidelberg, New York

8

Schmidt RF, Thews G (1985) Physiologie des Menschen. 22. Auflage. Springer, Berlin, Heidelberg, New York, Tokio

Sibernagel S, Despopoulus A (1983) Taschenatlas der Physiologie. Georg Thieme, Stuttgart, New York

Thym Dürr BM, Olmedija de Araújo R et al. (2005) Bewertung des schmerzlindernden Effekts von TENS in Verbindung mit Kryotherapie. Zeitschrift für Physiotherapeuten 5: 894–901. Pflaum, München

van den Berg F (1994) Manuelle Therapie. Basisskript:10–29. Internationales Seminar für Orthopädische Manuelle Therapie Kaltenborn-Evjenth Konzept.

van den Berg F (1999) Das Bindegewebe des Bewegungsapparates verstehen und beeinflussen. Angewandte Physiologie. Bd 1. Thieme, Stuttgart, New York

van den Berg F (2003) Schmerzen verstehen und beeinflussen. Angewandte Physiologie. Bd 4. Thieme, Stuttgart

Véle F (1997) Brüggers Beitrag zum Problem der funktionellen Störungen der Motorik. Zeitschrift für interdisziplinäre Diagnostik und Therapie. Funktionskrankheiten des Bewegungsapparates. Bd. 8, Heft 1: 22–28. Gustav Fischer, Jena, Stuttgart, Lübeck, Ulm

Véle F (1999) Kinesiologie in der Physiotherapie. Zeitschrift für interdisziplinäre Diagnostik und Therapie. Funktionskrankheiten des Bewegungssystems. Bd. 9, Heft 2: 91–102. Urban Fischer, Jena

Véle F (2001) Bemerkungen zur posturalen Funktion. Funktionskrankheiten des Bewegungssystems. Bd. 11, Heft 1: 32–43. Urban Fischer, Jena

Véle F (2000) Postur und Funktionskrankheiten. Funktionskrankheiten des Bewegungssystems. Bd. 10, Heft 1: 1–5. Urban Fischer, Jena

Wall PD, Jones M (1991) Defeating Pain. Chapter 9, 10. Plenum Press, New York.

Wingernden VBAM (1998) Bindegewebe in der Rehabilitation. Scipro, Schaan

Weiß T (2000) Zentralnervenssystem. In: van den Berg F (Hg) (2000) Organssysteme verstehen und beeinflussen. Angewandte Physiologie. Bd. 2. Kap. 6: 293–265. Thieme, Stuttgart

Weiß T, Schaible H-G (2003) Physiologie des Schmerzes und der Nozizeption. In: van den Berg F (Hg) (2003) Schmerzen verstehen und beeinflussen. Angewandte Physiologie. Bd. 4. Kap. 1: 6–27. Thieme, Stuttgart

Werner GT, Bieger WP, Blum B. et al. (1997) Wirkung einer Serie Ganzkörpermassagen auf zahlreiche Parameter des Immunsystems. Physikalische Medizin 7: 51–54

Woolsey CN, Erickson TC (1950) Study of the postcentral gyrus of man by the evoked potential technique. Trans. Am. Neurol. Assoc. 51: 50–52

Zimmermann K (2000) Gesundheitsorientiertes Muskelkrafttraining. Hofmann, Schorndorf

Zoppi M, Benefort E (1999) Joint Pain. Current Pain and Headache Reports 3: 121–129

Zusman M, Edwards BC, Donaghy A (1989) Investigation of a proposed mechanism for the relief of spinal pain with passive joint movements. Manual Medicine 4: 58–61

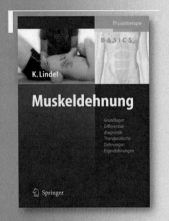
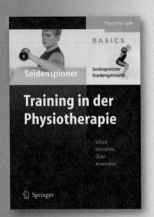
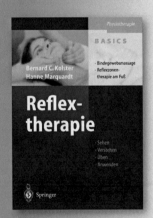

Sachverzeichnis